브릿지 더 갭
재활에서 퍼포먼스까지

Bridging The Gap from rehab to performance

세계 최초 MLB 여자 수석 트레이너 '수 팔소니'의
경험이 녹아 있는 재활에서 복귀까지의 완벽한 지침서

수 팔소니 지음
장은욱, 정연창, 이상일 옮김

대성의학사

이 책은 의사의 의학적 충고를 대신하는 것이 아닙니다. 이 책에서 제공하는 정보는 의료 교육, 스트렝스 컨디셔닝 교육과 같은 상위 레벨 지식 정보의 보조 역할을 하는 것이며, 이러한 내용의 대체 정보가 아닙니다. 스포츠 활동과 선수의 퍼포먼스 트레이닝은 내재된 위험을 내포합니다. 저자와 출판사는 독자들의 안전에 대한 어떤 책임도 지지 않습니다. 이 설명서에 설명된 드릴과 중재 방법을 사용하기 전에 장비가 잘 유지, 관리되어 있는지 확인하십시오. 선수의 경험, 적성, 훈련, 편안함 수준을 넘어서는 추가적인 위험을 부과하지 마십시오.

Briding the Gap from Rehab to Performance
Sue Falsone
Foreword: Mark Verstegen

Illustrations by Danny Quirk unless otherwise noted, © 2018 Danny Quirk
Photographs by Christopher Barr unless otherwise noted, © 2018 Christopher Barr Photography
Athlete models: Kacie Flowers and Tristan Rice

This Korean edition published by arrangement with On Target Publications through Shinwon Agency Co., Seoul

역자 서문

선수 트레이너가 무엇인지도 몰랐던 1998년, 축구경기를 보다가 다친 선수를 향해 필드로 달려가는 사람을 볼 때 느꼈던 두근거림을 지금도 동일하게 느끼고 있는 것은 우연이 아닌 것 같다. 지난 17년 동안 한국과 미국의 스포츠 현장에서 다양한 경험을 할 수 있었던 것은 나에게는 큰 행운이었고 이러한 경험은 선수를 위해 진정으로 필요한 것이 무엇인지 더 많이 고민할 기회를 주었다. 수많은 운동, 학설, 이론과 같은 정보의 홍수 속에서 트레이너, 트레이너를 꿈꾸는 학생들, 그리고 다양한 위치에서 최선을 다하는 선수 관리 전문가들은 종종 길을 잃고 중심을 찾지 못하는 것을 흔하게 본다. 각 분야의 전문가들은 협력하지 못하며 독자적인 자기만의 영역을 구축한다. 결국, 스포츠의 주인공인 선수는 그 중심에서 찾을 수 없다.

『브릿지 더 갭: 재활에서 퍼포먼스까지』은 독자들에게 선수에게 사용할 수 있는 마법 같은 정보를 제공하지 않는다. 또한 특정 운동, 치료가 선수를 최고의 퍼포먼스로 이끌어준다고 말하지 않는다. 그러나 수 팔소니는 그녀의 다양한 현장 경험과 이론적 근거를 바탕으로 선수에게 가장 필요한 재활에서 퍼포먼스까지의 체계를 명확하게 제시한다. 그 과정에는 개인의 이기심은 존재하지 않으며 서로의 전문성을 인정한다. 이 책은 선수 트레이너, 트레이닝 코치, 기술 코치, 물리치료사 등 선수의 성공을 지지하는 모든 전문가에게 전체적인 체계 안에서 각자의 역할과 협력의 의미를 정확하게 말해주고 있다. 이러한 협력은 선수를 향한 하나의 목표로 귀결된다.

많은 어려움 가운데에서도 마지막까지 번역에 함께한 정연창 현대글로비스 스트렝스&컨디셔닝 코치와 이상일 삼성 라이온즈 트레이닝 코치에게 감사의 마음을 전한다.

- 인하대학교 장은욱 교수

수많은 인연을 거쳐 같은 길을 걸어가고 있는 장은욱 교수 그리고 이상일 코치와 좋은 책을 번역하게 되어 정말 감사하게 생각한다. 삶을 살아가면서 비슷한 모습으로 살아가는 사람들과 만나고 교류하고 함께 일을 한다는 것은 비즈니스를 떠나 행복하고 극적인 경험이다. 선수의 가장 가까이에서 선수를 보살피며 때론 그들과 부딪히고 때론 그들과 동고동락하며 승리의 기쁨과 패배의 아픔 그리고 좌절과 환희를 함께하는 선수 트레이너의 세계는 너무나도 매력적이지만 많은 책임과 고민이 따르는 자리이기도 하다.

개인적으로 외국에서 공부하던 시절 만났던 두

분과 함께한 인연이 괜찮은 트레이너가 되기 위한 과정에서 만난 인생의 또 다른 밑거름이었던 것 같다. 미국에서 공부하던 시절 만났던 장은욱 교수는 나에게 쓴소리를 마다하지 않는 사람이었고 이미 삼성전자 농구단에서 우승을 이끌어본 경험이 있는 당시로서 나에게 그는 아득한 존재였다. 사실 그를 보며 막연히 팀에서 일하며 스타들과 함께하는 저를 상상해보기도 했다. 캐나다에서 공부하던 시절 만난 이상일 코치와는 매일 도서관에서 12시간씩 공부하며 훌륭한 트레이너가 되자고 약속했던 것이 기억난다.

10년이 지나 한 명은 교단에서 다른 한 명은 프로 야구단에서, 나는 프로야구팀을 거쳐 럭비팀에서 일하고 있다. 서로 비슷한 듯 다른 삶을 살고 있지만 우리는 한 번도 우리가 가야 할 길을 잃어버리지 않았던 것 같다. 팀 생활을 하면서 힘든 순간과 답답한 순간 그리고 외부의 유명한 강사들이 멋져 보일 때가 있다. 그런 순간마다 이 일의 가치에 대해서, 그리고 이 일이 아무나 할 수 없는 것임을 생각하며 스스로를 다독인다.

수 팔소니는 선수와 함께하는 삶을 본인의 지식과 경험 그리고 감성으로 담담하게 풀어나가고 있다. 이 책을 번역하면서 당장 사용할 수 있는 기술과 지식이 아니라 선수와 함께하며 물리치료사로서 수 팔소니가 느꼈던 좌절감, 한계 그리고 자신이 꼭 필요한 사람임을 자각하는 그녀의 선수 트레이너로서의 여정을 느낄 수 있었다.

재활에서 운동 수행까지, 마법은 없다. 마술 봉으로 한 번 치면 홈런을 날리는 멋진 선수가 나오는 트레이닝은 존재하지 않는다. 수 팔소니는 재활에서 운동 수행까지의 과정을 일정한 구간으로 나누어 차분히 진행하였다. 현재 우리나라는 물리치료사, 선수트레이너, 스트렝스 코치, 그리고 외부의 스타강사들이 나뉘어져 서로가 모든 걸 잘할 수 있다고 말한다. 메이저리그 최초의 여자 수석 트레이너는 그렇게 말하지 않는다. 그녀는 물리치료사로서 스트렝스 코치에게 깊은 영감을 받으며 기술 코치들에 스포츠를 배운다.

비즈니스와 미디어 그리고 마술이 넘쳐나는 세상에 아무쪼록 이 책이 바른길로 인도하는 지침서가 되길 희망한다.

- 현대 글로비스 럭비팀 스트렝스&컨디셔닝 코치 정연창

수 팔소니는 물리치료사가 되기 위해 많은 공부를 하고 지식을 쌓았을 것이다. 다만 물리치료사로서의 지식과 메이저리그 야구팀에서 선수 트레이너로서 일하는 것은 전혀 다른 문제였을 것이다. 자신이 알고 있는 지식과 현장에서 당장 필요로 하는 일과는 분명히 다르다. 현장에서 필요했던 것들 그리고 그녀의 고민들이 이 책에 고스란히 들어가 있다. 그래서 이 책은 물리치료사, 스트렝스 트레이닝 코치, 선수 트레이너가 되고 싶은 사람이라면 꼭 한 번 읽어보길 바란다. 책을 통해 그녀의 고민을 느낄 수 있다면 현장에서 일하게 되었을 때 분명히 많은 도움이 될 것이다. 이 책 번역에 참여할 수 있게 도와주신 장은욱 교수님과 정연창 스트렝스&컨디셔닝 코치님께 다시 한 번 감사드린다.

- 삼성라이온즈 트레이닝 코치 이상일

서문

1999년을 기억한다. 나는 최고의 운동 수행력을 위한 네 가지 주요 요인인 마음가짐, 영양, 운동 및 회복을 통한 '삶의 이해와 업그레이드'라는 명확한 비전을 품고 있었다. 이 비전은 세계 최고의 운동선수, 프로 선수들, 군인, 그리고 일반인들을 위한 것이었다.

미션은 간단했다. '선수의 운동 수행력을 효율적으로 그리고 윤리적으로 향상시키기 위해 전문가 및 플랫폼을 통합하여 최고의 경기력 시스템을 제공하는 것'이었다. 애슬레틱 퍼포먼스Athletes' Performance(EXOS®)는 파트너도, 투자자도 없었다. 그러나 나는 다학제화된 몇몇 실무자들로 이루어진 팀을 만들어 애리조나 주립대학교의 스포츠단에 들어가는 꿈을 꾸는 젊은 청년이었다.

물리치료와 선수 트레이닝 분야, 그리고 대학 스포츠 전반의 스포츠의학 전문가들과 좋은 관계를 맺을 수 있는 것은 나에게 큰 행운이었다고 생각한다. 통합된 모델로 이끌어 나가기 위해서는 매우 협력적이고, 유능하며, 성장 마인드를 갖춘 전문가들로 구성된 다학제 핵심 팀을 구축하는 것이 매우 중요하였다.

개방적이고 도전적인 사고방식은 이 젊은 조직에서 우리를 하나의 팀ONE Team으로 구성하게 하는 가장 중요한 속성이었다. 이런 조직 구성을 위해 주변의 유능한 동역자로부터 인재 추천을 받는 것이 매우 중요했다. 개척과 끊임없는 발전을 열망하는 우리의 가치관과 직업윤리에 적합한 인재를 찾는 것은 길고 긴 여정이었다.

우리는 기존 베테랑들과 함께 젊은 유망주 발굴을 위한 철저한 인터뷰 과정을 갖게 되었다. 이 과정에서 한 명의 특출한 젊은 PT/ATC가 있었다. 그녀는 노스캐롤라이나에서 애리조나로 거처를 옮긴 사람이었고, 몇 달 동안 우리 팀을 위해 봉사활동을 하고 있었다. 그녀가 속해 있던 팀은 그녀의 행동과 태도에 큰 감명을 받았다. 나는 그녀에 대해 잘 몰랐으나, 그녀가 항상 우리 팀의 많은 사람과 긍정적으로 교류하고 있고, EXOS의 모든 분야에서 기여하고 있는 것을 알고 있었기 때문에 우리의 팀원으로 기회를 제공할 수 있다고 생각했다.

훈련과 치료 등의 업무가 끝난 어느 수요일에, PT/ATC인 수 팔소니Sue Falsone와 공식적인 인터뷰를 갖게 되었다. 인터뷰를 진행하는 그 순간, 그리고 그 후 몇 시간 동안 우리는 매우 집중적으로 강렬하게 '움직임'에 대한 토론을 하였다. 우리의 대화를 통해, 나는 PT/ATC로 팀 스포츠에서 일하는 그녀의 놀라운 배경을 알게 되었다. 그 후 나는 그녀의 인생에 영향을 준 사람들, 책들, 그녀의 과거 어렵고 긍정적인 경험들, 그녀의 열정과 꿈에 대해 알고 싶었다. EXOS가 가지고 있는 고객을 위한 강렬한 비전과 수 팔소니의 열정은 정확하게 일치하는 것을 한순간 느낄 수 있었다.

그 후 움직임에 대한 논의를 지나 '브릿지 더

갭Bridging-The-Gap'의 필요성에 관한 대화가 이어졌다. 이를 위해서는 재활뿐만 아니라 70%의 부상 요인을 파악하여 통증을 줄이고 예방하며 모든 사람이 최고 수준의 퍼포먼스를 낼 수 있도록 도울 수 있는 원활한 관리 시스템의 필요성을 주제로 토의하게 되었다.

마침내, 우리는 '고립-자극-통합' 연결 고리를 의미하는, 움직임의 질과 기능장애 운동 패턴 확립을 위한 전체적인 시스템 필요성에 대해 논의하였다. '포지션 · 패턴 · 파워'의 토대로서 기본 스트렝스가 중요하다는 것에 의견을 같이했다. 25세의 수 팔소니는 정말 인상적인 전문가였지만, 어떤 제정신인 사람이 미리 정해진 일 없이 전국을 누비고 다니면서 열정을 불태우는지 궁금하였다. 그래서 결국 나는 그녀에게 이에 대한 질문을 하였다. 그녀의 대답은 빠르고 정확했다. "당신, 회사, 업무 설명서를 확인한 후 나는 인터뷰를 할 기회를 찾기 위해 노력했어요. 그리고 지금 '우리'는 대화를 하고 있습니다. 난 언제부터 당신 회사에서 일을 시작하면 될까요?"

이것이 시작이었다. 이 책은 재활에서 퍼포먼스의 갭을 메우기 위해 노력한 그녀의 결과물이다. 이 노력은 환자, 선수, 동료 들에 대한 그녀의 책임을 완수하는 것이며, 그녀가 존경심과 겸손함으로 나아가기 위한 지속적인 여정의 결과물이다.

수 팔소니는 EXOS PT/ATC 단독 전문가로 활동하던 초기부터 매일 거의 고객을 접하면서 프로스포츠의 'EgoTestical' 역풍에 힘입어 프로스포츠의 첫 여성 수석 선수 트레이너로서 매우 열심히 노력해왔다.

그녀는 우리 팀의 모든 사람이 움직임의 질을 업그레이드하기를 기대했다. 수 팔소니는 움직임의 이해 능력과 도수치료에 관한 전문지식을 바탕으로 현장에 더 효과적으로 적용할 수 있는 시스템을 구축하기를 원했다. 이 시스템은 진정으로 '브릿지 더 갭'을 정의하고 있다. 선수관리를 위한 팀의 각 전문가가 각기 따로 전문 분야에서 일하고 선수를 미소로 배웅하는 학위를 가진 무리의 사람들이 아니라, 치료의 연속 과정을 정확하게 이해하고 선수를 진심으로 이해할 수 있을 만큼 충분히 깊이 있는 치료 연속체계가 진정한 '브릿지 더 갭'이다.

단순히 PT/ATC의 역할을 전반적인 과정에서 배우는 것 이상의 의미가 브릿지 더 갭에 있기를 소망한다. 의료의 미래에 대한 기대와 관점이 바뀌기를 바란다. 당신은 개인적으로나 전문적으로나 대부분 생활방식에 의해 발생하는 질병의 회복을 위해 중요한 역할을 한다는 사고방식을 가져야 한다.

갭을 메움으로써 당신과 수 팔소니, 그리고 당신이 동료라고 생각하는 모든 사람이 다른 누군가의 발전과 변화를 만들 것이다. 다 같이 합심하고 전문성을 확립하여 사람들의 삶을 이해하고 그 삶을 향상시키기 위한 노력을 향해 달려가자.

존경을 담아
마크 버스트겐Mark Verstegen
President_Founder, EXOS®

차례

1

책상에서부터 필드까지: 브릿지 더 갭이 중요한 이유는?

부상당한 프로 선수를 재활부터 완벽한 복귀까지 도와주는 것은 매우 어렵다. 나에게 평생을 최고의 선수가 되기 위해 노력하고, 수백만 달러를 벌고 있을지도 모르고, 팀과 팬들이 우승을 위해 희망을 거는 한 선수가 있다.

지금 우리는 그 선수를 복귀시켜야 한다. 어떠한 부담감도 없다!

당신이 프로 선수와 함께 일하지 않는다고 하더라도 부상으로 인한 고통으로 일터에서 또는 스포츠에서 최고의 능력을 발휘하지 못하는 사람이 당신을 찾아오는 것은 견디기 어려운 일이다. 고통을 겪는 사람은 종종 두려움에 휩싸이고, 치유 과정을 이해하지 못하며, 그들은 단지 정상적인 삶을 살고 싶은 마음뿐일 것이다. 그리고 그들은 당신에게 찾아와 질문을 한다.

다시 이야기하지만, 어떠한 부담감도 없다. 단지 당신은 어떤 한 사람의 삶의 질을 책임질 뿐이다.

위의 이야기는 내가 이 책을 집필하는 동기이다. 나의 목표는 임상전문가와 퍼포먼스 전문가에게 환자 및 고객이 완벽한 건강을 되찾는 데 필요한 과정을 단순화할 수 있는 실제적인 가이드를 제공하는 것이다.

당신을 찾아오는 고객이 최고의 운동선수이건, 주말에만 만나는 일반인이든 상관없이 중요하다. 목표는 사람들이 완전한 기능을 회복하고 더 나아가 전체적인 건강을 회복하는 데 직접적인 도움이 되는 환자-중심 모델patient-focused model을 적용하는 것이다.

우리에게 환자를 회복시켜야 하는 도덕적, 윤리적 의무가 있지만, 그 과정에서 몇 가지가 우리의 앞을 가로막는다.

불행히도, 우리는 이름 뒤에 몇 개의 글자를 넣을 수 있는지 경쟁하고 있지만, 글자가 의미하는 개인의 명성과 지위는 부차적인 것이 되어야 한다. 학위와 자격을 가지는 것은 더 나은 교육을 받음으로써 고객에게 더 나은 서비스를 제공할 수 있을 때 가치가 있다. 그러나 항상 그런 것은 아니다. 실제적으로 몇 개의 글자를 더 얻으려고 교육을 받는 이유는 환자 중심이 아닌 자기-중심self-serving인 경우를 종종 보게 된다.

또한 우리는 개인의 전문 분야가 스트렝스 컨디셔닝Strength & Conditioning, 선수 트레이닝athletic training, 물리치료physical therapy 또는 기타 다른 분야에 관계없이 내가 가진 것이 모든 것이라고 생각하지 않아야 한다. 당신이 아무리 효과적인 임상적 기술을 가지고 있다 하더라도 혼자서 모든 것을 할 수는 없다.

확실한 것은, 어떤 한 사람이 특정 재활 또는 트레이닝 단계에서 가장 중요한 역할을 가질 수 있다는 것이다. 그 예로 수술 중에는 정형외과 의사가 가장 중요한 역할을 가진 사람이지만 수술이 끝나고 난 후에는 다양한 분야의 전문가들이 각 단계에서 중요 역할을 담당한다.

결국, 각 단계에서 담당하는 전문가는 고객의 재활 및 트레이닝 향상을 위해 중요한 역할을 하는 다른 전문가에게 배턴을 건네주어야 한다.

이 책은 당신의 전문 분야가 재활 및 퍼포먼스 연속체에 어떻게 적용되는지에 대한 통찰력을 제공하고 다른 보완 역할의 중요성에 대한 심층적인 이해를 제공할 것이다.

일반적으로 임상 및 퍼포먼스 분야에 대해 연구하기 시작하면 대부분의 전문가는 평가, 움직임 퀄리티, 통증 완화 방법과 같은 큰 그림의 개념에 관심을 갖는다.

일단 용어를 살펴보면, 고객의 복지향상이라는 명백한 기본 목표가 있음을 발견한다. 최고의 전문가는 자기의 분야에서 최고가 되기 위한 노력을 하고 동시에 다른 전문가들이 기여하는 부분을 올바르게 인식하는 사람들이다.

최근 근막 기술Fascial technique 수업 준비를 위해 Fascial Manipulation®의 창시자인 루이지 스테코Luigi Stecco가 저술한 책의 첫 페이지를 읽으면서, 어떻게 하면 근막이완과 침술 전문가들 사이에 손쉽게 넘나들면서 활동하는지 이해할 수 있었다. 그는 '포인트'의 개념을 고려할 때, 많은 개념이 트레벨과 시몬스Travell and Simons가 설명하는 트리거 포인트와 겹치고, 또한 침술 포인트와 겹치고, 일부는 근육의 운동 포인트와 겹친다는 것을 인식하였다.

오래전부터 현재까지 동양과 서양의학의 개념에서 중요하게 다루는 신체 영역은 매우 유사함을 발견할 수 있다. 여기서 얻을 수 있는 중요한 내용은 재활 및 퍼포먼스 향상 과정에서 어떤 한 분야가 다른 분야보다 더 중요한 자리를 차지하는 것이 아니라는 사실이다.

학제간 접근을 받아들일 때, 우리가 매일 같이 일하는 고객의 인체에 학제간 접근이 매우 유용하고 중요한 개념인지를 깨닫게 된다. 각 시스템은 그 자체로 놀랍도록 복잡하며, 근골격계부터 신경계, 소화계까지 매우 가깝게 서로 연결되어 있다.

신체의 한 부분이나 시스템을 분리할 수 없는 것처럼, 전문 분야를 구분하는 별도의 단위를 만들거나 이전에 확립된 것을 무조건 받아들여서는 안 된다.

이 책을 읽으면서 환자-중심patient-centered의 브릿지 더 갭 모델에서 당신의 강점 중 가장 잘 맞는 부분을 찾아내고, 새로운 관점에서 개선이 필요한 부분을 볼 수 있을 만큼 겸손해지기를 바란다. 이런 개념의 정립은 고객 및 환자의 치료 전략의 격차를 효과적으로 파악하고, 현재 당신이 가지고 있지 않는 기술을 보유한 전문가를 포함할 수 있는 네트워크 확장에 도움을 주는 정보가 될 것이다.

첫 번째, 책 구성에 대한 한마디

나는 재활의 연속성에 대한 깊은 이해와 정보를 찾고 있는 스트렝스 컨디셔닝 전문가에게 더 많은 정보를 제공하기 위해서 이 책을 저술하기로 계획하였다. 그래서 이 책의 후반부는 운동선수의 스포츠 복귀 교육에 절대적 영향을 미치는 임상 전문가를 위한 내용으로 구성하였다.

이 책의 일부는 당신의 경험에 따라 다른 사람보다 더 친숙한 내용이 있을 수 있다. 또한 이 책 전체에 걸쳐 모든 학문에 대해 중복되는 정보가 많이 있을 수 있다.

이 책의 기본 목표는 재활 및 퍼포먼스 트레이닝에 대한 학문과 현장 전문가 사이의 간극 및 격차를 해소하는 것이다.

아마도 당신은 부상으로부터 조직 복구와 같은 일직선상의 의료 기술 순서를 기대할 수 있을 것이며 그러한 과정은 다음과 같을 수 있다.

- 부상 평가
- 조직 복구를 위한 초기 치료법
- 부상 재활
- 선수의 복귀

그러나 이러한 선형적 과정은 재활 과정에서 발생되지 않는다. 부상 후 회복 및 복귀 과정은 전혀 선형적이지 않다. 오히려 예측할 수 없는 비선형적 과정이다. 개념, 전문 분야, 목표가 겹치는 과정이다. 복귀까지의 여러 과정은 그 범주를 서로 넘어서기 때문에 우리는 넓은 범주(개념)를 이해해야 한다.

특정 장과 섹션을 읽으면서 "이 개념은 여기에 맞지 않고 책의 다른 부분에 들어가야 한다"는 생각을 할 수 있다. 당신의 교육, 배경, 경험이 나와는 다를 것이고, 이에 따라 다른 기준을 가지고 내용에 접근할 것이라는 사실을 이미 알고 있다. 그러나 '범주categories'는 절대적이지 않다. 또한 각 범주에 속하는 기술도 절대적이지 않다.

이 책에 배치되고 구성한 어떤 철학이나 기술은 단순히 나의 의견이며, 범주를 만든 기준도 나의 뇌에서 나온 것이다. 만약 기술, 사고 또는 철학을 다르게 분류한다면, 문제가 없을 것이다. 그러나 이 책을 통해서 당신의 지식과 경험에 의해 내재된 신념을 바탕으로 만들어진 확고한 범주의 개념을 없애기 원한다.

언급될 개념이나 기술이 연속체에서 어디에 속하는지에 대해 동의하지 않아도 된다. 이 책이 다루는 모든 영역은 겹치는 부분이 있으며, 특정 범주에만 독점적으로 적용되는 것은 없다. 마찬가지로, 한 개의 개념이 하나의 기술을 대변하지 않는다. 지금까지 나의 경력과 순조롭게 진행되었던 일들의 경험을 바탕으로 연속체에 대한 관점을 제시하려고 노력했다.

추가적으로, 읽고 탐구할 수 있는 기회를 제공하기 위해, 각 장에서 다루는 주제에 대한 과학적 연구 문서 참조 부록이 있다. 성공적인 연장 적용을 위해서는 증거-기반Evidence-Based 요소를 포함시키고 연구를 통해 업무와 관련된 최신 정보를 제공하는 것이 중요하기 때문이다.

그러나 이러한 증거-기반 요소가 유일한 원동력이 될 수는 없다. 증거-기반 실습은 과학적 증거 및 임상 경험을 포함하고 동시에 환자의 가치를 고려한다는 점을 기억해야 한다.

임상 경험은 5단계 증거Level Five evidences 또는 기전-기반 추론으로 분류된다. 이것은 임상의의 관찰과 의견으로 구성되어 있다. 5단계 증거는 낮은 수준의 증거이지만 그럼에도 불구하고 증거의 수준으로 사용된다. 더 나은 임상 증거의 제공을 위해서, 우리의 경험과 과학에 근거한 과학적 추론은 임상 실습과 관련된 증거-기반 실습을 탐색할 때 중요하다.

그리고 최상의 과학적 증거와 결합된 임상 경험을 바탕으로 만들어진 계획이 환자의 목표와 가치에 부합하지 않는다면 아무 의미가 없다.

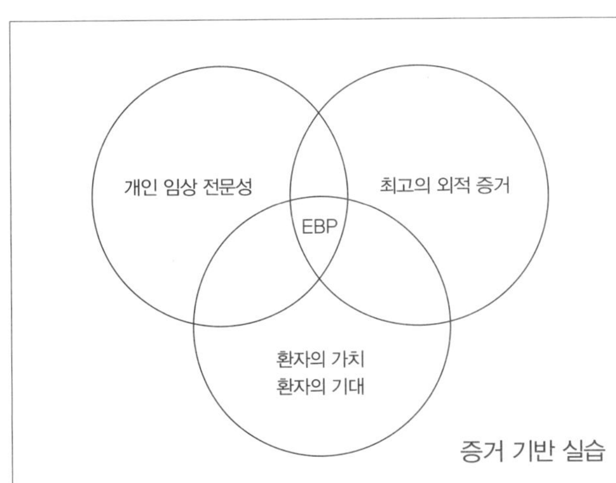

현대 정보화 시대에는 필요한 근거를 찾고 우선순위를 정하고 행동을 취하기에는 너무 많은 정보가 있다. 이러한 정보의 홍수는 분석과 해석이라는 단계를 요구하고 이는 현장 접근을 어렵게 하는 장벽으로 작용한다.

예를 들어 펍메드와 같은 데이터베이스로 이동하여 '목 통증'을 검색하면 수만 개의 결과를 얻을 수 있다. 당신이 매우 부지런한 사람이라 하더라도, 모든 연구를 전체적으로 읽고, 조사하고 경부 척추 치료를 위한 다양한 옵션에 대한 결정적인 결론을 내릴 시간이 없다.

수많은 연구 결과의 통합을 위해 메타 분석 및 체계적 고찰 연구 등을 실시하지만, 대부분은 지금까지 수행한 연구가 결정적이지 않으며 더 많은 연구가 필요하다는 결론을 내리고 있음을 알 수 있다.

우리는 서양의학의 원칙에 속하는 약물 및 운동뿐만 아니라, 동양의학에서 기술하는 부항 및 침술에 대해 명확하게 인지하지 못한다는 것을 인정해야 한다. 우리가 연구를 통해 모든 것이 검증될 때까지 기다린다면, 아무것도 하지 않고 환자를 치료하지도 않을 것이다.

임상 지침

왜 작동하는지 알지 못한다고 해서 작동하지 않는 것은 아니다. 우리는 아직 그것이 작동하는 이유를 알지 못한 것이다.

개인적으로 과학, 연구 및 증거는 서로 다른 세 분야라고 생각한다. 임상 전문가는 증거에 의존하여 환자 관리를 진행하는 것을 추천하지만, 많은 임상 영역에서 증거가 부족하다는 것은 의심의 여지가 없다. 현재 다양한 방면의 연구는 진행되고 있으나 그 연구들이 항상 같은 방향의 결과를 도출하는 것은 아니다. 만약 결과가 같다면 우리는 그것을 증거라고 여길 수 있을 것이다.

유사한 결론을 도출해내는 증거나 최소한 일관된 연구가 없다면, 우리는 적절한 임상 의사 결정 과정을 이루어내기 위해서 과학에 의존해야 한다. 때로는, 과학이론에 근거한 치료 및 개입이 최선의 방법일 수 있다.

이러한 과정은 문제되지 않는다. 임상 중심의 연구와, 임상 질문에 대한 대답을 해주는 연구가 우리를 최고의 임상 전문가로 이끌어준다. 임상 중심의 연구는 단편적인 증거를 제시해주고, 이러한 연구가 모여 다양한 인구 및 인종에서 실시되어 같은 방향의 결과를 보여준다면, 이러한 증거를 바탕으로 우리를 최고의 임상가로서 인도해준다.

개개인의 경험 또한 증거로 간주된다. 경험에 의존한 증거는 낮은 수준의 증거로 분류되지만, 여전히 임상에서는 중요한 증거이다. 우리는 증거에 근거한 모범사례를 기록할 필요가 있지만, 동시에 경험에 근거하여 나타나는 증거들을 적용해야 한다.

그런 다음 전문지식과 다른 분야의 사람들에게 이러한 통찰력을 자유롭게 공유하여 환자를 더 잘 돌볼 수 있도록 해야 한다. 이것이 『브릿지 더 갭: 재활에서 퍼포먼스까지』의 궁극적인 목표이다.

이것은 복잡한 과정이며, 이 책이 당신과 동료, 선수, 환자, 고객에게 최선의 이익을 제공할 수 있는 구조적 개념을 제공하기 바란다. 책에서 선택하고 사용한 언어와 단어가 무엇이든 당신이 함께하는 사람들을 위해서는 모두 같은 의미일 것이다.

스포츠나 삶에서 모든 사람은 운동선수로서 존재한다. 모든 운동선수는 어느 시점에서 환자이며 고객이다. 그리고 우리의 돌봄을 받는 환자나 고객은 건강하고 높은 삶의 질을 보장받아야 하는 인간으로 존재한다.

이 책으로부터 찾게 될 것들

우리는 다양한 기술과 학문에 대해 다룰 것이다. 이것은 각 개입의 복잡성과 세부사항을 설명하는 완전한 자원은 아니다. 대신, 각각의 기술과 학문은 『브릿지 더 갭: 재활에서 퍼포먼스까지』 모델에서 어디에 적합한지를 보는 데 도움이 될 것이다. 또한 내가 부상당한 운동선수를 다루고 복귀시킬 때까지 나의 사고 과정을 어떻게 조직하는지에 대한 통찰력을 줄 것이다.

나는 이 책에서 다루고 있는 다양한 브랜드, 학설, 사고 과정 등의 내용에 존경심을 가지고 접근해야 한다고 주장한다. 만약 이 책의 어떤 내용이 당신의 흥미를 유발한다면, 그 분야에 대해 더욱 깊이 있게 학습하기를 바란다.

우리가 각각의 전략과 개입이 요구하는 세부적인 내용을 다룬다면 이 책은 너무 많은 내용을 담아야 할 것이다. 부록 등의 자료에서 당신이 많은 정보를 얻기를 바란다.

이 책의 여러 단원을 읽으면서 자신에게 가장 적합한 도구로 사용될 수 있는 정보들을 선택하기 바란다. 어떠한 단원에서 전체적인 치료 및 중재 옵션을 볼 수 있지만, 특정 테크닉은 치료의 과정 중 이 책에서 설명하는 단계가 아닌 다음 단계에서 사용되어야 한다고 생각할 수 있다. 괜찮다. 이 책에서 제공하고자 하는 정보의 요점은 사고 과정의 틀을 제공하는 것이지, 특정 치료 방법 또는 기술이 어떻게 구성되어야 하는지에 대한 내용이 아니기 때문이다.

각 섹션의 주요 요소를 해결하기 위해 어떤 도구를 사용할지 결정하면 교육의 초점을 어디에 맞추어야 할지, 필요한 지식의 수준을 판단하는 데 도움이 될 것이다. 적어도 이러한 사고의 과정은 선수의 발전을 위해 필요한 전문가 적인 관계를 결정하는 데 도움이 된다.

예를 들어 당신이 클리닉에서 운동선수들과 함께 일하는 물리치료사(PT)이지만 웨이트트레이닝장에 가거나 현장에 참여할 기회가 없다면, 당신은 이 책의 마지막 부분까지 논의할 수 있는 수준 높은 스트렝스 코치와 친구가 되어야 한다. 선수들은 경기 복귀를 위해 이러한 기술이 필요하다.

그 반대의 경우: 선수를 직접 치료하거나 관리할 만한 기술이 없는 스트렝스 코치라면, 통증이 있는 당신의 운동선수를 도와주고, 책의 처음 두 부분(통증 유발 요인 및 움직임 분절)에 집중할 수 있는 숙련된 도수치료사와 친구가 되어야 한다.

이 책은 운동선수를 의료 테이블에서 현장으로 데려오는 신비로운 과정을 구조화하는 안내서이다. 아시다시피, 선수들의 특징은 서로 같지 않다. 모든 것과 모든 사람이 개별화된다. 그러나 우리는 운동선수를 반복적이고 성공적으로 돌려주는 조직 구조가 필요하다.

우리가 하는 일은 예술이며, 우리는 예술가로서 고객과 소통할 수 있는 독특한 임상 전문가이다. 우리의 예술은 과학을 기반으로 하며 과학은 구조를 요구한다. 이 책이 스포츠 재활 및 퍼포먼스 분야에서 일하는 모든 전문가가 개인 경험 및 세부 분야에 의해 발생할 수 있는 격차를 해소하는 데 도움이 되기를 바란다.

퍼포먼스 훈련 연속체

내가 애슬레틱 퍼포먼스, 현재는 엑소스(EXOS®)에서 있을 때, 재활과 퍼포먼스의 격차 해소 개념에 대한 논의를 며칠 동안 진행하였다. 문구를 정하고, 이 프로젝트에 누가 참여해야 하는지 결정하고, 부상당한 선수와 함께 실행할 수 있는 방법을 결정하는 것이 토론의 중심 내용이었다.

우리는 모든 전문가가 선수-중심 모델에 초점을 맞추고 있음을 인식했고, 선수의 전문 능력을 최대한 발휘하도록 돕는 것이 우리의 목표였다. 이 연속체에는 여러 단계가 존재할 수 있지만 한 가지 공통된 목표가 있다. 그것은 선수를 부상 이전보다 크고, 빠르고, 강하게 만들어 경기장으로 복귀시키는 것이다.

이 개념은 나의 모든 사고 과정과 경력에 스며들어 있으며, 저명한 전문가들과 협력하여 배우고 선수들의 최선의 이익을 위해 함께 일할 수 있게 해준다.

재활, 재활 통합, 퍼포먼스

운동선수가 부상을 당하면 빠르고 즉각적인 진단이 필요하다. 상황에 따라 선수 트레이너 또는 물리치료사가 부상당한 선수를 가장 먼저 본 사람일 수 있다. 그러나 종종 의사의 진단 및 진료가 필요하다.

의사의 진단은 아마도 선수의 부상 상황, 이학적 검사를 포함한 객관적인 테스트, 자기공명장치(MRI), CT 촬영 또는 엑스레이와 같은 영상의학의 평가 방법을 기본으로 진행할 것이다.

의사가 진단을 확정하면, 우리는 선수 복귀까지의 계획을 만든다. 이 재활 계획에는 의사, 선수뿐만 아니라 일반적으로 선수 트레이너 또는 물리치료사의 단계도 포함된다. 수술에 관한 결정이 내려지고 이후에 재활 과정을 계획한다.

재활 과정에서는 통증 감소, 붓기 관리, 운동범위 회복 및 일상생활 활동에 대한 기본 근력 훈련이 우선순위이다.

선수의 궁극적인 목표는 경기장으로 돌아가는 것이지만, 즉각적인 재활 초점에는 일상생활 활동 복원 및 보행 및 자세 변화(예: 앉은 자세 등)가 없는 경우 기본 운동을 포함한다.

이러한 일상생활 활동과 기본 동작이 복구되거나 최소한 관리되고 나면 운동선수는 더 높은 목표 설정을 시작할 수 있다. 운동선수의 궁극적인 목표는 스트렝스, 체력 및 스테미너, 체성분을 향상시키는 것이다.

이런 과정이 지나면, 우리는 부상 후 재활 과정에서 잃어버렸을 가능성이 있는 일반적인 스포츠 속성 중 일부를 복원하는 데 중점을 둔다. 이 재활 통합 영역은 많은 분야를 다루며 퍼포먼스 트레이닝으로 직접 이어진다.

퍼포먼스 트레이닝은 퍼포먼스 향상을 위한 모든 측면에 초점을 맞추고 있다. 적절한 경기 복귀를 위해서는 퍼포먼스 트레이닝의 모든 요소가 필요하다.

평가, 고립, 통합

철저한 평가는 정확한 진단을 제공하고 재활 과정 동안 고려해야 할 매개변수를 설정한다. 철저한 평가와 정확한 진단이 없다면, 재활 진행에 위협요소가 될 중요한 정보를 놓칠 수 있다.

부상으로부터의 회복을 보장하기 위해 조직-치유 과정에 대한 고려가 필요하다. 우리는 조직을 치료하기 위해 조직 치유에 대한 지침을 따르며, 신체가 재활 및 퍼포먼스 훈련에서 과정에서 경험하게 될 힘을 견딜 수 있는 최적의 환경을 제공한다.

이러한 조직 치유 지침을 따르지 않을 때, 종종 경기 복귀 과정 동안 또는 스포츠로 복귀 직후 재부상을 당할 가능성이 있다. 이 과정에서 특정 조직 치료 특성에 대한 평가가 필수적이다.

평가의 단계가 완료되면, 재활 과정이 시작된다. 여기서 고립의 개념은 특정 운동에 관한 것이 아니라는 사실을 기억해야 한다. 고립은 신체 부위에 관한 것이다. 어깨 부상이 있는 선수를 위해 우리는 어깨를 먼저 다뤄야 한다. 당연하다고 생각할 수 있지만, 이렇게 접근하지 않는 경우가 있다.

'기능 훈련'이 강조되는 이 시대에, 우리는 때때로 큰 그림을 너무 많이 보는 반면 개별 부분을 충분히 관찰하지 못한다. 공을 던지고자 한다면, 어깨 관절의 회복을 위해 올바른 관절운동학, 관절 가동범위, 그리고 일상생활 활동을 가능하게 하는 근력의 회복이 선행되어야 한다. 전체적인 요소로 작동하기 위해서는 손상된 신체부위를 돌보고 '부품'으로의 기능 회복을 보장해야 한다.

마지막으로, 높은 수준의 움직임을 일으키거나 대부분의 활동을 수행하려면 신체 부분의 통합이 필요하다. 우리는 신체가 고립되어 작동하지 않으며 한 부분이 다른 부분에 영향을 미친다는 것을 알고 있다. 이 통합 단계 동안, 우리는 효율적인 퍼포먼스를 위한 동역학 연결의 개념을 강조한다.

전문가의 직무

현대 사회에서 의료 전문가의 역할은 교육환경 및 직장에 따라 교육, 전문 분야 및 직무가 겹치면서 새롭게 변화하고 있다. 어떤 직업도 특정 기술을 소유하지 않으며 직업 간의 기술이 중복되는 경우가 많다.

앞으로 설명할 직무 목록은 그 직무에 속한 전문가를 특정 영역으로 한정 지어서는 안 된다. 많은 현대의 전문가들이 비전통적인 공간에서 일하고 있으며, 이러한 현상으로 인해 사람들이 받을 수 있는 건강관리 서비스는 전반적으로 향상될 것이다.

재활은 어디에서 끝나고 퍼포먼스 트레이닝은 어디에서 시작되는가? 이 정확한 지점을 정의할 수 있는가? 재활 및 트레이닝 전문가들의 대부분은 그것이 가능하다고 믿지 않는다.

부상 선수를 복귀시키는 과정에 관여하는 의사, 선수 트레이너, 물리치료사, 스트렝스 컨디셔닝 코치 등은 연속체로서의 역할을 한다. 선수가 재활을 마치고 운동 훈련을 시작하는 시점을 결정하는 정해진 공식 또는 정답은 없다.

선수를 완전한 스포츠 퍼포먼스로 복귀시키는 과정에 관련된 각 사람은 그 과정에 관련된 다른 전문가를 이해해야 하며, 다른 전문가가 가지고 오는 문제 또는 해결 방법을 존중하여 선수가 다시 경기에 투입될 수 있도록 도와주어야 한다.

전문가가 다른 전문가의 교육 배경을 이해하지 못하는 경우, 자신보다 교육 수준이 낮은 전문가에게 운동선수를 맡길 때 내재된 불신이 있을 수 있다.

이러한 오해는 경멸, 불신 및 의사소통의 부재로 이어진다. 사람들은 선수의 상태를 다른 전문가와 공유하거나, 도움을 요청하는 행위를 자신이 모든 것을 알지 못한다는 신호로 받아들이기 때문에, 향후 사업 및 경력에 악영향을 미칠 것이라 우려하며 두려워한다. 사람들은 사일로(큰 탑 모양의 곡식 저장고: 회사 안에서 성이나 담을 쌓고 외부와 소통하지 않는 부서를 가리키는 말)에서 성과를 내려고 노력하지만, 모든 것을 할 수 없는 자신의 모습이 '들통나는 것'에 대한 두려움 때문에 협력하기를 원하지 않는다.

우리는 스포츠 재활과 퍼포먼스 분야를 포함한 생활의 모든 측면에서 모든 사람을 위해 모든 것을 할 수 있는 사람이 될 수는 없다. 고객을 공유하고 다른 학문과 협력하는 것은 힘의 표시이다. 이런 과정을 통해 우리가 잘하는 것에 집중할 수 있다. 즉 운동선수는 모든 전문가의 지식을 활용하여 최고의 퍼포먼스를 발휘할 수 있게 된다.

이것이 현대 사회의 선수-중심 모델의 핵심이다.

의사, 카이로프랙터, 물리치료사, 선수 트레이너, 마사지치료사, 개인 트레이너, 스트렝스 코치 등을 포함한 모든 사람이 선수가 재활 및 퍼포먼스 목표를 달성하는 데 도움이 되는 통찰력을 제공할 수 있다.

부상당한 선수의 일반적인 치료 순서에 따른 다음의 전문가 직무 설명이 모든 것을 포함하지는 않는다. 만약 전문 분야가 포함되어 있지 않다면 이것은 중요하지 않기 때문에 아니라, 선수의 회복을 위한 과정에 도움을 주는 전문가의 수가 점점 늘어나고 있기 때문이다.

의사

현장 활동을 위해서, 일반적으로 4년의 학부 교육, 4년의 의과대학 교육, 전문 분야에 따라 3년에서 7년 동안의 레지던트 과정을 거치게 된다. 많은 의사들이 특정 분야의 전문의 과정을 완료한다.

의사는 테스트를 기반으로 진단을 내리고 필요한 경우 약물을 처방하며 의사에 따라 부상 회복을 위한 수술을 집도한다. 의사는 선수의 재활 및 스포츠 복귀 과정 동안 재활 팀과 긴밀하게 협력한다.

정골의학 박사

정골의학 박사는 의사와 동일한 의료 교육 및 요구 조건을 가지고 있다. 추가적으로 정골의학 박사는 정골 수기 요법을 배우고 환자 치료에 초점을 둔다.

물리치료사

최근 미국의 물리치료 교육과정이 변경되었다. 현재 물리치료사는 4년제 학부과정과 3년제 물리치료 과정을 수료하여 기초-레벨 박사학위(DPT)를 취득 후 현장으로 들어간다.

물리치료사는 환자를 검사하고 통증을 줄이고 움직임 및 기능이 향상되도록 치료한다. 물리치료사는 소아과, 심장학, 신경학 또는 정형외과 같은 많은 전문 분야에서 활동할 수 있다.

스포츠 물리치료사는 선수단에서 경험을 통해, SCSSports Certified Specialist를 취득하거나(미국의 경우), 또는 선수 트레이너/물리치료사 이중 자격증 취득 후 스포츠 레지던트 과정을 완료한다. 미국 50개 주 모두 물리치료에 어느 정도 직접 접근이 가능하여 환자는 더 이상 물리치료사에게 치료받기 전 의사를 만나야 할 필요가 없다.

선수 트레이너

선수 트레이너는 의사와 협력하여 예방 서비스, 응급 치료, 임상 진단, 치료 중재, 부상 재활 및 의료 상태를 제공하는 숙련된 건강관리 전문가이다.

선수 트레이너는 주 면허 법령 규정에 따라 의사의 관리하에 일을 한다(미국의 경우).[1] 현재는 학사 학위 취득 후 전문가로 활동이 가능하지만 2022년까지 모든 교육과정이 기초-레벨 석사학위로 변경될 예정이다.

카이로프랙터

카이로프랙터는 근골격계 및 신경계 문제에 중점을 두고, 종종 목과 등의 신경근 골격계 질환을 치료한다. 추가적으로 사지 및 두통 치료도 진행한다.

카이로프랙터는 일반적으로 4년의 학부과정을 이수한 후 4년 동안 도수치료 및 조정 기술에 중점을 둔 4년의 카이로프랙틱 중심 교육과정을 완료한다.

퍼포먼스 전문가 또는 스트렝스 코치

퍼포먼스 또는 스트렝스 코치가 되기 위한 과정은 매우 다양하다. 대부분의 스트렝스 퍼포먼스 코치는 4년의 운동과학 또는 운동학 학사 학위를 소지하고 있다.

4년의 학부과정 후, 대학원을 진학하여 대학팀의 스트렝스 보조 코치로 경력을 시작한다. 국가인정자격증으로는 CSCSCertified Strength and Conditioning Specialist 및 SCCCStrength and Conditioning Coach Certified 등이 있다.

기술코치

야구의 투수코치 또는 미식축구의 수비코치와 같은 기술코치는 특정 정식 교육을 이수하지 않은 경우가 있다. 그러나 일반적으로 기술코치는 해당 스포츠 종목 또는 종목 내 포지션의 전문가이며 선수 출신이다.

기술코치는 복귀 연속체 개념에서 부상당한 운동선수의 성공적인 복귀를 위한 핵심 역할을 한다. 이 코치들은 스포츠의 언어를 구사하고 종종 성공적인 복귀 프로그램에 필요한 속성에 대한 통찰력을 가지고 있다.

선수는 위에 소개된 전문가 이외에도 마사지치료사, 침술사, 영양사 등을 포함한 많은 전문가 들을 만날 수 있다. 당신이 가지고 있는 기술이 선수 치료 연속체 개념 안에서 다른 전문가의 전문 기술과 어떤 부분에 적합한지 고려하고 모든 전문가들이 가지고 있는 지식과 기술을 사용할 수 있는 시간과 순간이 있음을 인식하기 바란다.

치료를 주도하는 사람이 누구인지 상관없이, 가장 중요한 것은 선수의 건강 개선에 관심을 두는 것이다.

과정의 안내자는?

당신의 고객이 퍼포먼스 트레이닝 연속체 안에 놓여 있는 경우 각 단계를 담당하는 전문가 존재한다. 이상적으로 선수가 진행하는 각 단계마다 담당하는 전문가는 달라진다.

경기 중에 선수가 부상을 입으면 선수 트레이너는 그 단계의 전문가로서 선수의 생명뿐 아니라 팔, 다리 등 생명 및 안전을 결정한다. 선수 트레이너는 선수가 안전하게 경기에 복귀할 수 있는지 또는 현장에서 즉각적인 치료가 필요한지를 결정하는 역할을 한다.

필요한 경우, 선수 트레이너는 필드에서 선수를 안전하게 이송하는 방법을 결정하고, 필드 바깥에서 부상 평가를 수행하거나 지원하며, 부상의 유형과 심각성을 결정하는 빠른 진단을 위해 필요한 의뢰를 담당한다.

만약 선수가 수술 후 단계에 속해 있다면, 의사는 그 단계의 전문가로서 환자가 수술 후 예방 조치와 금기 사항을 지시할 수 있다. 재활 과정이 진행됨에 따라 물리치료사가 주도권을 잡고 운동선수가 근력, 운동 범위 및 고유 인식의 기본을 복원하도록 지원할 수 있다.

선수가 다양한 하중과 속도로 다양한 훈련을 통합적으로 수행할 준비가 되면 퍼포먼스 코치가 전문가로 다음 단계를 관리한다. 마지막으로, 선수가 해당 스포츠의 기술 및 전술 훈련을 시작하면서 기술코치는 선수의 포지션 또는 고유 특성을 회복하는 데 가장 주도적 역할을 한다.

이러한 역할들 사이에는 명백하게 중복되는 부분이 존재하며, 위의 설명은 완벽하게 성립되지는 않는다. 또한 각 팀 또는 특수한 상황에는 각 전문가가 위의 과정을 순조롭게 진행하는 고유한 방법이 존재할 가능성도 있다.

그러나 반드시 이해해야 할 것은, 현장 치료, 부상 후 평가, 수술실, 재활의 기술 및 퍼포먼스와 그 사이의 모든 단계를 혼자 할 수 있는 사람은 없다는 것이다. 우리는 그 과정에 많은 공헌자들이 있고 특정 사람들이 다양한 시간에 더 큰 역할을 하고 있다는 사실을 이해해야 한다.

선수-중심 모델에서는 모든 사람이 선수에게 가장 큰 관심을 두고 있다. "문 앞에 편지를 남겨 두십시오"는 내가 13년 동안 일해온 회사(EXOS)에서 자주 사용하는 문구이다. 선수는 언제 어디서나 상황에 관계없이 항상 중앙 무대에 있다.

선수-중심 모델에는 자아가 개입할 여지가 없다. 책임을 맡은 전문가가 누구인지, 각 단계의 단점 등 논쟁하고 자기의 강점을 내세우기에는 너무 할 일이 많다. 우리는 선수를 완전히 재활할 뿐만 아니라 더 강하고 더 건강한 사람으로 만들어 다시 현장에 복귀시키기 위해 함께 일할 수 있어야 한다.

전통적으로 선수의 전반적인 건강관리는 전문가들의 관심사가 아니었다. 재활은 고립된 문제와 국소 치료에 집중되어 있었다. 선수가 무릎 통증을 겪고 있다면 팀 전문가가 무릎 평가에 집중하였다.

치료는 국소적 물리치료 또는 도수치료를 통한 통증 제거 또는 감소에 관한 것이었다. 선수는 주변 근육을 강화하기 위해 운동을 하거나, 문제가 더 심각하면 수술 후 재활을 통하여 통증 없는 원래의 기능으로 되돌렸다.

이러한 전통 모델은 단계별 전문가의 역할 및 각 단계에서 발휘하는 전체적인 노력을 고려할 때 완벽한 모델이 아니다. 이 고립되고 국소화된 치료법의 주요 문제점은 통증의 '원천'과 관절 부종과 같은 관련 문제를 목표로 한다는 것이다.

이것은 잘못된 역학적 움직임, 신경학적 결손 또는 근본적인 구조적 문제를 통해 통증의 원인을 파악하려는 것과는 완전히 다른 접근이다.

신체의 문제로서 한 가지 지표인 통증을 좇아 통증만을 관리하는 것은 평가 중이거나 치료 중인 선수 전체의 운동 사슬과 신경근 골격계의 문제를 파악하는 데 도움이 되지 않는다. 따라서 부상 평가, 선수 재활, 경기 당일 준비 상태로 복귀하는 데 필요한 다양한 단계 사이에 큰 격차가 발생하게 된다.

보다 포괄적인 접근 방식은 부상의 근본 원인을 정확하게 찾아내어 부상 이전과 동일하거나 더 높은 수준에서 지속 가능한 운동 패턴을 수행하도록 필요한 수정 조치를 취하는 것이다.

만약 통증 조절에만 집중한다면, 부상당한 조직과 관절을 평가할 수 없고, 운동역학적 연결과 운동학적 단계를 탐구하기 어렵기 때문에 결과적으로 운동선수를 완전하고 건강한 기능으로 되돌릴 수 있는 적절한 해결책을 제시할 수 없다.

또한 전문가로서 당신이 선수의 건강상태를 혼자 알고 다른 사람들과의 의사소통을 단절하여 혼자 싸운다면, 선수를 위한 적절한 해결책을 찾을 수 없다.

선수의 스포츠 능력에 직접적인 영향을 미치는 부상 후 재활과 퍼포먼스 향상 사이의 격차를 해소하지 못한다면, 선수들이 오랜 기간 동안 최대한의 퍼포먼스를 유지할 수 있도록 도와주어야 하는 우리의 목표를 달성하는 것은 어려울 것이다.

구조 대 기능

'기능'이라는 단어는 오늘날의 재활 및 퍼포먼스 모델에서 널리 사용된다. 기능적 운동, 기능적 평가 및 기능적 진행이라는 용어는 평가 또는 치료 철학 및 이론을 설명하기 위해 사용되는 용어 중 하나다.

그렇다면 구조는 어떤 역할을 하는가? 해부학적 구조가 기능의 기초가 되지 않는가?[2]

예를 들어 대퇴골두와 대퇴경이 과도하게 앞쪽이나 뒤쪽으로 회전하게 되면, 대퇴골 전경 및 대퇴골후경이 발생되고 대퇴골 간부의 회전이 동시에 발생하면서, 스쿼트 동작 시 발가락을 앞쪽으로 향하는 동작이 어려워진다.

고관절의 물리적 구조는 스쿼트 동작 시 하지의 중립을 유지하는 데 매우 중요하며, 해부학적 구조는 스쿼트의 동작 시 고관절이 작동하는 방식을 결정하게 된다. 우리는 신체구조의 특징을 넘어서 다른 기능을 예측할 수 없다.

축구 선수가 위와 같은 고관절 구조를 가지고 있다면, 시합 중 달리고, 차고, 비틀고 돌리는 동작을 수행할 때 대퇴골두가 관골구에 빈번하게 부딪힐 수 있다.

울프의 법칙Wolff's Law에 따라서, 정상적 움직임을 방해하는 고관절의 캠cam 또는 핀서pincer 병변과 같은 구조적 변화가 시작된다.[3] 반복적인 움직임이 구조를 변화시켰으며, 이것은 웨이트 트레이닝장, 경기장 또는 일상 활동의 기능에 영향을 준다.

기능이 모든 것을 판단할 수 있다는 생각은 버려야 한다. 우리는 신체의 구조와 동시에 어떻게 기능이 구조에 영향을 미치는지에 대해 반드시 고려해야 한다. 이것이 우리가 이 책 전체에서 살펴볼 개념이다.

환자를 정확하게 검사하고, 환자에게 필요한 요인들을 파악하기 위해 구조와 기능 두 가지 모두 인정하고 존중하는 자세는 최고의 재활 프로그램을 만들어내는 필수적인 요소이다.

임상전문가 및 스트렝스 코치로서, 우리는 근골격 계통의 개념에 매우 익숙하다. 그러나 실제로 우리가 선수를 다루고 훈련시키기 위해 익숙해져야 하는 분야는 근신경계이다. 중추신경계, 자율신경계, 말초신경계로 나뉘는 전체적인 신경계가 근골격계의 기능을 지배하고 있기 때문이다.

입력을 통해 출력이 결정된다. 입력이 잘못되면 출력이 나빠진다. 시각, 고유 감각 및 전정 입력으로부터 좋은 정보를 제공받지 못하면, 뇌의 움직임 센터 및 몸 전체로 최적의 정보를 전달할 수 없다.

구조적으로 부적절하거나 비효율적인 위치에서 움직임을 시작하면 그 지점부터의 움직임은 비효율적인 결과를 가져온다.

그러나 우리는 또한 '비효율적인 운동 패턴'이 무엇인지 정의해야 한다. 웨이트장이나 트레이닝룸에서 선수들을 보면, 우리는 그들이 '완벽한 형태'를 가질 것으로 기대한다. 이런 경우 완벽한 형태의 움직임에 대한 정의는 특정한 움직임 패턴을 위한 것이어야 한다.

그러나 '완벽한 움직임'이라는 개념은 임의적이다. 우리의 구조적 차이를 포함하여 수많은 요인으로 인해 당신에게 완벽한 것은 나에게 완벽하지 않을 수 있다. 당신의 기준으로 판단하였을 때, 고객이 보상 운동 패턴을 가진 것으로 생각할 수 있지만, 그 패턴을 오랫동안 가지고 있었다면 아마도 그 사람을 위한 효율적인 에너지 소비 및 신경체계의 결과물로 이해할 수도 있을 것이다.

만약 보상 운동 패턴을 우리가 믿는 '더 나은 패턴'으로 변경을 한다면, 새로운 신경 경로를 만들어내고 거의 반사적인 움직임으로 인식되어 있던 오래된 신경 경로를 변경시켜야 하기 때문에 신경계에 대한 부담이 증가한다.

또한 새로운 패턴은 시스템에 대한 신진대사 요구를 증가시켜 기존의 패턴보다 비효율적인 움직임을 만든다. 코치로서, 우리가 가지고 있는 '적절한 움직임'에 대한 개념과 욕구는 실제로 선수들이 필요로 하는 움직임 패턴에서 효율성을 떨어뜨릴 수 있다는 사실을 정확하게 인지해야 한다. 이와 관련하여 체성감각 조절(101쪽)에서 더 논의할 것이다.

지속적인 자세나 신체의 위치가 구조를 결정한다. 거리에서 셔플을 하고 있는 나이든 여성을 상상해보라. 그녀는 지나친 척추후만증 때문에 척추를 곧게 펴지 못할 것이다. 이것은 갑작스러운 외상의 결과가 아니다. 오랜 기간 앉아 있고, 좋지 않은 자세를 지속한 탓에 중력이 척추 구조에 영구적인 변화를 일으켜 척추 모양에 변화가 생기고, 퇴행성 디스크 발생, 작은 천공 및 자세의 변화와 관련된 연조직이 단축되었기 때문일 것이다.

고대로부터 내려오는 운동 또는 새로운 운동들을 사용하려는 노력은 있으나, 해부학적 변화가 발생된 경우 퇴행된 척추의 구조 및 기능을 변화시키는 것은 어려울 것이다.

구조와 기능을 분리할 수 없다. 이것이 내가 교육사업체의 이름을 Structure & Function으로 만든 이유이다. 이 두 가지 독립적인 요소는 서로 상호 의존적이다.

조직 체계

나는 2007년에 필 사이저Phil Sizer를 만났다. 그때는 내가 오랜 기간 동안 퍼포먼스 트레이닝 세계에서 선수들과 함께하다가 다시 물리치료사 본연의 모습으로 돌아가려고 노력하던 시절이었다. 필은 국제정형학회 의학 아카데미의 수석 강사이며 텍사스테크대학교의 교수로 재직 중이다. 나와는 반대로 그는 당시 수십 년 동안 물리치료사로서 살고 있었고 점차적으로 퍼포먼스 영역으로 진출하기 시작하였다. 우리 모두 물리치료사였으나 두 가지 다른 조직 체계에서 활동을 하고 서로 반대되는 방향으로 진출하려고 하였다.

우리가 처음 논의를 했던 주제는 발표를 위해서 만들었던, '슬라이드'라고 지칭했던 도표에 관한 것이었다. '슬라이드'는 몇 시간의 토론, 논쟁, 연구의 결과물이었다(그림 1.1 참조). 그 결과물이 현재 나의 조직 체계를 이루었으며, 또한 내가 재활에서 퍼포먼스까지의 브릿지 더 갭 모델을 가르치는 방법이 되었다.

이 슬라이드는 구조 및 기능뿐만 아니라 임상 및 복귀를 위한 퍼포먼스의 개념까지 포함한다. 또한 개인의 반응 및 인내의 기초가 되는 생물심리사회 요소를 고려한다. 더 나아가 모든 철학, 학설, 우리의 이름을 딴 모든 서한이 선수를 스포츠로 복귀시킬 수 있음을 상기시킨다.

우리는 슬라이드에 포함된 요소들이 어떻게 그리고 어디에 서로 어울리는지, 그리고 그것들을 어떻게 배열해야 하는지 이해해야 한다.

첫째, 임상적 측면과 운동 수행력 측면이 모두 있음을 인식해야 한다. 그렇다고 반드시 이 두 가지

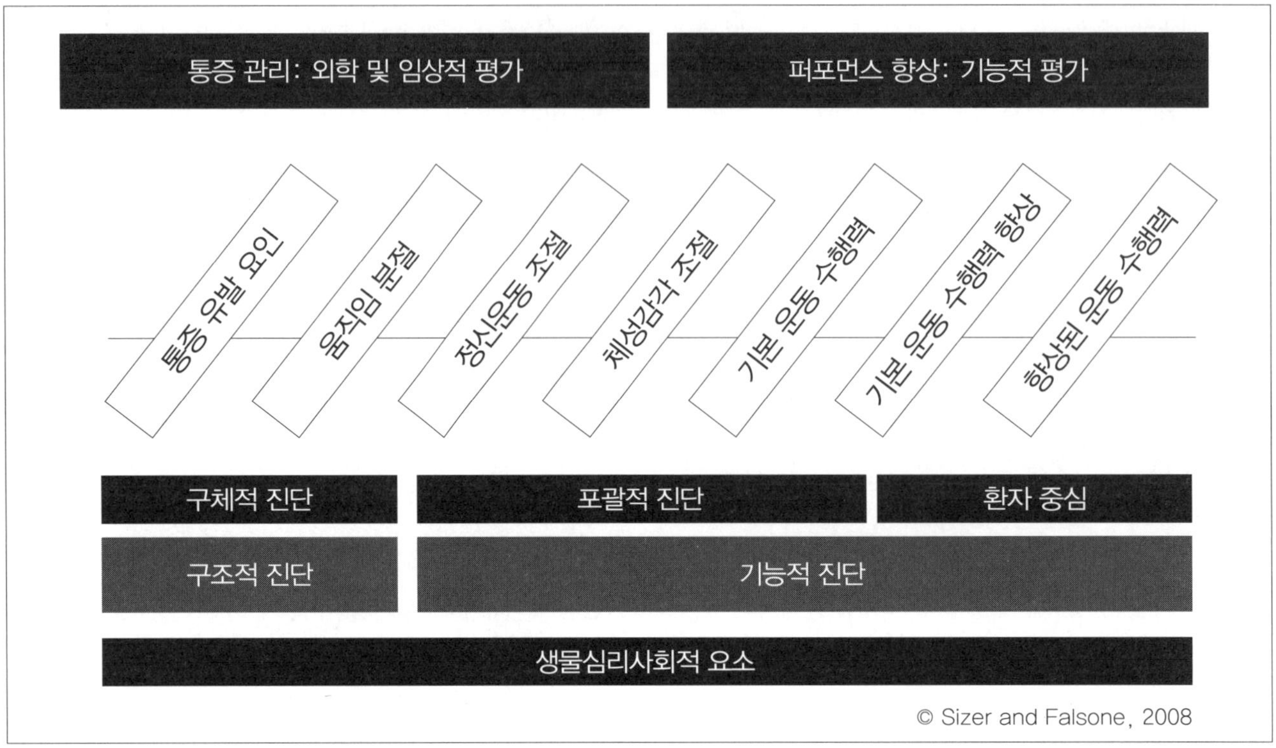

그림 1.1 슬라이드

필 사이저의 조직 체계이며 2008년 재활에서 퍼포먼스까지의 브릿지 더 갭의 개념을 구성하는 데 도움을 주기 위하여 개발하였다. 슬라이드를 개발한 이후 재활에 대한 나의 접근 방식을 체계화하고 발전시킬 수 있었다.

측면이 다르거나 다른 방식으로 논의를 해야 한다는 것을 의미하지는 않는다.

그러나 서로 다른 관점은 현실을 변화시킬 수 있으며, 재활-운동 수행력 모델에 표현되어 있는 서로 다른 관점을 이해해야 한다.

선수가 부상을 입으면 회전근개 건염 같은 임상 진단과 견갑골 운동 이상 같은 기능적 진단을 실시한 후 임상 진단과 기능적 진단 모두의 결과를 바탕으로 선수의 건강 회복을 위한 여정을 안내한다.

실제로, 여러 임상 진단 결과가 동일한 기능 진단 결과를 나타낼 수 있다.

누군가 통증을 호소하면 그 증상은 해결해야만 한다. 우리는 통증 완화에만 초점을 맞추어 해결책을 제시하지는 않지만, 통증이 있는 경우 기능의 저하가 따른다는 것은 많은 연구를 통해 밝혀진 사실이다.[4, 5, 6, 7]

그러므로 통증을 무시한 상태로 단순히 '기능적' 활동을 수행하는 것은 잘못된 정보를 제공할 가능성이 있다. 급성 또는 만성 통증이 존재하면, 환자는 의학적 치료 모델의 단계에 속하게 된다. 통증을 개선한 후에야 운동 수행력-중심 선수 관리 모델로 발전할 수 있다.

의료 모델에서는 일반적인 진단 테스트와 임상 평가를 수행한다. 누군가가 의료-중심 치료 범위의 마지막 단계에 있을 때, 진단 테스트와 임상 검사가 필요하다. 이 과정에서는 치료 진행 상황의 문서화가 요구될 수 있고 부상 조직의 적절한 치유가 이루어지도록 한다. 그리고 치유 과정이 올바르게 진행될 수 있도록 한다.

치료가 진행된 후에, 운동 수행력 모델에서 기능 평가를 수행할 수 있다. 일부 테스트는 의학적 범위에 따라 적절하게 사용된다. 그러나 통증이 동반되면 잘못된 평가 결과를 제공할 수 있으므로, 기능 평가는 선수가 통증이 없을 때 수행해야 한다.

통증 관리: 의료 및 임상적 평가

통증은 모든 것을 변화시킨다. 운동 패턴 또한 종종 변화된다.[8] 불안, 우울증, 스트레스 및 두려움이 동반되기도 한다.[9]

효과적인 재활 과정을 위해서 적절하게 전문가를 배치하려면 정확한 조기 진단이 가장 중요하다. 통증이 있는 선수의 올바른 회복을 위한 필수적인 두 가지 유형의 진단이 있다.

첫 번째는 구조적 진단이다. 의료 또는 임상적 평가에는 엑스레이 또는 자기공명장치(MRI)와 같은 임상 평가가 포함될 수 있으며 이 과정을 통해 구조적 손상을 확인할 수 있다. 인대 염좌, 골절, 또는 퇴행성 힘줄 등의 문제가 있는 부상 부위를 진단할 수 있다. 이 단계에서는 종종 치료 방법으로 수술 요법을 제안한다.

운동 수행력 향상: 기능적 진단

두 번째 유형은 기능적 진단이다.[10] 기능적 진단은 일반적으로 통증의 원인, 통증과 부상 조직 등의 통증의 근원을 설명한다.

기능적 진단의 예로서 견갑골이 정확하게 제어되거나 움직이지 않는 견갑골 운동 이상증이 있다. 견갑골 운동 이상증은 어깨충돌증후군과 힘줄염의 원인이 될 수 있으며, 힘줄염은 비정상적인 움직임과 관련된 구조적 문제가 된다.

기능적 진단은 움직임 문제와 구조적 이상 및 병적 징후에 관한 정보를 제공한다.

구체적 진단

구체적-진단 부분에서, 치료는 정확한 진단에 따라 이루어지며, 이것은 선수가 추간판탈출증 또는 척추관협착증과 같은 명확한 진단이 가능한 경우를 의미한다. 우리는 정확한 진단에 기초하여 매우 다른 두 가지 치료 중재를 수행할 수 있다.

예를 들어 누군가 어깨 활액낭염을 앓고 있는 경우, 교차-마찰 마사지는 염증 반응이 진행되고 있는 활액낭을 자극하여 통증을 심하게 만들 수 있다. 그러나 그 사람이 만성 어깨건병증을 앓고 있다면 교차-마찰 마사지가 상당히 도움이 될 수 있다.

우리는 부상을 입은 조직에 대한 급성 치료와 그 조직의 정상조직 치유 특성을 기반으로, 그 조직이 치료에 대해 생리학적으로 어떻게 반응할지를 설명한다.

치료는 임상 평가 중에 이루어진 구조적 진단에 의해 좌우될 가능성이 높다.

포괄적 진단

치료의 관점에서는 문제가 있는 조직의 특성에 관계없이 포괄적 진단에 의한 치료를 실시한다. 예를 들어 어떤 사람이 요추의 추간판탈출증, 척추전방전위증, 척추관협착증 등을 가지고 있다면 포괄적 진단의 단계에서는 문제가 되지 않는다.

여기서, 모든 사람들은 코어 안정성 운동을 실시하게 될 것이다. 만약 한 사람이 어깨에 후두충돌을 가지고 있거나 또 다른 사람이 어깨의 아탈골이 있다면, 그들은 둘 다 견갑골 가동성 및 회전근개 운동을 하게 될 것이다.

이 단계에서 진단은 치료에 특별히 영향을 미치지 않으며, 이는 운동 수행력 평가 동안 실시한 기능적 진단 결과를 해결하기 위해 수행될 가능성이 높다.

환자 중심

마지막으로, 우리가 상대하는 재활의 대상이 누구인지가 중요하다. 야구 선수, 미식축구 선수 또는 가끔

주말에 마라톤을 하는 컴퓨터 엔지니어 모두 달리기를 해야 하지만 모두 다른 방법으로 뛰어야 한다.

야구 선수는 일정한 간격으로 위치하고 있는 두꺼운 베이스를 밟는 것과 이를 수행하기 위한 감속, 그리고 특정 간격 내에서 요구되는 가속 능력과 절대 속도를 고려하여 달려야 한다.

미식축구 공격 라인맨은 순간적인 가속은 요구되지만 일반적으로 멀리 달리지 않기 때문에 절대 속도의 중요성은 적다. 리시버receiver의 경우 한 방향으로 달리는 것보다 순간적인 방향 전환이 요구되기 때문에 가속, 절대 속도 및 감속 능력이 매우 중요하다. 마지막으로, 마라톤 선수는 가속 기술의 중요성은 적고 논쟁의 여지가 있지만 절대 속도 기술은 필요하다.

이 세 가지 시나리오는 모두 달리기를 요구하지만, 스포츠의 특성 또는 선수 포지션의 특이점에 따라 달리는 방식은 다를 수 있다. 선수의 치료 및 중재는 재활의 목표에 기초하여 환자의 특성에 따라 다르게 제공되어야 한다.

조직 체계의 각 영역

이제 조직 체계의 기초를 형성하는 기본 원칙 중 일부를 살펴보았으므로 각 영역에 대해 더 자세히 탐색할 것이다.

이 조직 체계와 영역들은 독단적인 분류 체계가 아니다. 다양한 중재 방법과 학설이 두 개 이상의 영역에 포함될 수 있다. 각각의 중재 방법은 많은 내용을 담고 있으며, 당신이 경험하고 생각했던 개념이 이 책에서 나열된 방식과 완전히 다른 영역에 속할 수 있다. 괜찮다. 각 단원을 읽고 제시된 체계를 이해하면서 각 단계, 분야 및 개념 들이 당신의 전문 분야 및 현장에서 어디에 적합한지 생각하기를 바란다.

재활과 퍼포먼스 사이의 격차를 줄이기 위해서는 모든 치료 모델, 모든 분야, 모든 전문가의 참여가 필요하다. 당신의 전문 분야에 따라서, 선수를 복귀시키는 과정에서, 당신이 가지고 있는 학설과 개념이 이 조직 체계의 어느 부분에 들어가야 하는지 결정할 수 있다.

우리는 각 범주의 개요를 살펴보고, 개별 단원에서 각 범주의 내용을 자세하게 다룰 것이다.

간단히 말해, 고객이 언제 통증을 호소하는지 생각해보라. 예를 들어 사타구니 통증을 호소하는 축구 선수라고 가정하자. 먼저 어떤 조직에 문제가 있는지 결정해야 한다. 또한 '통증 유발 요인'이 무엇인지 식별해야 한다.

통증의 원인이 내전근 또는 힘줄의 파열, 아니면 복부의 근육 파열인가? 고관절의 두 뼈 사이의 관절낭 충돌 때문인가? 퇴화된 관절면에 의한 통증인가?

고관절의 모든 구조는 정상이지만 통증의 원인은 허리 또는 중추신경계인가?

이러한 문제가 결정되면 관절이 제대로 움직일 수 있도록 해야 한다. 고관절의 관절 가동범위는 정상인가? 유연성은 정상인가? 관절이 정상적으로 작동하여 신체 일부로 적절하게 움직이는가? 고관절이 움직일 수 있을 만큼 요추는 안정적인가? 고관절 움직임에 영향을 미치는 발목 움직임은 제한적인가? 이 범주에서는 '움직임 분절'을 고려한다.

움직임 분절을 고려한 후 적절한 시간에 올바른 근육이 활성화되도록 해야 한다. 우리는 적절한 '정신운동 조절' 능력이 있는지 확인해야 한다. 둔근은 고관절의 신전을 위한 주동근으로 사용하는가? 햄스트링 또는 요추 주변 근육들이 고관절 신전 움직임 패턴을 대신하고 있지 않은가?

정신운동 조절 과정을 지나 '체성감각 조절'의 단계로 이동한다. 우리는 반사, 시각, 전정을 포함한 신경계와 움직임이나 통증이 발생하는 이유에 영향을 미치는 모든 신경운동 프로그래밍 요소를 고려한다. 체성감각 조절은 가장 크고 가장 복잡한 범주이며 다른 모든 측면에 영향을 미친다.

다음으로 '기본 운동 수행력'이 있다. 고관절 스

스로 움직임 분절 범주에 속하는 기초적인 힘이 존재할 뿐 아니라, 전체 시스템은 다음 범주인 '기본 운동 수행력 향상'에서 파워로 표현되는 근본적인 힘이 있다는 것을 알 수 있다.

다양한 하중과 속도의 움직임, 가속, 크로스오버, 드롭 스텝 등과 같은 기본적인 운동 동작은 '기본 운동 수행력 향상'의 범주 안에 속한다.

마지막으로, '향상된 운동 수행력'에서 복귀를 위한 개별 고객의 목표에 초점을 둔다. 고객이 하키 선수, 라크로스 선수 또는 일반인이든 관계없이 정상적인 활동으로 복귀하기 전에 필요한 특정 운동을 소개한다.

물론, 이 책에서 소개하는 전체적인 전략은 고객과 선수가 보여주는 통증 및 중재 계획에 대한 서로 다른 반응을 고려하는 '생물심리사회적' 요소에 바탕을 두고 있다.

각 개인의 생화학, 영양 및 유전과 같은 생물학적 요인은 개인의 사고방식, 기분 및 태도에 영향을 준다.

사람에 대한 사회적, 가족적, 문화적 배경은 자극에 대한 서로 다른 반응의 결과를 보여줄 것이다.

생물심리사회적 요인은 우리가 항상 고려해야 하는 개별 요소이다. 당신 앞에 두 명의 고객이 있지만 생물심리사회적 반응은 동일하게 나타나지 않을 것이다.

슬라이드에서 소개하는 연속체의 한 부분이 반드시 다른 것의 전제 조건은 아니다. 선수의 재활 과정이 진행되면 이러한 영역 중 많은 부분이 동시에 해결될 수 있고 해결되어야 한다. 그러나 중요한 것은, 선수들이 성공적으로 복귀하기 전에 연속체의 모든 범주를 고려해야 한다.

통증 유발 요인

통증 유발 요인을 다루는 2장에서, 문제가 되는 신체 조직에 대해 논의한다. 특히 활액낭 또는 힘줄의 중요성에 대해 다룬다.

만약 고객이 활액낭염 관리에 어려움이 있고 이 문제를 해결하기 위해 염증이 생긴 활액낭에 도구를 이용한 연조직 치료를 진행한다면, 상황을 악화시킬 수 있다. 그러나 힘줄병증을 해결하기 위해서는 연조직 치료가 치유 과정에 큰 도움이 될 수 있다.

다른 경우, 만약 운동선수가 추간판으로 인한 통증을 경험하고 있다면, 몸통의 굴곡 움직임은 증상을 악화시킬 가능성이 있다. 그러나 척추관협착증을 가지고 있는 환자에게는 몸통의 굴곡 움직임을 통해 증상을 개선시킬 수 있다. 중요한 점은, 문제가 되는 조직을 정확하게 식별하여 적절한 초기 치료 방법을 선택하는 것이다.

만약 검사 및 평가 방법에 대해 정확하게 알지 못한다면, 진단 전문가와 고객에 대해 공유하고 그들의 의견을 듣는 노력이 필요하다. 스스로 평가 방법을 배울 필요는 없지만, 평가를 이해하고 향후 치료 방향을 계획해야 한다.

환각사지pahthom-limb(절단된 팔, 다리가 아직 그 자리에 있는 것처럼 느끼는 증상), 만성 통증, 또는 비특이적 요통(NSLBPNon-Specific Lower-Back Pain) 등과 같은 통증 유발 요인이 불분명한 경우 제한된 가동범위, 운동 패턴의 변화, 안정성 부족, 신경학적 영향, 또는 생물심리사회학적 요인 등의 다른 통증 유발 요인을 고려해야 한다.

통증 유발 요인이 불분명하면서 통증이 있는 사람을 위한 치료 방향 설정은 매우 어렵다. 이런 경우 치료를 위해 자극할 수 있는 통각수용기가 불분명하여, 일반적으로 적용하는 통증 제거 기술의 효과는 미미하다.

통증의 원인을 찾기 위한 첫 단계에서, 우리는 어떤 조직이 문제를 일으키는지 정의한다. 예를 들어 필자의 경우에는 도수치료 및 감별 진단 지식을 사용하여 문제를 파악한다.

환자에 대한 진단을 결정하기 위해서, 물리치료, 선수 트레이닝 학위 과정 또는 정형외과 중심 도수치료 자격과정에서 배운 평가 방법 및 기술을 적용해야 한다.

추가적으로 키네지오 테이핑과 같은 방법을 사용하여 통증을 줄이고 싶을 수도 있다.[11] 어쩌면 또 다른 다양한 치료 방법으로 통증을 감소시킬 수 있을 것이다. 선택할 수 있는 다양한 임상 치료 방법이 존재한다. 당신은 많은 치료 요법을 습득하였을 것이며, 다양한 옵션은 당신이 가장 적절한 치료 방법을 선택할 수 있도록 안내할 것이다.

움직임 분절

국소적인 부상 부위 또는 통증의 원인 탐색뿐 아니라 신체의 전체적인 움직임 분절을 재정립해야 한다. 예를 들어 팔꿈치 문제를 다루는 경우 경추, 어깨 복합체, 팔꿈치, 손목 및 손이 모두 하나의 단위로 작동하는지 확인해야 한다. 이것이 4장에서 강조하는 내용이다.

또한 신체의 다른 곳에서 보상작용으로 인한 가동범위의 손실이 없는지 확인해야 한다.

신경계는 통증을 유발하는 조직의 보호를 우선시하고, 그에 따라 움직임을 조정한다.[12] 적절한 신경 근골격 평가를 통해, 전문 진단가는 다친 조직을 보호하기 위한 보상작용 현상을 확인하고 문제점을 파악할 수 있다.

예전에 외상으로 인한 팔꿈치 탈구를 가진 선수를 치료한 경험이 있다. 수많은 우리의 노력에도 불구하고, 그는 팔이 몸통으로부터 멀어지는 현상에 대한 두려움을 가지고 있었고, 결국 어깨관절의 가동성 저하 및 통증으로 선수 생활을 지속하기 어려웠다. 결과적으로 부상 부위가 아닌 어깨관절에서 기능장애가 발생하였다.

부상으로 인해 발생하는 모든 상황 및 추가적인 통증을 예방할 수는 없다. 그러나 다친 팔다리 또는 부상 부위를 시작으로 주변 관절과 연관된 움직임 분절은 두려움, 회피 및 통증으로 인해 손상될 수 있음을 알고 있다.[13, 14]

위쪽과 아래쪽으로 발생되는 근막의 장력이 제한적인 움직임을 발생시킬 수 있다.[15] 다양한 방법으로 움직임 분절을 정의할 수 있다. 상지, 척추, 하지를 움직임 분절로 정의할 수 있으며 또한 근막경선이나 운동사슬 등 더 넓은 범위로 움직임 분절을 정의할 수 있다.

그러나 특정 환자에 대해 움직임 분절을 정의하게 되면, 관절이나 조직을 단독으로 바라보는 것보다는 재활 과정 전반에 걸쳐 전체적인 움직임을 고려해야 한다.

움직임 분절을 적용할 때 생체강도biotensegrity 개념을 염두에 두어야 한다. 생체강도는 인체에 강도와 관련된 수학적 개념을 적용하는 것이다.[16] 1920년대와 1940년대 사이 벅민스터 풀러Buckminster Fuller가 개발한 강도의 개념은 3차원 구조가 간헐적인 압축 주기로 일정한 장력을 받아 구조의 안정성을 유지한다는 개념이다.

생체 장력은 인체에서 분자, 세포, 조직, 기관 및 기관 시스템을 포함한 모든 수준의 조직이 동일한 방식으로 작동하고 있음을 나타낸다.

인간은 중력에도 불구하고 몸 전체에서 발생하는 간헐적인 압박에 의한 긴장 상태 때문에 기본적인 형태를 유지할 것이다. 우리의 신체 시스템은 분자 수준까지 일정한 긴장에 기초한다.

우리가 선택하는 움직임과 자세는 일반적인 인간의 형태를 유지하면서 신체가 변화하고 적응하는데 필수적인 압축력을 만들 것이다.

신체를 긴장 시스템으로 생각할 때, 인간은 결코 고립된 움직임을 하지 않는다는 것을 깨닫게 된다. 한 영역에서 움직임이 발생하려면 압축 또는 장력이 발생해야 한다. 이 개념은 단독으로 아무것도 발생하지 않는 시스템을 제시한다.

우리는 이러한 개념과 중재 방법을 고려하지만, 당신의 치료를 통해 고객이 다친 팔다리를 어떻게 사용하는지에 대해 더욱 관심을 갖게 된다.

도수치료, 관절가동술, 또는 기구를 이용한 연조직 치료부터 움직임 분절의 재설정까지 다양한 방법을 적용할 수 있다. 침 요법 및 부항 또한 적절한 중재 선택이 될 수 있다. 추가로, 부상으로 인해 영향을 받는 부위를 치료하기 위한 근막 또는 수기 요법을 사용할 수도 있다.

FMS®Functional Movement Screen, SFMA®Selective Functional Movement Assessment 또는 FRCFunctional Range Conditioning® 같은 교정 운동이 유용할 수 있다. MAT™Muscle activation technique도 이 단계에서 전체 팔다리와 움직임 분절이 정상범위로 회복하도록 시도할 때 적용할 수 있다.

이 단계에서는 훈련 및 초점 영역에 따라 적용 방법은 셀 수 없이 많다.

정신운동 조절

5장에서는 정신운동 조절에 대해 논의한다. 우리는 근육이 정확한 타이밍에 적절하게 활성화되고 다른 조직들은 그들이 수행해야 하는 역할을 정확하게 하기를 원한다. 주동근은 주동근으로 역할을 해야 한다. 협력근은 협력근의 역할을, 안정화근은 안정화근의 역할을 해야 한다.

요추 근육과 같은 안정화근이 협력근이 되고, 햄스트링과 같은 협력근이 주동근이 되고, 또는 주변의 다른 근육들이 둔근의 역할을 빼앗아가 둔근의 주동근으로서의 역할이 감소하면, 신체는 이러한 변화를 싫어하고 결과적으로 통증이 유발되게 된다.

공장에서와 마찬가지로, 신체에는 각각의 작업을 담당하는 개별 부품이 있다. 공장의 근로자들이 자신의 담당이 아닌 일을 하면, 전체 생산 과정에 문제가 생긴다. 어떤 작업 과정에 너무 많은 근로자가 작업하고 있고, 다른 과정에는 아무도 관심을 갖지 않는다면 결국 혼란이 생기고, 어떤 부분에 문제가 생긴다. 우리의 몸도 마찬가지다.

신경근 조절은 신체의 올바른 움직임을 위한 미세-조정 과정이다. 물론, 신체는 필요한 이상적이지 않은 운동 패턴을 사용한 보상작용을 보여줄 것이다.[17] 새로운 보상 운동 패턴은 확실히 효율적일 가능성이 있으나 이러한 보상된 움직임을 방치하면 변형된 생체역학 스트레스로 인해 손상을 일으킬 수 있다.

시간이 지남에 따라 이러한 보상 움직임은 유연성과 스트렝스의 불균형, 통증 발생의 문제를 야기할 수 있으며 문제가 지속되면 심각한 결과를 초래할 수 있다. 두뇌가 보상 패턴에 대한 정보를 많이 수집하게 되면 새로운 보상 움직임이 신체의 기본 움직임으로 저장된다.

정신운동 조절과 관련한 수많은 학설이 있다. 몇 가지 학설을 소개하자면 DNSDynamic Neuromuscular Stabilization®, PRIPostural Restoration Institute®, MAT, 건침, FMSFunctional Movement Screening, SFMA, 셜리 샤하만Shirley Saharmann의 운동 시스템 장애 연구, 필라테스 등이 있다. 이런 방법 중 우리의 학술적 배경 및 현재 일하는 현장과 가장 적합한 기술을 적용한다.

생물심리사회적 고려사항

1977년 정신과 의사 조지 엥겔George Engel이 생체심리사회적 모델을 도입했다.[18] 이 모델에서, 사람의 생물학, 심리학, 그리고 삶의 사회적 측면은 서로 영향을 미치고, 또한 인간의 삶 전체와 관련이 있다고 설명한다. 이 세 가지 요소를 함께 고려하면, 통증 관리, 치료 중재에 대한 반응에 대한 깊은 이해가 가능하다. 이 내용은 구체적으로 6장에서 논의한다.

부상의 심리적 스트레스는 스트레스 호르몬과 염증성 지표를 증가시켜 신체 부상의 치료를 방해하는 요소로 작용한다. 음주 및 흡연과 같은 사회활동은 모두 개인의 전반적인 건강과 복지에 영향을 미친다.

가족과 친구의 사회심리적 지지가 부족하면 우울증이 증가하여 개인의 생물학적 현상에 영향을 줄 수 있다. 또한 약물 남용, 수면 장애 또는 식욕 부진과 같은 건강에 해로운 생활 습관을 유발하여 생물학적 치유 능력에 영향을 줄 수 있다.

실제로, 생체심리사회적 요소는 환자의 치유

능력과 회복 능력에 영향을 미치는 가장 중요한 요소라고 할 수 있다.

같은 부상 진단을 받은 동일 종목의 선수 두 명을 치료한 경험이 있는데, 이들은 매우 다른 결과를 얻었다. 개인마다 다른 생체심리사회적 요소는 치료 및 훈련을 통해 발현되는 결과물에 가장 중요한 역할을 할 가능성이 있다.

어떤 선수를 다룰 때, 부상이 그 사람의 심리적 안녕에 영향을 미친다는 것을 인식해야 한다. 외상을 다루는 방법은 부상의 스트레스에 대처하는 데 사용되는 사회적 지원과 기술에 의해 결정된다. 그리고 이러한 스트레스는 생물학적 반응과 치료 능력에 영향을 미친다.

재활에서 퍼포먼스까지의 브릿지 더 갭 모델 기반의 과정에서 생체심리사회적 요소를 무시할 수 없다.

체성감각 조절

7장에서 다루는 체성감각계는 신체 내부의 상태 변화를 감지하고 반응하는 신경수용체와 세포체계이다. 감각신경계가 없는 운동신경 작용은 없다. 우리 몸으로 입력되는 정보는 출력 정보를 제공한다. 잘못된 입력 정보는 잘못된 출력을 발생시킨다.

컴퓨터에 잘못된 명령을 입력하면 잘못된 출력이 표시된다. 컴퓨터가 제대로 작동하려면 올바른 명령을 컴퓨터에 제공해야 한다.

우리 몸도 마찬가지이다. 잘못된 정보를 보내면 운동신경의 응답이 잘못되고, 잠재적으로 비효율적인 움직임을 만든다.[19] 체성감각 조절의 내용에는 전정 균형, 자세 흔들림, 반사, 시각 시스템 및 독점적 인식을 포함하고 있다.[20]

이 단계는 재활에서 운동 수행력으로 전이되는 중요한 단계로 균형 및 자세 반사를 재정립하고, 효율적인 움직임 출력을 위한 개선된 감각 입력과정을 형성한다.[21] 세부적으로 운동 학습의 개념이 사용되며, DNS, PRI, 요가의 기술을 적용할 수 있다. 추가로 필라테스는 고객에게 균형, 고유수용성 기능 및 반사 반응 향상에 도움을 줄 수 있다.

기본 운동 수행력

9장에서는 운동 수행력에 대해 살펴보고, 동시에 기본 근력에 대해 논의한다. 각 근육은 우리가 요구하는 일을 수행할 수 있는 기본적인 근력을 가지고 있는가? 각 근육은 중력에 저항하는 능력이 있는가?

표준화된 도수근력검사를 기준으로 각 근육은 정상적인 근육 강도를 나타내는 '5/5'의 결과를 나타내고 있는가?[22, 23]

그렇지 않다면, 기본적인 근력 훈련을 해야 한다. 기본 근력 없이 매우 강한 근력을 요구하는 파워를 수행할 수 없다. 이 단계에서는 기본 근력 및 파워를 향상시켜야 한다.

기본 근력 향상을 위해서는 기초 교정 운동이 효과적이다. FMS, SFMA, PRI, MAT, 스트렝스 컨디셔닝 훈련은 보다 더 강한 움직임을 준비하기 위한 근력 향상에 사용된다.

파워를 소개할 때, 케틀벨, 올림픽 리프팅 또는 다른 접근 방법 중 어떤 것이든 중요하지 않다. 당신 고객의 병력, 스포츠 배경, 훈련 경력, 필요한 운동 수행력 등을 고려하여 가장 적합한 방법을 선택해야 한다.

기본 운동 수행력 향상

10장에서 소개하는 기본 운동 수행력 향상에서는, 기본 근력(기본 운동 수행력)을 파워로 나타내는 방법과, 파워를 일반적인 스포츠 움직임에 적용하는 법에 대해 논의한다. 이 단계에서는 파워에 대해 자세하게 소개하고, 선형 운동, 다방향 운동, 점프 및 착지 동작에 초점을 둔다.

예를 들어 선수는 전력 질주 훈련 프로그램을 시작하기 전에, 효과적인 가속을 위한 기본 신체 위치를 정확하게 만들어야 한다. 선수는 가속 중에 생성된 힘을 효율적으로 사용할 수 있어야 하고, 부상을 피하기 위해 안전하게 감속할 수 있어야 한다.

이러한 격차를 좁히는 과정에서 회복 중인 선수는 완전한 연습과 게임으로 돌아가기 전에 적절한 백패달back pedal, 셔플링shuffling, 점프, 착지 및 발놀림 기술을 다시 배워야 한다.[24] 이러한 기본 기술은 모든 선수에게 필수적인 요소이며, 다양한 하중과 속도에서 훈련을 진행해야 한다. 이 단계에서는 기본 운동 움직임의 기초를 발전시켜야 한다.

이 시점의 주요 목표는 보편적인 운동 움직임과 파워 향상 및 관리 방법을 재교육하는 것이다. 이것은 스트렝스 컨디셔닝 모델의 기술을 사용할 때임을 의미한다. EXOS, 마이클 보일Michael Boyle, 댄 존Dan John, 표준 CSCS 공식 또는 기타 접근 방식 등 다양한 훈련 원칙이 있다. 이 중 당신의 개념원리 또는 필요에 따라 취사선택할 수 있을 것이다.

병력, 스포츠 종료 및 당신의 경험을 바탕으로 고객의 요구에 주의를 기울이면 고객의 운동 수행력 향상에 도움이 될 것이다.

향상된 운동 수행력

11장에서는 운동 수행력에 대해 논의한다. 이 장에서는 각 스포츠에서 요구하는 특성과 선수의 역할(포지션)의 필요사항을 고려하기 시작한다. 예를 들어 미식축구에서 와이드 리시버이든 공격의 라인맨이든, 두 선수는 모두 달리기를 해야 하지만 공격 라인맨은 절대 속도 능력보다 가속 능력이 더 중요할 가능성이 크다.

야구 선수와 축구 선수를 비교하면, 전자는 베이스를 돌아 달려야 하고, 다양한 수비 위치에 따라 공에 주의하면서 달리기를 해야 한다. 후자의 경우 공을 발에 유지하면서 달려가고, 방향 전환을 하며 상대방을 피해야 한다. 이 두 종목의 선수들은 기본적인 운동선수의 움직임을 공유하지만, 각 스포츠 또는 동일한 스포츠의 선수 포지션에 따라 다양한 움직임의 관점이 필요하다. 우리는 이러한 요구들을 약간의 다른 방식으로 접근한다.

이것은 운동 프로그램을 계획할 때 기본적인 개념을 제공한다. '우리는 선수에게 구체적 진단, 포괄적 진단, 환자 중심 접근을 제공하고 있는가?'

통증 유발 요인 및 움직임 분절 단계에서의 치료는 일반적으로 진단을 기반으로 한다. 이는 '구체적 진단'에 따라 다르다. 재활 초기에는 활액낭염이나 건염을 다루고 있는지를 아는 것이 중요하며, 통증 유발 요인이 사지 전체 또는 움직임 분절에 어떤 영향을 미치는지가 중요하다.

재활이 진행될수록, 중재 방법은 '포괄적 진단'이 된다. 이것은 당신이 재활 센터에서 운동하는 모든 사람에게 '코어 안정성'이라는 이름으로 운동을 처방할 가능성이 큼을 의미하지만, 코어 안정성에 대한 정의는 당신이 선택하게 된다.

60세의 골퍼는 14세의 고등학교 미식축구 선수와 24세의 프로 선수와 동일하게 일련의 코어 안정성 운동을 처방받는다.[25] 나이, 운동 수행력 목표, 진단 모두 다르지만, 개개인의 운동 수행력 향상을 위해서는 어떤 유형의 '코어 안정성' 운동이 필요하다.

마지막으로, 브릿지 더 갭 모델을 통해 운동 수행력 향상 중심의 목표를 향해 나아가기 위해서는 '환자 중심' 접근이 매우 중요하다.

소방관과 프로스포츠 선수는 모두 매우 높은 수준의 기능을 요구하지만, 다른 방식으로 신체를 사용한다. 미식축구의 쿼터백과 야구의 투수는 모두 프로 선수일 수 있지만 각 스포츠의 성공적인 수행을 위해서는 다른 기술이 요구된다. 우리는 선수가 완전한 기능을 회복하고 성공적인 복귀를 돕기 위해서는 선수의 개별 요구를 고려해야 한다.[26]

이 운동 수행력 단계는 스포츠 및 포지션에 따른 필수적인 기능을 향상시켜 스포츠로 복귀시키는 것을 목표로 한다. 재활 중재와 마찬가지로 당신이 선택한 특정 운동 수행력 향상 모델은 중요하지 않다. 선택은 개인의 취향과 실무자 또는 코치로서 특권이다.

고객이 스포츠 및 포지션의 고유한 기술 요구를 충족할 수 있도록 하는 것이 필수적이므로 이 단계에서는 기술코치를 포함해야 한다.

또한 고객이 운동장으로 복귀하는 데 필수적인 주요 움직임의 회복을 평가하기 위해서 EXOS에서 사용했던 움직임 평가 방법을 적용할 수 있다. 이 방법은 202쪽 도입부에 소개되어 있다.

의학적 접근과 운동 수행력 모델 사이의 이동

의학적 접근과 운동 수행력 모델 간의 개념은 이 책에서 다루기 가장 어려운 개념 중 하나이다. 선수가 재활을 시작하여 운동 수행력 훈련으로 전환되는 시점을 정의하는 것은 거의 불가능하다. 만약 선수가 상지 부상으로 인해 재활을 수행하면, 그 선수의 부상 부위 회복을 위한 재활을 계획하고 동시에 전체적인 신체기능 저하를 예방하기 위한 훈련을 수행하여, 하지의 근 위축을 최소화하고 근력을 유지시킬 수 있다.

브릿지 더 갭 모델은 연속체처럼 보이지만 실제로는 선수 회복 과정을 위한 점검표에 가까운 개념이다. 선수가 다음 단계로 진행하기 위해 전 단계를 항상 통과할 필요는 없다. 브릿지 더 갭 모델의 세부 요소는 통증 유발 요인을 다루는 경우를 제외하고 특정 순서로 진행할 필요는 없다.

6장에서 다루고 있는 통증은 생물심리사회 모델에 직접적인 영향을 미치기 때문에, 통증 관리는 즉각적으로 실시해야 한다. 브릿지 더 갭 모델에서 소개하는 여러 요소 중 통증을 제외한 다른 모든 요소는 복귀 과정 중 어느 시점에서든 적용할 수 있지만, 복귀 전에는 반드시 각 요소의 문제점을 해결해야 한다.

그러나 통증을 참고 훈련 및 시합에 임하는 선수들이 많이 있다. 브릿지 더 갭 모델은 통증이 즉시 관리되어야 한다는 것을 강조하지만, 이것은 스포츠에서 매일 발생하는 현실에서 이상적인 외침일 가능성이 있다.

사람들은 항상 통증을 참으며 스포츠에 참여한다. 따라서 브릿지 더 갭 모델은 진정한 연속체가 아니라 주어진 시간에 주어진 선수를 향한 유연성의 필요성을 인식하도록 하는 이상적인 이론 체계이다.

통증 유발 요인, 움직임 분절, 정신운동 조절 및 체성감각 조절의 처음 네 가지 범주는 의료 모델에 의해 결정된다. 일반적으로 의료 전문가의 감독하에 통증 감소, 시스템의 정상화 및 높은 수준의 활동 준비를 위한 운동 수행력 모델 영역을 다룬다. 이 네 가지 범주는 기본 운동 수행력 향상을 위한 요인이 된다.

체성감각 조절, 기본 운동 수행력, 기본 운동 수행력 향상 및 향상된 운동 수행력은 운동 수행력 모델의 한 부분이다. 이것은 일반적으로 우리 몸의 기초를 만들어놓은 후 최종적인 운동 수행력 목표를 위한 미세조정을 시행한다.

의료 모델과 운동 수행력 모델 모두 신경계 역할을 공유한다. 체성감각 조절, 구심성 신경계는 선수의 정상적인 움직임을 위한 기본 열쇠이다. 통증이 있고 정상적인 움직임과 안정성이 결여되며 신체 조절 능력이 좋지 않은 사람은 근력, 파워, 선수의 움직임, 기술을 최대로 발휘하기가 어렵다.

선수는 항상 운동 수행력 모델에 따라 훈련하기를 원한다. 선수들은 "민첩성을 향상시키고 싶습니다"와 같은 목표를 가지고 있지만 고관절의 움직임이 매우 좋지 않고 민첩성 향상을 위한 기본 운동 자세를 취할 수 없는 경우가 있다.

이러한 경우 즉각적인 움직임 분절의 복원이 필요할 수 있다. 움직임 분절의 개선은 선수의 약점을 개선하는 첫 단추로 작용할 수 있어서, 민첩성 향상에 효과적인 중재 방법이 된다.

브릿지 더 갭 연속체에서 의료 모델의 기반이 되는 철학과 기술은 운동 수행력과 관련한 범주를 침범하지 않으면서 운동 수행력 개선을 위한 해결책을 제시해야 한다.

의료 모델을 집의 기초로 생각하고 운동 수행력 모델을 기초 위에 새워질 실제 집이라고 생각하라. 나쁜 기초 위에 튼튼한 집을 세울 수 있다고 생각하는가? 물론 당신은 할 수 있다고 생각할 수 있다.

나쁜 기초 위에 세운 집은 집의 크기, 견디어 내는 힘, 그리고 그 집이 앞으로 만들어낼 수 있는 다양한 역사에 제한 요소로 작용할 수 있다. 나쁜 기초 위에 집을 지을 수 있지만, 어떤 건축가도 권장하지는 않는다.

마찬가지로, 손상된 신체에서 운동 수행력을 향상시킬 수 있지만 권장하지는 않는다.

복귀 시점

우리 분야에 종사하는 사람들은 종종 계획 없이 일한다. 비행기를 타고 조종사가 비행 전 점검표를 따르지 않고 비행 계획을 실행하는 것을 상상할 수 있는가? 또는 청사진 없이 집을 짓는 것을 상상해보라. 계획은 어느 방향으로 가야 하는지 알려준다. 또한 계획은 나중에 고칠 수 없는 근본적인 단계를 건너뛰지 않고 체계적인 과정을 거치도록 인도한다.

단기 목표를 설정하여 장기 목표를 달성하면 고객이 재활에서 운동 수행력 향상까지 적응할 수 있는 충분한 시간을 제공하며, 이런 과정을 통해 앞으로 진행될 과정을 확인할 수 있다. 원래의 계획에서 벗어나면 최종 결과 또한 변경된다.

무릎 부상을 당하고 3개월 후 경기장으로 복귀를 원하는 축구 선수가 있다고 가정해보자.

우리는 앞으로의 일정을 확인하고 재부상을 최소화하면서 모의시합 또는 연습경기가 가능한지 확인해야 한다. 선수의 신체 준비 정도를 확인하기 위하여 일종의 저강도-풀게임으로 구성되는 모의시합 또는 연습경기를 복귀 일주일 전에 설정하는 것을 목표로 한다.

복귀 전 모의시합 또는 연습경기의 일정을 결정하면, 시합 1~2주 전에 11명을 한 팀으로 구성하여 실제 경기장보다는 작은 보조경기장에서 시합할 수 있다. 실제 경기장보다 작기 때문에 선수의 이동거리를 짧게 설정할 수 있다.

이 훈련 전에, 더 작은 경기장에서 적은 선수들과 함께 공격과 수비에 집중된 훈련을 계획할 수 있다.

또 이 과정 전에는 약간의 가벼운 접촉이 포함된 공격 및 수비 훈련을 계획하고, 그 이전에는 접촉이 없는 훈련을 계획한다. 그 전에는 선수가 스스로 생각할 필요가 없는(수비, 공격, 신체 접촉 등) 훈련만 하고, 더 이전에는 공을 사용하면서 다양한 방향으로 움직이는 기술에 대해 훈련을 한다.

그 전에, 선수는 공 없이 축구에 특화된 다방향 운동 기술이 필요하다. 다방향 운동 기술 전에 우리는 공의 유무와 관계없이 선형 운동을 계획할 것이다.

선형 운동을 수행하기 전에 우리는 근력의 완전한 회복과 파워 발현 능력을 확인해야 할 필요가 있다.

이를 달성하기 위해서 선수는 움직임 분절 전반적으로 가동성과 안정성 및 정신운동 조절과 체성감각 조절 능력을 완벽하게 회복해야 한다.

이 전에 선수는 통증이 없어야 한다. 지금까지 나열한 전체 시나리오를 거꾸로 재구성하면, 3개월의 시간은 새로운 자극에 완벽하게 적응하여 시합으로 복귀하는 데 충분하지 않을 수 있다.

만약 3개월 안에 목표를 달성하고자 한다면, 각 단계의 진행은 매우 공격적이어야 하며, 진행 과정에서 발생하는 예상하지 못한 문제들이 발생하지 않아야 한다.

어떤 시점에서 통증이나 부종이 증가하게 되면, 진행단계는 지연되고, 전체적인 장기 목표 달성 시기도 늦춰지게 된다.

단기 목표를 달성하면 장기 목표를 달성할 수 있다. 단기 목표를 달성하지 못하면 장기 목표를 달성할 수 없다.

임상적 관점에서, 기능장애에 대한 발견과 설명이 의미가 있어야 한다. 환자를 평가할 때 중둔근의 약화를 발견하곤 한다. 왜 중둔근 약화가 중요한가?

다음과 같이 설명할 수 있다. 중둔근의 약화는 고관절의 역학적 변화를 일으키고, 이 과정에서 대퇴근막장근에서 협응근 지배현상이 생기게 된다. 이로 인해 고관절의 파워 능력 감소와 요추 및 무릎관절 과부하의 결과가 나타날 수 있다. 우리가 객관적인 기능장애(중둔근 약화)를 기능적 제한(역학적 변화, 요추 및 무릎관절의 과부하)의 결과와 연관을 시키게 되면, 중둔근 강화라는 목표를 설정할 수 있게 된다. 목표를 설정하면, 계획을 세울 수 있다. 이 계획 안에는 중둔근 강화 운동이 포함되어야 한다.

모든 객관적인 기능장애에는 기능적 제한과 함께 장기 목표, 단기 목표, 그리고 목표 달성을 위한 계획이 있어야 한다.

나는 항상 객관적인 기능장애와 의미 있는 정보를 연결한다. 부록 2에 있는 도표에서 볼 수 있다. 이것은 객관적으로 발견된 현상의 개선 계획이 있는지 확인하게 하는 동시에, 모든 기능장애가 의미 있는 기능 저하와 연관되도록 한다.

기능장애를 찾아내려는 목적으로 기능장애를 확인하지 마라. 기능장애는 무엇을 의미하는가? 기능장애는 환자의 삶에 어떤 영향을 미치며, 당신은 이 문제를 어떻게 고치겠는가?

선수들이 당신이 도입하는 새로운 스트레스에 적응할 수 있도록 현실적인 계획을 만들고, 휴식을 취할 수 있는 시간을 제공하라. 장기 목표를 세우고, 세워진 장기 목표에 따라 현실적인 복귀 일정을 선수와 코치에게 제공하라.

임상 지침

- 객관적인 기능장애 식별
- 기능적 제한과 연결
- 개선을 위한 단기 또는 장기 목표 설정
- 문제 해결을 위한 계획 수립

요약

재활에서 퍼포먼스의 격차를 해소하는 것은 선형 연속체를 따르지 않는다. 미식축구 선수들이 완벽한 기본 운동 수행력과 체성감각 조절을 갖기까지 기다린다면, 일요일 경기에 출전할 수 있는 선수는 아무도 없을 것이다. 운동 재활 과정을 구성하는 스포츠의학 및 운동 수행력 요소 또한 완벽한 순서를 가지고 있지 않다.

우리는 여러 단계에서 동시에 일할 수 있으며, 양질의 움직임 패턴을 유지하기 위해 특정 연습을 취소해야 할 수도 있다.[27] 브릿지 더 갭 모델의 구성은 각 처치 및 중재의 적합한 위치를 이해하는 데 도움이 된다. 이 과정은 반드시 선형으로 진행될 필요는 없다.

전문가가 너무 많은 임상 및 운동 수행력 세계에서, 철학적 훈련 모델을 개발하고 현장에 적용하는 것은 경험이 적은 실무자들에게 어려운 과정일 것이다.

다양한 원칙 및 원리를 기반으로 만들어진 수많은 학설은 결국 모두 같은 것에 집중하고 있다는 것을 기억하라. 포괄적인 시야를 가지고 선수에게 접근할 때 스스로 배타적인 전문가가 되지 않을 것이다. 브릿지 더 갭 모델을 적용할 때, 모든 기술, 운동 유형, 학설, 트레이닝 원리가 가치 있다는 것을 알게 된다.

가지고 있는 지식을 토대로 가장 효과적이고 효율적인 방법으로 선수를 현장으로 복귀시키는 것이 가장 중요한 당신의 임무이다. 이 책에 제시된 자료가 그 일을 하는 데 도움이 되기를 바란다. 이것이 브릿지 더 갭 모델의 아름다움이다.

한 사람의 주장을 따를 필요도 없고 특정 시스템을 고수할 필요도 없다. 만약 선수의 운동 수행력 향상을 위해 적용한 어떤 한 가지 방법이 효과적이라는 사실이 입증된다면, 사람들은 그 방법을 시도할 것이다. 틀린 것은 없다. 현장에서 적용하는 방법들은 연속체 안에서 가장 적절한 위치가 존재한다. 개별 선수의 특성에 따라 적용 방법을 선택하는 것이다.

2

통증 유발 요인

브릿지 더 갭 모델의 재활 단계에서 통증을 기능장애의 유일한 지표로 판단해서는 안 된다. 선수의 회복을 위해 집중해야 할 유일한 증상을 통증으로 이해하는 것은 위험한 결정이 될 수 있다. 그러나 이 개념은 통증을 무시할 수 있거나 무시해야 한다는 것 또한 아니다.

많은 사람이 매일 통증과 씨름하고 있다. 노인, 젊은이, 아마추어 선수, 프로 선수, 또는 운동에 참여하는 사람의 상당수는 통증을 견디며 스포츠 활동에 참여한다.

실제로, 2015년《Journal of Pain》의 연구에 따르면 연구 조사 시작 기준 3개월 전에 1억 6,160만 명이 통증을 보고한 것으로 나타났다. 이 중 2,530만 명은 만성 통증이 있다고 보고하였으며, 3,980만 명은 전체 건강과 삶의 질에 영향을 미치는 3~4 수준의 통증을 보고하였다. 분명한 사실은 통증은 광범위한 문제라는 것이다.[28]

통증은 급성과 만성의 두 가지 범주로 나뉜다. 급성 통증은 갑작스럽게 발생하고, 부상으로부터 직접적인 결과로 나타난다. 이러한 유형의 통증은 일반적으로 전통적인 통증 치료 중재 방법에 반응한다.

반면에 만성 통증은 3개월 이상 지속되고 전형적인 통증 치료 중재 방법에 반응하지 않는다. 또한 부상으로 시작된 통증이라기보다는 질병의 과정 중 발생하는 통증으로 간주된다.

임상 전문가의 주된 목표는 선수 및 고객이 통증 없이 정상적인 운동 패턴을 회복할 수 있도록 돕는 것이다. 이런 과정은 가동성을 향상시키고, 통증 유발 요인을 제거하는 것과 동시에 일어난다. 물리치료사이자 MobilityWod의 창시자인 켈리 스타렛 Kelly Starrett은 "통증이 있는 조직은 기능장애 조직이다"라고 하였다.

우리가 기능장애를 회복시킬 수 있다면, 통증 제거에 도움이 된다.

통증 이론

신체의 통증 처리 방법을 이해하기 위해 다양한 연

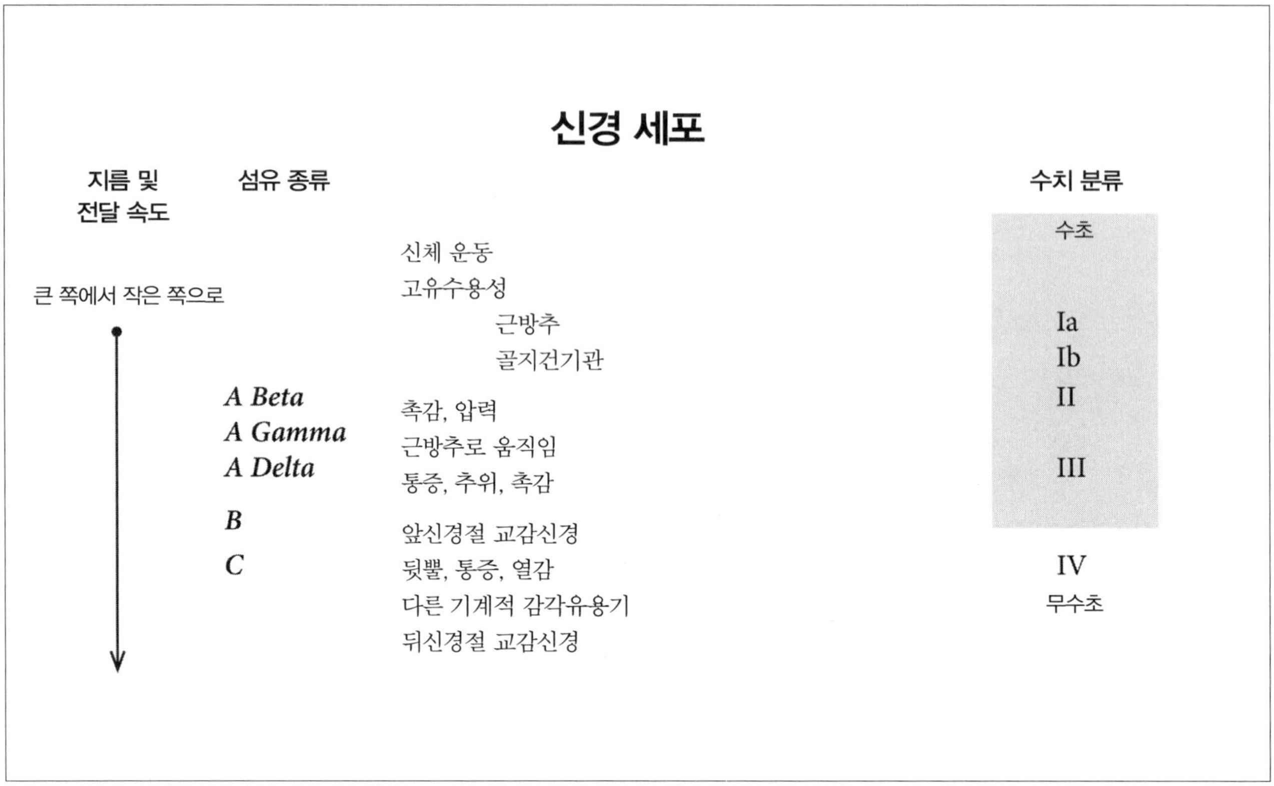

그림 2.1 신경 세포

신체는 외부로부터 중추신경계로 정보를 가져오는 서로 다른 신경섬유의 방대한 네트워크로 이루어져 있다. 신경섬유는 직경이 다르고 신경 주위의 절연 및 보호 피복인 수초의 양이 다양하다.

이러한 크기와 절연의 차이 때문에 어떤 다른 신경을 자극하느냐에 따라 정보가 주변으로부터 중추신경계로 이동하는 속도가 다르다. 이것은 정보가 다른 시간에 중추신경계에 도달한다는 것을 의미한다.

구를 시도하면서, 통증 유발 경로 기전을 설명하기 위한 상충되는 이론이 있음을 발견하게 되었다.

통증은 말초, 중추 및 자율 신경계, 구조-해부학적 체계, 변연계Limbic system(대뇌 바로 아래, 시상의 양쪽에 놓여 있는 구조물) 및 심혈관계와 같은 많은 시스템을 포함한다.

아직 명확하게 밝혀지지 않은 뇌의 영역이 존재하며, 통증 유발의 원인을 설명할 수 있는 포괄적이고 결정적인 통증 모델은 없다.

그럼에도 불구하고 이 책에서 소개하는 내용은 현재까지 가장 많이 설명된 이론에 대한 개요이다.

특이성 이론

막스 본 프레이Max Von Frey는 1895년 최초의 통증 이론 중 하나인 특이성 이론을 발표했다. 이 이론은 개별 통증수용체가 뇌의 특정 통증 센터로 신호를 전송한 후 적절한 운동 반응에 대한 지시사항을 보낸다고 설명한다.[29] 기본적인 예로서, 뜨거운 냄비에 손이 닿으면 빠르게 손을 빼내는 동작이다. 특이성 이론은 특정 동증 시스템이 존재한다는 가정을 기반으로 발전되었다.

매우 단순한 개념이기 때문에 이해하기 쉬울 수 있으나, 특이성 이론의 중요한 문제점을 발견하였다. 뇌에는 식별 가능한 통증 센터가 존재하지 않기 때문이다. 또한 이 이론은 통증 발생의 심리적 측면 및 경험으로 인한 통증에 대한 과민성 등의 현상을 인정하지 않는다.

패턴 이론

1920년대 후반과 1930년대 초 존 폴 나페John Paul Nafe와 요하네스 쉐이더Johannes Scheider는 통증을 감지하고 이에 반응하는 별도의 시스템은 없으나, 통증수용기는 다른 신체 시스템과 공유한다고 제안하였다.

이 이론에서 뇌는 척수에 형성된 자극의 특정 조합 및 합산이 존재하는 경우에만 통증 신호를 얻으며, 이는 미리 설정된 패턴의 반응을 구현하게 한다고 설명한다.

패턴 이론의 문제점 중 하나는 뇌의 역할을 과소평가하여 단순히 수용체의 메시지를 받는 기관으로 한정하는 것이다. 그러나 우리는 뇌가 신체의 통증을 다루기 위하여 매우 복잡하고 역동적인 역할을 한다는 것을 알고 있다.

게이트 조절 이론

다음으로 통증 연구에서 '게이트 조절'이라는 아이디어를 기반으로 설명하는 감각이론이 있다. 1965년 로날드 멜잭Ronald Melzack과 패트릭 월Patrick Wall이 발표한 게이트 조절 이론은 문에 손가락이 찍히는 경우 반대 손으로 다친 손가락을 감싸거나, 입으로 무는 등 통증을 감소시키기 위해서 수행하는 인간의 자연스러운 반응에서부터 발전되었다.[31]

모든 말초 감각(열, 냉기, 접촉, 통증, 진동)은 말초신경 자극에 의해 전달된다. 이러한 신경 자극은 척수로 전달되고, 전달될 정보가 중요하다면, 척수에서 다시 뇌로 전달되어 신호를 처리한다.

통증 감각은 A-델타 및 C-섬유C-fiber로 알려진 통각수용성 섬유에 의해 전달된다. 이 신호는 척수의 뒷뿔로 전달되어 2차 뉴런을 자극한 다음, 측면 척수측관lateral spinothalamic tract을 통해 뇌에 도착한다. 도착한 신호는 뇌에서 해석하게 된다. 이런 과정에 어떤 형태의 촉감이 추가되면, A-베타 섬유가 자극하게 된다.

촉감은 A-베타 섬유를 통해 척수로 전달되어 척수의 뒷뿔dorsal horn에서 억제 중간뉴런을 자극하여 A-델타 및 C-섬유에 의해 자극된 구심성 통로를 통해 뇌가 받아들이는 통증 감각이 줄어든다. 그리고 우리는 '더 적은' 통증을 느낀다.

이것은 문에 찍힌 후 순간적으로 통증을 감소하기 위해 손가락을 쥐어짜거나 만지는 행동을 보이는 이유이다. 이러한 행동은 실제로 뇌에 의해 감지되는 통증 감각을 감소시킨다.

게이트 조절 이론은 통증 조절과 관련하여 매우 의미 있는 이론으로 자리 잡고 있다. 그러나 이 이론은 위의 예시처럼 통각수용기가 직접 자극받지는 않지만(명확한 통증 발생 원인이 없는 경우), 지속적으로 통증을 경험하는 사람들까지 설명하지는 못한다.

조건부 통증 조절

조건부 통증 조절 이론을 생각할 때 형제와의 오래된 경험을 떠올릴 수 있다. 어린 시절 한쪽 팔이 아파서 울고 있을 때, 당신의 형이 반대쪽 팔을 강하게 때렸던 상황을 생각해볼 수 있다. 그리고 형은 말한다. "좀 어때? 원래 아팠던 팔은 괜찮지?"

이 이야기는 조건부 통증 조절 이론을 설명하는 것이다. 통증은 통증을 억제한다. 두 가지의 유해한 자극을 동시에 받는 경우(두 번째 자극은 첫 번째 자극과 같은 신체 부위지만 다른 지점에 자극을 받는 경우) 두 번째 자극은 척수의 뒷뿔에 의해 처리되어 첫 번째 나쁜 자극을 억제하게 된다.

이 이론은 통증 완화를 위한 어떤 기술을 사용할 때, 통증 발생 부위 주변을 자극하는 것이 통증 부위를 직접 자극하는 것과 비슷한 통증 감소 효과를 얻게 되는 이유이다.

통증 신경망

일반적으로 소개한 통증 이론은 국소 조직 및 통증

발생 부위에 위치한 말초신경을 중심으로 통증의 원인 및 통증 조절 요인 등을 설명하고 있다. 이와는 대조적으로, 통증 신경망 개념은 통증에 대한 뇌의 역할을 강조하여 중추신경계(CNS)의 역할에 집중하고 있다.[33]

이 이론에서 통증은 실제로 뇌의 결과물이라고 설명하며, 말초 통각수용기 이외의 다양한 조직의 영향을 중요하게 다룬다.

통증 신경망은 말초신경 조직으로부터 전달되는 감각 신경의 통증 유무에 있어서 뇌의 결정을 강조한다. 그렇지만 말초신경계가 담당하고 있는 역할을 부정하는 것은 아니다.

말초 통증 자극은 여전히 통증 감각 생성에 중요한 역할을 하지만, 전체 통증 발생 과정을 대변하는 것은 아니다.

이 이론은 환각-사지 통증, 섬유근육통, 비특이성요통(NSLBP) 및 통각수용기의 자극은 불분명하지만 통증이 지속되는 다른 만성 통증을 설명하는 데 훨씬 효과적이다.

통증의 의미

로리머 모슬리Lorimer Moseley는 통증 이론 정립에 지대한 영향을 준 사람이다. 여러분에게 통증이라는 복잡한 주제에 대해 재미있고 간단한 개요를 통해 설명한 'Pain'이라는 이름의 영상 시청을 적극적으로 추천한다. 모슬리는 통증이 의미를 지닌다고 설명한다. 그것은 개인적인 의미이다.[34]

비록 내가 당신과 비슷한 통각수용기를 가지고 있고 똑같은 부상 진단을 받았다 할지라도, 내가 느끼는 통증과 당신이 느끼는 통증은 같지 않다. 통증은 생리적인 반응이 아닌 심리적 반응의 결과일 가능성이 있다.

예를 들어 우리 두 사람이 해변을 걷다가, 둘 다 날카로운 물건을 밟았다고 가정해보자. 물론 두 명 모두 날카로운 물건 때문에 움찔하는 반응을 보였을 테지만, 나는 계속 걸을 수 있을지도 모른다.

그러나 당신은 발을 베인 적이 있고 그 부상 때문에 상처가 감염되어 2주간의 입원과 항생제 치료를 받은 경험이 있을 수 있다. 그렇다면 당신은 차로 돌아가서 도움을 청하라고 이야기할 수도 있다. 우리 두 명에게 날카로운 물건을 밟은 것은 같은 경험이 될 수 있지만, 이러한 경험을 해석하는 과정에는 서로 다른 기준을 가지고 있을 수 있다.

우리는 동일한 진단을 받은 사람들을 대할 때 섬세한 접근이 필요하다. 왜냐하면, 환자에 따라 통증에 대한 반응이 매우 다를 수 있기 때문이다. 우리는 객관적인 진단에 근거하여 한 사람의 통증 정도를 판단할 수 없다.

심각한 부상을 당했으나 매우 적은 통증을 경험하는 사람이 있을 수 있고, 미세한 햄스트링의 근육염좌로 인해 심한 통증과 비정상적인 걸음걸이를 보여주는 사람도 있다.

통증은 주관적이며, 개인적인 반응이다. 두 사람의 동일한 통각 자극이 동일한 감각이나 경험을 초래할 것이라고 가정할 수 없다.

임상 지침

고통은 주관적, 개인적, 문화적, 상황적, 중심적, 말초적, 의식적, 정서적이다.

항상 불쾌하며 잠재적 조직 손상과 관련이 있다.[35]

스포츠 부상: 급성 통증의 두 가지 단계

부상을 당했을 때 종종 얼마나 많이 다쳤는지에 대해 이야기한다. 그러나 신체의 신경계는 자극에 대한 단순한 반응 기전을 가지고 있지 않기 때문에 이와 같은 질문은 통증 기전을 매우 단순화한 것으로 생각할 수 있다.

만약 길을 건너기 위해 차도로 발을 내딛는 순간 발목이 비틀리면서 급성 통증을 경험하면, 말초신경계의 A-델타 섬유를 자극하고 척수의 뒷뿔을 통해 신호가 전달된다. 그리고 이 신호는 뇌로 전달되어 신호에 대한 반응으로 운동 출력이 발생한다.

부상 후 즉각적으로 느낀 날카로운 통증 감각은 곧 변하기 시작하여 부상 부위의 둔한 통증과 욱신거림을 가져온다. 이러한 통증은 얇고 수초가 없는 '와이어wire'로 구성된 C-섬유에 의해 발생한다. C-섬유는 부상 주변의 통각수용기로부터 받은 정보의 해석과 전달속도가 느린 특징이 있다.

부상과 같은 해로운 또는 잠재적으로 해로운 자극에 의한 감각신경계의 신호 전달은 결과적으로 중추신경계(CNS)의 반응을 일으킨다. 동시에 부상의 치유를 위한 즉각적인 생리학적 치료 기전이 시작된다. 지혈의 일차 및 이차적 기전이 시작되면서 동시에 부상 부위의 염증 반응 단계가 이어진다.[36]

그러나 명확한 자극과 통각수용기의 활성화 없이 통증이 발생하는 시나리오가 존재한다.

극단적인 예시로서 환각-사지 통증은 존재하지 않는 사지에서 시작되는 통증이다.

비록 우리가 이러한 현상에 대한 완전한 증거를 알고 있지 못하지만, 단기 기억에 의한 통증 각인 현상(사지에서 느낀 마지막 감각)이 너무 강렬하여, 부상 부위와 연관되어 있는 뇌가 급성 통증을 기억하고 있는 것으로 이해하고 있다.[37]

사지 절단을 초래한 사건에 대한 정신적 충격 때문에 감정적인 요소에 의한 통증 발생이 있을 가능성이 존재한다.

비특이성요통(NSLBP), 섬유근육통 및 만성 통증과 같은 현상은 특별한 통각수용기의 자극이 없는 상태에서 발생하는 통증의 예이다.

통증 유발 요인 식별

감별 진단 기술은 좋은 치료사와 최고의 치료사를 구분 지을 수 있는 기술이다. 가장 효율적이고 일관된 평가 시스템을 통해 조직의 문제를 정확하게 발견할 수 있다면, 어떠한 방법, 학설, 전문가의 의견을 따르는지는 중요한 문제가 아니다.

조직 장력 검사는 존재하는 병리 유형을 결정하는 방법이다. 어떤 경우에 선수가 부상 후 능동적으로 움직이지 않고, 수동적으로만 움직인다면 통증을 느끼지 못할 수 있다.

그러나 저항 도수 근력 검사를 적용하면 수축성 조직 병리를 확인할 수 있다. 즉, 선수가 근육, 힘줄 또는 근막의 문제를 가지고 있는 경우, 도수 근력검사 시 통증을 나타낼 수 있다.

종종 이학적 검사를 사용하여 인대 또는 관절낭을 포함한 비-수축성 조직을 평가한다. 치료사가 평가를 위한 조직을 부상 기전과 같은 힘의 방향으로 위치하여 인대 또는 관절낭을 가상의 부상 상태로 만든다.

섬유가 파괴된 경우, 이학적 검사는 해당 조직을 더욱 분열시켜 통증을 유발하게 하여, 인대 또는 관절낭의 이완 상태를 확인한다.

통증 유발 요인 발견을 위한 깊은 탐구

일반적으로 선수의 부상 치료 과정에서, 하나의 부상 사건이 통증을 발생시키는 것으로 확인할 수 있다. 종종 식별 가능한 부상과 통각 자극은 통증과 기능부전의 주요 원인이 된다. 통증 유발 요인을 찾는 것이 평가, 치료, 진단의 핵심이다.

통증 유발 요인을 정확하게 발견하지 못한다면, 치료사는 치료의 방향을 상실하게 된다. 이 경우 집중 치료보다는 일반 치료 접근을 할 수밖에 없다. 환자는 치료를 통해 더 강해지고, 안정되며, 스포츠 또는 일터로 돌아갈 수도 있다. 그러나 아마도 부상 전의 약 80% 수준의 능력에 불과하며 때로는 더 적은 능력을 갖추게 된다.

통증 유발 요인을 정확하게 파악하지 못하면,

환자는 부상을 완전히 극복하지 못하거나, 필요한 움직임 및 기능을 회복하지 못하거나, 심지어 완전한 통증 제거가 불가능할 수 있다.

잘못된 자세에서 운동 패턴 훈련을 시작할 수 없고 이에 따라 나머지 움직임을 정확하게 수행할 수 없다고 생각하는 것과 마찬가지로, 통증의 근본 원인에 대한 잘못된 가정으로 재활을 시작하게 되면 선수의 완전한 회복과 복귀를 기대하기 어렵다.

만약 통증 유발 요인을 정확하게 찾을 수 있는 기술이 부족하다면, 통증 평가는 다른 전문가에게 넘겨줘야 한다. 당신은 그 전문가가 수행한 평가에 의존하여 진단을 이해해야 한다. 당신은 초기 재활 과정을 돕고 또는 최소한 그 과정을 방해받지 않기 위한, 필요 요소(촉진하거나 피해야 할 요소)를 인식해야 한다.

통증 유발 요인 치료

통증 유발 요인을 찾아 나설 때, 단순하게 증상을 치료하고, 특히 진통제를 사용하여 통증을 '견딜 수 있는' 상태로 관리하는 것은 완전한 치료라고 볼 수 없다. 반드시 이러한 증상의 원인을 식별하고, 평가하고, 치료해야 한다.

사람들은 일반적으로 이러한 통증 유발 요인을 기능 훈련 및 평가와의 관련성에 집중하여 생각한다. 예전에 학생(선수 트레이닝 또는 물리치료 학생으로 추정)과 함께 클리닉에서 일할 때, 무릎 통증이 있는 선수를 평가해야 할 기회가 있었다.

나는 학생에게 그 선수를 평가하고, 그가 찾은 문제점을 나에게 보고하도록 요청했다. 학생은 선수의 움직임 기능장애, 엉덩이 근육 조절 문제, 코어 안정성 약화, 비정상적인 발의 형태 등 무릎 통증에 기여하는 요인들을 파악하여 보고하였다.

내가 "무릎은 어떤 것 같아요?"라고 물어보았을 때, 학생은 이 질문이 무슨 의미인지 되물었다.

"저 선수는 무릎 통증 때문에 클리닉을 방문했는데, 선수의 무릎을 평가했나요?"

그 학생은 나를 응시하더니 마침내 입을 열었다. "아니요. 그의 무릎 통증은 엉덩이, 몸통, 발의 기능부전에서 옵니다."

이 학생의 대답은 사실일 수 있다. 그러나 먼저 무릎을 직접적으로 평가했어야 한다. 선수가 클리닉을 방문한 이유는 무릎 통증 때문이었다. 환자의 신체적, 정신적 고통을 줄여주는 것에 치료의 가치가 있다.

환자의 통증을 치료할 때, 때때로 통증의 근원(유발 요인) 치료를 위한 고민은 뒤로 제쳐놓고 단순히 통증의 감소만을 목적으로 치료하곤 한다.

단기적인 통증 감소를 위한 치료도 중요하지만, 효과적인 장기 치료를 위해서는 통증의 원인을 해결하는 것이 필수적이다.

생체역학적 손상

신체의 한쪽을 다치게 되면 반대쪽을 선호하여 사용하게 되는데, 이것은 운동선수의 재활과 스포츠로 복귀에 있어서 어떤 의미가 있는가?

만약 통증 부위가 있는 경우 통증이 없는 쪽을 과도하게 사용하게 되고 통증의 보상을 위해 움직임 패턴을 변경한다. 재활의 과정에서 이 문제를 해결해야 한다.

최근 연구에 따르면, 통증으로 인한 비정상적인 적응은 일시적인 현상이 아닌 통증이 사라질 때까지 지속된다고 보고하였다. 실제로, 통증 유발 요인을 정확하게 발견하여 성공적으로 치료하였다 하더라도, 잘못된 운동 프로그램 및 신체 분절 시퀀싱의 재교육이 필요할 수 있다.

브리즈번에 있는 의생명 과학 대학의 프란코이스 허그Francois Hug와 다른 5명의 연구에 따르면,[38] 발목-굴곡 근력 측정 실험에 참여한 38명의 피험자에서 통증이 있는 발목의 근력은 감소하고, 건강한 발목의 근력이 향상하는 것을 확인하였다.[39]

이 연구는 사람에게 양측 운동을 동시에 하면 통증이 없는 쪽의 팔다리를 더 많이 사용할 것을 암시하고 있다. 그러나 편측 운동 또는 자유도가 적은 운동을 하면 통증 유발 조직을 보상하려는 움직임의 감소를 확인할 수 있다. 그들은 이미 통증을 보이는 조직의 잠재적 부상을 염두에 두고 운동을 수행하는 것이다.

재활 과정 동안 양측 및 편측 운동을 사용하기 위해서는 올바른 전략을 수립해야 한다. 부상으로 인하여 손상된 조직이 치료되지 않았을 경우, 양측 운동 수행 시 힘 생성 및 균형의 불일치가 발생될 것으로 예상해야 한다.

통증이 완화되고 조직 보호가 더 이상 필요하지 않은 경우, 신체의 균형이 맞추어진 상태에서 편측 운동을 하여 운동 패턴을 재구성할 수 있다. 성공적인 반응으로 선수는 통증으로 인한 보상 패턴을 중단하게 된다.

요약

문제의 원인이 되는 조직을 정확하게 인식하는 것이 중요하다. 환자의 조직 치유를 향상시킬 수 있는 도수치료 및 물리치료의 사용을 위해 어떤 조직이 병리학적 문제를 일으키고 있는지 알아야 한다.

조직 치유 특성의 이해를 통해 원활한 치유 과정을 진행할 수 있으나, 동시에 부적절한 활동 또는 치료 중재를 사용하여 치유 과정이 방해받지 않도록 해야 한다.

통증 유발 요인을 식별할 수 없는 경우 다른 문제점이 있다. 통각수용기의 자극이 없는 통증은 생물심리사회학 모델에서 소개할 중심-기전에 기초하여 문제를 다루어야 한다.

통증의 원인은 다양하다. 주관적, 문화적, 사회적, 개인적, 생물학적, 심리적인 요인들이 포함된다. 통증 인식의 폭넓은 개별성을 고려할 때, 한 가지의 특정 통증 치료 방법을 모든 통증에 일률적으로 적용할 수 없다.

스포츠의학 임상의 및 스포츠 퍼포먼스 전문가는 통증 관리의 복잡한 특성을 이해하고 그에 따라 각 개인을 다룰 준비를 해야 한다.

다음 장에서는 통증 인식에 영향을 주는 몇 가지 선택사항을 살펴볼 것이다.

3

조직 치유와 통증 인식 변화

통증은 경험, 감정, 문화 및 사회적 영향에 기초한 개별화된 경험이며, 모든 환자의 통증을 같은 방법으로 치료하는 것은 불가능하다. 통증의 생리학, 통증의 심리학 및 통증의 개별성을 이해하면 선수에게 적합한 통증 중재 방법을 쉽게 선택할 수 있다.

통증의 전반적인 개념을 이해하는 것 외에도 조직 치유의 특성을 정확하게 이해하는 것은 전문가로서 치유의 정상적인 타임라인을 예상하는 데 도움이 된다.

부상 후 진행되는 정상적인 치유 과정을 이해하고 나면, 예상대로 치유되지 않는 상황을 정확하게 인지할 수 있다. 치유가 진행되고 있지 않음을 인식하게 되면 치료사는 정상적인 치료 진행을 위한 다른 치료 방법을 적용할 수 있다.

치료 목표 및 치료 조절제

스포츠의학에서의 목표는 간단하다. 재부상 위험을 최소화하고, 선수를 최대한 빨리 스포츠 및 일상생활로 복귀시키는 것이다. 이를 달성하기 위해 게리 델포지Gary Delforge 박사는 임상의가 해야 할 두 가지 구체적인 사항을 설명한다.

다음의 설명은 그의 책 『Musculoskeletal Trauma: Sports Injury Management』에 수록된 내용으로, 다음은 그의 제안을 요약한 내용이다.

첫째, 단기 또는 장기 목표를 설정하여 치료 목표를 설정해야 한다. 둘째, 치료 목표 달성을 위해 가장 적합한 치료 조절제 또는 중재를 선택한다.

그의 책 8쪽에서 직접 발췌한 치료 목표는 다음과 같다.

- 출혈 및 부종 제어
- 통증 및 근육 경련 완화
- 결합 조직 복구 기전의 향상
- 구축 및 유착 방지
- 흉터 조직의 기계적 및 구조적 특성 향상

치료 조절제는 치료 목표 달성을 위해 치료를 가속화하고, 보조하며, 최적화하기 위해 브릿지 더 갭 모델에서 적용할 수 있는 중재 방법이다. 치료 조절제에는 약물치료, 물리치료, 도수치료, 운동 및 심리적 개입이 포함될 수 있다.

그의 책 10쪽에서 설명한 치료 조절제 선택 시 고려해야 할 효과들은 다음과 같다.

- 상처 치유의 특정 단계 동안 혈관 및 세포 반응의 특징
- 치료를 통해 수정될 생리학적 또는 신경학적 반응
- 예상한 치료 결과를 도출해내는 치료 조절제의 능력 또는 적용한 중재 방법 효과의 증거
- 정상, 질병, 또는 수술에 의해 회복된 조직에 대한 치료제의 잠재적인 유해 영향 또는 적용한 중재 방법의 사전 주의법 및 부작용

치료 목표 설정 및 적절한 치료 조절제를 인식하기 위한 델포지 박사의 아이디어는 내가 선수의 재활 과정을 진행하는 데 있어서 올바른 선택과 결정을 할 수 있는 방향을 제시해주었다.

얼음을 사용하거나, 신체 부위를 고정시키거나 또는 움직이게 하거나, 초음파 및 전기치료, 건침 요법 및 운동과 같은 다양한 치료 방법을 사용할 때마다, 선택한 치료 방법이 실제적인 도움이 되는지, 그리고 성공적인 치료 효과를 만들어낼 수 있는지 고민하고 이에 따라 치료 목표를 확립해야 한다.

다음으로, 부상이 있을 때마다 활성화되는 생리학적 반응 및 신경 경로에 대해 논의한다.

임상 지침

- 출혈 및 부종 제어
  출혈과 부종 조절
- 통증 및 근육 경련 완화
  통증 및 근육 경련의 중단
- 결합 조직 복구 기전의 향상
  치유 환경 조성
- 구축 및 유착 방지
  가동범위 손실 예방
- 흉터 조직의 기계적 및 구조적 특성 향상
  조직에 적절한 압력 적용

부상에 대한 생리학적 반응

부상을 입게 되면 부상 조직은 치유 과정을 겪는다. 치유 과정은 세 단계로 나눌 수 있다.

- 염증 단계(출혈 및 울혈)
- 섬유 조직 형성 단계
- 흉터 성숙 단계

위의 세 단계는 매우 복잡하고 자세하게 설명되는 치유 단계이다. 개인적으로 신경, 근육, 힘줄, 인대, 관절 연골 및 섬유 연골과 같은 세부 조직의 치유 과정 이해를 위해서 델포지 박사의 책뿐 아니라 기초 정형외과학책을 참고하기 추천한다.

부상이 발생하면 부상 부위에 즉각적이고 일시적인 혈관수축 현상이 나타난다. 비만세포, 대식세포, 호중구와 같은 식세포는 부상 영역을 침범한다. 이어서 혈류량 증가를 위해 즉각적인 혈관 확장 현상이 뒤따른다.

물질-P, 칼슘 유전자 방출 펩타이드, 브라디키닌 등과 같은 염증 매개체가 방출된다. 히스타민은 세포벽을 만들어 혈관 벽에 틈을 만든다. 체액은 혈관을 빠져나와 세포 주변의 간질 공간에 침투한다. 이렇게 증가한 체액은 부상 부위 림프계의 기능을 저하시킨다.

이러한 현상은 막혀 있는 싱크대로 흐르는 물과 비교할 수 있다. 싱크대가 막혀 있으면 안쪽으로 들어오는 물을 빨리 내보낼 수 없고 결국 물은 싱크대 위로 넘치기 시작한다. 같은 방식으로, 림프계는

갑작스럽게 증가하는 체액을 배출시키지 못하고, 부종을 형성시킨다.

이런 신체의 반응은 부상 초기에 필요한 과정이다. 식세포 및 백혈구는 부상 부위를 침범한 병원체를 제어할 수 있다. 신체는 감염이 전신으로 퍼지는 것을 막기 위해 부상을 '벽으로 막는다walls off'.

신체는 아급성 및 만성 염증 과정을 지나서 결국 다음 단계인 섬유 조직 형성 단계로 이동한다.

섬유 조직 형성 단계는 신체가 손상된 조직을 새로운 섬유 조직으로 형성하기 시작하는 단계이다. 섬유아세포는 손상된 부위로 이동하여 새로운 콜라겐 생성을 담당한다.

초기에는 건강한 조직을 구성하고 있는 제1형 콜라겐에 비해 비교적 약한 장력을 가지고 있는 제3형 콜라겐이 형성된다.

약한 콜라겐은 크기가 작고, 수소결합이 약하며, 부상 전의 건강한 조직과 비교하였을 때 조직의 구조적 결합이 임의적이다. 이 조직의 강도는 약하지만, 새로운 콜라겐은 상처 치유 과정을 위해 필요한 구조적 강도 및 안정성을 제공하기 시작한다.

섬유 조직 형성 단계 이후의 과정인 흉터 성숙 단계는 수년에 걸쳐 진행될 가능성이 있다. 우리가 부상당한 사람의 재활 과정을 도와준다면, 부상 초기에는 형성되는 흉터 조직을 이해하고 치유 과정이 정상적으로 진행되도록 치료를 적용하는 것이다. 적어도 너무 빠른 시기에 부상 조직에 과도한 부하를 제공하여 치유 단계가 방해받지 않도록 주의해야 한다.

흉터 성숙 단계에서는 약하게 구성된 수소결합을 더 강하게 결합하기 위해 점진적인 인장 강도를 제공해야 한다. 점진적인 인장 강도는 섬유 조직의 정렬을 개선하고, 조직이 견딜 수 있는 인장 하중을 높이며, 제1형 콜라겐의 침착을 돕는 역할을 한다.

흉터 성숙 단계 동안, 우리는 낮은 하중, 점진적 하중 및 스트레칭을 통하여 부상당한 조직이 받게 되는 하중에 대한 내성을 향상시킨다.

그러나 이 과정이 너무 빠르게 진행되면, 재부상으로 인하여 염증 단계로 되돌아갈 가능성이 있다. 이와 같은 과정을 통해 만성 염증 주기가 시작되고 재부상의 위험을 증가시킨다.

위의 내용은 부상으로 인한 혈관 및 기계적 변화를 매우 단순화하여 설명한 것이다.

더 자세한 내용은 델포지 박사의 책을 참조하기를 바란다. 델포지 박사의 책은 부상 후 각 조직에 발생되는 치유 과정을 매우 자세하게 설명하였다. 조직 치유 과정에 대해 심도 있게 배울 수 있는 좋은 자료라고 생각된다.

부상에 대한 신경학적 반응

통각수용기는 해로운(불쾌한) 자극을 감지하는 특수한 감각수용기이다. 이 특수한 감각수용체는 A-델타 및 C-섬유로 알려져 있으며 피부, 내장, 관절, 근육과 같은 모든 유형의 조직에서 발견된다.

기계적 자극, 화학적 자극 또는 열에 의해 통각수용기가 반응하게 되면, 이러한 자극에 대한 적절한 처리를 위해 전기 신호가 중추신경계로 전달된다.

조직이 손상되면 염증 매개체인 브라디키닌, 세로토닌, 프로스타글린딘, 사이토카인 및 H+ 등이 손상된 조직으로부터 방출되고, 이런 염증 매개체는 통각수용기를 직접 자극할 수 있다. 또한 통각수용기 활성화의 임계치를 낮추어서 탈분극을 잘 수행할 수 있게 한다.

신경 관점에서, A-델타 및 C-섬유 통각수용기는 부상 중에 자극되어 상행 통증 경로를 시작한다. 1차 뉴런인 A-델타와 C-섬유는 척수의 뒷뿔에 존재하는 2차 뉴런과 상행 경로로 신경 접합을 형성한다.

1차 및 2차 뉴런 사이의 신경 접합에서, 글루타메이트 및 물질-P 등의 흥분성 신경 전달 물질이 방출되어 2차 뉴런의 활성화를 유발한다.

이러한 복잡한 상호 작용은 구심성 뉴런, 중간

뉴런 및 하행 조절 경로 사이의 뒷뿔에서 발생한다. 이러한 상호작용은 이차 구심성 뉴런의 활동을 결정하고, 이에 따라 어떤 정보가 뇌에 전달되는지 결정한다.

이 2차 뉴런은 외측 척추시상로를 따라 시상 안쪽의 핵으로 연결되어 3차 뉴런과 신경 접합을 형성한다. 외측 척추시상로는 또한 수두관주위회백질(PAGperiaqueductal gray matter), 시상 하부 및 변연계로 연결되어 있다.

변연계는 편도, 시상, 시상 하부, 해마, 기저핵 및 띠이랑cingulate gyrus을 포함한다. 이 구조물들은 각각 기억 형성 및 감정을 위한 다른 기능을 가지고 있다. 장기 기억을 수행하고 감정을 도와주는 역할을 하는 곳이다.

말초 통각 자극이 발생될 때, 변연계는 외측 척추시상로와 척수망상체로 모두를 통해 자극될 수 있다. 변연계의 기능을 고려할 때, "통증은 의미가 있다"라고 말할 수 있으며, 통증은 개인마다 다를 수 있다.

이것은 통증의 정서적 측면을 담당한다.

통증 전이의 억제

통증 전이를 억제하는 기전은 두 가지로 분류할 수 있다. 첫 번째는 척수 수준의 통증 전이 억제, 두 번째는 하행 경로 억제이다.

통증의 게이트 조절 이론

2장에서 게이트 조절 이론에 대해 논의하였다. 이 이론은 척수 수준에서 통증 억제 과정을 설명한다.

촉각 및 유해하지 않은 자극에 의해 A-베타 섬유를 활성화하여 뒷뿔에 위치한 억제성 중간 뉴런이 활성화된다. 이 과정은 C-섬유를 통해 전달되는 통증 신호를 억제한다.

그러므로 부상 상황과 다른 고통스럽지 않은 자극이 통증을 감소시키는 기전을 제공한다.

하행 경로 억제

중뇌에 위치한 수두관주위회백질periaqueductal grey matter과 문복내측연수(RVMrostal ventromedial medulla)는 하행 경로 억제 통증 조절과 관련된 뇌의 두 가지 중요한 영역이다. 뇌의 두 영역 모두 고농도의 오피오이드 수용체와 내인성 오피오이드를 함유하고 있어서 통증 조절에 영향을 준다.

하행 경로는 뒷뿔로 연결되고 통증 전달을 억제한다. 하행 경로는 디노핀, 엔도몰핀 및 엔케플린과 같은 신경 전달 물질을 방출하여 척수의 수용체와 결합하고, 뒷뿔에서 2차 뉴런의 자극을 억제한다.

상행 및 하행 통증 경로는 복잡한 과정으로 진행되지만, 정상적으로 작동할 때 내부적으로 각 사람의 통증을 관리한다.

인간의 몸은 통증과 염증을 스스로 관리하는 놀라운 도구이다. 이러한 자연적인 통증 및 염증 관리 과정을 방해하여 신체가 가진 능력을 무너뜨리는 원인은 매우 다양하다. 질병, 영양 부족, 흡연 또는 당뇨병으로 인한 혈액 순환 저하, 심리적 트라우마 등은 이러한 과정을 지연시킬 수 있다. 만약 어떠한 원인에 의해 신체 능력 저하가 발생하면, 치료 조절제 또는 중재를 시행하게 된다.

부상에 대한 생리학 및 신경학적 반응은 그 자체로 몇 권의 책을 만들 수 있을 정도로 복잡하며 신비한 과정이다. 부상을 당하면 우리 몸에는 부상을 이겨내기 위해 수많은 내부적인 과정들이 동시에 시작된다.

간단하게 몇 가지 중요한 개념을 설명하였으나, 여기서 설명한 과정 뒤에 매우 복잡한 이론 및 현상들이 존재한다는 사실을 기억해야 한다. 부상에 대한 생리적, 신경학적 반응에 대해 자세히 알아보고 이 섹션을 검토한 브라이언 호츠Brian Hortz 박사에게 감사의 말씀을 전한다.

이 장에서는 부상 후 통증 완화를 위해 일반적

으로 사용되는 치료 방법에 대해 심도 있게 다룰 것이다. 이 장의 후반부인 51쪽 이후에 소개한 부황 치료부터는 치유 및 혈관 재생에 관한 내용을 다룰 것이다.

할 수 있는 많은 치료 방법이 있다. 도수치료, 운동 및 다른 치료 방법을 이해하고 숙련된 전문가들이 통증 조절을 위한 치료를 제공한다.

지금부터 통증 조절을 위해 스포츠에서 흔히 사용하는 방법을 살펴볼 것이다.

통증 완화를 위한 처방

대부분의 의료 전문가들은 미국에서 처방 진통제와 오피오이드가 남용되고 있다는 것을 잘 알고 있다. 통증은 가능하면 빨리 없어져야 한다. 환자들은 또한 통증이 빨리 사라지기를 바란다. 이러한 약물 사용의 문제점은, 통증 조절에는 효과적이지만 중독성이 매우 강하기 때문에 환자들이 약물 사용에 크게 의존하게 된다는 사실이다.

오늘날 통증 완화를 위하여 처방 진통제 이외에도 안전하면서 다양한 접근 방법이 있다는 사실을 운동선수들에게 교육하는 것은 필수적이다.

미국대학의사협회는 2017년 4월에 급성, 아급성 및 만성 요통에 대한 권장 사항을 요약한 실천 지침을 발표했다.[40] 2016년 11월에 체계적 문헌고찰을 통해 발표한 급성, 아급성 요통의 통증 조절을 위한 권장사항에는 열치료, 마사지, 침술, 척추 가동술을 포함하고 있다. 약물치료가 필요한 경우에는 항염증제(NSAID Non-steroid anti-inflammatory drug) 또는 근육 이완제를 권장한다.

만성 요통 환자는 운동 처방, 다학제간 종합적 재활, 스트레스 감소를 위한 명상 훈련, 이완 기술, 태극권 및 요가, 저수준 레이저 요법 및 척추 가동술을 받아야 한다.

약물치료가 필요한 경우 항염증제를 다시 권장한 후 신경통 및 항우울제와 같은 약물 사용이 권장된다. 오피오이드는 최후의 수단이며, 오피오이드 사용으로 인한 보상이 위험보다 큰 경우에만 사용해야 한다.

이것은 우리가 오랫동안 알고 있던 완전한 증거이다. 중독성이 강한 약물을 사용하기 전에 시도

RICE 치료에 대한 재고

급성 회복을 위한 기본 치료 방법인 RICE(Rest: 휴식, Ice: 냉치료, Compression: 압박, Elevation: 거상) 이론을 개발하고 대중화시킨 게이브 미어킨Gabe Mirkin 박사는 2014년 RICE 이론의 문제점에 대해 발표하였다. 주요 내용에서 선수의 연부조직 부상 이후 염증 과정의 원활한 진행을 위한 냉치료 적용에 관한 내용을 제거한 것이다.[41]

이러한 이론의 변화를 발표한 후 사람들은 얼음을 사용한 냉치료는 치유 과정을 지연시킬 수 있다는 점에서 얼음 사용에 대한 반대의견을 지지하기 시작하였다.

우리는 RICE의 각 구성 요소가 급성 부상 관리와 어떠한 관련이 있는지 각각의 요소를 살펴보고 심도 있게 평가할 것이다.[42]

R = Rest(휴식)

우리는 급성 손상은 움직임에 즉각적인 영향을 줄 수 있다는 것을 알고 있다. 언젠가부터 '휴식'은 안타깝게도 '고정화'와 동의어로 사용하게 되었다.

부상의 심각성에 따라, 그리고 부상의 특성에 따라 고정이 필요한 때도 있다. 그러나 일반적으로 고정은 장기적인 관점에서 연조직의 회복에 부정적인 영향을 미친다.

고정화는 인대의 기계적 및 구조적 특성에 부정적인 영향을 미쳐 관절 경화 또는 섬유증을 유발한다. 연구에 따르면 고정 후 관절의 에너지 흡수 능력 및 연부조직의 인장 강도의 감소를 확인할 수

있었다.[43]

부상 후 근육의 고정은 건강한 근육 섬유를 위축시키는 것으로 나타났다. 반면에 초기 가동화 운동은 손상된 근육 조직으로의 모세혈관 성장을 증가시키고, 근육 섬유 재생 및 섬유 배열을 개선하며, 생체역학적 연부조직 강도의 빠른 복귀를 제공하는 것으로 나타났다.[44]

고정화의 개념 탄생 초기에는 환자 또는 적어도 부상에 영향을 받은 부상 부위를 고정시키는 것이 추가 손상을 막을 수 있는 것이라고 이해했다. 고정화는 선수 트레이너, 응급구조사 또는 기타 의료 전문가가 척추손상 및 뇌손상이 의심되거나 하나 이상의 골절과 같은 치명적 부상이 의심될 경우 사용하는 방법이다.

그러나 이렇게 좁은 범주에 속하는 스포츠 부상은 거의 발생하지 않는다. 부상을 입은 선수를 관리하는 단계에서 우리는 '부상을 악화시키지 않아야 함'에 대해 명심해야 하지만, 그 선수의 움직임을 완전히 중단시키는 것은 득보다 실이 더 많을 수 있다는 것을 이해해야 한다.

주요 시스템이 최적으로 작동하려면 신체의 움직임이 필수적이다. 인간은 앉아 있는 동안 체내의 순환이 감소되고, 움직임이 없다면 앉아 있는 것과 비슷한 효과를 나타낼 수 있다. 부상 후 움직임을 제한하게 되면, 부상으로 인해 축적된 체액을 제거하기 위한 필수적인 림프 반응을 감소시킬 수 있다.[45]

물론 이런 과정은 환자에 따라 다르게 나타난다. 어떤 사람들은 부상 후 움직임을 매우 무서워한다. 이것은 이 환자를 더 많이, 그리고 일찍 움직이게 만들어야 함을 의미한다. 부상 치유가 느린 사람의 경우 흉터가 생기고 새로운 조직의 안정성이 높아지도록 움직임 시작 시기 및 치유 진행 과정 속도를 늦춰야 할 경우도 있다.

부상 후 발생하는 혈액의 양은 초기 치료를 위한 방향을 제시한다. A.T Still 대학교에서 에릭 사우어서Eric Sauers 박사와 정형외과 기본 과학 수업을 공동 강의할 때, 그는 항상 "혈액은 접착제다"라고 이야기했다.

이것은 가슴 아픈 표현이다. 부상의 정도가 심하고 내부 출혈이 발생되었다고 가정하였을 때, 혈액은 부상 부위 내부에서 접착제와 같은 역할을 하고 있음을 상상할 수 있다. 그렇다면 관절 및 부상 부위가 안정화되면 가능한 빨리 공격적으로 움직임이 필요하다는 것을 유추할 수 있다.

이것이 재활의 초기 단계에서 유능한 임상의가 중요한 이유이며, 전체 치유 과정의 성공적인 진행에 핵심 요소이다. 임상의는 조직 치유 특성 및 기본 생리학에 대한 기본기가 탄탄해야 하며, 이를 바탕으로 공격적으로 치료를 해야 할 때와 한발 물러서야 할 때를 정확하게 판단해야 한다.

치명적인 부상의 경우를 제외하고, 추가적인 조직 손상을 유발하지 않는 낮은 부하의 움직임이 엄격한 고정화보다 전체 치유 과정에서 더 유리한 결과를 가져올 수 있다.

이것은 시합이나 훈련으로의 즉각적인 복귀를 의미하지는 않는다. 그러나 통증이 유발되지 않고, 부상 부위가 악화되지 않는 범위 내에서 환자가 움직임을 시작하고 지속할 수 있도록 해야 한다.

위험하지 않은 관절 가동범위 내의 능동적 움직임은 순환계, 림프계 활성화 및 운동역학의 회복을 통해 치유 과정을 시작하여 부상 부위가 최적의 기능 복귀를 위해 필요한 시간을 단축시킨다.[46]

I = ICE(냉치료)

신경계는 외상 후 경보를 울리는 데 중요한 역할을 한다. 수용체가 손상을 감지하면, 유수 경로를 통해(고속 인터넷을 상상하라) 뇌로 정보가 전달된다. 뇌는 신호를 받은 후, 어떻게 반응할지 방법을 결정한다. 반응 방법을 결정한 뇌는 다시 정보를 내려보낸다. 43쪽에 설명한 부상에 대한 신경학적 반응을 참조하라.

부상 부위에 얼음(냉치료)을 적용하면, 접촉 및

온도에 대한 정보를 전달하는 기계수용기를 자극하여 초기 경보 신호를 차단한다. 이 신호는 척수의 뒷뿔에서 억제 뉴런을 자극하여 뇌의 통증 신호를 완화시킨다.

통증의 게이트 조절 이론[47]으로 알려진 이 과정은 35쪽에서 더 논의되었으며, 대부분의 통증 중재에 대한 근본적인 이론 과정이다.

얼음의 진통 효과는 통증 인식 감소에 도움이 된다.[48] 냉치료를 사용하여 통증을 감소시키는 것은 매우 큰 가치가 있으나, 얼음을 사용하는 것이 염증과 부종 조절에 도움이 된다는 증거는 없다.

얼음을 사용하여 주변 조직을 보호할 수 있다는 과학적 이론은 임상 치료사들에게 희망을 제공하는 것처럼 들릴 수 있으나 우리가 생각했던 것과는 다르게 치료 효과는 미미할 수 있다.[49] 냉치료는 부상 부위에 가까운 세포의 대사율을 낮춘다고 여겨지기 때문에, 주위 조직 보호에 도움을 주고 이상적으로는 상해 후 추가적인 세포 사멸로 인해 해당 부위에서 발생할 수 있는 2차 상해를 줄이는 것이다.

그러나 이 2차 상해가 저산소성 손상이라는 개념을 재고할 때, 연구 결과에서는 2차 상해는 저산소증과는 다른 국소빈혈(혈액 공급 부족)에 의해 발생되는 것을 지적하고 있다.[50]

이를 위해서 섭씨 5~15도 사이의 온도 감소가 필요하다는 점도 지적되었다.[51] 그러나 인체 조직에서 보고된 최저 온도는 섭씨 21도로, 섭씨 5도에서 15도까지 낮춰야 한다는 내용은 이론상으로 훌륭하지만 그다지 실용적이지는 않다.

냉치료(얼음)의 사용이 치유 과정에 도움이 되고, 염증을 관리하기 위한 방법으로 적절한가에 대한 의문은 존재하지만, 통증 조절에 도움이 되는 것은 사실이다.[53] 환자들이 부상을 당했을 때 가장 먼저 통증을 조절하는 것이 중요하다는 것을 알고 있다.

우리는 얼음을 사용하여 급성 통증을 감소시킨 경험이 있을 것이며, 통증 감소의 측면에서 냉치료(얼음)는 환자들에게 큰 가치가 있다. 통증을 관리하기 위해 얼음을 사용하는 것은 부상 초기 단계에서 비용을 발생시킬 수 있다. 그 비용은 현재 알려지지 않고 있다.

C = Compression(압박)과
E = Elevation(거상)

압박과 거상은 손상에 따른 세포막 파괴와 출혈로 축적되는 체액을 조절하기 위해 함께 진행된다.

다시 말하지만, 부상 중에 발생하는 혈액을 '접착제'로 생각하라. 신체 내부에서 부상이 많이 발생될수록 그 부위에 '접착제'가 더 많이 형성된다는 것을 기억해야 한다.

움직임 제어, 부상 부위 압박 및 거상을 통해 '접착제'의 양을 관리할 수 있다.

압박과 거상을 함께 시행하면, 치료 후 부종 감소에 효과가 있다. 그러나 이러한 효과는 중력에 의존하는 위치(거상이 사라지는 위치)로 돌아온 후 5분 내 사라질 수 있다.[54]

지속적인 압박을 제공하는 종류의 의류나 보호 장비를 사용하면 부종 감소에 효과가 있을 수 있으므로 부상 후 부종 관리를 위해 사용하는 것이 좋다.

전반적으로, 우리는 급성 부상 관리를 위한 RICE의 사용뿐만 아니라 현재까지 추천되어온 치료 방법의 논리적 근거에 대해서 재고해야 한다. 현재까지 진행되는 연구들의 결과를 종합하면, 초기, 점진적, 관절 가동범위 보호, 통증 관리를 위한 냉치료 요법의 효과와 단기 및 장기적 부종 관리를 위한 압박 및 거상 효과에 대해 입증하였다.

건침

건침은 통증 관리와 관련하여 실제 현장 치료의 또 다른 핵심 요소이다. 치료를 위해 서양 의료 침술인 건침을 고려한다. 일반 침술과 건침이 의료 모델에서 함께 공존할 수 있는 이유가 궁금하다면 저우커화Kehua Zhou[56]의 글을 참고하기 바란다.

발통점 건침, 근육 내 전기 자극, 말초신경 조절, 표면 및 신경 주변 건침술 등의 다양한 유형의 건침 치료 방법이 있다.

건침 효과에 대한 의학적 증거를 제시한 첫 번째 서구의 의학 저널은 카렐 레빗Karel Lewit(프라하의 블라드미르 얀다Vladimir Janda 및 보이타 박사Vaclav Vojta와 함께 Dynamic Neuromuscular Stabilization을 개발한 카렐 레빗과 동일인)이 작성하였다. 86쪽에 더 자세하게 설명하였다.

건침은 인체 시스템에 전달하는 구심성 정보를 변경하여, 말초 및 중추신경계를 자극하여 통증을 줄이는 것으로 나타났다.[57]

바늘이 피부를 통과하여 피부 아래 위치한 연조직을 자극하면 인위적으로 조직을 상해 상황으로 만들게 된다.

이러한 인위적 상해는 국소적, 부분적으로, 그리고 체계적으로 항통각수용체를 자극하고 항염증 반응을 발생시킨다.[58] 또한 A-베타 섬유도 자극되어 중추신경계에 촉감을 전달하게 되고, 촉감은 게이트 조절 이론을 통해 중추신경계에 통증 신호를 완화시킨다.[59]

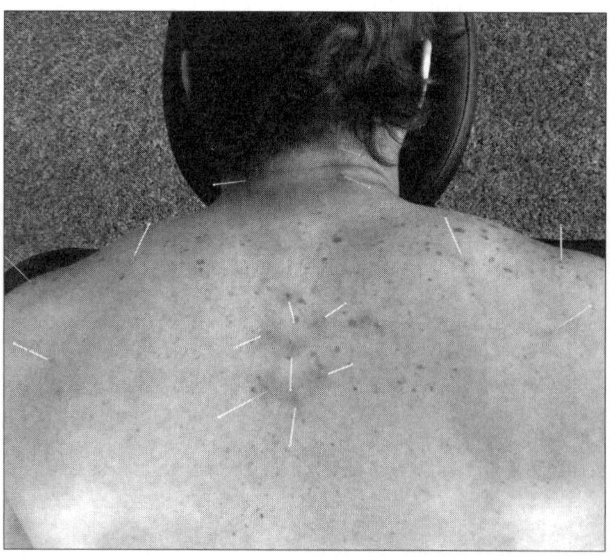

사진 3.1 건침

건강관리 전문가가 수행하는 숙련된 치료 중재 방법이다. 그것은 미세한 filiform 바늘을 사용하여 피부를 관통하여 병변에 치유 반응을 만든다. 신경 근골격 상태에 기여하는 조직이 건침 치료법을 통해 통증 조절이 가능할 수 있다.

통증 증후군, 운동 기능장애 및 신경 근골격 장애가 있는 환자는 건침을 통해 증상 완화의 효과를 얻을 수 있다.

게이트 조절 이론과 함께 통증 조절에 관련된 이론으로 CPMConditioned Pain Modulation이 있다.[60, 61] 이 이론은 하나의 통증이 다른 통증을 억제할 수 있다는 것으로, 상해로 인해 통증이 이미 발생된 부위에 두 번째 통증 자극을 제공하여 처음 통증이 감소하는 것이다.

이 두 가지 통증 조절 이론은 건침이 통증 조절에 효과적으로 적용 가능한 이유이다.

건침 치료를 받게 되면 신체는 코티솔과 같은 스트레스 호르몬 수치를 감소시킨다.[62] 또한 건침은 근막통증증후군의 영향을 감소시키는 것으로 나타났다.[63]

건침은 특정 부상 부위에 통증 완화를 제공하는 것 이상으로 효과적일 수 있다. 예를 들어 팔꿈치의 통증과 운동 제한이 있는 사람에게 팔꿈치 관절 주변의 조직에 직접적으로 건침을 적용하면 통증 감소 및 관절 가동범위 향상 등의 효과를 확인할 수 있다.

그 이후 추가적인 치료 시간이 확보되면, 건침의 범위를 전완과 손목, 그리고 어깨와 경추 및 흉추로 확장할 수 있다.

건침 치료의 목표는 국소 통증 조절뿐만 아니라 통증의 원인이 될 수 있는 근막 및 신경 조직을 다루는 것이다. 또한 부상 부위를 중심으로 연결되어 움직임 분절의 근육과 근막을 자극하여, 통증을 개선하고, 운동 범위 및 운동 제어 능력을 향상할 수 있다.[64]

건침의 사용이 퍼포먼스 향상에 영향을 미치는가에 대한 증거 확보를 위한 연구도 시작되고 있다. 《International Journal of Sports Physical Therapy》의 최근 연구[65]에서 비복근에 건침 치료를 한 직후 수직점프 능력이 향상되었다는 결과를 보고하였다.

헤이서Haser 등의 다른 연구[66]에서는 건강한 축구 선수의 대퇴사두근에 건침 치료를 적용하였을 때, 근육의 지구력, 고관절 굴곡 범위, 무릎 신전 최대 근력의 향상을 발견하였다.

추가로, 건침을 적용한 그룹은 그렇지 않은 그룹과 비교하였을 때 시즌 동안 근육 손상이 적었다.

건침 치료와 관련된 논쟁은 건침 요법을 사용할 수 있는 사용자가 전통적으로 훈련받은 사람으로 국한되어야 하는지, 또는 건강관리 전문가도 적용 가능한 방법인지에 대한 것이다.

그러나 연방물리치료위원회(미국 단체)[67]의 포괄적인 연구에 따르면 미국의 물리치료사는 학교 교과과정에서 건침에 필요한 지식의 약 80%를 배운다고 보고하였다. 나머지 20%의 지식은 추가 교육을 통해 쉽게 습득할 수 있다.

어떠한 자격이 특정 치료 및 운동 도구 또는 적용 방법에 대한 소유권을 가져서는 안 된다. 응급구조사가 심폐소생술을 할 수 있는 유일한 사람이라면 어떤 일이 발생할지 상상해보라. 마사지 또한 마찬가지이다. 카이로프랙터, 물리치료사, 마사지치료사 및 기타 많은 전문가들이 마사지를 사용한다. 우리가 선수 중심 모델을 기반으로 접근할 때 이런 논쟁은 사라진다.

나는 침술사들과 전문적인 방식으로 함께 일해왔다. 우리는 서로의 역할과 전문성을 존중하였으며, 서로 다른 방식으로 받은 훈련을 기반으로 각자의 분야에서 독특하고 효과적인 임상 전문가가 되었다. 환자의 최선의 이익을 위해 서로 협력해야 하고, 그 결과는 환자에게 돌아간다는 것을 인식하였다. 이것은 선수의 퍼포먼스 향상과 성공적인 결과를 위해서 많은 전문가가 하나의 팀으로 움직여야 하는 이유를 말해주고 있다.

그러나 건침은 모든 사람을 위한 치료법은 아니다. 건침 사용과 관련된 많은 부작용과 유의사항이 있다. 다른 모든 치료법의 적용과 마찬가지로, 치료에 대한 훈련을 받지 않았거나, 훈련이 부족한 치료사에게 건침 치료를 받게 되면, 치료가 더 해롭게 작용할 수 있다.

잘 훈련된 임상 전문가가 건침을 사용할 경우 위험성은 매우 낮지만, 위험성이 전혀 없는 것은 아니다. 건침의 안전하고 효과적인 사용을 위해 고급 교육 및 기술 습득이 필요하다.

건침이 신체에 어떤 영향을 미치는지에 대한 수많은 내용 중 혈관에 유익을 주며, 신체의 화학반응 및 호르몬의 변화를 유발한다는 증거는 이미 존재한다.[69]

여러 연구에 따르면 건침은 혈류량 증가, 새로운 혈관의 성장 촉진 및 포도당 대사를 개선하여 재활 과정을 빠르게 진행할 수 있다고 한다. 가까운 미래에 건침과 그 응용에 대한 더 많은 연구가 이루어질 것이다.

건침에 대한 자세한 내용은 www.structureandfunction.net을 참조하라.

초음파, 전기 자극, 운동학 테이프 및 기타 옵션

초음파 및 전기 자극

초음파 및 전기 자극과 같은 전통적인 치료 방법은 오랫동안 사용되어왔으며, 이와 같은 방법에 대한 연구도 심도 있게 진행되었다. 그러나 전통적인 물리치료 및 선수 트레이닝 모델에서 관심이 줄어드는 방법이기도 하다.

이런 치료 접근은 전 세계의 많은 클리닉 및 교육에서 필수적으로 다룬다. 초음파 및 전기 자극 치료는 특정 부상의 재활 및 회복 상황에서 효과적인 것으로 나타났다.

전기 자극의 사용은 게이트 조절 이론을 기반으로 한 통증 관리에 도움이 되는 것으로 나타났다.[70]

100Hz 주파수, 50~100밀리초 자극 시간 및 편안한 진폭으로 설정된 경피신경전기자극기(TENSTrascutaneous electriacl nerve stimulation)의 사용은

실험용 TENS와 비교할 때 만성부위통증증후군(CRPSChronic regional pain syndrome) 환자의 신경병증 통증 증상을 완화시켰다.[71] 앞에서 언급한 TENS 치료를 위한 설정 세팅은 많은 연구에서 사용하였으며, 임상에서 환자의 통증 관리를 위해 일반적으로 사용되고 있다.

초음파는 통증 관리에 자주 사용되는 치료 방법의 하나다.[72] 열 초음파는 일반적으로 열을 생성하여 조직 온도를 높여주고 근육 경련 관련 통증을 호소하는 환자에게 통증 완화 효과를 줄 수 있다.

기계식 초음파는 음파를 사용하여 조직 사이 기포의 팽창 및 수축을 유발하고 조직에 작은 진동과 기계적 변환을 만든다. 이것은 통증, 특히 흉터 조직이나 부기로 인한 통증 감소에 도움이 될 수 있다.

위에서 소개한 유형의 초음파는 51쪽부터 시작하는 부항 섹션에 나오는 진단 초음파와 혼동해서는 안 된다. 진단 초음파는 치료 효과가 없다.

키네지올로지 테이프

키네지올로지 테이프(KTKinesiology Tape)의 사용은 2016년 하계올림픽 비치발리볼 선수들이 다양한 색상과 패턴을 사용하면서 대중들에게 큰 인기를 얻기 시작하였다. KT를 선호하는 사람들은 모든 면에서 KT가 유용하다고 이야기하는 반면, KT 사용을 반대하는 사람들은 KT 사용의 효과가 연구를 통해 증명되지 않았기 때문이라고 주장한다.

후자의 관점은 완전히 잘못된 주장이다. 각 연구의 설계 방법이 다르기 때문에 KT 사용 효과에 관한 연구 간의 직접적인 비교는 매우 어렵다. 많은 연구 결과들이 있지만, 연구 결과를 토대로 KT 사용에 대한 가장 효과적인 적용 방법을 제시하는 것에 한계가 있다.

다양한 통증 이론의 관점을 가지고 KT의 효과에 대해 살펴보면, KT가 통증 감소에 어떠한 방식으로 도움이 되는지에 대한 아이디어를 얻을 수 있다. 게이트 조절 이론가들은 테이프를 피부 위에 부착하게 되면, 모낭, 말단 피부신경 및 기타 피부 수용체를 통하여 통증이 감소한다고 설명한다.

순환 이론의 지지자들은 테이프 부착 시 장력에 의해 피부가 위쪽으로 들어 올려지고, 이에 따라 혈액의 순환이 촉진되며 피부 아래 압력을 낮추어 통증 조절에 효과적이라고 설명한다.

마지막으로, 근육 활성화 이론의 지지자들은 테이프의 부착 방향(근육의 기시점에서 정지점 또는 정지점에서 기시점)을 변경함으로써 근육을 활성화하거나 이완시킬 수 있다고 주장한다. 그러나 위의 설명은 모두 이론에 불과하다.

연구에는 피험자 및 대조군의 특성, 테이핑 적용 방법, 명확하지 않은 적용 방법 및 기타 비교할 수 없는 수많은 변수가 존재하기 때문에 연구에서 보여주는 증거를 해석하는 것은 어렵다.

지금까지 키네지올로지 테이핑의 장점에 대한 논쟁은 지속되고 있으나, 많은 연구의 결과를 통계적으로 분석하였을 때 통증 감소는 KT 적용의 임상적 효과로 나타났다.

2015년 필 페이지Phil Page의 대규모 검토 연구에서 키네지올로지 테이핑은 여러 연구에서 통증 감소가 일관적으로 확인되었다고 결론지었다.[73]

2015년 크레이그헤드Craighead의 연구팀에서는 흥미로운 발견을 하였다. KT를 적용한 결과, 장력과 관계없이 피하 혈류를 증가시켰으며 그 효과는 착용 후 3일 동안 지속하였다고 보고하였다.[74]

건침과 부항 요법 교육을 처음 시도하였을 때, 교육 내용 및 흐름에 대해 나에게 솔직한 피드백을 줄 동료들을 대상으로 수업을 진행하였다.

그렉 도어Gregg Doer라는 참가자는 키네지올로지 테이핑을 아주 많이 사용하는 사람이었다. 그는 교육과정 중 첫 부분에서 테이핑 요법을 받게 되었다. 우리가 부항 치료에 대한 교육을 시작할 때, 그가 착용하였던 키네지올로지 테이핑을 제거하고 그 위에 부항 치료를 하였다.

다음 날 부항 치료 때문에 발생한 피멍을 검토

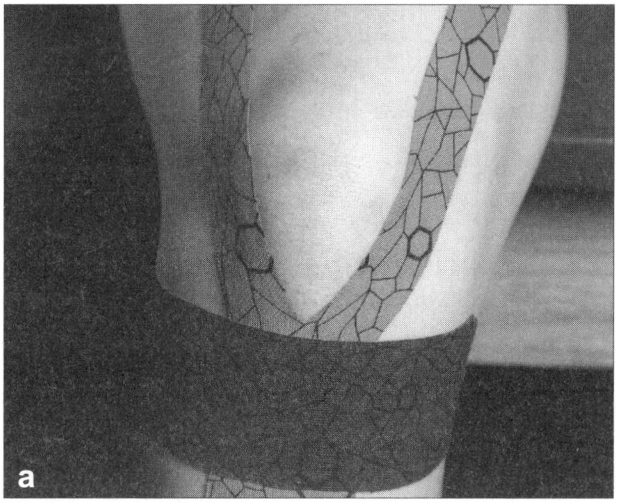

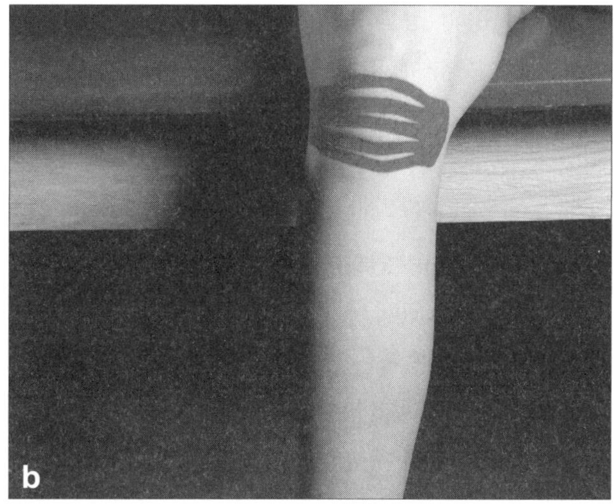

사진 3.2 키네지올로지 테이핑

키네지올로지 테이핑의 기능에 대한 논란이 있지만, 환자 통증 인식 감소 효과는 일관된 결과를 보여준다.

키네지올로지 테이프의 적용 방식 중 장력에 따라 환자의 통증 인식 차이가 있다는 결과는 일관적으로 보고된다. 그러나 장력 이외의 다른 다양한 방법에 따른 환자의 임상적 효과에 대한 결과는 상반되는 결과를 보인다. 키네지올로지 테이핑의 긴장도가 약 25%일 때 긍정적인 결과를 보여준다고 보고하고 있다.

할 때, 그렉의 피부에서 발견된 피멍 표시는 테이핑을 하지 않은 사람들의 피멍 표시와 비교하였을 때 매우 흥미롭고 다른 패턴을 보여주었다.

그렉이 부항 치료를 하기 전 키네지올로지 테이핑을 착용했던 것을 주목해야 한다. 그림 3.3은 부항 치료의 결과 사진이다. 테이핑은 왼쪽 윗부분에 적용하였으며, 그림에서 왼쪽의 윗부분 두 개의 피멍 패턴이 다른 것들과 차이가 있는 것을 확인할 수 있다.

이 발견은 내가 임상에서 테이핑을 사용하게 된 첫 번째 징후라고 생각한다.

장력의 변화는 키네지올로지 테이핑의 또 다른 흥미로운 측면이다. 림Lim과 테이Tay의 2015년 연구 결과에 따르면, 테이핑의 장력이 있을 때 치료의 성공을 예측할 수 있었다.[75]

많은 임상 전문가들이 그들의 선수들에게 적용하는 KT 방법과는 다르게, 연구에서는 장력이 커질수록 효과 크기(임상적으로 치료가 얼마나 큰 효과를 나타내는지 알려주는 지표)는 작은 것으로 나타났다.

페이지Page의 2015년 대규모 검토 연구에서 그는 긍정적이고 중요한 임상적 결과와 가장 관련이

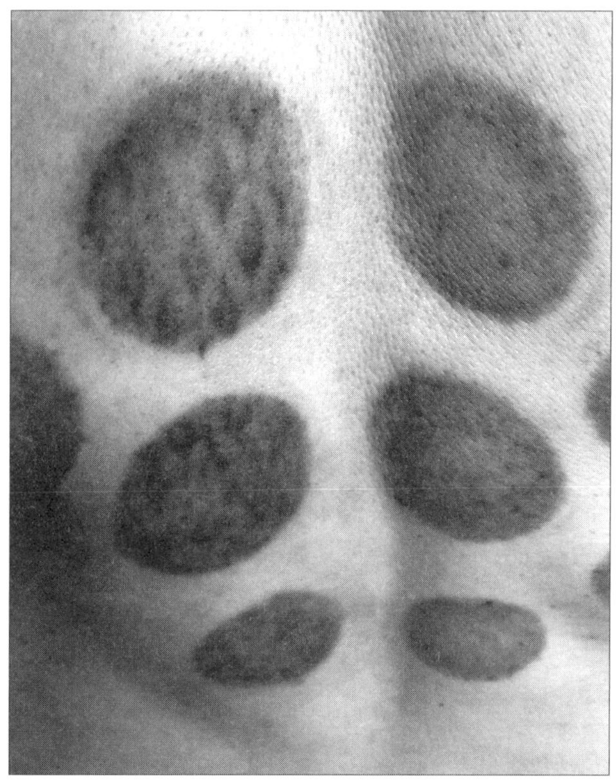

사진 3.3 테이핑 후 부항

이 예에서 키네지올로지 테이핑을 부항 치료 세션 전에 적용하였다. 다음 날 피멍(bruise)의 패턴에 주목하였다.

키네지올로지 테이핑은 부항 치료 세션 전에 적용되었지만, 그 이후에는 사용하지 않았다는 점에 유의해야 한다. 이것은 키네지올로지 테이핑을 적용한 후 최대 3일 동안 피부 혈류가 증가한다는 크레이크헤더(Craighead) 등의 연구 결과에 의해 설명될 수 있다.

있는 테이핑의 장력 수준은 약 25%라고 언급하였다. 현재의 연구에 따르면 테이프를 최대한 단단하게 잡아당기고 최대 장력으로 피부에 적용하는 것이 가장 효과적인 방법이 아닐 수도 있다.

요약하면, 선수에게 키네지올로지 테이핑을 사용하는 경우 통증 완화 및 일부 선수들에게는 순환 개선의 효과가 있어서 임상에서 적용하는 것을 추천한다. 누군가에게는 효과가 없을 가능성도 존재하지만, 테이핑의 적용이 퍼포먼스를 방해하거나 통증을 새롭게 유발시키지는 않을 것이다. 키네지올로지 테이핑의 최악의 부작용은 국소적인 피부 이상이다.

반대자극제 사용

텔레비전 시청 중 유명한 스타 운동선수가 뜨거운 파스(패치) 또는 콜드 스프레이와 같은 제품을 광고하는 것을 어렵지 않게 볼 수 있다. 우리는 멘솔 성분, 타이거 연고와 같은 제품 및 비슷한 제품을 반대자극제 카테고리로 분류한다.

이러한 제품을 만드는 기업들이 게이트 조절 이론과 비슷하다고 주장하는 이유는 다음과 같다. A-베타 섬유를 자극할 때, 척수에서 억제 중간뉴런을 자극하여 뇌에서 받아들이는 통증의 신호를 감소시킨다. 뇌는 말초신경계로부터 전달받은 통증 수준을 낮게 해석하는 것이다.

A-델타 및 C-섬유는 통증 자극뿐 아니라 온도에 대한 정보도 전송한다. A-델타는 차가움에 대한 정보를 전달하는 반면, C-섬유는 열을 전달한다. 피부가 뜨겁거나 차갑게 느껴지는 크림, 파스 또는 스프레이를 적용하면 통증 감각 대신 냉/열 감각을 인식하고 통증 감각은 최소화된다.

이러한 논리적 구조를 비웃고 쓸데없는 과학으로 여길 수 있지만, 모든 프로스포츠의 라커룸 또는 임상 시설에서는 수많은 선수가 자신의 팔꿈치, 무릎, 또는 어깨를 자극하기 위하여 다양한 반대자극제를 사용하고 있다.

이 선수들은 수백만 달러의 계약을 맺고 있으며, 대부분은 통증은 피할 수 없는 결과라고 생각한다. 이것은 반대자극제의 심리적 장점이라고 여겨질 수 있지만, 테스트를 통해 발견된 객관적 근거를 무시할 수는 없다.

실제로, 반대자극제가 단기 통증 관리 및 완화에 적어도 일부 이점을 제공한다는 증거가 있다. 2016년 펜실베이니아 주립대 연구에서 멘솔 제품 적용 후 혈류량이 증가한 것을 확인하였다.[76] 2012년 호아Johar는 지연성근통증 치료에 얼음과 멘솔 제품을 비교하여, 멘솔 제품이 통증 완화에 더 큰 영향을 미쳤다고 결론지었다.[77]

키네지올로지 테이핑과 마찬가지로 선수가 통증 완화 또는 관리를 위한 방법으로 멘솔 제품 또는 다른 반대자극제를 사용하는 것은 도움이 될 수 있다.

에센스 오일

이 글을 읽는 사람 중 일부는 통증 조절을 위해 에센스 오일을 사용한다는 생각에 놀랄 것이다. 서양의 많은 스포츠의학 관련 종사자는 대체요법에 대해 회의적이지만, 동양 문화에서는 수세기 동안 비약품 통증 관리 전략의 일부로 에센스 오일을 사용해왔다. 아로마테라피의 효과는 몇몇 증거를 가지고 있다.

스티어Stea 등은 2014년의 종설 논문에서 오렌지와 생강 오일이 진통 효과가 있으며 라벤더 오일을 흡입하였을 경우 수술 후 환자가 요구하는 진통제의 양이 줄었다고 결론지었다.[78]

2013년에는 무릎 인공관절 수술을 시행한 환자를 대상으로 유칼립투스 오일 흡입이 통증에 미치는 영향에 관한 연구를 진행하였다. 연구에서 오일을 흡입한 환자의 그룹이 통증 평가에 사용되는 시각적 아날로그 척도(VASVisual analog scale) 통증 평가 결과 오일을 사용하지 않은 그룹과 비교하였을 때 현저히 낮은 점수(적은 통증)를 보고하였다. 또한 아로마 요법을 사용하는 사람들에서 낮은 혈압을 확인하였다.[79]

통증을 치료하기 위해 아로마 요법만 사용하는 것은 현명하지 않지만, 특정 에센스 오일의 흡입 및 국소 적용을 통합하면 유익할 수 있다.

임상 지침

통증 완화 도구에는 다음이 포함되지만 이에 국한되지는 않는다.

- 제어되고, 보호되고, 점진적인 가동범위
- 냉치료
- 전기 자극
- 건침
- 키네지올로지 테이프
- 부항
- 반대자극제
- 에센스 오일

요약

통증 관리는 어렵다. 앞서 논의하였듯이 통증은 의식적이고, 주관적이며, 문화적이다.

또한 사람들의 추억 및 경험과 관련되어 개인적이다. 그것은 수행하는 작업에 따라서, 상황에 따라서 다르며, 뇌에는 모든 자극을 조절할 중심 기관이 존재하지 않는다. 종종 말초 통각 자극이 없는 경우에도 통증을 경험한다.

기능 재활 시대에 임상 전문가는 때때로 환자의 통증 관리의 가치를 최소화한다.

그러나 통증은 움직임을 변화시킨다.[80] 따라서 환자를 치료할 때 첫 번째 우선순위는 통증 관리이다. 이 장에서는 통증 관리를 위한 일반적인 방법, 그리고 일반적이지 않은 몇 가지 기법을 소개했다.

일부 치료 기술 및 방법이 당신의 전문 영역 범위를 벗어났다면, 이런 새로운 치료 방법이 고객에게 적합한지에 대한 결정에 도움을 줄 수 있는 의료 전문가에게 문의해야 한다.

4

움직임 분절

통증 유발기의 위치를 확인하고 특정 부위의 문제로 원인이 좁혀지면 부상 부위를 복구하고 기능 부전이 발생한 분절의 기능을 회복시켜야 한다. 움직임 분절의 기능이 정상화되면 부상을 당한 신체 부위와 그 외 정상적인 다른 신체 부분의 '재연결'이 가능해진다.

예를 들어 무릎 앞쪽에 통증이 있는 사람을 치료하고 있다고 가정해보자. 우리는 가동범위의 제한 및 통증 그리고 부종 등의 증상을 관리하기 위해 노력할 것이다. 그러나 무릎의 앞쪽 문제가 통증의 원인이 아닐 수도 있다.

환자가 느끼는 증상은 확인된 통증 유발기 때문일 수도 있으나 또 다른 문제에 의한 것일 수도 있다. 연골 연화증 및 슬개골 건염과 같은 증상의 원인으로 규명된 통증 발생기가 존재하는 경우에는 움직임 분절인 발, 발목, 고관절에 문제가 있거나 3관절 모두의 문제가 조합되어 생체역학적 기능장애를 야기할 수 있다. 통증 발생기는 증상의 근원을 다루는 것이지만 움직임 분절은 증상의 잠재적 원인을 다루는 것이다.

보다 향상된 움직임 단계를 준비하기 위해서는 움직임 분절을 정상화시켜야 한다. 우선적으로 증상의 원인을 파악하여 해결하고 교정 운동을 사용하여 신체 전체를 구성하는 분절을 통합해야 한다.

잠재적으로 증상을 일으킬 수 있는 움직임 분절의 문제는 증상의 근원이 되는 '통증 유발기'만큼 중요하다.

내가 움직임 분절의 중요성에 관한 발표나 글을 기고하였을 때 이따금 부정적인 피드백을 받곤 했었다. "당신은 신체 전반에 집중할 필요가 있다" 또는 "운동선수의 몸을 어느 한 부위만을 고립시켜 볼 수 없다"는 반응이었다. 나는 이러한 반응에 대해서 비판할 생각이 없으며 경기로 복귀하는 과정에서 선수의 전반적인 신체 상태를 종합적으로 고려해야 한다는 것을 인정한다.

그렇지만 야구 선수가 팔꿈치 수술 후 60% 정도의 신전만 가능한 상태라면 경기로 복귀하기 위해서 최우선적으로 팔꿈치 관절과 주변의 움직임 분절 기능을 완벽하게 복구해야 한다. 물론 당연하게 요추와 고관절의 관계는 올바른 맥락적 움직임을 위해서는 중요하지만 현재의 시점에서는 우선순위가 될 수 없다.

선수 중심 모델에서 재활 연속체를 활용하는 것은 선수에게 가장 필요한 요소를 제공하는 장점을 가지고 있다.

선수의 몸과 마음 전체를 바라보며 복귀를 위한 큰 그림을 그리고 있다면 우리는 현실 세계에서 고객인 선수를 돌보고 관리하는 현장 전문가로서 올바른 역할을 하고 있는 것이다.

선수가 치료실에 방문하여 매번 전신을 관리받는다는 것은 불가능하다. 더욱이 한 명의 치료사가 여러 선수를 관리하게 되면 시간은 당연히 부족하게 된다.

브릿지 더 갭 시스템을 기반으로 다른 분야의 전문가들과 함께 선수 재활을 진행하게 되면 나는 재활을 담당하는 전문가로서 가장 시급하고 주의를 요하는 신체 부분에 집중할 것이다. 앞서 언급했던 것과 같은 경우에는 팔꿈치이다. 다른 동료 전문가들은 또 다른 훈련 시간에 허리와 골반의 협응력을 기르기 위해서 노력할 것이다. 프로스포츠 팀은 선수에게 최고의 효과를 주기 위해서 여러 전문가들의 강점을 효율적으로 배치한다.

움직임 분절의 개념은 광범위하다. 운동 사슬 전체를 이용한 신체 활동을 통합적으로 수행하기 전에 집중적인 관리와 주의가 요구되는 신체의 어느 한 부분이나 그들 사이의 구조물을 움직임 분절이라고 정의한다. 움직임 분절은 전신에 걸쳐 존재하기 때문에 꼭 상지 또는 하지를 의미하는 것은 아니다.

두 사람이 동일한 특이적 기능 부전을 진단받았더라도 서로 다른 움직임 분절에 문제가 있을 수 있다.

움직임 분절은 근막경선, 일렬로 연결된 여러 개의 신체 부분, 상지와 하지, 척추 등으로 정의할 수 있다.

브릿지 더 갭 연속체 모델의 통증 유발자 구간에서 증상의 근원을 설명하고 있다면 움직임 분절 구간은 증상의 잠재적 원인을 설명한다. 연속체의 다른 구간에서 증상의 근원을 다루는 동안 움직임 분절에서는 부상 이후 움직임 패턴에 영향을 미치는 다른 요소에 초점을 맞춘다.

부상 이후, 신체의 전반적인 상태를 신경 쓰다 보면 움직임 전체의 효율성에 영향을 미치는 부상 부위와 가까운 부분에 존재하는 작은 문제와 그것에 영향을 받는 움직임 분절의 중요성을 간과할 수 있다.

신체의 움직임에서 보상 작용이 일어나지 않으려면 움직임 분절을 관리하는 데 시간을 보내야 한다. 깊이 뿌리박은 보상 움직임 패턴은 단기적으로 효과가 있을 수도 있지만 장기적으로 문제 발생의 원인이 될 수 있다.

몇 년 전 같은 팀 소속의 야구 선수가 팔꿈치의 외상성 탈구를 당해 심각한 수술을 받은 적이 있다. 수술 직후 우리는 붓기를 조절하고, 통증을 관리하면서 관절 가동범위 회복 활동을 진행했다.

단독으로 팔꿈치만 보면 관절 가동성은 좋은 반면 관리를 받고 있지 않은 팔의 다른 부분들은 적절하게 움직이지 못하고 있었다. 선수는 팔꿈치를 옆구리 가까이 붙이고 구부리고 펴는 동작만 하며 오직 치료사의 지시가 있을 때만 손을 회전시켰다. 우리가 그 선수에게 손을 앞으로 뻗거나 옆으로 들어 올리라고 했을 때 선수는 아무것도 할 수 없었다.

이러한 상태를 미루어 보면 재활 진행의 중요 문제는 통증 유발자인 팔꿈치에서 기인하지 않는다는 것이 명백하다. 선수의 팔이 옆구리를 벗어나지 못하는 상황을 봤을 때 움직임 분절의 문제가 심각했다. 따라서 그의 어깨 상태를 중요하게 다루어야 했다.

이 경우에는 상지의 움직임 분절에 큰 문제를 가지고 있었다. 이 선수가 팔의 움직임 분절 전체를 사용하여 손을 앞으로 뻗었다면 어깨의 뻐근함을 느꼈을 것이다.

비록 이번 장에서는 해부학적으로 한 부분의

문제가 어떻게 다른 부분에 심각한 영향을 미칠 수 있는지 알아볼 것이지만 우리가 정말로 초점을 맞추어야 하는 것은 우리가 관리하는 선수가 겪고 있는 문제의 뿌리가 되는 주요 움직임 분절을 확인하는 것이다.

움직임 분절은 전체 신체 활동에 적절하게 통합되기 위해서 정상적으로 작동해야 한다. 팔꿈치를 다친 선수가 커피를 마시기 위해 손을 뻗지도 못한다면 상체를 이용하여 방망이를 스윙할 수 있는 방법은 없다.

이 책이 진행되면서 당신의 선수 평가 방법에 더 많은 신체적 정신적 개념을 쌓아줄 것이다.

신체의 국소적인 증상이 그 부분만의 문제를 의미하는 것은 아니다

어깨관절 와순이 파열되어 투구를 하지 못했던 선수를 살펴보자. 수술적 요법 대신 보전적인 재활을 선택했음에도 불구하고 그의 어깨는 제기능을 하지 못하였으며 투구 시 통증이 지속되었다. 명백하게 수술이 필요한 상태였다.

그러던 어느 날 나는 트레이닝 룸에서 발톱을 손질하고 있는 그 선수를 보았다. 그는 오른쪽 엄지발가락에 심각한 내성 발톱을 가지고 있었으며 수술이 필요한 어깨와 같은 쪽이었다.

위의 증상을 어깨 부상과 연관 짓기 위해서는 다소의 시간이 소요되었다. 그는 몇 주 동안 발톱으로 고생을 했었고 발톱의 문제는 어깨 증상보다 먼저 시작되었다.

투구 시 발가락으로 지면을 밀면서 힘을 전달하는 과정에서 어깨 통증이 발생했다고 가정해보자. 그는 내성 발톱의 통증을 피하기 위하여 투구 시 무의식적으로 오른발로 지면을 누르지 못하고 바깥쪽으로 회전시키는 보상 동작을 만들어내야 했다.

발이 외측으로 약간 회전하면서 발과 발목 관절에 약간의 자유도가 허용되며 중족부midfoot가 가로 방향으로 흔들리면서 엄지발가락이 압박당하는 것을 피할 수 있게 된다.

그렇지만 발의 외회전은 고관절의 외회전을 필요로 하며 결국 허리-골반-고관절 복합체가 외측으로 열려 불안정성을 야기한다.

하체의 외회전은 투구 동작의 암-코킹 구간에서 팔꿈치가 몸 뒤로 뒤처지도록 만들어 원치 않는 어깨의 수평 외전을 발생시킨다.

이렇듯 좋지 못한 팔의 위치는 가속 구간 이후 팔의 속도를 감속하기 위해서 강한 편심성 스트렝스를 필요로 한다.

과도한 어깨의 수평 외전과 잘못된 코킹 자세는 증상이 없더라도 이미 관절 와순의 파열을 발생시켰을 수도 있으며 증상이 발생하기 시작하면 수술적 개입이 필요할 수도 있다.

물론 이 선수의 어깨 증상은 다양한 이유로 발현될 수 있다. 그러나 겉으로 보기에 어깨 통증은 서서히 시작되었다. 이것은 별다른 이유 없이 그의 어깨가 다치기 시작했다는 것을 의미한다.

피칭 스케줄에 변화도 없었고 새로운 구종을 추가하지 않았으며 트레이닝의 변화도 없었다. 겉보기에 위험해 보이지 않고 조금 거슬리는 정도의 발가락 상태가 더 심각한 어깨 부상을 유발한다는 것이 가능한가?

결론적으로 하지의 문제는 보상적 기능 부전을 만들어냈으며 도미노 효과로 인해 그의 기본적인 피칭 기전에 새로운 신경 운동 패턴이 만들어져 상체 부상으로 이어졌다.

움직임 평가란 보상 작용으로 기능 부전이 더 심각해지기 전에 문제를 찾아내는 방법이다. 다음 장에서 몇 가지 평가 항목을 소개할 것이다.

움직임 평가

움직임 평가는 광범위한 주제이다. 수많은 움직임 평가 중 특정한 하나가 더 좋은 것으로 증명된 경우는 없으며 더 나쁜 것으로 확인된 사례도 없다. 평가의 결과는 치료사와 스트렝스 코치의 평가 경험에 의해서 달라지며 움직임 평가는 예술과 과학의 합작품임이 분명하다.

움직임 평가나 검사 방법은 다양하다. 그중 몇 가지는 다른 평가 방법보다 더 객관적이다. 다음에 설명하는 것은 내가 사용 중인 평가 기법의 샘플이다. 그러나 이러한 평가 기법들이 내가 매일 적용하는 방법이나 움직임 평가 분야에서 현재 이용하고 있는 방법을 철저하게 반영한 것은 아니다.

이번 장을 읽음으로써 어떤 방법으로 움직임을 평가해야 할지 생각해보고 움직임 기법의 향상과 변화를 통해 나아가야 할 방향을 모색해보자.

기능적 움직임 검사와 선택적 기능성 움직임 평가

잘못된 신경 움직임 패턴과 그 패턴이 원인이 되어 발생하는 움직임의 제한을 확인하기 위해서 어디부터 시작해야 하는지 알기 어려울 수 있다. 다행이 그레이 쿡gray cook과 리 버튼Lee Burton 그리고 기능적 움직임 팀은 움직임의 질을 평가하기 위한 객관적인 테스트를 만들어주었다. FMS는 간단한 7가지 테스트와 최소한의 평가 장비를 사용하여 움직임을 평가하는 방법을 제공한다.

SFMA는 움직임을 표준화하여 구분하며 세분화시키고 각각의 패턴에서 움직임을 작게 분리하여 평가하는 방식이다. 이 방식은 평가 정보의 추가적 발견을 위해서 치료사가 기본적인 움직임을 더 작은 움직임으로 축소하여 관찰할 수 있도록 도와준다.

나는 두 번 SFMA 과정에 참가했었고 FMS와 함께 통합하여 움직임 평가에 사용했다. FMS의 검사와 SFMA의 평가는 프로 선수 및 주말에 격렬하게 스포츠에 참여하는 사람 그리고 훈련을 받아본 적이 없거나 운동을 전혀 모르는 사람들에게도 보편적으로 적용되며 효과적이다.

선수의 경기 복귀를 지연하는 움직임 분절을 중점적으로 관리하기 위한 빠르고 표준화되고 반복적으로 사용 가능한 방법이 필요하다면 FMS와 SFMA는 훌륭한 출발점이 된다.

또한 두 가지 기법을 통하여 움직임의 제한된 패턴이 확인되면 선수의 신체적 약점과 불균형 그리고 비대칭성을 알아내는 데 도움이 될 것이다. 신체적 약점과 불균형 그리고 비대칭성을 알아내지 못하고 방치하면 부상 위험이 증가하고 운동 능력이 손상될 수 있다.[81]

모든 움직임 평가는 서로 비슷하게 정확성의 한계를 가지고 있다.[82, 83, 84] FMS와 SFMA도 다르지 않다. 하지만 객관적인 움직임 평가를 수립할 때 서로 다른 관점에서 선수의 몸을 비교할 수 있는 방법을 제공해준다.

수집된 자료를 해석하고 그것을 바탕으로 선수의 부상을 예측하기 위해 많은 단체들이 노력하고 있다. 이것은 마치 최고의 보물인 '성배Holy grail'와 같은 것으로 여겨지며 프로와 아마추어 팀 모두 반드시 해결해야 할 숙제이다.

그러나 전체 선수들의 평가 자료가 없는 상황이라면 항상 선수 자신의 상태와 비교할 수밖에 없다. 측정 기준의 변화는 선수에게 위험 신호이다. 그 변화가 초기 변화에 긍정적인지 반대로 부정적인 결과를 만드는지는 크게 중요하지 않다. 시즌이 거듭되면서 가동범위가 크게 증가하는 것은 위험 신호이며 1년 사이에 신체 체구성이 급격하게 변화하는 것 또한 위험 신호이다.

위험 신호는 결과적으로 문제를 야기할 수 있으나 어떠한 문제도 발생시키지 않을 수도 있다. 그러나 운동선수가 겪고 있는 큰 변화를 다양한 관점에서 주의 깊게 관찰하는 것은 충분한 가치가 있다.

최소한의 움직임 평가는 선수별로 기준선을 제시해주며 이것을 바탕으로 선수를 관찰하고 필요한 대처를 적절하게 할 수 있다.

우리는 다음 장에서 정신운동 조절에 대해 논

의를 할 것이다.

얀다의 접근법

블라디미르 얀다는 체코 출신의 의사로서 생애 전반에 걸쳐서 소아성 마비와 후-소아마비증후군을 앓았으며 통증증후군과 보행 이동 그리고 근육 기능과 검사 연구에 평생을 바쳤다.

그는 우리가 자세 교정에서 사용하는 상부 교차 및 하부 교차증후군의 창시자이다. 두 가지 증후군에 관한 자세한 설명은 부록 4에서 찾을 수 있다.

얀다는 스스로 느끼고 경험한 것을 참고하여 인간의 움직임을 전체적으로 조절하는 능력을 다음과 같은 6가지 기본 패턴으로 구분하였다.[85] 엉덩관절 신전, 엉덩관절 외전, 몸통 컬업, 경추 굴곡, 푸시업.

그는 이러한 움직임을 수행하기 위해서는 근육 발화의 순서가 중요하다고 생각했다. 그리고 확인되는 모든 보상 패턴은 임상적으로 충분한 가치를 가지고 있다고 여겼다. 5장의 정신운동 조절에서 더 많은 것을 알아볼 것이다.

얀다는 또한 6가지 기본 움직임 패턴을 올바른 위치에서 적절하게 시작할 수 있는 능력의 유무가 환자의 운동 제어에 관한 임상적 정보를 제공한다고 가르쳤다.

얀다는 호흡 평가의 제안자로서 사람이 호흡을 들이마시고 내쉬는 동안 호흡을 보조하는 근육이 주동근보다 더 활성화되는 협력근 우세를 살펴보았다.

그의 또 다른 평가의 고려사항으로 단축과 약화가 쉽게 일어나는 근육을 확인하기 위한 근육 길이 검사를 포함하고 있다. 이 개념은 상부 교차 및 하부 교차증후군의 토대가 된다. 그는 또한 연부조직 촉진 평가법이 움직임의 질을 검사하는 데 유용하다고 생각하였다.

부록 4에서는 6가지의 검사와 자세 및 호흡 평가를 포함한 문서화된 얀다의 검사 차트를 찾아볼 수 있다. 이 차트는 얀다의 평가를 사용할 때 편의를 제공하기 위해서 제공된다.

롤링Rolling 평가

구르기와 네발기기와 같은 아기의 발달 과정을 나타내는 지표가 성인의 근골격계 움직임 평가에 타당한 근거를 제시할 수도 있으나 그 반대로 어떠한 유효성도 제공하지 않을 수 있다. 그러나 골프와 야구 그리고 테니스 선수와 같이 회전 운동을 하는 선수에게는 중요한 정보를 제공할 수 있다.

구르기 평가는 상지와 몸통 그리고 하지 사이에서 협응된 움직임을 생성하는 능력과 관련된 정보를 움직임 전문가에게 제공할 수 있다.[86]

그러나 좌우 구르기 패턴에서 나타나는 문제는 단순히 약한 근력에 의한 것이라기보다는 동적 신경근의 연속성 문제dynamic neuromuscular sequencing를 나타내는 징후에 가깝다. 비록 구르기 평가에 관한 유효성 및 평가자 자신과 평자가 간의 부상 예측에 관한 신뢰도는 알려져 있지 않지만 다양한 수준의 가동성과 신경근육 제어 및 회전 움직임의 연속성에 관하여 유용한 정보를 제공할 수 있다.

자세 평가

많은 사람들이 정적 자세 평가를 움직임 평가의 한 형태로 보지 않지만 나는 정적 자세 평가가 움직임 평가의 한 범주라고 믿는다. 당신의 친구가 "공항까지 어떻게 갈 수 있어?"라고 묻는다면 당신의 첫 번째 질문은 "어디야?"가 될 것이다. 출발점을 알지 못하면 나아가야 할 방향을 결정할 수 없다.

이것이 자세와 움직임이 어떤 식으로 관계되어 있는지를 보여주는 사례이다. 정적 자세는 모든 동적 움직임의 출발점이다.

정적 자세 평가에 사용되는 간단한 도구인 격자 눈금과 인체의 중심선을 측정하기 위한 추선 그리고 첨단 기술 장치인 X-선 촬영 및 3D 분석은 모두 자세 분석에 사용되는 장비들이다.[87]

각각의 방법은 비용, 시간 그리고 방사선 노출을 포함하는 제한점을 가지고 있다. 모든 방법은 아직 타당성이 결정되지 않았으며 의미 있는 정보를 해석하는 것은 치료사에게 맡겨지는 경우가 많다.

다시 강조하자면 블라드미르 얀다의 상부 및 하부 교차증후군은 전문가가 자세를 평가하는 과정에서 어떤 정보가 의미 있는지 결정하는 데 도움을 줄 수 있다.[88]

스트렝스 테스트

건강 의료 종사들은 플로렌스 켄달Florence Kendall(1910~2006)이 만든 시스템에 따라 스트렝스를 등급별로 검사한다. 근육 기능 검사에서 신기원을 이룬 그녀의 책 『자세와 통증 치료에 있어서 근육의 기능과 검사』[89]는 초판에서 5판까지 총 5개의 판으로 구성되어 있다. 켄달은 근육의 스트렝스에 관하여 대략적으로 기술하고 그것이 약해진 이유를 기반으로 근육 스트렝스를 향상시키는 방법을 설명했다. 그녀는 또한 어떤 사람이든 근육의 정상적인 스트렝스가 부족하면 정상적인 움직임이 불가능하다는 것을 깨닫고 치료사들에게 스트렝스를 검사하여 등급을 나누는 객관적인 방법을 제공하였다.

근육 검사의 자세한 내용은 복잡하다. 따라서 이러한 개념을 더 깊게 이해하기 위해서 그녀의 책으로 당신을 안내할 것이다. 일반적으로 근육의 스트렝스를 0~5까지로 등급을 나눈다.

근육은 중력을 이겨낼 수 있는 정도의 근력을 갖고 있거나 그렇지 못한 경우도 있다. 중력에 대항하여 수축을 유지하지 못하는 등급 중 최고 등급은 2단계로서 켄달의 근육 스트렝스 등급 설정 중 불충분poor에 해당한다.

만약 어떤 사람이 수평면에서 움직임을 만들어 낼 수 없지만 치료사가 눈으로 힘줄의 움직임을 볼 수 있거나 근육을 촉진하여 수축을 느낄 수 있다면 환자에게 1등급을 주어 '미약trace'으로 간주한다. 근육의 수축이 느껴지지 않거나 보이지 않는다면 등급은 0이고 '소실'로 평가한다.

스트렝스 코치들은 이렇게 등급을 찾는다는 걸 믿기 힘들 것이다. 그러나 사람이 통증을 가지고 있거나 부상 또는 수술 이후에는 항상 이런 상태를 보인다.

3등급은 '보통fair'으로서 중력에 대항하여 근육의 발화가 가능한 경우이다. 환자가 외부 저항을 이겨내고 검사 부위가 가동범위 끝까지 움직일 수 있다면 4등급으로 '좋음good'에 해당된다.

환자의 근력 검사 부위 특정 위치에 고정시키고 맨손 저항에 대항하여 관절의 위치를 유지하는 검사를 '깨기 검사break test'라고 한다. 이대로 자세를 유지할 수 있다면 5등급으로 '정상normal'에 해당한다.

부상이 발생한 위치와 움직임 분절 전반에 걸쳐 안전한 검사를 진행할 수 있는 시점에 스트렝스 검사를 국소적으로 진행한다. 이런 유형의 스트렝스 검사와 운동은 일상생활에 필요한 기본적인 움직임이며 퍼포먼스와는 거의 관련이 없다.

환자가 중력에 대항하여 팔과 다리를 움직일 수 없다면 어떤 유형의 기본적인 운동선수의 움직임도 수행할 수 없다. 운동 수행 측면에서 본다면 각 근육이 개별적으로 적절한 스트렝스를 보이는 것은 신체 전반의 강한 스트렝스를 나타내는 지표이다.

이 책에 소개된 움직임의 질에 관한 평가는 움직임을 간편하게 정량화quantify(숫자로 등급을 나눔)하여 전문가가 편하게 이용할 수 있도록 만든 표본이다. 여기서 나오는 데이터가 얼마나 가치 있는지는 연구 중이며 현재 움직임을 완벽하게 평가할 방법은 없다.

개인적인 경험과 교육으로 얻어진 지식은 움

직임을 평가하는 데 큰 역할을 할 것이다. 사람들은 지속적으로 '효율적인' 움직임을 정의하려고 노력한다. 그리고 움직임 평가로 얻어진 자료를 바탕으로 더 나은 해석을 위해서 연구 중이다. 이 주제에 관한 자세한 내용은 7장의 체성감각 부분에서 찾을 수 있을 것이다.

모든 평가의 결과는 주요한 기능적 제한, 개선 목표, 표적 치료 개입과 연관되어야 한다. 이런 것들이 확실하게 이루어지면 평가를 정리하고 개입을 간결하게 할 수 있다.

이것을 위해서 물리치료 학교를 졸업한 이후부터 계속 사용한 격자무늬 정적 자세 평가의 예시를 부록 2에 포함시켰다.

이 차트를 활용하면 평가 과정에서 찾아낸 모든 객관적인 정보들이 환자의 삶에 특정한 기능적 영향을 미치는지 확인할 수 있었으며, 우리가 달성하려는 특이적 목표와 그것을 성취하기 위한 특이적 개입을 사용할 수 있었다.

나는 이러한 과정을 모든 환자들에게 적용하였으며 그 결과 불필요한 개입을 배제할 수 있었다. 또 나와 내가 관리하는 환자 모두 치료 결과에만 집중할 수 있게 되었다.

도수치료

관리해야 할 움직임 분절을 확인하고 그 부위와 가까운 분절을 도수치료 기법으로 치료하는 것은 장기적인 재활의 과정에서 많은 이점이 있는 것으로 증명되었다.

치료적 옵션은 다양하다. 기능의 회복이라는 전체적인 목표를 가진 숙련된 전문가가 사용하는 다양한 기법을 '좋다' '나쁘다'로 평가할 수 있는 오직 한 가지 최고의 기술은 존재하지 않는다.

치료사의 관점에서 이 말을 생각해보면 다양한 기법들은 모두 당신이 가지고 있는 평가와 치료 철학에 어떠한 반향을 불러일으키는 도구이다. 브라이언 멀리건Brian Mulligan[90]의 기법과 스탠리 파리Stanley Paris[91], 올라 그림스비Ola Grimsby[92]의 기법은 어떤 것이 더 나은 기법이라고 이야기할 수 없다. 이분들은 모두 근골격계의 상태를 평가하고 치료하는 체계적인 방법을 개발한 뛰어난 도수치료사들이다.

어떤 사람들에게는 특정 학파의 기법이 큰 반향을 불러일으켜 그것이 고객에게 더 유용하다고 결정하고 치료사로서 그 학파의 방법론을 공부하는 데 시간을 할애할 것이다. 하지만 한 가지를 고수하는 것보다 여러 학파의 기법 모두를 적절하게 적용하는 것이 더 효과적이다.

도수치료 기술이 없다면 고객에서 추천할 수 있는 도수치료사와 친구가 되어야 한다.

문 앞에 걸어놓는 자격증에서 벗어나 환자에게 집중해야 하지만 이런 경우에는 COMTCertification in Orthopedic Manual Therapy와 FAAOMPTFellow of the American Academy of Orthopedic Manual Physical Therapists와 같은 자격증을 가진 치료사를 찾는 것은 도움이 된다. 이러한 자격증은 도수치료 연구 분야에서 상당한 시간을 보낸 치료사에게 부여하는 것으로서 당신과 고객에게 매우 유익할 수 있다.

자격을 갖추고 있는 마사지치료사들도 앞서 소개했던 자격증을 갖추고 있는 치료사들과 마찬가지로 재활 연속체의 도수치료 구간에서 충분한 임상적 가치를 지닌다.

근막 그리고 내장기 도수치료

움직임 분절의 문제를 해결하기 위해 어떤 방법을 통하여 개입을 할 것인가 고민한다면 근막과 내장기 도수치료를 생각해볼 수 있다. 근막 평가는 떠오르는 유망한 연구 분야로서 당신이 앞으로 꼭 들어야 할 교육 분야이다.

근막은 장기, 뼈, 근육, 혈관 주변에 복잡하게 얽혀진 얇은 막으로 형성된 결합 조직이다. 부분적으로 인체 구조물을 고정하는 역할을 하는 인대와 힘줄(건)과는 달리 근막은 다양한 운동 분절을 가로질러 주행하면서 신체 전반에 걸쳐 다양한 막으로 통합된다.

근막은 인체의 모든 분절을 함께 연결해주는 결합 조직이다. 다음은 3가지 주요 근막의 유형으로서 피부 아래 깊이가 서로 다르기 때문에 다른 마사지 기법과 가동성 도구들이 사용된다.

- 표층 근막Superficial Fascia
- 심부 근막Deep Fascia
- 장막 밑 근막Subserous fascia

표층 근막

피부 바로 아래는 얕은 지방조직의 층이 있다. 그 밑에는 깊은 지방조직 층이 있다. 이 두 층을 나누는 조직을 표층 근막이라고 한다. 이 층은 규칙적이지 않은 방향의 콜라겐과 엘라스틴 섬유로 이루어져 있으며 젊은 시절에는 매우 탄력적이지만 나이가 들면서 탄력성이 감소하게 된다. 이러한 이유로 피부 주름이 생겨나게 된다.

표층 근막은 피부를 지탱하고 있으며 혈관을 포함하고 피부로부터 근육을 분리시켜 움직이는 동안 근육과 피부가 적절하게 서로 미끄러질 수 있도록 한다.[93] 또한 콜라겐과 엘라스틴으로 구성되며 힘을 전달하는 조직이 되지 않기 위해서 충분한 엘라스틴을 함유하고 있다. 그러나 신경의 지배를 받고 있어 통증 유발자가 될 수 있다.[94]

모든 피부 및 감각 신경은 피부에 도달하기 위하여 심부 근막과 표층 근막층을 관통해야 한다. 표층 근막층이 뻣뻣해지면 신경이 포착되어 움직임과 함께 거슬리는 자극을 줄 것이다.

신경 통증은 움직임으로 발생될 수 있다. 자기 공명영상 검사(MRI)와 신경전도 속도 검사nerve

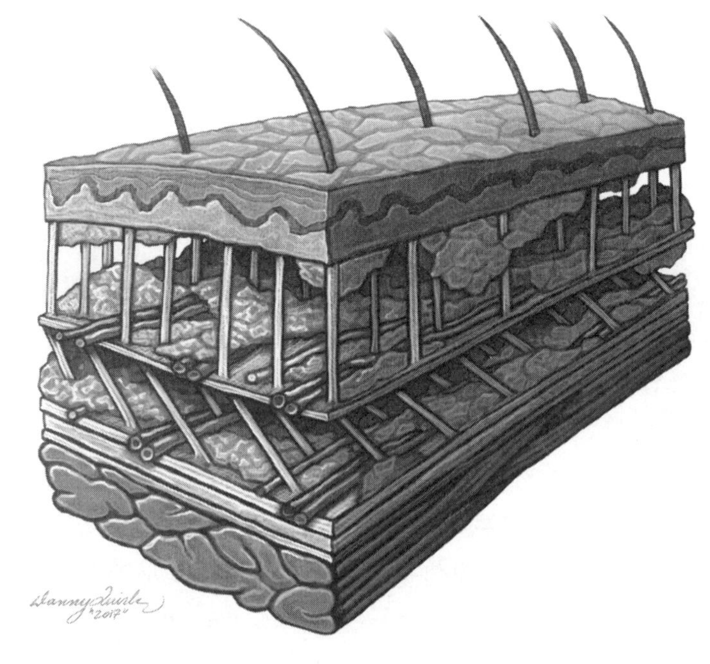

그림 4.1 표층 근막

콜라겐과 엘라스틴으로 구성되어 있으며 규칙적인 배열이 없고, 근육과 피부를 분리하며 그 사이에서 정상적인 활주(gliding)가 일어나도록 한다. 표층 근막은 신경의 지배를 받고 있어 잠재적으로 통증 유발자(pain generator)가 될 수 있다. 모든 피부 신경(cutaneous nerve)은 피부에 닿기 위해서 근막층을 관통해야 한다. 따라서 근막이 뻣뻣해지면 신경통증의 결과로 이어진다.

conduction velocity tests 그리고 근전도 검사(EMG)는 근막의 경직을 진단할 수 없는 방법이다. 따라서 신경통이 있음에도 불구하고 아무런 이상이 없다고 진단한다. 이런 환자들은 모든 검사에서 '정상'으로 판단되지만 표층 근막을 살펴보면 통증의 해답을 찾을 수 있을 것이다.

심부 근막

심부 근막은 표층 근막과 비교하여 밀도가 높고 섬유질로 되어 있어 단단하게 조직화되어 있으며 근골격계와 직접적으로 연결되어 있다. 심부 근막과 표층 근막 사이 중간의 얇고 질긴 막층은 뼈의 돌출된 부분이나 손바닥 및 발바닥과 같은 신체 일부와 결합되어 있다. 이러한 이유로 이들 부위의 조직을 손가락을 이용하여 들어 올리기 어렵다.

심부 근막은 근육이 수축하는 동안 힘의 전달을 도우며 두 가지로 분류할 수 있다. 첫 번째 분류는 흉요근막과 같은 널힘줄이며, 다른 하나는 근외막근막이다. 근외막근막은 몸통의 심부 근육과 강하게 연결된 조직으로 협력근들 사이에서 힘의 전달을 도와준다.[95]

힘을 전달하는 조직으로서 심부 근막을 인식하는 것은 전통적인 방식으로 수행되는 스트렝스 트레이닝과 전 세계적으로 통용되는 움직임 교육에 큰 변화를 준다. 심부 근막은 같은 부위의 운동단위뿐만 아니라 협력근 전체에 힘을 전달할 것이며,[96] '몸 전체의 움직임'을 설명하는 데 중요한 역할을 한다.

근육의 근다발막은 힘줄과 연속적으로 이어져 힘을 전달하는 데 많은 역할을 하는 것으로 보인다.[97] 심부 근막이 힘의 전달에서 중요한 역할을 한다는 인식은 운동 수행력 강화 프로그램을 계획하는 데 큰 진전을 가져다주었다.

장막 밑 근막

세 번째 근막 유형은 심부 근막의 내측 층이며 신체 체강의 내측 구획선인 장막 사이에 위치하여 장기를 감싸고 받쳐주고 있다.[98] 이런 종류의 근막은 내장기 도수치료로 설명되고, 이것에 대해서는 다음 장에 논의할 것이다.

몸이 어떻게 전체적으로 일을 하는지 계속 배우면서 개별적인 구조적 개념은 사라지게 되고 해부학적으로 우리 몸은 전체에 걸쳐 연결되어 있다는 생각을 가지게 된다.

각 영역이 서로 의존한다는 생각을 가진다면, 모든 살아있는 연결 조직은 최소한 또는 저항 없이 서로 미끄러지고 활주되어야 한다. 그러기 위해서는 해부학적인 구조가 적절해야 하고, 위쪽 아래의 사슬들과 서로 구조적인 관계 안에 제대로 기능을 해야 한다.

이전 무릎 통증의 예를 다시 떠올려보면, 근막 또는 무릎 전방과 후방 주변의 조직, 예를 들어 대퇴사두근과 햄스트링이 저항을 받게 되면, 무릎 주변의 구조물을 잡아당기게 되고 잠재적으로 통증의 원인이 된다.

비복근과 가자미근과 하지의 인대와 힘줄 들이 똑같이 과도하게 뻣뻣해진다. 이러한 사슬이 발바닥까지 내려가고, 발바닥의 근막은 뻣뻣해지고 이것이 무릎 통증과 위쪽으로는 굴곡근 및 둔근에 통증을 유발할 수 있다.

이것은 또한 근육, 힘줄 및 인대들이 가로 놓인 무릎의 위, 아래, 옆의 움직임 분절 안에서 근막층들이 제한된다.

우리는 환자를 고치기 위해, 그리고 그 문제의 전체적인 부분을 되찾아주기 위해 한 부분의 통증과 증상 들만 바라봐서는 안 된다.

몸 체계를 통해 연부조직과 근막 안에서 방해물이 되는 곳을 찾고 이것을 최신의 논문에 적용하여 세부적인 문제를 해결할 수 있다. 또한 조직의 건강 및 전반적인 운동 수행능력을 향상시킬 수 있다.

연부조직의 제한, 유착 및 흉터를 치료하는 방법은 다양하다. 어떤 기법도 전적으로 옳거나 그름이 없고 모든 기법은 임상의 전문성과 교육에 따라 적절하게 제시된다.

『브릿지 더 갭: 재활에서 퍼포먼스까지』의 다양한 범주 안에 자신만의 치료 개입을 정할 때, 당신의 전문지식이 어느 정도 중요한 것인지 알 수 있을 것이다.

당신은 더 많은 경험과 그 분야에서 전문지식이 많은 동료와 좋은 관계를 형성하는 것이 필요하다는 것을 확인할 수 있다.

다음은 연부조직의 포괄적인 부분의 개입이 아니다. 이것은 내가 현장에서 직접 사용한 치료 기법들의 예시이다.

근막

근막을 치료할 때 표적 조직에 가해지는 외부적인 힘의 영향과, 근막과 근육의 방향은 중요한 요소로 여겨진다. 근막을 치료하는 방식은 아주 많다. 환자에 따라 다른 결과들이 나오고, 환자의 기능적인 결과에 따라서 그 기법을 결정하는 것이 제일 좋은 방법이지만 그 근거는 약할 수도 있다. 때로는 특정 기법이 다른 기법보다 좋은 느낌을 줄 것이다.

근막은 피부의 아래에 부착되고 근육과 직접 연결되어 있으므로, 신체 활동과 근막 활동을 같이 고려해야 한다.

임상의와 퍼포먼스 코치들은 토마스 마이어의 근막경선 해부학을 찾아보기를 바란다. 마이어는 연구를 통해 처음으로 '근막경선'이라는 개념을 언급한 사람이다. 우리는 근골격계 안에서 근막을 다루고 이야기하는 것이 더욱 편해졌다. 이 개념에 대해서는 67쪽에서 더 논의할 것이다.

심부 내장기 도수치료

내장기 도수치료는 근막 도수치료의 세부적인 형태이다.

내장기 도수치료를 철저히 하기 위해서, 우리는 어떻게 몸통 안에서 장기들이 지탱되고 어떻게 장기들이 구조에 붙어 있는지 주기적으로 논의하고 공부하여 반영해야 한다.

트라이츠 인대ligament of Treitz라고 들어보았는가? 십이지장과 공장 사이, 즉 소장의 접합부에서 횡격막의 다리crus of the diaphragm까지 이어지는 부드러운 근육의 띠가 있다(그림 4.2 참조).

트라이츠 인대는 지지 인대의 기능을 한다. 횡격막의 오른다리 사이를 지나는 식도에 의해 분리된다. 트라이츠 인대는 간접적으로 식도와도 관련이 있다.

이 해부학을 돌아본다면,

- 횡격막 좌측과 오른다리는 각각 L2와 L3에 부착되어 있고, 몇몇은 더 낮은 척추부에 부착된다고 믿는다.
- 장요근은 L1까지 올라가고 횡격막은 장요근에 붙는다.
- 고관절 굴곡근은 하부 등과 횡격막 모두에 붙고, 횡격막은 등과 그리고 트라이츠 인대를 통해 소장과 부착된다.

이런 여러 부분의 연부조직과 장기의 근막이 연결된 것을 고려하면, 왜 우리는 아직 근육에만 주목하고 있는가? 왜 우리는 고관절과 허리 문제가 보일 때 소장과 윗부분에 나오는 인대들을 다루지 않는가? 왜 우리는 소화기관의 문제를 신체의 문제와 연결하지 않는가?

나는 근골격계를 다루는 치료사나 스트렝스 코치는 내부 장기를 다루는 것을 두려워한다고 생각한다. 어떻게 내부 장기들이 직접 근골격계에 부착되는지 위의 예는 한 부분에 불과하다. 그리고 우리

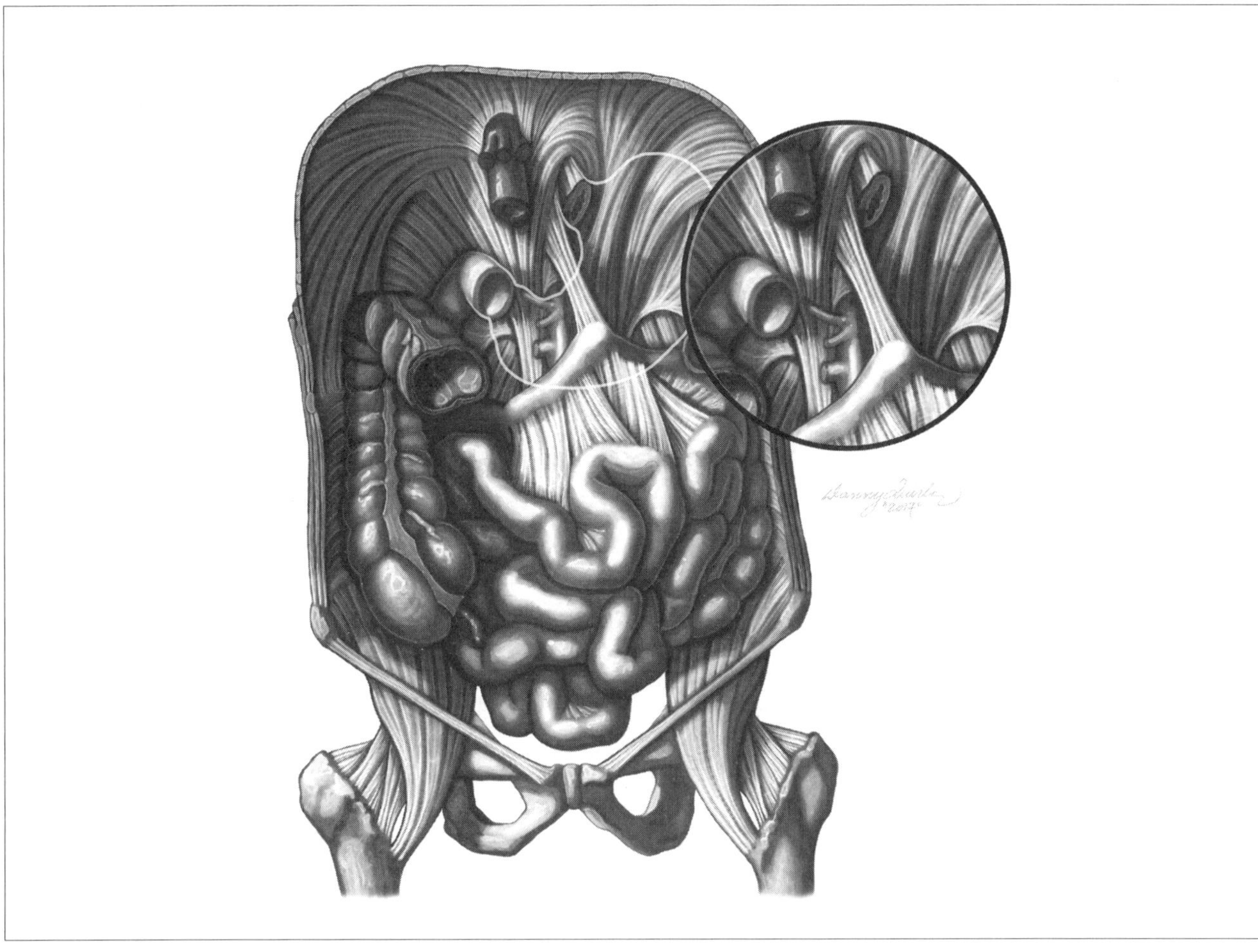

그림 4.2 트라이즈 인대

이 인대는 어떻게 장기들을 몸 안에서 지지되고 신체 구조들에 부착되어 있는지를 보여주는 하나의 예이다.

소장과 횡격막을 직접 연결하는 인대가 있다고 알고 있으면 우리의 생각의 폭은 넓어질 것이다. 10년 전, 우리는 요추의 안정성에 대해 걱정했다. 그 후 흉추 가동성과 고관절 가동성이 이 방정식에서 중요한 부분을 차지한다는 것을 깨달았다.

곧 우리는 해부학적 연결성을 통해 호흡이 흉추와 장요근에 큰 영향을 미친다는 것을 이해하고 횡격막과 장기들이 인대로 직접 연결되어 있다는 것을 인지했다.

이것은 장기의 가동성 또는 가동성의 부족함이 근골격계 구조에 직접적인 영향을 미칠 수 있다는 하나의 예이다. 그리고 그 반대의 경우도 마찬가지이다.

가 근골격계를 통틀어서 이해하고 있다면 움직임과 내장과 중요한 연관이 있는 근막을 반드시 인식해야 할 것이다.

근막을 다룰 때, 어떻게 조직들이 장기들과 상호작용을 하는지 보는 것은 선택의 여지가 없다. 다른 의료 분야에서는 장기, 내장, 연부조직 사이에서의 관계를 흔히 볼 수 있고, 일반적인 스포츠의학 분야에서는 기능부전의 증상들을 볼 수 있다. 이것은 특히 실제 신체의 통증이다.

예를 들어 내과에서 위장 장애나 역류성 식도염(GERD gastroesophageal reflux disease)과 같은 염증 질환이 식도 통증을 유발할 수 있다는 것을 알고 있다.

마찬가지로, 신장결석은 허리 아래 통증으로 나타난다. 심장학에서 심장마비의 공통적인 증상 중의 하나가 가슴과 왼팔 통증이다. 신체의 문제를 치료할 때 다양한 신체의 체계와 분절들 사이의 관계를 유기적으로 파악하고 통합적으로 적용할 필요가 있다.

내장기 도수치료에서 나에게 최고의 깨달음을 준 순간은 이전에 퇴행성 디스크 수술을 한 친구와 같이 강의를 들었을 때이다. 그 친구는 수술 이 후 좋아졌음에도 불구하고, 80% 정도 회복한 상태로 그녀는 사타구니와 허리에 모두 여전히 통증을 겪고 있었다.

강의 중 쉬는 시간 중에, 우리는 S상결장에 서로 도수치료 기법을 수행했다. 강의 중 강사가 강조했던 부분을 치료하기 시작했을 때, 분명히 나는 우연히 친구가 통증을 느끼는 뿌리 부분을 발견했다.

내장기 도수치료의 전문가와 함께 몇 번의 치료를 받은 후, 3년 동안 그녀가 전통적인 치료로 얻을 수 없었던 더 많은 기능을 회복했고 계속되던 통증에서 벗어날 수 있었다. 이것이 움직임 분절의 문제와 통증을 어떻게 내장기를 표적으로 해서 치료가 가능한지 보여준 첫 번째 사례였다.

여러 연구가 이러한 연관성을 설명한다.[99] 만성적인 요추 질환 환자를 다룰 때, 단순히 고관절의 가동성, 신경 문제 및 코어의 안정성만으로 충분하지 않다.

당신이 병원에 의뢰하였을 때, 축구 선수의 스포츠 탈장과 골프 선수의 허리 통증을 유발하는 요인인 내장과 근막인 것을 알 수 있다. 치료할 때 그 문제의 증상과 그 증상의 원인도 함께 치료해야 하는 것을 기억해야 한다.

근막 연구 분야에서 활동 중인 몇 명의 선구자가 있다. 당신이 다음에 나오는 사람들에 대해 들어보지 못했거나 관련 연구를 읽지 않았다면, 이 책들을 앞으로 읽어야 할 책 목록에 넣는 것을 추천한다. 이 사람들은 근막을 연구했을 뿐만 아니라 그로부터 얻은 지식을 어떻게 현장에서 적용할지를 알려주는 사람들이다.

스테코가(家)

이탈리아 물리치료사 루이지 스테코Luigi Stecco는 수십 년간 근막해부학을 연구한 선구자이다. 최근에는 의사인 그의 딸 카를라Carla와 아들 안토니오Antonio가 근막해부학 분야를 강화했다. 스테코의 선구적인 발견들과 최근 연구들은 근 수축에 의해 발생하는 상당한 힘은 근육에서만 나타나는 것이 아니라 근막경선에 따라서도 발생하는 것을 보여준다.[100]

스테코는 신체에서 각각 다른 분절을 가지고, 그 각각의 분절은 다른 근막의 단위를 가진다고 밝히고 분류했다. 움직임의 근막 백터는 각 분절과 각 근막의 단위가 같은 것으로, 스테코는 '협응력의 중심'이라고 부른다.[101]

재활의 관점에서, 근막 트리거 포인트와 침술의 포인트가 협응력 중심들과 같은 맥락이기 때문에 흥미롭다.[102]

이는 역사적으로도 특정 학문의 다른 관점이 또 다른 어떤 분야에 큰 영향을 미칠 수 있다는 것

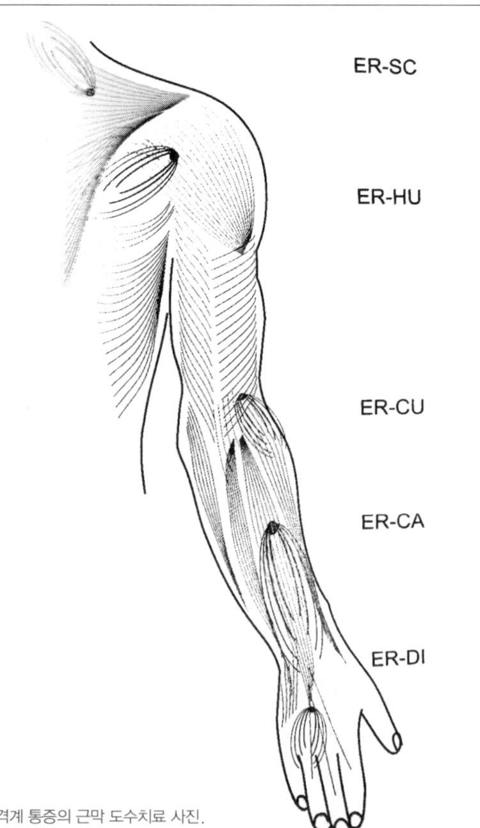

근골격계 통증의 근막 도수치료 사진.
이미지 허가받고 사용

그림 4.3 스테코 분류

스테고와 그의 가족에 의해 움직임 백터 정의

을 기억해야 한다. 근막경선은 전신을 따라 연결이 되어 있고 근막 도수치료는 세계적으로도 필요하다는 것을 증명하고 있다. 움직임 분절의 끝까지 멈추지 말고 치료해야 한다.[103]

스테코의 다른 핵심 연구는 근막의 뻣뻣함의 원인에 대해 집중했다. 연구는 심부 근막층 안에 있는 파시아사이트fasciacyte라고 불리는 세포에서 히알루로난hyaluronan이 생산되는 것을 보여준다.[104]

히알루로난은 심부 근막과 근육 밑 사이에 존재하며 근육과 각각 섬유들을 둘러싸고 있는 결합 조직에 존재한다. 심부 근막층 안에 있는 히알루로난은 근접한 조직을 적절하게 활주할 수 있게 한다. 이 근막의 밀도가 높아질 때, 그 활주가 변경되고 이것은 근막에 통증과 기능부전을 일으킬 수 있다.[105, 106]

유착, 밀집화 및 흉터 사이에 상당한 차이들이 있다. 유착은 서로 관련이 있는 두 표면이 적절하게 활주를 하지 못할 때 발생한다. 밀집화는 심부 근막층 사이에 느슨한 결합 조직의 점성 변화를 말한다.

흉터는 부상으로 인해 콜라겐의 침착으로 직접적인 변화가 일어난다. Type III 콜라겐은 염증 반응으로 상처를 입은 부위에 침착이 일어난다. Type III 콜라겐은 약한 공유결합, 작은 섬유들 그리고 무작위적인 섬유 방향을 가지고, 그에 비해 기존의 Type I 콜라겐은 기존 부상 입기 전의 연부조직에 존재한다.[107]

도구를 이용한 가동성 운동이나 마사지는 단순하게 '아무 거나 부수는 것'이 아니다. 히알루로난의 온도를 높여서 높아진 밀도에 윤활유 역할을 돕고 뻣뻣함을 줄여주고 연부조직 기법으로 가동성을 향상하는 결과를 만들어낸다.[108]

이 장의 69쪽에서 자세히 다루듯이, 어떤 도구를 이용한 연부조직 가동술의 이론은 여러 가지가 있음에도 불구하고, 단순히 조직 온도를 올려 주는 것만으로 통증을 줄이고 환자의 기능을 올려줄 수 있다.

마사지 기법 또는 연부조직 가동성을 돕는 도구를 사용하여 치료할 때, 히알루로난의 윤활제 온도를 높이고 점성도를 향상시키므로 근육 섬유들과 근막층들 사이의 활주를 원활하게 해준다. 환자들이 느끼는 주관적인 뻣뻣한 느낌을 줄여 더 낳은 활주를 만들어낸다.

근막 온도를 높여주는 것은 심부 근막층들의 점성을 줄이고 근막층이 늘어나고 다시 회복하는 것에 대한 반응이 향상된다.[109] 이러한 향상된 반응은 부하 주기 동안 에너지가 손실되는 양인 이력현상을 감소시킬 수 있다.

만약 부하 주기 안에서 에너지 손실의 양이 줄어든다면 움직임을 조금 더 효율적으로 만든다. 이것은 운동 전 활성화로서의 '웜업'의 정당성을 제공한다.

근육과 근막 사이를 지나가는 심부 근막 히알루로난의 점성은 조직의 탄력성이나 강직성에 깊은 영향을 미친다.

히알루로난이 정상적인 점성을 가진다면, 근육들 위를 잘 활주하여 통증 없이 최대한의 잠재적인 수축을 가능하게 한다.

하지만 히알루로난의 점성이 높아지면, 그 근막은 근 수축을 방해할 수 있고, 힘의 생산에 영향을 미치며, 움직임을 방해하고, 가끔은 통증의 원인이 된다.[110]

치료사들이 특히 주의할 내용은 근막 도수치료를 실시할 때, 연부조직의 유착이 가동성을 제한한다는 것이고, 또한 히알루로난의 점성 변화가 근막의 탄력성을 결정하는 모든 것이라는 것이다.

근막경선 해부학

토마스 마이어Thomas Myers는 『근막경선 해부학Anatomy Trains』이라는 책에 그의 업적을 구체화하였다. 마이어는 독립적인 면 안에서 신체의 조직이 일한다는 미신을 떨쳐버리도록 하였다. 그의 업적은 과거에는 근막과의 관련성을 인정받지 못했던 것에서 신체의 전반적인 네트워크가 움직임의 질과 기능에 큰 영향을 미친다는 것을 대중화한 것이다.

신체를 구획된 부분으로 나누어보는 시점 대신 근막 사슬로 구성되어 있다고 설명한다. 롤핑Rolfing의 창시자인 아이다 롤프Ida Rolf의 "신체는 모두 근막으로 연결되어 있다"라는 문구가 마이어에게 영감을 줬다.

만약 근막이 정확하게 미끄러지고 활주하고 정상적인 탄성을 가지고 있다면, 근막의 경선에 따라서 최대한의 잠재된 힘이 전달된다.

하지만 근막경선을 따라 어디든지 반응성이 부족해진다면, 이것은 힘 전달을 방해한다. 한 부분의 뻣뻣함이 조직의 위나 아래 경선에 영향을 준다.

키네시스 근막 통합 모델(움직임 교육과 12가지의 향상된 심부 신체활동 영역의 도수치료 과정)은 마이어의 근막경선의 실제적인 표현이고 구조적인 이론의 통합체이다.[111]

크라우제Krause 등[112]은 힘 전달의 기초가 되는 근막 사슬의 근거를 찾아 체계적 문헌 고찰 연구를 진행했다.

표면 후방 선, 전방 기능선, 후방 기능선 등 3개 전환 영역에서 힘 전달을 보여주는 적절한 증거가 있지만, 그 증거들은 힘 전달 방법들과 측정의 결과들이 달라 비교하기는 어렵다.

우리는 근막경선 안에서 생체 해부학적 타당성과 힘 전달 이론 모델을 증명하기 위해 추가적인 연구가 필요하다.

근막 피트니스

로버트 슬레이프Robert Schleip는 독일의 울름대학교Ulm University의 근막 연구 프로젝트의 책임자이고, 유럽 롤핑 협회의 연구 책임자이다. 슬레이프는 특히 근막층의 가동성, 수축성, 탄력성 및 수화성이 사람의 움직임과 스포츠 수행능력에 미치는 근막해부학의 중요성을 제시하였다.

추가적으로 근막 생리학을 보면, 슬레이프와 그의 동료 연구진들은 신경계와 신체의 질 사이의 관계를 연구했다. 그들은 감각수용기의 자극이 조직의 긴장도에 영향을 줄 수 있다는 것을 발견하여 자율신경계와 근막 사이의 긴밀한 관련성을 증명했다.

운동선수를 치료할 때 신경 하부 시스템과 완전한 기능 회복 시도가 필요한 조직 사이의 관계를 주의 깊게 볼 필요가 있다.[113] 더욱이 다수의 연구진은 근막 안에 큰 감각 신경이 존재한다는 것에 동의하고,[114, 115] 이것들은 신장, 전단, 압력 및 고유수용감각의 소통을 위한 중요한 신체 기관으로 간주한다.

슬레이프의 또 다른 성과는 디보 뮬러DIvo Müller, 토마스 마이어, 키네시스 그룹과 근막 피트니스를 공동 연구한 것이다. 이 연구는 최신의 근막 연구이며 조금 더 생각하게 만들고, 근육의 자극과 반응에 보다 더 집중하여 전체적으로 접근하는 트레이닝을 소개하였다.

근막 피트니스의 접근에 따르면, 근막은 근골격계 전체의 안정성과 가동성을 구성하는 필수적이고 능동적인 구성 요소이며 에너지를 저장하고 방출하는 능력으로 설명된다. 근육 주변의 조직과 근외막, 근내막, 근육다발막의 개별 섬유로 구성된 것을 고려하면, 심부 근막층이 힘 전달에 이바지한다는 것이 이해가 된다.[116]

훈련 강도가 적절하고 회복이 원활하다면, 근막은 근육, 힘줄, 인대와 비슷한 반응으로 강해지고, 더 탄성이 생기며, 더 큰 파워를 만들 수 있다.

하지만 강도가 너무 강하고, 회복이 원활하지 않으며 변수에 약하다면, 근막은 제한되고, 유착되고, 탄성이 약해진다. 이것은 근육이 힘을 생산해서 전달하는 능력이 감소되고 결과적으로 근력 향상 능력이 저하되는 것을 의미한다.

코치, 치료사와 선수를 설득하려면 근막 피트니스는 수화성, 유연성, 협응성과 회복성에 대한 가이드를 제공할 수 있어야 한다. 또한 실제 움직임이 일어나는 모든 종류의 패턴 안에 근막의 기능을 향상할 수 있는 특이적인 운동들을 만들어야 한다.[117]

흉추, 내장Gut 및 자율신경계

신경 하부 시스템과 신체의 특정 부위와의 관계는 움직임 분절의 기능부전을 이해하기 위한 또 다른 고려사항이다. 예를 들어 흉추와 내장은 자율신경계의 균형과 본질에 연결되어 있다.

이전에 나는 흉추의 회전 또는 신전의 가동성이 감소한 환자를 대상으로 적극적으로 흉추 가동술을 처방했었다.

흉추와 자율신경 사이의 연관성에 대해서 더 배우면서, 흉추의 과도한 자극과 또는 과도한 관절 움직임이 투쟁 도주 반응 자극 때문에 잠재적인 문제를 악화시키는 것을 찾아냈다. 이런 경우에, 그런 노력이 흉추의 가동성에는 도움이 되었지만, 교감신경계의 과도한 자극에 대한 값은 치러야한다.

환자가 조금 더 안정적이고 쉽게 회전 운동을 수행하기 위해 횡격막의 호흡에 집중하는 것이 좋다. 이것은 교감신경계의 반복적인 '시작' 신호 없이도 척추와 어깨 역학의 타협으로 뻣뻣함을 경감시킬 수 있다.

또한 흉추 중심 호흡은 시스템의 다른 부분인 늑골, 목, 전거근, 후거근 및 광배근의 제한을 제거할 수 있다. 제어된 호흡은 통증에 의한 긴장을 풀어주는 데 도움을 주는 부교감신경의 '휴식 및 회복' 반응을 촉진시킨다.

내장은 교감신경과 부교감신경의 변화와 밀접하게 연결된 다른 부분이다. 요가 튠 업Yoga Tune Up의 질 밀러Jill Miller는 복부 마사지라는 단어를 알리는 큰 일을 했고, 부교감신경 반응에서 매우 중요한 미주신경을 어떻게 자극하는지 알게 됐다.

미주신경은 뇌에서 내장까지 이어지는 신체에서 가장 긴 뇌 신경이다.[118] 미주신경은 내장신경 섬유와 체성신경 섬유를 모두 가지고 있어 근육과 장기 모두에 영향을 미친다.

질 밀러의 '내장 스매싱' 기법은 근막의 밀집화와 근육의 긴장 해소를 돕고, 마찬가지로 내장기와 부교감신경에 긍정적인 영향을 미친다.

장요근이 장기가 있는 부분에 부착되기 때문에 복부 마사지가 가끔 예상하지 않은 허리 통증으로부터 고통을 줄여주는 경우가 있다. 복부 마사지가 면역 체계 기능과 협력하여 림프관의 패색을 제거하는 것을 도와준다.[119]

보조 도구 기반 연부조직 가동술

보조 도구 기반 연부조직 가동술(IASTMInstrument-assisted soft-tissue mobilization)은 움직임 분절의 향상을 위해 사용할 수 있는 도수치료의 다른 접근 방법이다. IASTM의 기원은 중국의 구아 사gua sha이지만, 데이브 그라스톤Dave Graston에 의해 미국에서 대중화되었다.

IASTM 기법에서는 금속, 플라스틱, 세라믹 등으로 만들어진 단단한 날을 가진 기구를 사용한다. 이러한 도구를 사용하여 신체 연부조직에 전단력을 제공한다. IASTM 사용 시 피부 진정 크림 또는 마사지 크림 등을 사용하여 환자 또는 선수의 피부 자극을 최소화한다. 섬유증과 같이 조직의 불규칙 형태를 확인하여, 치료가 필요한 해당 조직이 어디인지 정확하게 알 수 있게 된다.[120]

가동범위 및 운동 제어와 같은 가동성 향상에 도움을 주는 다양한 IASTM 기법이 존재한다. 생리학적 관점에서, IASTM 기구에 의한 미세 손상은 콜라겐, 탄력섬유 및 다른 연부조직 세포를 만드는 섬유모세포fibroblast를 자극하여 신체의 초기 염증 반응을 유발시킨다.[121]

기계 전도 이론에 따르면, IASTM은 제3형 콜라겐에서 제1형 콜라겐으로의 전환을 활성화한다. 이것은 근육 및 근막의 탄력성 향상에 도움을 준다.[122] 선행 연구에서는 보조기구 기반 가동성 요법이 무릎 인대 손상의 회복을 가속한다고 하였다.[123]

기계적 관점에서, 보조 기구를 이용한 치료는 회복한 콜라겐 조직의 재정렬을 돕고 이로 인해 해당 조직의 유착 생성과 움직임 제한을 최소화한

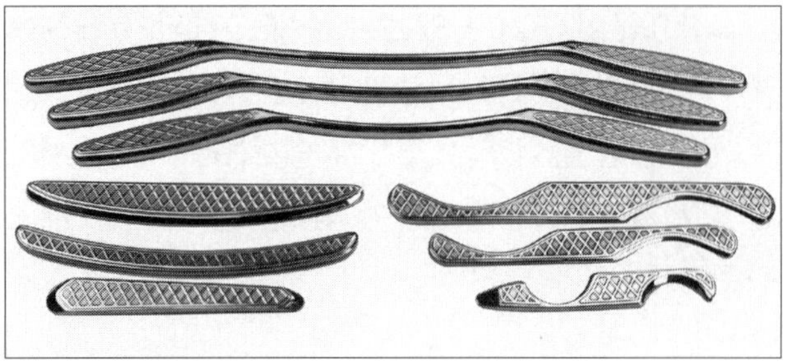

사진 4.1 호크그립스 도구

IASTM은 근막 가동술 기반의 새로운 방식으로, 심부조직 마사지와 유사하다.

이 기법은 특수 설계된 도구를 사용하여 환자의 피부를 가로지를 때 발생하는 진동을 통해 연부조직의 근막 유착 상태를 확인한다.

특별한 도구를 사용하여 세부 해당 조직의 최대 기능 회복에 도움을 준다.

다.[124] 근막의 관점에서는, 치료를 통해 발생된 열은 히알루로난의 점성에 영향을 미친다.

또한 부종 감소 및 혈관 확장과 같은 순환계에도 긍정적인 영향을 준다. 혈액이 필요한 체내 부위로 더 쉽게 흐를 수 있도록 도와주고, 결과적으로 영양분 제공, 부상 부위 독소 제거 등의 역할을 한다.[125] IASTM은 불필요한 대사물질을 제거하고 연부조직에 수분 공급을 해준다.[126]

IASTM은 이러한 모든 긍정적인 물리적 효과 이외에도 여러 신경학적 이점이 있을 수 있다. 근막 섬유를 자극하면 과도하게 경직된 근육의 긴장도를 감소시키고 고유수용감각 및 통증에 영향을 주는 말초신경계의 기계적 전달을 개선시킨다.[127]

기구를 사용한 가동술은 신경계의 과도한 자극을 유발하여 정상 기능으로의 회복을 촉진한다.[128] IASTM은 2004년에 돈 추Don Chu, PhD, PT, AT 박사가 나에게 처음 소개해주었다. 그 이후로 나는 만성, 반복적 힘줄 및 근육 부상의 치료를 위해 IASTM을 접목하여 성공적인 결과를 거두었다.

부항 기법 및 장점

누군가의 부항 자국을 확인하면, 아마도 잘못된 마사지 테크닉에 의한 문제라고 생각할 수 있을 것이다. 눈에 보이는 멍 자국과 피부의 변색은 심각한 문제로 인식할 수 있으나, 이러한 피부 변화에도 불구하고 의료인과 일반인들이 놀랄 만한 동양 의학의 장점이 있다는 사실을 주목해야 한다.

대부분의 연부조직 치료는 제1형 콜라겐과 제3형 콜라겐의 재생성이라는 목적을 가지고 있는데, 이 과정에서 피부 및 조직에 가해지는 압박이 중요한 역할을 한다. 도수치료 기법은 압박을 사용하여 내장의 자가 활동성 및 가동성을 회복하고 심부 근막에 있는 히알루로난 및 관절 윤활액의 점성을 증가시킨다.

부항은 압박을 기반으로 시행되는 도수치료 기법과는 다르다. 부항은 컵의 중심 부분에서 발생하는 부압을 사용하여 실제로 피부와 연조직을 끌어올린다. 압박은 부항 테두리 아래에서 발생한다. 부항의 중심부에서는 압박이 아닌 견인력이 발생한다.

유리컵을 사용하여 부항을 실시하는 경우, 부항 테두리에 알코올을 바르고 탈지면에 불을 붙여 부항 아래쪽에 열을 발생시켜 부압을 만들 수 있다. 플라스틱 컵을 사용할 수도 있는데, 수동 펌프 또는 트위스트 탑을 사용하여 부항 컵 아래쪽에 부압을 발생시킬 수 있다.

허버Huber 등[129]은 알코올과 유리컵을 사용하여 부항을 실시하였을 때 최대 부압을 만들어낼 수 있지만, 기계식 펌프를 사용하는 경우에 부압의 신뢰도가 가장 높다고 설명하였다. 또한 기계식 펌프 사용은 높은 평가자 간 신뢰도(서로 다른 두 사람이 사용하였을 때 발생하는 부압의 일치도)를 보여주었다. 부항을 처음 사용하는 초보자가 약 20회의 반복 후 전문가와 똑같은 치료를 제공할 수 있다고 설명하였는데, 이것은 부항 기법이 쉽게 사용할 수 있는 방법임을 의미한다.

부항의 기계적 효과로서 치료 후 더 좋은 느낌을 주는 것은 많은 경험을 통해 사실로서 자리매김하고 있지만, 부항의 치료 효과의 이유에 대한 증거는 부족하다. 그럼에도 불구하고, 근막 통증 완화,

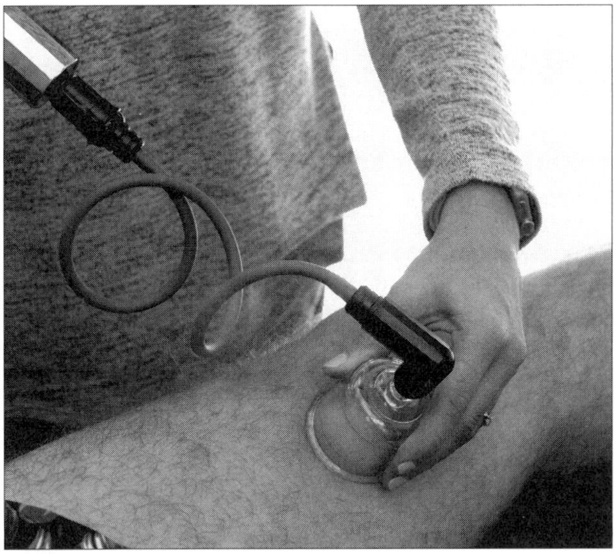

사진 4.2 부항의 종류와 부항 기기

부항(cup)과 부항 기기의 종류는 다양하다. 궁극적으로는 모두 같은 기능을 한다. 부압을 사용하여 부항 아래 조직을 들어 올리고 조직의 압력을 낮춘다.

알코올과 불꽃을 사용하면 부항 내 가장 큰 압력을 발생시키지만, 안정적인 압력 제공을 위해서는 기계식 펌프 사용을 추천한다. 기계식 펌프를 사용하면 일관성 있는 압력을 제공하기 때문에 치료의 표준화를 위해 유용하게 사용할 수 있다.

부상 부위 순환 개선, 만성 부상 부위 및 연부조직 가동성 증가 등의 눈에 띄는 임상적 효과가 있음은 부인할 수 없다.

전통 중국 한의사들은 2000년 이상 부항을 치료에 포함하여 기Qi를 뚫어주고 삶의 힘 에너지가 원활하게 흐르도록 도와준다고 믿는다.[130]

부항에 대한 서양의 명확한 연구는 거의 없지만, 몇몇 연구자들은 부항의 작용 기전에 관한 연구를 시도하고 있다.[131, 132, 133, 134, 135, 136]

부항과 관련하여 두 가지 이론, 생체역학적 이론과 순환 이론 두 가지가 있다.

탐Tham의 생체역학 모델링 연구에서 부항 중심 부분에서 조직의 긴장도가 가장 높았으며 긴장도는 부항 컵 지름의 0.4배로 나타난다고 보고하였다.[137] 부항 컵 테두리 아래의 부분은 실제로 압축이 발생하는 지점으로 확인하였다. 이 결과가 실제 임상적 의미가 있으려면 인체 조직을 사용한 연구가 진행되어야 한다.

부항을 적용한 신체 부위에서 실제로 유착 및 흉터가 제거되며 새로운 조직이 올바른 정렬을 찾아가기 위한 충분한 압력이 전해지는지를 확인하기 위해 조직의 압력-장력 변화에 관한 연구가 필요하다.

부항 컵의 중심에서 발생하는 힘의 분산뿐만 아니라 압박에서 분산으로 변환되는 영역까지 검증하기 위한 더 많은 연구가 필요하다. 또한 이러한 분산 작용이 도수치료 및 IASTM 기법의 압축과 어떻게 비교되는지에 관한 연구도 필요하다.

초창기 근골격계 엘라스토그래피elastography에서 부항 중과 후에 대퇴사두근 조직의 강직과 압력의 감소를 확인할 수 있었다.

근골격계 엘라스토그래피는 근골격계 초음파 단위를 사용하여 조직의 강직을 확인한다. 사진 4.3에서 부항 전과 부항 중 조직의 강직 변화를 확인할 수 있다.

이러한 강직성 변화가 얼마나 오래 지속되는지, 그리고 임상적으로 얼마나 중요한지는 지켜볼 문제이다. 신체 조직의 강직 감지를 통해 우리에게 연조직의 전반적인 건강에 대한 정보를 제공할 수 있다. 앞으로 엘라스토그래피는 연부조직의 치료 중재와 관련한 중요한 정보를 제공해줄 것이다.

회복과 혈관 재생

미세순환 문제는 여러 만성 질환의 원인이 된다.[138, 139] '미세순환'은 동맥, 모세혈관, 정맥 사이에서 발생하는, 작은 혈관 사이의 순환을 말한다.

흉터 조직 때문에 미세순환이 방해받을 때, 신체 조직은 치유와 영양 공급을 위한 충분한 혈액을 공급받지 못한다. 또한 미세 림프관의 손상으로 부상 조직 주변으로 2차 부상을 유발하는 사이질액을 적절하게 배출할 수 없게 된다.[140]

근육은 재생과 복구의 조합을 통해 치유된다. 근섬유의 재생은 위성세포가 근육모세포로 분화되면서 발생하며, 다친 근섬유가 융합하여 근세관을 형성한다.

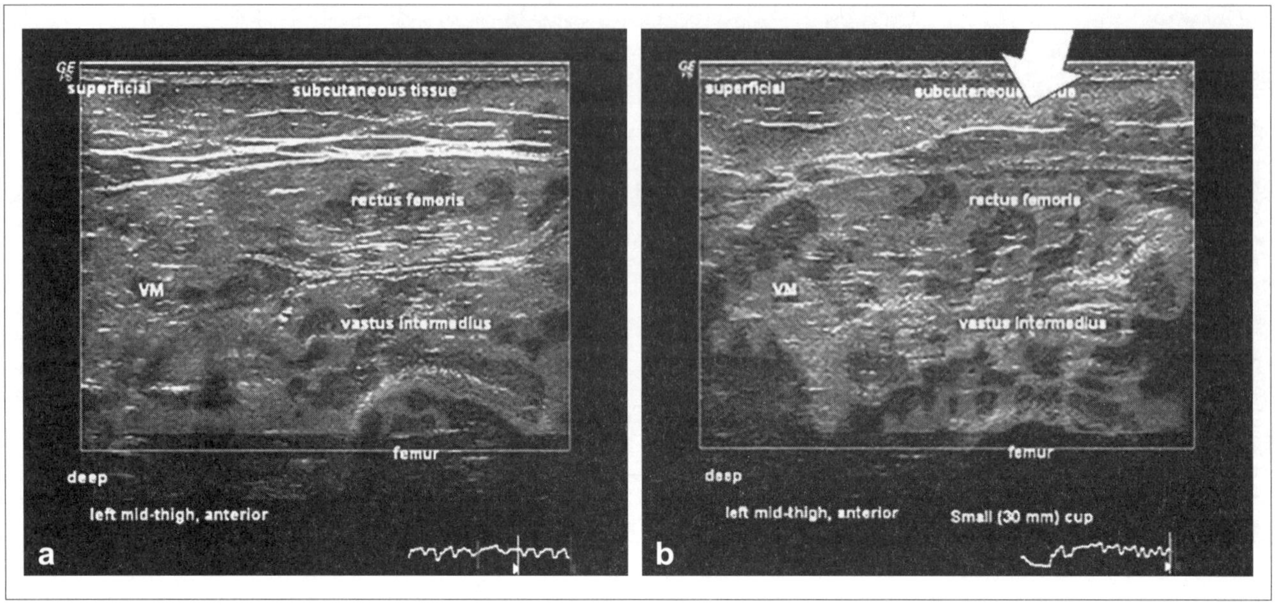

사진 4.3 근골격계 엘라스토그래피

근골격계 초음파 기법을 활용해서 인체 조직의 강직을 찾아낸다. 이 그림은 부항 치료 전과 치료 중의 근골격계 엘라스토그래피의 예이다. 두 번째 그림에서 피하 부위에 나타나는 어두운 영역은 조직의 강직성이 감소했음을 나타내는 것이다.

흉터 조직은 초기 부상 후 복구 과정에서 생성된다. 이 두 가지 과정은 근조직의 적절한 회복을 위해 균형을 이루어야 한다.[141]

부상 후 조직의 혈관 재생은 매우 중요하며, 혈관 재생은 혈관 신생 과정을 통해 일어난다. 혈관 재생이 불충분하면, 치료 과정은 영향을 받게 되고 결국 만성, 통증 및 근육염좌 재발 등을 초래할 수 있다.[142]

신체의 한 부위에 부항을 하면, 부항에 의해 끌어 올려진 조직 안으로 혈액이 모인다. 건강한 미세혈관이 있는 조직은 부항에서 발생하는 부압을 제거하면 모여 있던 혈액이 금방 퍼지게 된다. 만약 미세혈관의 문제가 있는 경우 혈액은 그 자리에 머물고, 시각적으로 멍을 확인할 수 있다.

이론적으로, 신체는 남아 있는 혈액의 이동을 위해 혈관 신생을 통해 새로운 동맥, 정맥, 모세혈관을 만든다. 이 과정이 걸리는 시간은 멍이 언제 사라지는지에 따라 결정된다.

동시에, 자가용해라고 알려진 과정을 통해, 신체는 손상된 근육에서 혈류를 제한하는 불필요한 혈관을 분해한다.

부항 치료는 부항 컵이 있는 자리에 혈액량을 증가시켜 염증마커를 희석할 수 있다. 또한 고혈압 환자를 대상으로 진행한 한국의 한 연구에서, 혈류 개선에는 약물보다 부항이 더 효율적이라는 것을 발견했다.[143]

연구와 과학적 증명이 없을 때, 환자의 중재를 도와주는 과학적인 원칙에 의존해야 한다. 부항과 혈관 신생 이론과의 관계에 대한 증거는 부족하지만, 확실히 과학적인 것 같다.

부항과 통증 완화

통증 이론과 관련하여, 부항은 게이트 조절 이론을 통해 통증 감소에 도움이 될 수 있다. 워커Walker의 최신 연구에서 'C-촉각 구심신경'이라고 불리는 촉각신경 섬유의 발견에 대해 논하고 있다.[144]

C-촉각 구심신경 섬유는 오래전부터 알려진 C-섬유와는 다르게 저속, 가벼운 접촉에 자극을 받아 실제로 통증을 억제한다. 그리고 이 신경 섬유

자극은 '기분 좋은' 호르몬인 옥시토신 생성을 자극한다. 도수치료, 통증 조절, 부항에 관한 연구는 앞으로 흥미로운 영역이 될 것이다.

부항은 신체의 다양한 마이크로 시스템에 긍정적인 영향을 미칠 수 있다. 첫째, 말초신경계를 자극한다.

때로는 괴로운 통증을 수반하는 외상성 부상 이후 신체의 감각수용기에 문제가 발생될 수 있다. 부항으로 인한 피부 자극은 통증수용기를 리셋하여 통증의 민감도를 감소시킬 수 있다.[145]

또한 중추신경계의 자극을 통해 통증이 감소할 수 있다. 충혈이라고 불리는 부항 요법은 초과 혈류를 발생시키고(사진 4.4 참조), 이런 현상은 뇌에서 통증을 차단하는 신경전달 물질을 촉진한다고 생각된다.[146]

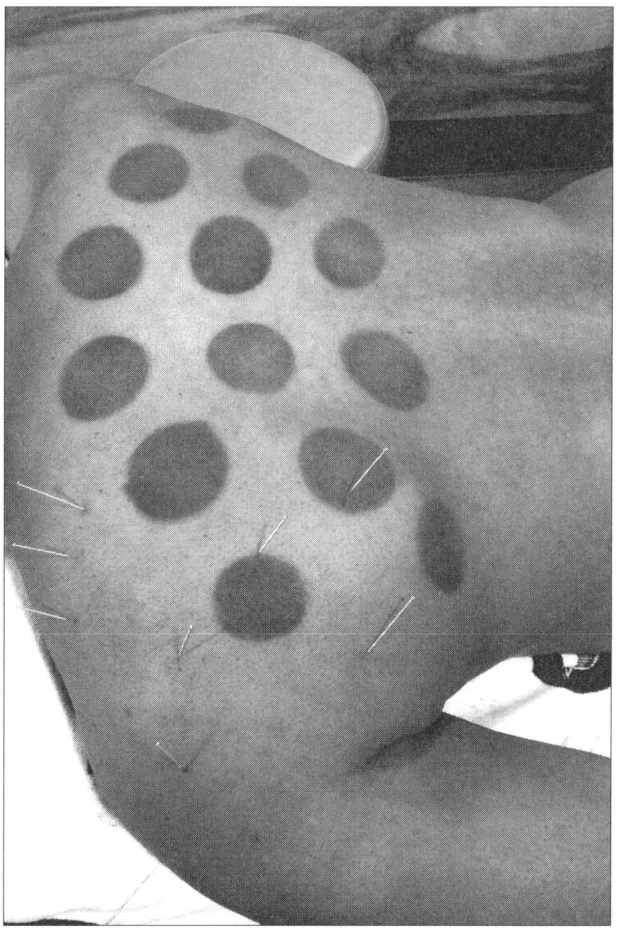

사진 4.4 부항으로부터 충혈

부항은 피부의 분홍빛 변화에서 명백한 멍까지 초래할 수 있다. 분홍색의 피부 변색은 대개 피부에 자극을 줄 때마다 그 부위에서 분비되는 히스타민에서 비롯된다.

멍은 부항을 통해 부상 부위에 피가 몰리면서 발생한다. 신체는 고여 있는 혈액을 제거하는 내부 메커니즘을 가지고 있지 않다. 그러므로 혈액은 부상 부위에 자리를 잡고 멍이 발생한다.

회복 타임라인

일반적으로, 부항에 의해 생긴 멍은 약 3~10일 후 사라진다. 이론적으로, 환자의 자가 치유 능력을 결정하는 전반적인 생리적 건강에 따라 환자의 회복 시간이 결정된다.

실제로, 회복 타임라인을 선수의 웰빙의 척도로 사용할 수 있다. 만약 부항으로 생긴 멍이 3일 안에 사라진다면, 그 사람의 전체적인 건강 체계가 올바르게 작동하고 건강한 상태라고 생각할 수 있다.

그러나 10일 이상 멍이 없어지지 않으면, 신체

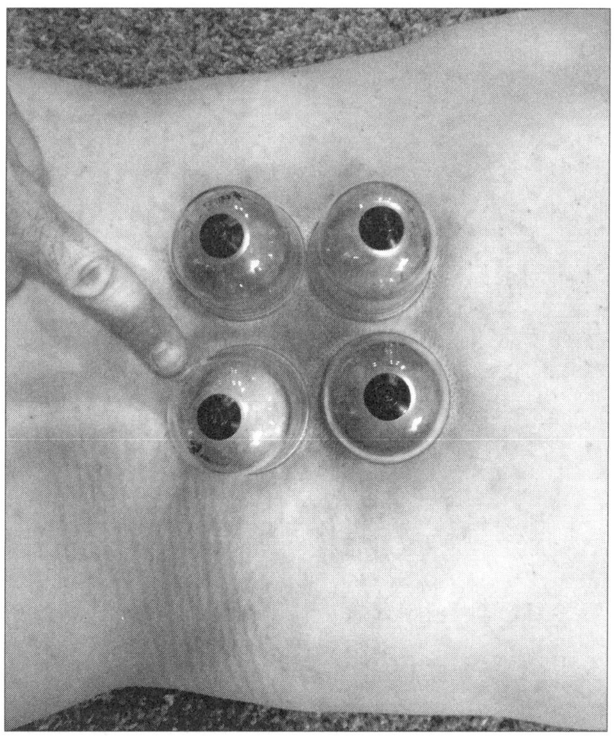

사진 4.5 부항 치료 후에 보이는 순환 문제

순환이 극도로 나쁠 때, 이 사진처럼 부항 부위의 붉은 피부 대신 흰 피부를 볼 수 있다.

부압을 활용했음에도 왼쪽 아래의 부항 부위에는 혈액이 흐르지 않는다. 이론적으로, 이것은 심각하게 손상된 미세순환계를 나타내며 모세혈관의 혈액 유입과 공급의 부족으로 인해 그 부위의 회복이 좋지 않음을 나타낼 수 있다.

의 전반적인 회복 능력이 더 오래 걸리는 것으로 이해할 수 있다. 이 경우 회복에 영향을 미치는 요소인 운동량, 명상, 수면, 수분 섭취, 흡연 습관 등의 측면을 고려할 수 있다.

신체에 외부 자극을 가할 때 특정 부위에 혈액 공급이 원활하게 이루어지지 않을 수 있다. 그림 4.5의 4개의 부항 사진에서 3개에서는 발적을, 나머지 1개에서는 흰색 피부를 확인할 수 있다.

이런 현상은 외부의 자극에도 불구하고 부항 아래쪽으로 혈액이 흐르지 않기 때문에 해당 부위에 순환 문제가 있다는 것을 의미한다. 이것은 부항 후 멍드는 것보다 더 좋지 않은 현상이다. 이 같은 경우, 부항을 적용한 부위는 선수의 통증과 직접적인 관련이 있다.

부항 기법

나는 선수의 필요와 제한점, 부항의 경험, 부상의 원인 및 신체 컨디션에 따라 세 가지 단계의 주요 부항 치료 기법을 사용한다.

물론 다음 설명할 부항 기법을 적용하기 전에 부항 치료 기법 3단계의 훈련이 필요하다. 만약 치료가 당신의 전문영역이 아니라면 직접 치료하기보다는 전문가에게 맡겨야 한다.

- 고정부항–정적신체Static cup-static body
- 이동부항–정적신체Dynamic cup-static body
- 고정부항–동적신체Static cup-dynamic body

고정부항–정적신체

첫 번째 단계는 고객의 생리학적 상태에 문제가 있다고 판단될 때 시작한다. 우리는 미세혈관 재생 과정에 문제가 있는 조직의 혈관 신생 과정을 촉진시키기 원한다.

고정부항–정적신체 기법에서는, 선수는 누운 상태를 유지하고, 흡기와 호기를 조절하며 천천히 횡격막 호흡을 시행한다.

호흡을 마친 이후 부항을 치료 부위에 적용하고 부항 아래 피부의 색이 어떻게 변하는지 지켜본다. 또한 피부에서 출혈 또는 삼출액과 같은 비정상적인 결과가 나타나는지 지켜본다. 만약 비정상적인 징후를 확인하면 즉시 부항을 멈춘다.

실험실에서, 부항이 미세순환계와 연부조직에 어떠한 영향을 미치는지 확인하기 위해 몇 가지 실험 연구를 시행하였다. 사진 4.6 a와 b는 체성분과 몸무게를 측정하지 않은 25세의 날씬한 여성의 근골격계 초음파 사진이다.

고정부항–정적신체 기법의 예로, 30mm 지름 크기의 부항을 사용하였을 때 4cm 깊이까지의 조직의 형태 변화(부항에 의해서 얼마나 위쪽으로 들어 올려지는지)를 측정한다.

신체의 위치에 따른 최적의 부항 깊이, 체성분이 부항의 효과에 미치는 영향, 성별의 차이 및 다른 요인들이 부항 치료 효과에 미치는 영향을 분석하기 위한 추가적인 연구가 필요하다.

이동부항–정적신체

특정 움직임 분절에서 근막 또는 다른 연부조직에 대한 문제가 있다고 생각되는 경우, 이동부항–정적신체 부항 기법을 사용할 수 있다. 우리는 움직임 제한이 항상 특정 근육에 의해 발생하는 것이 아니라, 근막을 따라 생성되는 유착으로 유발될 수 있다는 것을 알고 있다.[147]

부항을 이동함으로써, 근막의 선을 따라 다양한 지점을 겨냥할 수 있다. 이 기법을 사용하여 국소 부위의 혈액순환을 개선할 뿐 아니라 근막의 긴장을 감소시킬 수 있다. 또한 체액의 점성을 증가시켜 근막의 탄력성을 증가시킬 수 있다.[148]

이동부항–정적신체 기법에서, 피부의 자극 없이 부항을 이동시키기 위해서는 치료 부위에 로션 또는 크림을 바른다. 다음으로 부항을 올바른 부위에 위치시키고 몇 초 동안 고정한 후 근막을 따라 움직인다.

환자가 움직이지 않은 상태에서 치료를 시작한

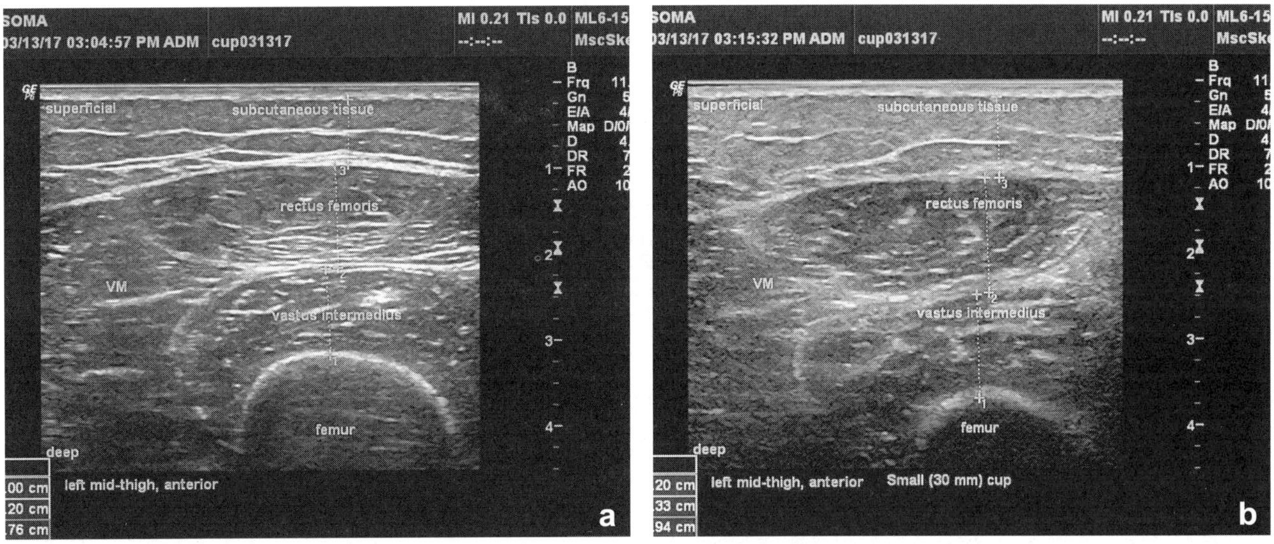

사진 4.6 근골격계 초음파

젊은 여성의 대퇴부에 고정부항-정적신체 기법을 시행한 근골격계 초음파 사진이다. 이 사진은 30mm 지름의 부항 치료 전과 치료 중의 근육과 피하조직 사이의 간격을 보여준다.

오른쪽 사진에서 가장 깊은 층의 조직(중간광근)의 간격이 0.2mm 증가하였다. 중간층의 조직(대퇴직근)은 0.13mm, 피하층은 0.18mm 증가하였다.

이러한 변화가 유의한지, 임상적 의미는 무엇인지, 조직 변화는 얼마나 지속되는지에 관한 추가 연구가 필요하다.

다. 이 기법은 내가 연부조직 치료를 위해 주기적으로 사용하는 방법이기 때문에 나의 임상 적용에 있어서 중요한 의미를 갖는다.

일반적으로 신체가 주기화와 같은 정해진 단계에 맞춰 적응하는 것을 좋아한다고 생각한다. 우리는 시즌 트레이닝과 비시즌 트레이닝을 가지고 있고, 상지 또는 하지 운동 계획, 밀기와 당기기 훈련 세션 등 정해진 단계를 가지고 있다. 신체는 다양한 자극에 적응할 수 있으므로 매일 다른 트레이닝을 시행하고, 다른 음식을 먹는다.

매일 같은 운동과 같은 식사를 하면, 결국 신체 구성의 변화는 멈추고 퍼포먼스의 감소를 경험할 것이다. 하지만, 아직 우리 대부분은 연부조직 기법을 매번 똑같이 하고 있다.

폼롤링, 마사지 스틱, 연부조직 기법들, IASTM 모두 조직 압박을 통한 치료 중재 기법이다. 이와 같은 치료 방법을 선택하는 특별한 이유가 없다면, 부항 기법을 사용하는 것은 치료 주기화 단계에서 좋은 선택이 될 수 있다.

초음파 사진의 그림 4.3 a와 b에서 이동부항-정적신체 부항 기법을 사용하였을 때 엘라스토그래피를 통해 조직의 강직이 감소하는 것을 볼 수 있었다.

근골격계 초음파 기기를 사용한 엘라스토그래피는 조직의 기계적 변화로 인한 연부조직의 질에 대한 정보를 제공한다.[149]

고정부항-동적신체

이 부항 기법은 1개 이상의 부항을 치료 부위에 위치시킨 다음 환자의 자발적인 움직임 또는 움직임 사이의 전환을 통해 치료하는 방법이다.

고정부항-동적신체 기법은 가동범위 제한 때문에 정상적인 기능 회복이 필요한 경우 사용할 수 있다. 예를 들어 선수의 허리 부상 재활을 하고 있다면, 부상 부위에 부항 치료를 적용한 후 네발기기 자세로 만든다.

선수가 횡격막 호흡을 여러 번 끝냈으면, 요가의 어린이 자세child's pose로 전환하여 동작을 반복한다.

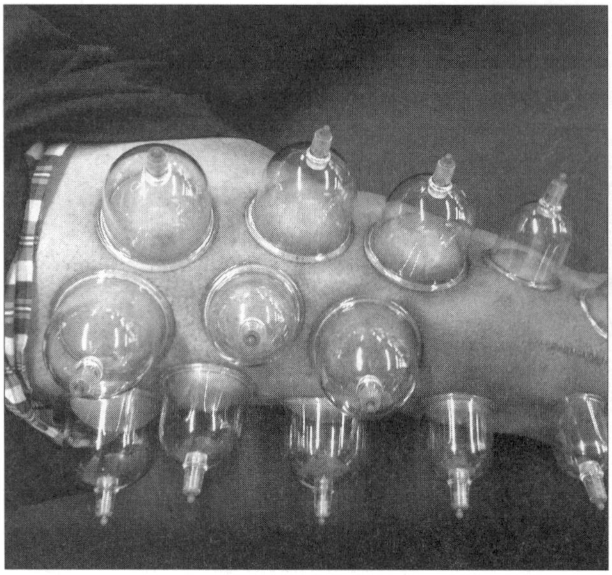

사진 4.7 고정부항-정적신체

고정부항-정적신체 부항 기법은 환자의 생리학적인 부분을 고려한 후 사용된다. 치료 부위로 혈액이 올 수 있도록 하여 혈관 신생을 유도하고 치료를 촉진한다.

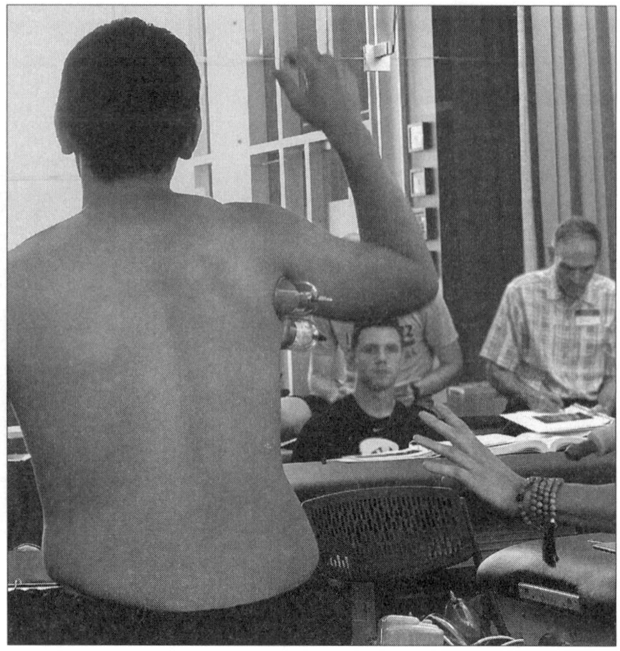

사진 4.9 고정부항-동적신체

고정부항-동적신체 기법을 보여주는 사진이다. 이 기법은 부항을 부상 부위에 놓고 환자가 혼자 또는 치료사의 도움과 함께 움직인다. 이 기법은 가동범위 제한이 있는 경우 사용된다.

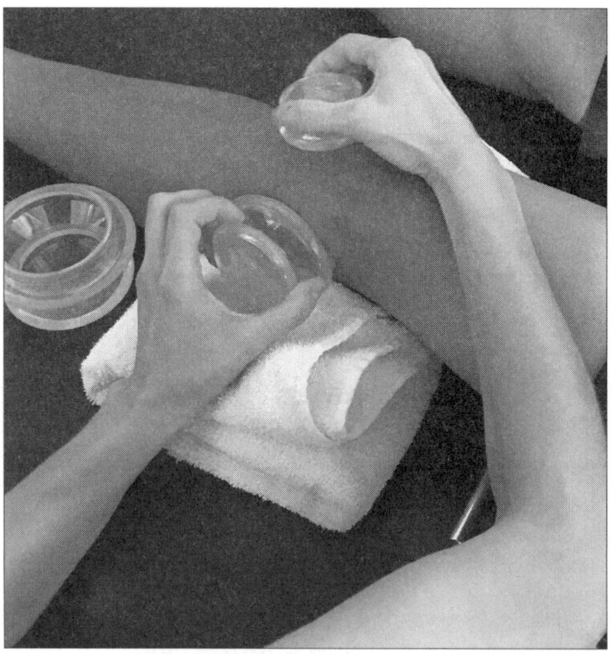

사진 4.8 이동부항-정적신체

이동부항-정적신체 부항 기법은 연부조직 치료의 주기화 단계에 속한 방법이다. 이 기법을 적용하여 조직 사이의 압박을 감소시킬 수 있고, 압박 연부조직 기법과 번갈아가며 사용할 수 있다.

다음으로 새로운 요가 자세 또는 운동, 약간 다른 쪽으로의 부항 이동, 또는 이 두 가지를 같이 적용하여 사용한다.

요약

움직임 분절을 정의, 평가, 치료하는 방법은 여러 가지가 있다. 운동 분절의 정의는 고객마다 차이가 있을 수 있다. 부상을 다룰 때 통증의 근원과 원인을 정확히 파악해야 한다.

통증의 원인은 환자가 불편함을 호소하는 증상의 주변에서 찾을 수 있다. 능숙한 치료사는 통증의 잠재적 요소를 확인하고 문제를 해결할 수 있는 최고의 방법을 결정한다.

이번 장에서 다룬 기술이 당신의 영역 밖이라면, 당신의 선수에게 더 나은 치료를 제공해주고 도움을 줄 수 있는 임상 전문가와 친구가 되어라.

임상 지침

부항을 사용하는 방법

- **고정(부항)–정적(신체)**
  회복이 필요한 조직의 생리학적 능력을 고려하여 사용
- **이동(부항)–정적(신체)**
  연부조직 치료의 주기화 단계가 필요할 때 사용
- **고정(부항)–동적(신체)**
  환자의 가동범위 제한이 있을 때 사용

5
정신운동 조절

골격근은 신체의 중요한 부분을 차지한다. 이러한 근육들은 그 자체로 강한 힘을 가질 수 있다. 그러나 근육들이 올바른 시간과 순서로 자극되지 않는다면 스트렝스에 큰 영향을 미치게 된다.

매우 강한 엉덩이 근육을 가질 수 있지만, 엉덩이를 신장시킬 수 없다면, 달리기를 시작할 때 등과 햄스트링으로 움직임을 만들어낼 것이다. 생체역학적인 강함이 우리 신체의 신경학상으로 적절하다는 의미는 아니다. 이러한 이유로 운동 제어가 운동 수행에 중요하다.

움직임 분절들이 모여 하나의 움직임을 만들어낼 때 그 움직임이 효율적이고 지속될 수 있게 하려면, 각각의 근육들은 지정된 일을 수행해야 한다. 주동근은 주동근의 일을, 협력근은 협력근의 일을, 안정화근은 안정화근의 일을 할 수 있어야 한다.

안정화근이 협력근이 되었을 때, 예를 들어 요추 주위 근육들이 엉덩이 신장을 돕거나 협력근인 햄스트링이 주동근이 되는 것, 또한 주동근인 엉덩이 근육의 활성화가 감소한다면, 종종 통증을 유발할 수 있다. 이러한 것들은 장기간의 움직임에 영향을 미칠 뿐 아니라 관절에 비정상적인 힘이 전달되고 결과적으로 부상을 발생시킬 수 있다.

신경 근육 조절은 올바른 자세와 움직임을 세밀하게 조정하는 것이다. 신체는 필요에 따라 기능과 위치를 조정할 수 있는 훌륭한 보상자이다.

필드에서 가장 빠르게 달려야 할 상황에서 그렇게 못한다면, 상대편은 당신에게 태클을 할 것이다. 당신의 신체는 태클당하는 것을 원하지 않을 것이고 이런 상황을 해결하기 위해 가능한 모든 능력을 동원하여 빠르게 뛰려고 노력할 것이다. 이러한 노력은 당신이 태클을 피하는 능력으로 작용할 것이다.

신체는 종종 보상작용으로부터 멀어져 있을 때가 있다. 당신은 아마도 부상이 일어나기 전까지 수천 번의 잘못된 움직임 패턴을 사용할 수 있을 것이다. 우리 각자는 모두 다른 보상 패턴을 가지고 있다.

하지만 좋지 않은 생체역학에 대한 개별적인 내구성을 가지고 있음에도, 결국에는 대가를 치를 것이다. 시간이 지남에 따라 보상작용은 다른 움직임으로 이어질 수 있으며, 이로 인해, 운동 수행 능력 감소, 통증, 비대칭적인 유연성 그리고 스트렝스 약화, 나중에는 더 큰 문제가 일어날 것이다.

깔끔하게 잘 쌓인 젠가 게임 블록을 생각해보자. 사람들이 번갈아가면서 하나씩 블록을 제거하면서 블록은 불안정해지고 흔들리기 시작한다. 가끔 사람들은 위험한 움직임을 시도하는데 그 결과는 탑이 무너지고 게임이 끝나게 된다.

젠가 게임을 진행하다 보면 블록이 꼬여 있으면서 어떻게 무너지지 않는지 궁금해진다. 결국은 누군가가 하나의 블록을 제거하여 전체의 블록이 무너지게 된다.

젠가 게임이 몇 초 또는 몇 분 동안 지속하든 마지막은 항상 같다. 그 블록이 넘어지게 되면 끝이 난다. 우리의 신체도 이와 같다.

부상 없이 한 시즌을 넘기지 못하는 선수가 있는 반면, 어떤 선수들은 수년 동안 좋지 못한 역학적 움직임을 지속하면서도 부상의 가능성을 무시할 수 있다.

그러나 결국, 운동선수의 신체가 아무리 회복력이 좋더라도, 좋지 않은 자세와 움직임은 경력 중이나 삶 속에서 부상의 결과로 나타날 수 있다.

우리가 해야 할 일은 사람들이 좋은 움직임으로 부상에 이르지 않게 하는 것이다. 만약 우리가 결함이 있는 패턴이 있다는 것을 알게 된다면, 단기적으로는 생체역학적인 교정을 시행하고, 장기적으로는 내구성을 향상하는 대안을 제공해야 한다.

우리가 제안한 신체 변화에 적응할 시간을 주어야 한다. 만약 선수들과 시즌을 보내는 중인 경우, 신체 역학적인 부분을 바꾸는 것은 적절한 시기가 아닐 수 있다. 선수들이 가지고 있는 보상 패턴이 그들에게는 더 효율적일 가능성이 있다.

보상 패턴을 제거하면 체계가 불안정해지고 비효율적으로 된다. 정신운동 문제를 다룰 때 신체가 적응할 수 있는 시간이 필요하다는 것을 알아야 한다. 새로운 운동 패턴을 습득하기 위해 수백 번 또는 수천 번의 반복을 한다. 이것은 평가와 치료에서 중요하게 고려되어야 한다.

옛말에 "늙은 개에게 새로운 기술을 가르칠 수 없다"라는 말이 있다. 이것이 정확하진 않지만, 상당히 타당한 말이다. 새로운 기술을 배우는 것은 의식적인 활동이다.

새로운 것을 배우기 위해서는 모든 것을 집중해야 한다. 새로운 기술을 수행할 때마다 운동 패턴은 시냅스와 뉴런 간에 자동으로 만들어지고 그 패턴은 습득된다. 그 패턴은 결국 자동으로 이뤄지게 되며 의식은 거의 필요하지 않게 된다.

하지만 오래된 기술을 새로운 방법으로 바꿀 때 첫 번째로 신경계는 오래된 신경 경로를 나누어 새로운 신경 경로를 만들려고 할 것이다. 이것은 더 많은 시간과 반복을 필요로 한다.

선수의 운동 조절 문제는 신경계가 적응할 시간이 있는 비시즌 기간에 접근하는 것이 가장 좋다. 경쟁해야 하는 시즌 기간에 신체를 좀 더 효율적이고 예상되는 부상을 줄인다는 목적하에 운동 학습 프로그램을 변경하면 역효과를 가져올 수 있다.

그러나 선수가 부상을 당했다면 반드시 그 환자의 관절 가동범위의 복원과 운동 제어를 회복할 수 있게 도와야 한다. 그와 동시에, 문제를 악화시키고 향후 문제를 일으킬 수 있는 보상 운동 패턴에 주의를 기울여야 한다.

통증은 계획을 바꾼다.

근육은 절대 '온' 또는 '오프'가 아니다

사람들은 "당신의 둔부가 자극되지 않습니다" 또는 "당신의 상부 승모를 억제해야 합니다"라고 말하곤 한다. 이런 접근은 근육이 언제든 '온' 또는 '오프'로 이뤄질 수 있음을 의미한다.

이것은 정확하지 않다. 근육은 절대 온이나 오프되지 않는다. 둘 중 하나를 선택해야 한다면, 즉시 움직일 수 있고 활성화가 준비되는 항상 켜져 있는 상태일 것이다. 우리가 잘 알고 있는 근육의

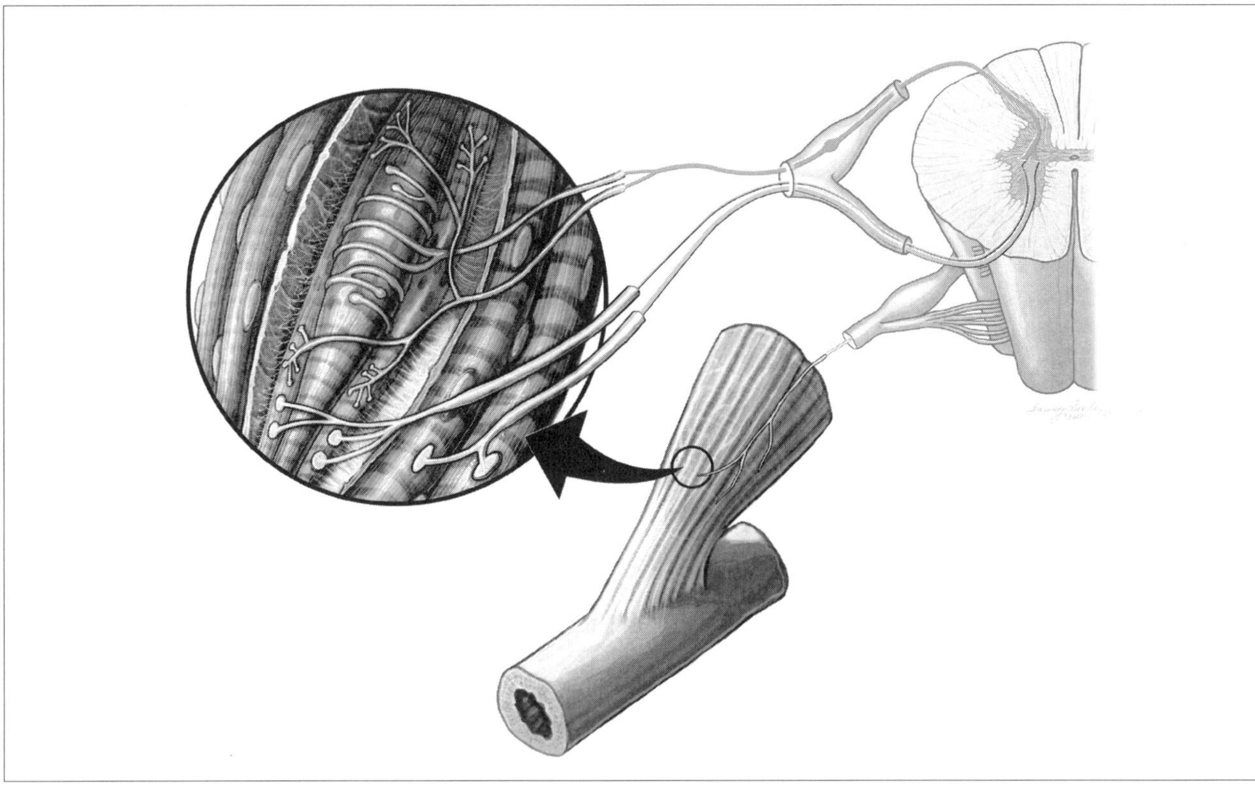

그림 5.1 근섬유

근방추 내에는 근육의 길이 변화를 감지하는 추내근 섬유와 근육 내 전체의 적절한 장력을 유지하기 위해 붙은 추외근 섬유가 있다. 이 '예비장력(pre-tension)'은 신체가 즉각적으로 움직일 수 있게 준비 상태를 유지한다.

'resting tone(근육이 휴식 중 일정한 긴장도를 유지하고 있는 상태)'이다.

이와 같은 문구는 환자를 교육하는 측면에서는 좋다. 자동차를 자동차 정비소로 가지고 갔을 때 정비사가 단순하게 받아들이는 것처럼 우리도 사람들에게 잘 이해할 수 있도록 반드시 개념을 단순화해야 한다. 우리는 차의 수리와 관련된 정비사의 용어들을 이해할 수 없다. 차의 문제가 복잡하고 표현하기 어려운 것이라 해도 정비사는 고객에게 간단하게 설명해야 한다.

신체와 환자의 교육도 마찬가지이다. 어떤 일이 일어나는지, 어떤 계획을 세우고 그 문제를 해결할 것인지 고객이 알 수 있게 해야 한다.

전문적인 문장을 주변 지인들에게 습관적으로 사용하게 되는데, 이러한 습관이 문제를 발생시킨다. 고객의 교육이 전문가들의 대화처럼 된다. 이렇게 되면 제대로 된 의사소통이 일어나지 않는다.

머릿속에서 단순화하고, 근육은 실제로 꺼져 있다고 믿기도 한다. 우리는 그 사실로 돌아가야 하고, 계속 전문성을 키우고 싶다면 전문적인 대화를 위해 과학적인 지식을 갖춰야 한다.

실제로는 어떤 일이 일어나고 있을까?

근육이 과활성화 되거나 충분히 활성화되지 못하면 무슨 일이 일어날까?

예를 들어보자. 상부 승모근의 긴장 또는 목 부위의 통증을 호소하는 환자가 있다고 가정해보자. 아마도 근육 촉진 후 여러분은 말할 것이다. "당신의 상부 승모근이 과활성화되어 있습니다. 당신은 상부 승모근의 활성화를 줄이고 하부 승모근의 활성화가 필요합니다."

그리고 상부 승모근의 긴장을 줄이기 위해서 마사지, 마사지 스틱, 가끔은 초음파 치료 또는 다른 치료를 시도하고 하부 승모근의 활성화를 위해서 보강 운동을 할 것이다.

먼저 신경학적으로 보면, 승모근은 뇌 신경의 척추 부신경(XI)에 의해 지배된다고 알고 있다. 승모근의 모든 부분은 같은 신경의 지배를 받는다. 그러므로 신경학적으로 전체의 근육 발화 없이 한 부분을 발화시키는 것은 불가능하다.

하지만 84쪽에서 근육 해부학에서 다루는 근육 섬유 속을 보거나 그림 5.1을 생체역학적으로 살펴보자.

근방추 안에 추내근 섬유가 있다. 그 추내근 섬유는 근육의 길이 변화를 감지한다. 근육이 길어졌다면, 감각 신경을 통해 추내근 섬유에서 척수로 신호를 보낸다.

척수 신경은 신호를 감마 운동 뉴런과 알파 운동 뉴런으로 보낸다. 감마 운동 뉴런은 추내근 섬유의 끝을 자극하여 수축한다. 알파 운동 뉴런은 잘 알고 있는 액틴과 미오신으로 실제적인 근방추인 추외근 섬유를 수축시킨다.

추내근 섬유의 감각 신경이 알파 및 감마 운동 뉴런을 지속해서 척수에 활성화하도록 지시하는 경우, 근육의 긴장 상태는 지속적인 활성화로 높아질 것이다.

그런 다음 신체는 지속적인 콜라겐의 전환(콜라겐의 합성 및 용해)으로 일정한 균형을 유지하므로 힘이 조직에 가해지면 그곳에 새로운 콜라겐이 위치하기 시작한다.

만약 올바르지 않은 자세로 인해 전체 다발에 근육이 늘어나 있는 상태라면 많은 양의 콜라겐 침착과 근육 조직의 긴장이 일어난다.

상부 승모근의 조직은 추내근 섬유들의 감각 입력으로 만성적으로 긴장하게 되고 그 조직은 콜라겐 전환으로 긴장되어진다.

감각에 문제가 있다면 자세의 변화가 필요하거나 중추신경계로 가는 감각 입력을 줄여야 한다. 또한 근육 조직의 긴장을 줄이기 위해 새로운 위치에 콜라겐의 작업이 필요하다.

'근육의 꺼짐' 혹은 '근육의 켜짐'이라는 표현에는 많은 내용을 내포하고 있다. 이것은 환자들을 교육할 때는 괜찮으나, 이 문장을 좀 더 깊이 이해하려는 노력이 필요하다.

이 장 제목의 '정신운동'이라는 단어가 의미하는 것처럼, 순수한 육체적 관점에서 운동 제어를 볼 수만은 없다. 감각적 입력을 받고 주어진 상황에서 어떠한 움직임을 '소프트웨어'로 사용할지를 결정하는 것은 두뇌이다.

환자들의 완전한 재활을 돕기 위해서는 정신적인 부분과 신경계 또한 재교육이 필요하다. 이러한 기술들은 완전한 재활에 도움이 될 것이다.

고유수용성 신경근촉진법(PNF)

정신운동 제어 분야의 발전은 1940년대와 1950년대에 신경생리학자 허먼 카바트Herman Kabat의 선구자적 연구를 통해 이루어졌다. 카바트는 정신운동을 통제하지 못하는 소아마비 환자들에게 새로운 기능을 회복시키는 방법으로 영국의 생리학자 찰스 셰링턴의 법칙Charles Sjerrington's Law을 사용했다. 그 법칙에 따르면 한 근육이 수축하면 다른 주변 근육을 동원하여 힘의 생성을 증가시킨다.

그는 셰링턴의 주동근과 길항근은 차례로 동시 수축이 일어난다는 보완된 아이디어를 사용했다.[150] 이러한 개념들을 연결하면서 나는 이것이 신경계뿐만 아니라 심부 근막을 통한 힘의 전달에 대한 초기 증거가 아닌지 궁금했다.

카바트는 도움을 주던 마가렛 노트Margaret Knott, 도로시 보스Dorothy Voss와 협력하여 환자의 뇌와 신체를 재교육하여 운동 제어를 강화하고 근육 수축력을 높이는 신경 재활 체계를 개발했다.[151]

언어, 고유 감각, 촉감 및 기타 감각 신호를 사용하는 것은 종종 저항에 반응하여 환자의 특정 가동범위 지점에서 수축 또는 이완되도록 자극하는 핵심 구성 요소 중 하나이다.

카바트, 노트와 보스는 셰링턴의 법칙을 사용하는 것 외에도 기존의 다른 생리학적 원리를 신경운동 훈련에 적용하는 방법을 탐구했다. 이러한 원리 중 하나는 근육 신장 반사로서, 근육이 빠르게 늘어날 때 수축한다는 것이다. 다른 하나는 근육 역신장 반사로 건을 당기면 근육이나 부착 부위가 이완된다는 것이다.

카바트의 본질은 환자의 뇌를 재교육하여 다양한 운동 순서와 다른 운동 평면을 통해 주동근과 길항근의 활성화와 비활성화를 결합함으로써 최소한 일부의 운동 제어, 가동범위 및 수축 능력을 회복하는 것이다.

이 기술은 위-아래 또는 앞-뒷면뿐만 아니라 나선형 및 대각선을 포함한 모든 운동 면에서의 움직임을 포함하며, 이것을 고유수용성 신경근촉진법(PNFProprioceptive Neuromuscular Facilitation)이라고 한다.

카바트의 초기 방법은 소아마비, 뇌성마비 및 뇌졸중으로 마비된 환자를 위한 재활 치료에서 혁신적이였으며, 그의 조력자들은 PNF를 대중화했다. 1950년대와 1960년대에 노트와 보스는 카바트의 PNF 시스템을 호주 간호사 엘리자베스 케니Elizabeth Kenney 자매와 다른 형태로 재활에 적용했다.

각 대학이 PNF를 학생들의 교육과정에 통합하기 시작하면서 PNF는 결국 선수 트레이너, 스트렝스 컨디셔닝 코치와 물리치료사 커뮤니티에서 자리를 잡게 되었다.

PNF가 포함된 중요한 이유 중의 하나는 이것이 운동선수들의 운동 제어 부분의 관리 전략으로 운동 패턴에서 나오는 가동성 및 안정성 사이의 균형을 회복하는 데 도움이 되기 때문이다.

이런 균형은 가끔 부상 때문에 상실되고, 실제로 초기 문제를 일으키는 경우가 많다.[152]

나는 운동선수들에게 절대로 가동성을 잃어버리면 안 된다고 말한다. 선수들은 수동적인 스트레칭을 받으며 누워 있으면 기분이 좋을지 모르지만, 선수들이 일어서 있는 자세에서 어떻게 새로운 가동성을 사용할 수 있을지 알 수 없고 이것은 나중에 문제가 될 것이다.

늘어난 근육의 길항근은 실제로 늘어나는 근육과 같이 반드시 새로운 범위 안에서 발화되는 것을 얻게 된다. 이것이 적절하게 진행되지 않는다면, 환자들이 가동성을 어떻게 사용 또는 제어해야 하는지 알려줘야 한다. 이것은 부상의 발생을 지연시킨다.

PNF는 수술이나 외상에 의해 악영향을 받은 관절과 근육 조절을 회복시키는 데 도움을 줄 수 있다. 또한 이는 환자들을 오늘 어떻게 움직이고 내일 어떻게 움직여야 하는지에 대해 뇌가 의식적으로 참여하도록 하는 오랜 기간 검증된 방법이다.[153]

근육 활성화 기술

부상당한 선수가 다시 경쟁 준비 상태로 돌아가기 전 그랙 로스코프Greg Roskopf의 방법을 고려해야 한다. MAT®웹 사이트, www.muscleactivation.com은 로스코프의 이론을 가장 잘 요약하고 있다. 로스코프 이론은 "유연성은 힘의 원천이다. 근육의 긴장은 이차적인 근육 약화 요소이다"라는 것이다.

로스코프는 근육 자극이 최대한 효율적으로 작동하도록 MAT 시스템을 고안했다. MAT의 시작점은 근육 수축 기능을 평가하는 것이다. 만약 이러한 기능이 위태로워지면 가동범위의 제한이 생기고 그 결과로 운동 수행 능력이 저하될 수 있다.

MAT 시스템에서 근육의 건강은 효율적으로 수축하는 능력으로 증명되며 이는 정상적인 움직임에 필수적이다. 근육 수축 효율의 상실은 운동 상실로 나타날 수 있으며, 이는 신체의 운동 수행력 저하와 생체역학적 기능을 방해하는 불균형 및 비대칭의 심화로 발달할 수 있다. 이러한 문제들은 신체 기능 저하뿐만 아니라 주관적으로 통증이나 긴장도를 일으킬 수 있다.

MAT의 목표는 약한 근육을 더 강하게 만들고 가동범위와 운동 제어를 개선하는 다양한 힘 적용 기술로 근육 수축 능력을 회복시키는 것이다. MAT는 근골격계뿐만 아니라 신경근의 문제를 살펴보고 신경과 근육 사이의 신호 전달을 '재연결'하여 이를 해결하려고 한다.[154]

이것은 "닭이 먼저냐 계란이 먼저냐"의 토론을 떠올리게 한다. 근력 약화가 가동성을 저하하는가? 아니면 그 반대인가?

로스코프는 전자의 전제에 대해 설득력 있는 주장을 한다. 스트렝스로부터 유연성이 고안되는 전제에 기초하여, 그가 연구하는 개념 중 하나는 근육의 긴장도를 줄이는 방법을 다루는 것에 있다.

전통적인 정답은 근육이 짧아진 것이나 뻣뻣하게 인지되는 것을 늘리거나 움직여주는 것이었다. 이 시나리오에서는 햄스트링 경직으로 불편함을 느끼는 환자가 있는 경우 햄스트링을 움직여주고, 조금 더 포괄적으로 접근한다면, 전체 후면 사슬을 다루게 될 것이다.

이것이 효과적이라면 왜 환자들이 이틀 후에 같은 햄스트링 경직 증상으로 찾아오게 될까?

MAT 시스템에서 답변은 다른 근육 그룹들의 약함으로 햄스트링이 안정근과 주동근으로 너무 과하게 일하도록 요구했다는 것이다.

또 다른 옵션은 두뇌가 정확한 근육에 제시간에 활성화되는 신호를 멈추고 다른 근육(이 경우 햄스트링)이 대신하여 운동을 수행하도록 요청받는다는 것이다. 이것은 운동 수행에서 다른 근육의 역할로 전환되며, 주동근이 안정근이 되고 안정근이 협력근이 된다.

신체는 부족함이 있는 부위에서 안정감을 추구한다. 근육 그룹을 긴장하게 만드는 것은 인위적으로 안정성을 만드는 좋은 방법이다. 긴장된 근육을 늘리면, 이것은 속임수일지라도 잠재적으로 효과적인 안정성을 멀리할 수 있으며 안정성 측면에서 환자에게 아무것도 남지 않을 수 있다.

가동범위를 잃었거나 주관적으로 뻣뻣하다고 느끼는 주동근을 늘려주는 것과 비교해 뻣뻣한 근육 또는 근육 그룹의 길항근을 활성화하는 중요한 개념이다. 만성적으로 뻣뻣함을 해결하고 과활성화와 약한 활성화 간의, 그리고 상호 근육 사이의 강함과 약함의 불균형 간의 문제를 해결하는 보다 효과적인 방법이 될 수 있다.

운동선수가 대퇴사두근을 사용하고 복부 근육을 활성화하도록 신호를 줄 수 있다면, 그 선수는 햄스트링에 대한 '집중'을 정지할 수 있으며, 이로 인해 근육 그룹의 과도한 긴장이 풀어지게 된다.

다시 말하자면, MAT는 우리의 신체 구조가 자체적인 결단으로 행동할 수 없으나, 감각 입력 때문에 영향을 받는 뇌와 신경 출력에 의존하여 수행할 작업, 시기 및 순서에 대한 지침을 인식한다.

운동선수가 다친 신체뿐만 아니라 부상으로 인해 손상되었을 수 있는 신경 연결을 회복하도록 도와야 한다. 그랙 로스코프의 MAT 실습은 이것을 달성하는 한 방법이다.

FRC

FRCFunctional Range Conditioning는 안드레오 스피나Andreo Spina 박사가 연구 개발한 체계이다. 이 체계는 개선된 신체 조절을 통해 기능적 움직임과 관절 건강을 향상하도록 한다. FRC 시스템의 핵심 개념은 움직임 자체를 개선하는 것이 아니라, 움직임을 처리할 수 있도록 신체를 개선하는 아이디어이다.

우리는 102쪽의 동적 시스템Dynamic Systems Theory 이론의 개념을 논의할 것이다. DST에서 움직임의 패턴을 표현하기 위해 신체는 가능한 많은 자유도를 가질 필요가 있다.

더 건강한 체계일수록 움직임을 실행할 수 있는 자유도가 더 높다. 이것이 FRC의 기본 개념이며, 더 많은 변수를 감당할 수 있는 신체 능력으로 향상되고 더 많은 변수로 움직일 수 있는 능력을 향상할 수 있다면 움직임이 개선될 것이다.

특이적 움직임의 개입 과정을 통해, 신체는 늘어나거나 줄어든 범위를 포함하여 전체 가동범위를 걸쳐 모든 관절의 움직임을 표현할 수 있다.

각 신체 부위가 완전하고 활동적이며 유용한 가동범위를 달성할 수 있게 되면 관절의 건강이 회복되고 관절의 퇴행이 최소화된다. 운동과 그에 따른 기능이 향상되고 통증이 완화된다.

FRC는 포괄적인 운동 개입이다. 이 개념은 움직임 분절과 '브릿지 더 갭' 모델의 정신운동 제어 분야에 잘 맞다. 관절 건강의 개선 및 유지는 장기적인 통증 완화의 핵심이다.

PRI

론 흐루스카Ron Hruska가 설립한 PRIPostural Restoration Institute®는 정신운동 제어 훈련에 중요한 역할을 한다. 이 훈련은 자세, 비대칭 또는 불균형 적응 및 근육 사슬 간의 연관성을 살펴본다.

PRI 주요 학설 중 하나는 인체가 기본적으로 비대칭적이며 측면화된 자세 및 운동 수행력의 기질로 발전될 수 있다는 것이다.

신경계, 호흡계 및 순환계를 포함한 다양한 체내 장기 및 구성 요소 체계는 비대칭이며 좌측과 우측이 다르다.

따라서 신체의 각 측면은 다양한 자세, 위치 및 기능적 요구에 좌우된다. 몸통의 구조를 살펴보면, 심장은 하나뿐이므로 몸 왼쪽의 흉강과 주변의 단단하고 부드러운 구조들은 몸의 오른쪽 구조와 다르다. 이것은 해부학적 구조가 기능을 어느 정도 좌우할 수 있는지 보여준다.

횡격막은 특히 운동선수의 운동 수행 능력, 부상 및 재활과 관련될 수 있다. 우측 위쪽 부분은 좌측의 경우보다 더 크며, 우측에는 더 크고 두껍고 더 긴 주름이 있다(그림 5.2 참조). 우측 부분은 시계방향으로 더 강한 요추 회전을 일으켜, 약간 우측의 요추 골반 회전을 유발하고 좌측 흉부 확장이 증가하며 똑바로 유지하기 위해 흉부가 좌측으로 역회전하게 된다. 횡격막 좌측의 잘못된 자세와 좌측 흉벽의 과도한 공기는 모든 신체 체계에서 우측 측면화에 더 영향을 줄 수 있다.

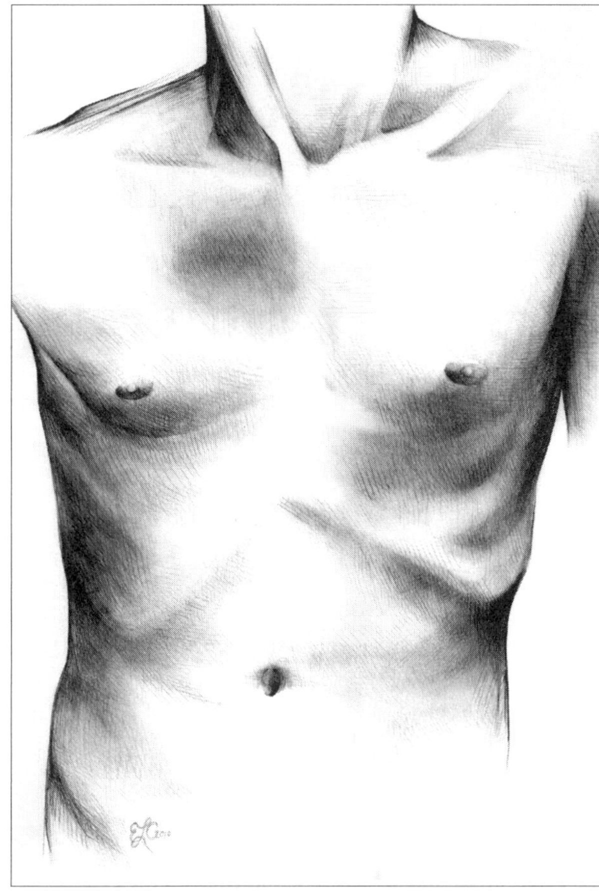

그림 5.2 횡격막

인체는 본질적, 내부적으로 비대칭이다. 대칭적인 외형을 가지고 있음에도 불구하고, 장기는 신체 내에서 비대칭적으로 특이하게 위치한다.

이 비대칭적인 기관 배치 및 전체 구조는 다른 보상 중에서도 체중이 신체 우측 하부로 쏠리고 좌측 골반 부위가 몸 앞으로 향하게 하며 몸 왼쪽 아래 갈비뼈가 나오게 되는 자연스러운 경향을 초래한다.

이러한 보상 시스템은 사람들이 마음대로 이러한 위치를 유지할 수 없을 때 기능장애를 일으킬 수 있다. 즉, 다시는 다이어프램을 왼쪽으로 재배치하거나 골반을 회전시키거나 무게중심을 몸 왼쪽으로 올바르게 이동할 수 없게 된다.

인간의 대부분은 이러한 해부학적 구조로 되어 있으므로, 이것은 정상적인 자세이다. 제한이나 잘못된 보상이 없이 제 위치로 움직이는 것은 문제없다. 그러나 특정 패턴으로 '고착'되었을 때 문제가 생길 수 있으며 자유롭게 제 위치로 움직일 수 없게 된다.

특정 스포츠나 포지션에서는 이러한 '중립적' 자세를 부정하거나 뒤집을 수 있다. 한쪽으로 수천 번 반복해서 던지는 투수는 결국 시계 방향으로 회전할 수 있는 능력과 같거나 더욱 강하게 반 시계 방향으로 회전할 수 있다. 그런 다음 요추의 상반 회전하는 변화가 생기며 자연적으로 기능적인 관계를 극복하게 된다.

한쪽만 사용하는 운동선수 집단 중에서, 이것은 요추 및 흉추 부위의 안정성과 가동성에 복합적인 영향을 미친다. 또한 요추와 골반 및 견갑골과 어깨 간의 관련성에 기여하는 근육과 근막에도 영향을 줄 수 있다.[155]

PRI 훈련에서는 자연적응으로 불균형해진 인체 체계 간의 상관관계의 중요성과 이것이 전체 인간의 움직임이나 부상에 미치는 영향을 살펴본다.

이 훈련은 모든 신체 체계의 편향 기질을 존중하고 신체의 모든 부분에 기능적인 영향을 미치는 자세 변화에 혁신적인 다중 체계 접근 방식을 사용한다. 또한 운동 수행능력을 저해하고 조직의 건강에 좋지 못한 적응이나 잠재적으로 제한적인 것을 교정할 수 있는 운동이나 움직임을 제안한다.

PRI에서 논의된 개념은 포괄적이고 복잡하다. 이 부분을 검토한 론 흐루스카, MPA, PT 및 에임스 앤더슨, PT, PRC에게 감사드린다. 자세한 내용은 https://www.posturalrestoration.com/을 참조하라.

동적 신경근 안정화(DNS)

인간 발달의 기본 과정에서 일반적인 아이는 3세 전후로 걷고, 물건을 나르며, 바닥을 기어다닐 수 있고 또한 높은 위치로 기어오를 수 있다. 어린 아이들의 발달 패턴은 초등학교 1학년부터 시작되는 하루 8시간의 좌식 공부 패턴과 같은 잘못된 교육법에 의해서 손상되기 전까지 소근육 운동 제어 능력을 발달시킨다. 켈리 스타렛Kelly Starrett은 그의 저서에서 어린 나이 때부터 강요되는 좌식 생활이 유발하는 다양한 정형외과적 문제점을 서술하고 있다.

아이들이 자라나 고등학교와 대학교에 진학하기 전까지 그들은 오랜 시간 동안 생체역학적으로 문제 있는 자세를 강요받는다. 우리는 신체 구조와 기능을 온전하게 바라봐야 한다. 스포츠 활동과 앉고 일어서는 일상적인 생활 방식의 자세적 요소들을 기능과 구조를 재정립하기 시작해야 한다. 이러한 과정은 순차적으로 정신운동 조절에 영향을 미치며 특히 우리가 세상을 보행 이동하거나 운동 경기 중인 선수의 신체를 안정화시키는 능력을 개선한다.

이와 같은 안정화 능력을 발달시키고 안정화의 부재를 찾아내는 것은 동적 신경근 안정화(DNSDynamic Neyrinyscykar Stabilization)의 핵심 이론이다. 프렌티섹 벨레Frantisek Vele, 카렐 레빗Karel Lewit, 바클레브 보이타Vaclav Vojta 및 블라드미르 얀다에 의해 개척된 프라하 재활 학교의 교육들을 기반으로, 파벨 코럴Pavel Kolar은 안정화의 신경학적 측면을 고려하여 움직임 분절 기능을 개선하기 위하여 일련의 움직임을 만들었다. 이 기술에는 반사 자극을 위한 도수치료와 3차원적인 안정화 및 발달 운동학 원칙을 기초로 한 스트렝스 운동들이 포함된다.

카렐과 그의 동료 치료사들은 DNS를 '통합 안정화 시스템(ISSIntegrated Stabilizing System)'이라고 명명하고 발전시켜 나갔다. 척추 주변의 구조는 골반 기저근, 복벽, 횡경막, 척추 분절 근육, 목의 심부 굴곡근을 포함한 여러 근육과 결합 조직으로 구성된다. 움직임을 시작하기 전에, 이러한 근육들의 부분적 및 전체적 안정성을 제공하기 위해 협응된 방법으로 활성화되어야 한다.

하나 또는 그 이상의 기능적 단위 활성화가 실패하면 스포츠 활동뿐 아니라 앉아 있거나 서 있는 정적 부하 기능이 손상된다.

단 하나의 근육이라도 적절하게 활성화되지 않으면 전체 안정화 시스템의 효과가 반감되어 움직임의 질적 요소가 감소된다. 또한 안정성을 추가하기 위해서 신체의 다른 구조물을 과도하게 동원하게 되면 과사용으로 인한 문제가 발생할 수 있다. 척추의 안정성과 관련되어 이와 같은 상황이 발생하면 척추 사이의 디스크나 척추 관절에 손상을 야기할 수 있다.

이 같은 문제를 미리 예방하기 위해서 DNS 검사는 안정성의 질을 평가해야 하며 안정성의 기능장애를 일으키는 근원적인 가장 약한 연결 고리를 찾는다. 이러한 검사는 성인의 기능을 유아의 '정상적인 발달 기능'과 비교하여 시행한다.

위의 발달 운동학은 통합 안정성 시스템에서 사용되는 교정 운동에 적용된다. 통합 안정화 시스템은 원시적인 발달 위치에 있는 동안 자극되고 활성화되어 뇌를 사용하게 된다.[156]

치료사가 처음에는 많은 도움을 주어 올바른 발달 위치를 안내하지만 치료가 진행됨에 따라 환자가 움직임 패턴을 스스로 제어하기 시작한다.

초기에는 의식적으로 제어하지만 정신운동 제어가 발달되면 통합 안정화 시스템이 활성화되어 자동으로 무의식 중에 제어가 이루어진다. 이러한 단계별 제어는 선수가 재활에서 연습과 경기에 복귀하는 이상적인 과정과 일치한다.[157] DNS 시스템을 학습한 전문가는 근신경계 전체를 다루고 확고하게 이해함으로써 신경계에서 발생하는 근원적인 문제에 도달할 수 있다. 이런 개입을 통해서 공통된 테마를 볼 수 있는데 감각(구심성) 입력이 변경되면 운동(원심성) 출력이 달라진다. 시스템 안에서 감각 입력을 변경하지 않고 움직임 출력을 지속적으로 변경하려고 하면 움직임의 질은 기대한 만큼 좋은 결과를 만들 수 없다.

셜리 셔먼의 움직임 시스템 손상 증후군

워싱턴 대학교의 물리치료 과정은 여러 가지 이유로 명성이 높다. 에메리타 셜리 셔먼 교수와 그녀의 동료 연구자들은 운동장애에 있어서 신경계의 역할을 살펴보기 위해서 다양하면서 매우 유용한 방법(움직임 시스템 손상 증후군, MSI)을 고안하여 적용한 최초의 사람들이다.

셔먼 교수는 특정 움직임 동안 어느 부분의 근육과 운동 분절의 가동성과 안정성이 유지되어야 하는지에 관한 평가를 대중화한 최초의 물리치료사이다.

그녀는 또한 인체의 구조물을 안정화하는 근육들이 주동근이 되어 의도하지 않은 보상 패턴의 역할을 수행할 경우 발생하는 결과에 대해서 우리가 관심을 기울이도록 하였다. 셔먼의 MSI 증후군에 관한 지도 이론은 생체역학적인 기능장애가 미세 불안정성에 의해 발생한다는 개념이다. 불균형적인 정렬이 있는 경우 미끄러짐, 구르기, 축돌림과 같은 부수적 운동이 관절과 관절이 맞닿은 곳 사이에서 한 방향 또는 그 이상의 여러 방향으로 과도하게 일어나게 된다.

최적으로 움직이지 못하는 관절의 상태는 그 주변 연조직의 내부에서 발생하는 전단력 및 높은 접촉 압력으로 이어지며 시간이 지나 이러한 압박들이 축적되면 부상과 뼈의 강도 저하, 근육과 인대 그리고 힘줄의 손상과 같은 큰 외상의 원인이 될 수 있다.

각각의 특정된 움직임 시스템 증후군은 운동선수의 이상 움직임에서 보이는 위험 신호 또는 증상의 근원적인 원인에서 손상된 움직임 정렬 또는 방향에 따라 병명이 지정되며 교정을 통하여 문제점들을 보완하면 이러한 증상이 사라지거나 감소된다.

셔먼 교수의 MSI 방법은 조직 및 관절 중심화가 적절하게 이루어지지 못하면 발생되는 잘못된 신체 정렬 및 미세 불안정성과 관련된 신경 근육 장애를 강조할 수 있기 때문에 정신운동 조절에서 중요하다.[158]

잠재되어 있는 MSI 증후군을 평가하기 위해서

는 물리치료사가 관절운동이 정확하게 이루어지고 있는지 아니면 부정확한지 느낄 수 있어야 한다. 관절 움직임이 잘못된 방법으로 이루어지고 있다면 물리치료사가 매뉴얼을 이용하여 수동적으로 올바르게 변화시킬 수 있다.

이뿐만 아니라 일상 활동의 수행력을 평가하고 반복적인 움직임이나 장시간 수행되는 자세에서 발견되는 문제점을 해결하는 데 도움을 줄 수 있다.[159]

셔먼 교수가 물리치료 교육과 관련되어 50년 이상 동안 공헌한 또 다른 업적은 인체가 어떤 방식으로 정렬되고 움직이는지 각 움직임에 관한 이상적인 방향을 제시한 것이다.

그녀는 일반적인 통증이나 붓기와 같은 이상 증상이 발생하기 전에 나타나는 부적절한 생체역학 및 부정확한 관절 움직임과 같은 이상 지표 또는 징후가 있다고 주장한다.

일상 활동과 운동에서 반복적으로 행해지는 부적절한 관절 움직임의 적응으로 유발되는 변화는 결국 부상으로 이어진다. 이러한 잘못된 움직임 패턴이 고착화되기 전에 가동성 훈련과 스트렝스 트레이닝 그리고 움직임 재교육을 통하여 나타나는 위험 신호를 적절하게 다루어야 한다.

선수들의 급성 증상이 만성으로 발전하기 전에 그들을 돕는 것이 우리의 직업이다.[160] 스포츠 퍼포먼스 코치와 의료전문가로서 근신경 제어와 운동 출력 향상을 위한 지식과 방법에 셔먼의 MSI 증후군 접근법을 더하는 것은 큰 도움이 된다.

개별 근육들이 주동근과 협력근 그리고 안정화 근육으로서 의도된 과업을 수행할 수 있도록 돕는 셔먼의 접근법은 운동선수의 움직임 시스템 내구성을 장기적으로 향상시킬 것이다.

해부학적인 단일 계통의 경직 및 느슨함

MSI 증후군을 강조하는 것 외에도, 셔먼 교수는 상대적 경직과 관련된 중요성을 표현한 최초의 물리치료사 중 한 명이었다. 간단히 말해서, 이것은 관절, 근육 또는 움직임 분절의 경직 또는 느슨함이 운동 사슬의 상부 또는 하부에 구조적인 긴장도에 직접적인 영향을 미친다는 것을 의미한다.[161]

나는 최근 발표에서 입에서 식도, 장으로 그리고 항문까지 가는 관과 관련하여 이 아이디어를 사용했다. 관을 따라가면서 각각의 지점에서 주변 조직의 경직과 느슨함을 평가한다.

횡격막을 통해 호흡하기 어려운 문제를 가진 사람은, 만성 상부 등세모근 통증, 목 통증 또는 역류성 식도질환(GERD)과 같은 상부 1/4 지점까지 긴장을 가진 경우를 많이 볼 수 있다. 이런 사람들을 만났을 때 일반적으로 전체적인 체계를 생각하지 않는 대신, 특정 부위의 문제 및 해결책에 중점을 둔다. 하지만 상대적 경직 이론에 따르면, 상부 목과 등의 상대적 경직이 있을 때 반드시 이 체계에 소속되지 않은 부분은 느슨해져야 한다.

소화관에 따라 증상을 호소하는 환자를 평가할 때, 종종 그들은 주요한 안정성을 만들어내지 못하는 것을 보게 된다. 코어를 지지해야 하는 부분이 너무 느슨해져 있다는 것이다. 예를 들어 목처럼 흔하게 경직을 만들어내는 부분이 있듯이 그 외 다른 관의 부분은 항상 안정되기 위해 인공적인 긴장을 만들어낸다.[162]

사람들이 의식적으로 복부를 재참여시키고 결과적으로 자율적인 안정성을 만들 수 있다면, 경직된 다른 영역의 긴장을 줄이고 증상이 완화될 수 있다.

다른 방법은 가동성 렌즈를 통해 찾는 것이다. 고관절의 가동성을 증가시키면 스쿼트를 더욱 깊게 하며 화장실 사용이나 정원을 가꾸거나 요가 연습 및 다양한 활동을 할 때 낮은 자세를 유지할 수 있을 것이다.

스쿼트를 깊게 할 때 넓적다리 부분은 배를 누르고 배는 등 쪽을 눌러 복부 내에 압력이 발생한다. 압력을 만들 때 몸통에서 긴장 또는 안정성을

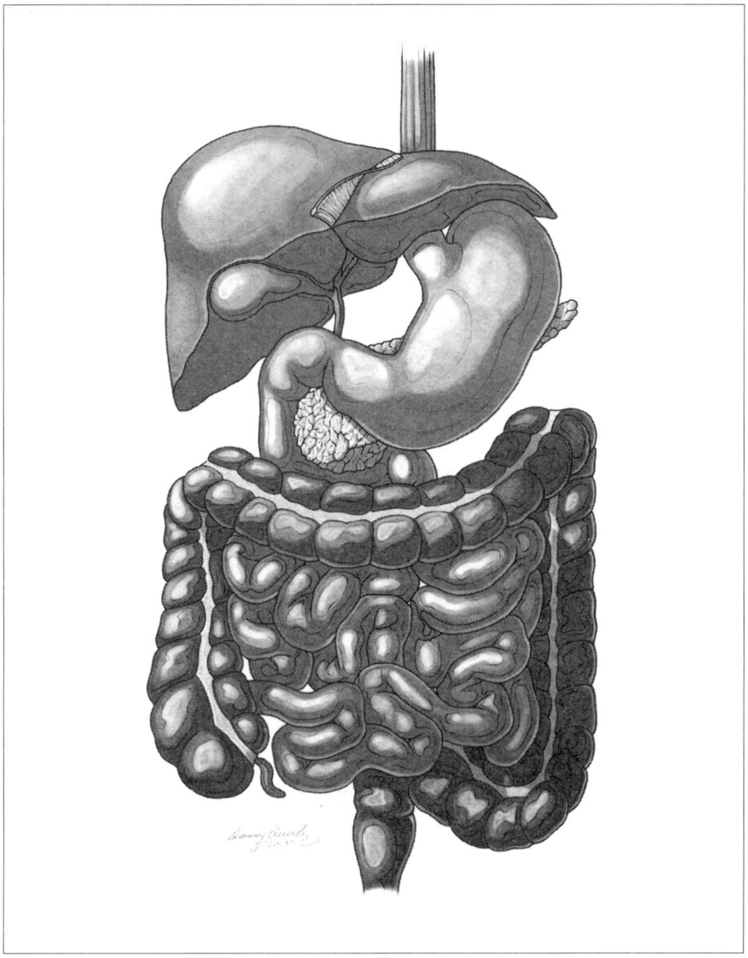

그림 5.3 항상성 만들기

입에서 항문까지 하나의 긴 관이다. 이 관에서 한 부분의 경직은 다른 부분에 영향을 미친다. 관의 상부인 '목 부위 경직'이 있으면 전체 관의 항상성을 유지하기 위해 관의 일부 '코어'가 느슨하게 되고 코어가 연약해져 있을 것이다.

목의 긴장을 줄이는 것에 중점을 두지만, 코어의 긴장감을 높이려고 하지는 않는다. 하나의 단위로 바라봐야 할 것이다.

만든다. 몸통을 안정화시킬 수 있다면, '관'이 균형 잡힌 장력을 찾는 것처럼 상부 승모근 및 목 부위는 이완될 수 있다. 핵심은 고관절 가동성의 증가로 인해 목 통증을 줄이는 데 도움이 된다는 것이다.

또 다른 예로 뇌가 신체에 신호를 보내 최고의 자세를 만든다. 회복의 70~80% 지점을 넘어서려고 할 때에는 환자의 증상이 발생한 부위의 단일 움직임 분절로만 회복 정도를 평가할 수 있다.

임상 지침

시스템의 한쪽 끝이 긴장되면 다른 쪽 끝은 느슨해질 것이다. 한쪽 끝이 '안정화'되지 않는다면 다른 쪽은 '느슨함'이 될 수 없다. 목의 긴장감 감소는 코어의 안정화가 이루어져야 가능하다.

FMS 및 SFMA

이번 장과 이전 장에서 기능적 운동 평가(FMSFunctional Movement Screen)와 선택적 기능성 운동 평가(SFMA Selective Funtional Movement Assessment)를 포함한 이유 중 하나는 그레이 쿡과 그의 회사가 신체의 기능('움직임 파트')이 마음의 방향('정신적 요소')에 의해 좌우된다는 것을 인식하고 있기 때문이다. 쿡은 "당신의 뇌는 좋지 못한 자세에서 최대의 파워를 가능하게 할 만큼 아주 똑똑하다"라고 말했다.

운동 패턴 선택과 질을 통제하는 세 가지의 상태(입력, 처리 및 출력)에서 우리는 종종 뇌의 '처리' 오류로 인해 움직임 제어 및 가동성 문제가 발생할 수 있다는 생각을 간과한다.

FMS 및 SFMA 평가는 올바르지 못한 출력을 찾고 처리 및 입력 오류를 해결하기 위해 이전 동작을 수행하는 비교적 간단하고 표준화된 방법을 제공한다.

FMS 또는 SFMA를 통해 운동선수의 약점을 발견하면 교정 운동을 사용하여 움직임을 도울 수 있다. 이러한 방법은 보상 패턴이 일어나는 것을 제거하는 것이다. 회귀 운동은 뇌가 운동 패턴 조정, 선택 및 순서화를 연결하기 위해 움직임을 기본 구성 요소로 분류한다.

운동선수가 재활 중에 정신운동 문제가 상체와 하체의 움직임 사이의 조정의 문제로 야기된 경우, 기어가는 자세, 하프 닐링 자세Half-kneeling 및 네 발 자세 등의 훈련을 통해 패턴을 바닥부터 위로 재구성할 수 있다.

선수가 부하가 있는 바벨 스쿼트를 수행하는 데 문제가 있는 경우, 부하를 없애거나 맨몸 또는 에어 스쿼트를 시작한다. 아마도 위에서부터 아래나 아래에서부터 위로 진행할 것이다.[163]

플라이오 박스와 같은 도구를 사용하여 운동선수가 운동 제어와 가동성을 개선할 수 있도록 다양한 변이를 제시할 수 있다. 부하가 없는 움직임 단계와 이런 가장 기본적인 능력을 수행할 수 있을 때, 부하, 스피드 및 한쪽 균형과 한 발 또는 피스톨 스쿼트와 같은 체계적인 스트레스 요인을 추가할 수 있다.

때로는 단순히 부하가 더해진 움직임 패턴이 무엇이 문제인지 정리하는 데 도움이 된다. 양측에서 수행하는 일의 보상 작용을 제거하게 되면 한쪽에서 이뤄지는 일로 전환되어 개선되어야 할 운동 분절을 참여시킬 수 있다. 진행과 회귀가 항상 중단되지 않고 이뤄지는 것은 아니며 이는 선형 방식이 아니다.

한 운동선수의 기본적인 움직임 패턴, 그 선수에게 필요한 언어 및 코칭 신호는 다른 선수들에게는 퇴보를 일으킬 수 있다. 원하는 움직임 패턴을 만들지 못한다면 반드시 자극의 변화를 줘야 한다.

필라테스

필라테스 기반 활동 및 이론은 임상의 또는 운동 수행 코치에게 유용한 기술이 될 수 있으며, 특히 브릿지 더 갭 과정을 진행하는 운동선수의 정신운동 제어를 회복하는 데 유용하다.

플라이오 매트릭과 같이 폭발적인 파워를 필요로 하거나 올림픽 역도처럼 힘을 키우는 데는 사용하지 않지만, 조세프Joseph 필라테스 시스템은 정신운동 제어의 향상이 필요한 재활 영역의 한 자리를 차지하고 있다.[164]

1925년에 독일에서 미국으로 이주해 온 이름이 알려지지 않은 이민자로부터 뉴욕 스튜디오에서 변형된 훈련 방법으로 전파되기 시작했다. 이 훈련 방법은 특정 이름을 가지고 있지 않았다. 이것은 아마도 그의 겸손함 때문일 것으로 추측할 수 있지만 동시에 그가 강조했던 뇌와 신체의 섬세한 연결을 묘사할 수 있는 이름을 찾지 못했을 가능성이 크다.

이것이 필라테스가 처음에 '컨트롤로지'라고 불렸던 이유이다. 그의 배양된 운동 프로그램은 운동 제어 정도의 강조를 이끄는 것을 암시한다. 필라테스는 '몸을 통제하는 것은 마음 자체'이며, 철학자 프리드리히 본 실러Friedrich von Schiller가 가장 좋아하는 말에 대한 '변형'이라고 언급했다.[165]

필라테스 시스템이 선수의 경쟁 준비 상태로 회복하는 데 유용한 이유 중 하나는 확장성이 있기 때문이다. 선수가 부하가 없는 상태에서 기본적인 위치를 익힐 수 있을 때까지 필라테스는 여러 종류의 어려운 본래의 자세 같은 저항을 줄 수 있다.

통증이 있거나 움직임 분절에 가동범위의 제한이 있는 운동선수라면, 필라테스는 측정 가능하고, 스프링이 있는 장비를 이용하여 어려운 움직임 패턴에 도움을 주며 이것을 통해 제한된 부분을 가능하게 한다. 회복을 위해 진행한 후, 저항과 부하를 줄 수 있는 리포머와 같은 장비로 정신운동 제어를 더욱 향상할 수 있다.

척추의 첫 번째 안정화는 필라테스 방법에서 선호하는 또 다른 것이다. "사람은 그의 척추만큼 젊다"라고 말한다. 우리가 건강을 고려하고 있다면, 척추를 인간 유기체의 생존에 필수적으로 고려해야 한다.

자세를 잡을 때, 몸통을 구조화하는 주된 목적과 환자를 대상으로 하는 코어 안정성은 그 자체를 위한 것이 아니라 뇌와 몸 사이의 연결 중심선인 척추를 보호하는 것이어야 한다.

운동선수가 몸통의 안정성을 가지고 유지하는 데 문제가 있다면 그 자세를 바로잡기 위해 필라테스를 알아보는 것이 좋다.[166]

이러한 견고한 안정성은 신체 움직임 분절의 견고함을 더 쉽게 만들 수 있게 해준다.

호흡은 운동선수의 정신운동 제어를 향상하기 위해 노력하는 모든 전문가가 필라테스를 사랑해야 하는 세 번째 요소이다. 필라테스 창시자는 자신의 방법론이 제공하는 신경학적 및 신체적 이점에 대해 확고한 태도를 보였고, 건강한 삶을 위해 필요한 기초에 대해 매우 명확하게 말했다. "무엇보다도 올바르게 호흡하는 법을 배우십시오"라고 말이다.

107쪽부터 시작하는 몸 감각 조절에 관한 장에서 논의할 요가는 호흡과 신체 조절 사이의 연결에 관한 모든 것을 다루지만, 필라테스가 중심이다. 이것이 바로 인증된 필라테스 강사를 전문 분야로 이끌 수 있고 환자를 최대 능력으로 되돌릴 수 있는 또 하나의 이유이다.[167]

요약

정신운동 제어는 적시에 올바른 근육 활성화에 관한 것이다. 움직임이 일어날 때 시스템의 모든 요소가 각자의 올바른 일을 수행할 수 있도록 해야 한다.

주동근은 특정 움직임의 주된 움직임을 만드는 역할을 해야 하고, 길항근은 움직임의 저항을 줘야 한다. 그리고 협력근은 움직임을 도와야 한다.

안정화근은 몸을 안정시켜서 힘을 생산할 수 있는 움직임을 만들어내야 한다.

안정화근이 주동근이 되고 주동근이 협력근이 된다면, 몸이 힘들게 되고 통증이 발생한다.

움직임에 있어 큰 신경학적 영향이 있으며 이것을 간단하게 말하자면, 감각 입력은 운동 출력에 영향을 미친다.

그러므로 운동 출력에 결함이 있는 경우, 이를 수정하기 위해 감각 입력을 고쳐야 하는 경우가 종종 있다.

6

생물심리사회적 모델

조지 엥겔George Engel은 정신과 전문의로, 건강관리와 관련한 생물심리사회적 모델Biopsychosocial model을 창시하였다.[168] 생물심리사회적 모델은 신체 능력 및 회복 능력에 영향을 미치는 전형적인 생물의학 모델, 의학의 심리학, 사회학의 행동학적 측면을 포괄하고 있다.

우리는 36쪽에서 통증의 개인 특성에 대해 논의했다. 그러나 이러한 개념은 건강의 다른 측면에도 적용될 수 있다.

우리는 건강관리 및 퍼포먼스 향상 전문가로서 모든 선수가 건강하고, 더 나아지며, 부상에서 회복하여 현장으로 돌아가는 것을 원한다고 믿고 있다. 수많은 사람이 나에게 "프로 선수들과 함께 일하시네요! 정말 더 잘하고, 나아지고 발전되기를 원하는 사람들과 함께 일하는 게 참 좋으시겠어요"라고 말한다. 예상할 수 있겠지만, 모든 선수가 이처럼 동기부여되어 있는 것은 아니다.

성공적인 재활에는 심리학적 요소, 사회적 압박감, 사고방식 등이 중요한 역할을 한다. 이러한 요소를 관찰하고 해결하지 않으면 이 책에서 배우는 내용이 도움이 되지 않는다.

사람들이 더 나아지고 부상과 통증에서 회복되어 앞으로 나아가는 것이 자신의 인생에서 그다지 이익이 되지 않을 것이라는 생각을 하고 있다면, 이 책에서, 그리고 현장에서 논의하고 있는 신체적 퍼포먼스 향상은 실제로 일어날 수 없다.

부상당한 야구 선수를 예로 들어보자. 재활은 잘 진행되고 있으며 복귀할 준비를 하고 있다. 그러나 부상당한 선수를 대신하여 출전하고 있는 선수가 매일 시합에서 좋은 능력을 보여주고 있다. 야구단 경영진, 그리고 팬들도 새로운 선수의 실력과 그 선수가 경기에서 가져다주는 재미에 매우 만족하고 있다.

부상당한 선수가 부상에서 회복하였지만, 주전 선수로 돌아오지 못한다면 어떤 일이 발생될 것인가? 새로운 선수의 실력이 좋기 때문에, 부상당했던 선수가 돌아오지 못하고 있다면, 주전으로 돌아오지 못하는 선수의 기분은 어떠할 것인가?

이 경우 자아는 무의식적으로 새로운 선수보다 못하는 선수가 되는 것보다, 부상으로 인해 복귀를 늦추는 것이 낫다고 생각할 수 있다. 부상으로 인한 지속적인 통증 및 더딘 회복 속도는 시합 복귀를 늦출 수 있는 좋은 이유가 된다. 이와 같은 상황에서 선수로부터 명확한 신체적 이유를 발견할 수 없으나 통증은 계속 유지될 수 있으며, 결과적으로 트레이너 및 코치가 계획하고 있는 복귀 목표의 달성은 어렵게 된다. 선수는 회복하고 있는 것이 아니다.

위의 경우에서는 통증을 없애고 부상에서 회복하는 것이 항상 긍정적인 결과를 가져오는 것은 아니다. 사람들이 부상을 입게 되면, 일상생활에서 자신이 짊어지고 있는 많은 일들을 책임지지 않아도 된다.

가정에서 맡은 일, 자녀와 관련된 일, 직업 및 애완동물을 돌보는 것 등이 다친 사람에게는 과도한 일이 될 수 있다.

만약 부상을 당했거나, 신체의 통증을 가지고 있다면, 주변 사람들에게 도움을 요청하는 것이 어렵지 않다. 그러나 다치지 않고 통증이 없는 경우에 사람들에게 도움을 요청하는 것은 자신이 어떠한 일을 수행해낼 수 없으며, 개인의 능력이 부족한 것으로 인식될 수 있다.

그러나 중요한 요점은, 환자는 자신이 회복하는 것이 중요한 가치를 가진다는 것을 인식해야 한다. 문제는, 더 나아지는 것이 환자가 원하고 기대하는 가치에 미치지 못할 때 발생한다(야구 선수가 재활하였으나, 주전으로 복귀하지 못하는 상황).

재활 과정에서는 당신이 마주하기 힘들고, 다루기 어려운 심리적 구성 요소들이 존재한다. 이러한 심리적 요소를 직접적으로 다룰 필요는 없다. 그러나 만약 재활에서 퍼포먼스의 격차를 줄이려고 노력하고 있다면, 심리적 요소를 인식할 수 있어야 한다. 그리고 심리적 문제를 인식했다면, 도움을 줄 수 있는 심리 전문가와 협력하여 선수의 재활을 진행하는 것을 추천한다.

많은 건강관리 전문가 및 스트렝스 전문가들에게 통증 및 부상과 관련된 심리적 요소를 다루는 것이 매우 어려울 수 있다. 심리적 요소는 신중하고 민감하게 다루어야 할 주제이다.

선수들에게 긴 재활 과정을 어떻게 견디고 있는지 물어보면서 대화를 시작할 수 있다. 신체적 문제가 아닌 일반적으로 재활의 과정에서 어떤 생각을 하는지에 대해 공감하게 되면 서로 더 깊은 대화를 할 수 있게 되는 촉매제가 될 수 있다. 재활의 과정이 길고 어렵다는 것에 관하여 대화하며 선수의 반응을 살펴보는 것으로 대화를 시작할 수 있다.

다음 섹션에서는 브릿지 더 갭 연속체에서 다양한 전문가들이 재활 중인 선수의 심리적 면을 도와줄 수 있는 방법에 관해 설명한다. 우리는 생물심리학적 모델을 강화하기 위해 많은 것을 할 수 있다. 특히, 선수가 당신을 넘어서 더 전문적인 도움이 필요할 때 나타내는 징후와 증상을 인식해야 한다.

프로스포츠 팀에서 일하는 것의 가장 큰 장점 중 하나는 운동선수들이 많은 전문가들에게 제한 없이 접근할 수 있다는 것이다. 선수 트레이너 또는 물리치료사가 선수의 심리적 문제를 인식했을 때, 스포츠 심리학자와 선수의 문제점에 대해 이야기를 나누는 것은 어려운 일이 아니다. 그다음 스포츠 심리학자는 무의식적으로 선수와 이야기를 나누면서 선수에게 좋은 서비스를 제공할 수 있다.

위와 같은 프로스포츠 환경에서 일하지 않으면, 선수에게 조심스럽게 전문가의 도움에 대해 이야기를 할 수 있다. "요즘 잘 지내니?"라고 묻는 것만으로도 충분하다. 그다음 우리는 "다른 사람과 이야기하고 싶다면, 내가 소개시켜줄 수 있어"라는 대화로 연결할 수 있다.

만약 선수가 당신과 관련된 심리적 문제를 보이는 경우, 다른 사람과 대화할 수 있게 만들어주는 것이 가장 좋은 방법이 될 수 있다.

당신이 이 주제에 대해 불편한 감정을 가지고 있으면 선수가 받아야 할 필요한 도움을 제공하지 못하게 된다.

부상의 심리학과 사고방식

부상은 다양한 감정의 복합체이다. 분노, 슬픔, 두려움, 과민, 식욕의 변화 또는 행동 변화 모두 부상과 관련이 있다.[169] 이러한 감정은 정상적이며 이러한 감정 표출을 인정해야 한다. 그러나 때때로 이러한 감정의 요소가 너무 강력하여 재활 과정에서 효과적인 부상 관리 단계로 나아가는 선수의 능력을 방해할 수 있다.

극심한 슬픔이나 분노와 같은 중대한 행동 변화가 있거나 급격한 체중 증가 또는 감소로 나타나는 폭식 및 구토 등 현저한 식욕 변화가 있는 경우 스포츠 퍼포먼스 또는 부상 관련 문제를 다루는 정신건강 전문가에게 문의해야 한다.

이런 정신건강을 다룰 수 있는 자격을 가진 전문가는 회복 중인 선수를 위해서 브릿지 더 갭 팀에서 필수적이다.

모든 의료 및 퍼포먼스 전문가는 부상당한 선수를 회복시키는 역할을 한다. 단기 목표를 가지고 다양한 재활 운동을 제공하는 선수 트레이너는 부상당한 선수의 정신적 안정에 도움이 되는 것으로 나타났다.[170] 물리치료사는 재활 과정에서 행동 측정 지표 및 심리 상상 도구와 같은 도구를 사용하여 선수에게 도움을 준다.

선수는 재활하는 동안 일방적인 조언이나 판단 없이 경청하고, 자신이 열심히 재활을 진행하는 것을 잘 알아주는 스트렝스 코치를 높이 평가한다.[171, 172]

마지막으로, 기술코치는 재활에서 복귀하여 팀 훈련에 참여할 수 있도록 하며, 같은 부상 경험이 있는 선수들과 대화할 수 있도록 하여 부상 선수가 성공적으로 복귀할 수 있도록 도움을 줄 수 있다.[173]

한 선수의 재활 과정에서, 많은 전문가가 선수의 정신건강을 위해 다양하고 중요한 역할을 할 수 있다. 선수의 정신건강을 관찰하는 것은 한 사람의 일이 아니다. 브릿지 더 갭 연속체의 모든 사람들은 서로 다른 전문가가 볼 수 없는 영역에서 선수의 미묘한 행동 변화를 발견할 수 있을 것이다.

부상당한 선수의 성공적인 복귀를 위해서는 관련 전문가들 사이의 명확하고 세세한 의사소통이 필수적이다.

뇌와 몸의 만남: 통증의 감정적, 심리적 부담

일반적으로 통증은 신체적 감각과 관련되어 있는 것으로 이해한다. 그러나 신체와 뇌를 분리할 수 없기 때문에 부상 및 통증을 호소하는 선수 및 환자의 감정 및 심리적 영향을 항상 고려해야 한다.

발목 염좌와 같은 식별 가능한 부상을 경험한 운동선수의 경우, 신체의 회복만을 고려하여 재활을 진행한다면 완벽하게 복귀할 수 없다. 선수의 심리적 회복을 도와주어야 한다.

선수는 특정 움직임을 반복하며 재부상에 대한 두려움을 극복해야 한다. 서핑 시합 도중 바다에 빠지면서 어깨의 관절순을 부상당한 서퍼sufer는 재활 후 복귀하여 바다로 들어갈 때 파도를 경계하는 마음을 가지고 있을 것이다.

선수의 회복을 늦추는 구성 요소가 또 있는데, 그것은 '키네지오포비아'이다. 키네지오포비아는 통증을 유발하는 움직임에 대한 두려움이다. 통증을 유발시키는 운동을 수행할 필요는 없다. 통증이 발생할 것 같은 움직임을 수행하려는 생각만으로도 선수는 복귀가 어려울 정도로 충분한 불안감을 가질 수 있다.

선수는 스포츠의학 전문가가 부상의 심리적 측면에 관여하는 것을 인정한다. 스포츠의학 전문가들은 재활 과정을 위한 목표 설정, 선수의 순조로운 재활 과정 관리, 선수의 지속적인 재활 참여, 성공적인 재활을 위한 동기 부여와 같은 다양한 일을 수행한다.[174]

또한 선수들은 재활 과정에서 스트렝스 컨디셔닝 코치의 지원이 중요하다는 것을 알고 있다. 조언이나 판단 없이 선수의 의견을 듣는 '청취 지원'과 선수처럼 세상을 보는 사람들(선수의 마음을 잘 이해하는)이 조언하는 '현실 확인'은 선수들에게 심리적으로 효과적인 도움이 있는 것으로 입증되었다.[175]

다른 방법으로는 선수가 실제로 열심히 운동에 참여하고 있음을 정확하게 이야기 해주어 본인의 참여도를 인식시켜주고, 선수에게 도전과 적극적인 참여를 유지하게 하는 'Keeping in real'이 있다. 환자가 재활 과정에 참여할 때 이러한 기술은 모두 효과적인 것으로 나타났다.[176]

만약 위의 방법이 충분하지 않다면, 스포츠 심리학자 또는 멘탈 컨디셔닝 코치와 같은 전문가의 개입이 필요하다.

기본적으로, 당신은 선수들이 가지고 있는 두려움을 이해하고, 그들이 재활의 여정을 혼자 감당하지 않는다는 것을 확신시킴으로 심리적 도움을 제공할 수 있다. 선수가 자신을 도와주는 팀이 있다는 것처럼 느끼고, 그들이 혼자가 아니라는 것을 보장해주는 것은 신체적 건강을 넘어서 선수의 정신건강에 필수적 요소이다. 종종 환자의 걱정과 두려움을 경청하는 것만으로도 재활 과정에서 중요한 심리적 건강에 큰 영향을 줄 수 있다.

우리의 목표는 선수들이 부상 전 상태보다 더 크고, 빠르고 강하게 복귀하도록 하는 것이다. 또한 우리의 목표는 부상 재활뿐 아니라, 각 선수 및 고객을 부상 전보다 생체역학적으로 완전하게 복귀시키는 것이다.

재활 과정 동안 선수의 시합 일정 등으로 인한 시간 부족으로 고치기 매우 힘들었던 장기적 생체역학 기능 부전을 회복할 좋은 기회가 될 수 있다. 재활 과정은 부상이 치료되는 시간인 동시에 부상과 관련된 물리적 가능성 등을 연구하고 회복할 수 있는 시간이 된다.

장기간의 통증은 단기적인 변화로 회복되지 않는다. 실제로 뇌의 여러 영역에서 혼란이 발생한다.

로라 시몬Laura Simon, 이고르 엘만Igor Elman, 데이비드 보숙David Borsook은 학술지 《Neuroscience Behavior Review》에 발표한 연구에서 "고통을 경험하면 심리적 상태가 바뀌는 신경학적 현상(처음에는 감각적)을 유발할 수 있다. 과거에 경험한 스트레스에 노출되면 관련이 없어 보이는 다른 자극에 대한 민감도가 증가되는 교차성감작과 같은 과정에 의해 통증의 만성화 위험이 커질 수 있다"고 보고하였다.[177]

시몬과 그녀의 연구진은 단일 통증으로 인해 우리의 심리가 변화될 수 있으며, 뇌는 다음에 발생되는 통증 자극에 대해 과민 반응 또는 만성 통증을 일으킬 수 있다고 보고하였다. 또한 인지기능과 같은 뇌 기능의 한 영역에서 통증 유발로 인한 변화는 기억과 같은 뇌의 다른 영역에 부정적인 영향을 줄 수 있다. 그렇기 때문에 만성 통증은 부상으로 인해 발생되는 신체적 문제를 넘어서는 새로운 병리로 간주된다.

연구자들은 소뇌, 기저핵, 전두엽 피질을 포함한 만성 통증의 스트레스 부하에 영향을 받는 뇌의 여러 부분을 발견했다. 운동 피질과 함께 이들은 운동 패턴을 선택하고 구현하는 주요 뇌 영역이다.

만성 통증을 호소하는 선수는 이러한 부위의 회로가 변경되어 운동 기술을 수행하는 능력에 영향을 줄 수 있다.

그래서 필드에 복귀를 앞둔 선수는 달리기와 같은 특정 기술이나 특정 스포츠 기술 또는 포지션에 따른 기술을 다시 배울 때 도움이 필요할 수 있다.[178]

정상적인 움직임으로 회복하는 것을 두려워하는 사람들은 '두려움을 피하는 움직임 패턴'을 개발한다. 문자 그대로 부상이 악화될 것을 걱정하여 자신들이 두려워하는 움직임을 피하게 되는 것이다. 특정 움직임에 의해서 부상이 악화되지 않을 수 있다. 그러나 환자들이 경험하는 통증은 그들에게는 현실이기 때문에 어떻게든 환자들은 자신이 두려워하는 움직임을 수행하지 않을 것이다.

구글 검색을 통해 쉽게 찾을 수 있는 두려움 회피 믿음 설문지Fear Avoidance Belief Questionnaire[179]를 사용하면 움직임에 대한 고객의 두려움을 판단하는 데 도움이 될 수 있다.

환자-중심 결과 측정(PROMPatient-reported outcome measure)은 임상의의 해석 없이 환자가 직접 제공하는 자신의 건강 상태에 대한 보고서이다. PROM에서 환자는 자신의 느낌, 환자가 경험한 기능 평가 및 개선 사항, 그리고 지속적인 문제의 원인을 보고하는 설문지를 작성한다.

PROM은 회복 상태에 대한 환자의 의견에 대한 통찰력을 얻는 데 매우 중요하다. 특히 이 설문지는 부상에서 회복될 때 중요하다.

또한 재활 과정에서 목표 설정과 같은 기술을 사용할 때 도움이 될 수 있다. 당신과 선수 모두의 궁극적인 목표는 스포츠 경기에 완전한 기능으로 복귀하는 것임을 알고 있다. 장기적인 목표 이외에 재활 과정에서 이루어낼 수 있는 단기 목표들을 제시하면, 선수가 가지고 있는 통증 이외의 것에 집중할 수 있는 새로운 목표를 제공할 수 있을 것이다.[180]

사람들이 자신의 치료에 적극적으로 참여하고 단기 목표 달성을 위한 일정을 이해하면, 통증으로 인해 생길 수 있는 패배자/피해자의 사고방식을 없애는 데 도움이 된다.

명상

명상은 많은 사람들이 부상과 회복의 스트레스를 다루기 위해 사용하는 또 다른 기술이다. 사람들은 명상을 다양하게 정의하기 때문에,[181] 부상과 회복을 다루기 위한 일반적인 프로그램을 개발하기 어렵다. 명상의 범위는 단순히 휴식을 취하는 것부터 종교 및 영적인 부분까지 포함한다.

그러나 당신이 속한 팀이 명상 중재를 정의하고 쉽게 구현할 수 있는 구체적인 아이디어를 확보하는 것은 충분한 가치가 있다.

호흡 기반 명상 프로그램은 많은 생리학적, 심리학적 장점이 있다.[182] 특히, 요가 호흡 프로그램이 도움이 될 수 있다. 깊고, 느리고, 리듬이 있는 호흡은 스트레스와 불안을 줄이고 균형 잡힌 자율신경계의 활동을 촉진할 수 있다.[183]

호흡 기반 명상은 신체적, 정서적 과부하를 조절하는 데 도움이 되는 것으로 나타났으며, 급성 또는 만성 스트레스가 있을 때 인간의 수행에 유용하게 적용될 수 있다.[184]

다양한 명상 방법의 시도를 원하는 선수라면, 호흡 기반 명상법은 처음으로 시작하기 매우 좋은 방법이다. 다른 여러 가지 명상법은 호흡 기반 명상을 기반으로 발전된 경우가 많기 때문이다. 자율신경계를 자극하기 때문에, 부상 후 발생 가능한 우울증, 스트레스 및 불안감의 영향을 감소시킨다.[185]

이미지를 명상 형태로 사용할 수도 있다. 선수가 조용히 앉아 원하는 결과를 시각화하게 하면 긍정적인 이점을 얻을 수 있다.

짐 애프레모어Jim Afremow 박사의 『Champion's Comeback』에서 소개한 시각화 기술 중 일부를 사용하면 부상당한 선수의 성공적인 복귀를 정신적으로 연습하는 방법을 배울 수 있다. 이 책을 읽어보기를 추천한다.

시각화는 마음속에 가지고 있는 신체의 모양과 선수가 신체적으로 수행하는 것 사이에 강한 긍정적인 유대를 형성할 수 있다. 이것은 통증이 가져다주는 부정적인 두려움을 긍정적인 성공 기대로 대체하는 데 도움이 될 수 있다.[186]

이러한 마음속의 이미지들이 더욱 효과적으로 적용되기 위해서는 인간이 가지고 있는 오감을 모두 사용해야 한다. 발생 가능한 다양한 일을 단순하게 시각화하는 것만으로 충분하지 않을 수 있다. 운동선수가 다른 감각들(군중의 포효, 풀의 냄새, 씹고 있는 껌의 맛, 들고 있는 야구방망이의 느낌 등)에 집중하게 하면 실제와 더 가까운 이미지를 형상화할 수 있고, 이런 과정을 통해 효과적인 운동을 수행할 수 있게 된다.

회복과 재생 전략

회복은 선수가 신체적 스트레스로부터 회복하는 전반적인 과정이며, 동시에 시스템에 과도한 스트레스를 주지 않으면서 걸리는 시간이다. 재생 전략은 전반적인 회복 과정을 돕기 위해 계획하는 세부적인 방법이다.

이러한 재생 전략은 능동적이거나 수동적일 수 있다. 어떤 전략은 다른 것보다 더 많이 시도되고 테스트 된다. 그러나 사람은 모두 다르며 각각의 선수에게 가장 적합한 것이 무엇인지 확인하기 위해 다양한 중재를 시도해볼 가치가 있다.

마사지, 냉온 욕조, 냉욕, 냉동 챔버, 간헐적 압축 펌프 등의 기술은 모두 사용되었고, 검증받았으며, 각 기술의 효과가 지지받기도 하지만 동시에 반박을 받기도 한다. 첫째, 위의 방법을 사용하는 것은 신체를 더 악화시키지 않는다. 만약 위의 기술 중 한 가지가 선수에게 '더 좋은 느낌'을 제공한다면 그것은 가치 있는 접근이다. 그 가치가 정신적인지, 신체적인지에 대한 논쟁의 여지는 남아 있다. 플라시보 효과는 강력하게 작용할 수 있으며, 심리적으로 얻을 수 있는 이득이 생리적으로 보이는 효과보다 약한 것처럼 보일 수 있다.

마사지는 회복 및 재생 과정에서 중요한 치료 방법의 하나다. 많은 선행 연구에서 신체의 연조직에 직접적인 자극이 가져다주는 이점에 대해 논의하였다.[187, 188, 189] 마사지의 유형에 따라, 10~15분 정도의 짧은 시간 동안의 마사지 치료를 적용하기도 하고, 어떤 경우에는 가능한 오랜 시간 동안 마사지를 수행하기도 한다.

이 물리적 조직 조작(마사지)은 흉터 조직 강화 및 흉터 성숙을 돕기 위해 필요할 수 있다. 이런 유형의 마사지는 선수가 편안함을 느끼기보다는 통증을 호소할 가능성이 있다. 편안하고 가벼운 느낌의 마사지는 스트레스 관리 및 휴식에 효과적이다. 마사지의 유형은 모두 선수가 필요로 하는 시점에 따라 다르게 적용할 수 있다.

냉온 욕조법은 선수들에게 일반적으로 사용되는 재생 기술이다. 온수 욕조와 냉수 욕조는 전 세계의 전문 운동 훈련실뿐만 아니라 대부분의 대학 및 일부 고등학교에 비치되어 있다.

냉온 욕조 및 냉욕은 선수의 회복을 위해 주 단위로 사용하는 것이 일반적이다. 그러나 이것이 회복에 얼마나 효과적인지 알고 있는가?

브레거 스탠턴Breger Stanton 및 그의 연구진은 2009년[190] 발표한 체계적 문헌고찰 연구에서, 1938년부터 2008년까지 냉온 욕조법에 대한 28건의 연구를 검토하였으며, 결과적으로 연구의 조건 범위 및 연구 방법의 다양성 때문에 냉온 욕조법의 결정적인 효과를 알 수 없다고 보고하였다. 피부 온도의 변화 및 피하 혈류량의 증가에 대한 몇 가지 증거는 있지만, 선수의 기능 변화 및 부종 조절과 냉온 욕조법과의 명확한 상관관계는 찾을 수 없었다.

히긴즈Higgins 등[191]은 냉온 욕조법 또는 냉욕 후 퍼포먼스 점수의 약간의 변화를 발견하였다. 스포츠 문화에서 냉온 욕조법 또는 냉욕을 사용하는 것은 일반적이지만, 신체적으로 극적인 변화는 나타나지 않는 것으로 보고하고 있다. 그러나 이런 방법은 플라시보 효과가 강하기 때문에 선수는 지속적으로 사용하게 된다.

간헐적 압축 펌프는 복구 및 재생에 사용되는 일반적인 방법이다. 이 방법을 적용하였을 때 선수는 직접적으로 압박의 느낌을 인지하고 근육통 감소가 다소 있다고 보고하지만, 퍼포먼스 향상이나 회복에 대한 객관적 측정은 미미한 것으로 나타났다.[192, 193, 194]

비록 객관적인 회복 및 퍼포먼스 향상의 효과가 부족하다 할지라도 선수가 직접적으로 '더 좋은 느낌'을 받기 때문에 효과적인 회복 및 재생을 위한 계획 과정에서 간헐적 압축 펌프의 사용을 고려하는 것이 부정적 결과를 가져오지는 않는다.

국소적 냉치료가 아닌 신체 전체의 냉치료 방법인 냉동 챔버는 최근 많은 스포츠 퍼포먼스 및 재활 센터에서 새롭게 적용하고 있는 방법이다. 선수는 질소 또는 다른 메커니즘에 의해 섭씨 영하 140도까지 냉각된 챔버에 3분 이상 들어가 있는다. 몸 전체가 들어가는 워크-인-챔버 또는 몸통은 챔버 안에 들어가 있지만 머리는 챔버 바깥쪽에 위치하게 되는 냉동 챔버도 있다. 체질량 지수는 조직을 냉각시키는 능력에 영향을 미친다.

심부 온도의 변화, 신진대사 반응의 변화, 혈액학적 반응, 염증성 마커, 내분비 반응, 근육, 스포츠 퍼포먼스 회복 및 통증의 변화[195]를 포함하여 많은 이점 및 신체의 변화를 발견하였으나, 전신 냉동 챔버 요법은 여전히 논란의 여지를 가지고 있다. 여러 금기사항이 존재하며, 신체에 땀 또는 물이 있는 경우 부상의 위험이 있다. 전신 냉동 챔버 요법은 재활 과정에서 적용할 때는 주의를 기울여야 하며, 숙련된 전문가만 사용해야 한다.

회복과 재생 기술에 관해 이야기할 때 환자의 인식은 매우 중요한 요소이다.

어떠한 재생 기술을 적용하였을 때 선수가 느낌이나 기분이 나아졌다고 생각한다면, 스포츠 퍼포먼스 회복 과정을 위해서 지속적으로 사용하는 것이 매우 효과적이다.

플라시보 효과는 실험실에 있는 연구자들에게는 좋지 않은 것으로 인식될 수 있다. 그러나 임상적으로 플라시보 효과는 강력한 요소이며, 개인적으로는 선수가 자신의 기분, 신체의 느낌을 좋게 하기 위해 매우 유용하게 사용될 수 있다고 생각한다.

실험실에서의 플라시보 효과는 통계적으로 유의하지 않지만, 실제 현장에서는 임상적으로 매우 중요할 수 있다.

임상 전문가 및 코치로서 우리가 가진 장비들의 한계를 인식해야 한다. 비록 우리가 알고 있는 사실과 다르고 또한 연구로 증명된 증거와는 다르다고 할지라도, 다양한 중재 방법들이 선수에게 효과적일 수 있음을 인정해야 한다.

수면

최근 몇 년 동안 효과적인 회복과 관련된 수면 연구가 이루어지고 있으며, 수면은 가장 강력한 회복 전략 중 하나로 알려져 있다. 수면 부족은 비만, 충동조절, 혈압, 심장병, 심리장애, 암 등 매우 다양한 신체 활동과 관련이 있다.

재활 중인 선수에게 수면은 우리가 사용할 수 있는 다른 치료법보다 중요하다. 재활에서 퍼포먼스까지의 완전한 연결을 원하는 선수가 양질의 수면을 경험하지 않는다면, 신체 건강 및 치유 능력에 영향을 주는 생리학적 요소에 부정적인 영향을 미친다.

호흡과 마찬가지로 수면은 선택 사항이 아니다.

나는 메이저리그 야구에서 활동하는 동안 크리스 윈터Chris Winter 박사와 함께 일하는 것을 좋아했다. 최근 그의 새로운 책 『The Sleep Solution』의 사본을 직접 받게 되어 매우 기뻤다. 강력한 회복 방법으로서 수면에 대해 포괄적으로 이해하기 위해서 이 책을 살펴보는 것을 추천한다.

만약 수면이 당신의 전문 분야가 아니라면 지금 연구를 시작하기 바란다. 윈터 박사의 책은 수면에 대한 전문 지식을 제공하고, 선수가 수면 습관을 개선할 수 있는 간단하고 효과적인 전략을 제시할 것이다.

영양

양질의 영양 섭취는 회복을 위해서 고려해야 할 중요한 요인 중 하나이다. 운 좋게도 나는 지금까지 영양사와 항상 의견을 나눌 수 있는 환경에서 일을 했다. 실제로 EXOS에서 근무하는 동안 재활 선수에게 영양이 매우 중요하다는 것을 알았기 때문에 모든 재활 고객과 함께 영양사를 만나기 시작했다.

조직의 재생과 치유 과정 동안 신체는 매우 많은 일을 해야 한다. 재활 과정에서 원치 않는 체중 감소 또는 증가를 피하기 위해 전문가의 칼로리 소비 분석 및 관리는 필수적이다. 염증성 식품 섭취 제한과 동시에 항염증성 식품 섭취를 증가시키는 것이 중요하다.

세포 치유 과정에는 적절한 수분 공급이 필요하다. 브릿지 더 갭 과정에서 선수들이 자신의 수분 섭취량을 추적할 수 있도록 간단한 전략을 제공하고, 영양 섭취와 관련된 규정을 준수하도록 돕는 것이 중요하다.

재활 선수를 위해서 이 주제에 대한 상당한 이해를 가진 전문가와 협력하는 것이 매우 중요하다. 영양은 다룰 수 있는 주제의 범위가 크기 때문에 매우 포괄적이며 복잡한 주제이다.

고객이 필요로 하는 정보를 안내해줄 수 있는 지식이 풍부한 전문가와 협력하라.

회복기

선수가 연속체 내에서 퍼포먼스 측면으로 전환되기 시작하면 회복기를 확보하는 것이 중요하다. 선수는 재활 후 곧바로 경기장으로 돌아가 퍼포먼스를 발휘하기 어렵다. 신체와 신체를 이루는 시스템에 가해지는 스트레스에 적응할 수 있는 시간이 필요하다. 그렇지 않으면 신체는 과부하로 인해 고장이 날 수 있다. 이것이 바로 9장에서 논의할 초과보상의 개념이다.

회복기는 활동적인 휴식일로 계획된다. 이것은 정신적으로 선수가 일주일 동안 준비하는 데 도움이 된다. 선수는 휴식이 계획되어 있는지 모르고 운동을 하려는 마음으로 시설에 도착하였는데 갑작스럽게 "오늘은 쉽니다"라고 공지를 받는 것보다 이미 휴식일이 예정되어 있는 것을 선호한다.

선수들은 스스로 자신을 통제하고 자신의 일정 관리를 정확하게 하기를 원한다. 선수들이 회복기(휴식일)가 미리 계획되어 있다는 것을 알면, 재활 및 운동 기간 동안 달성해야 하는 목표 등을 준수하려고 노력하게 된다. 또한 회복기가 정확하게 계획되어 있다면, 운동 및 재활에 참여하기 싫은 날이 있더라도, 본인이 감당해야 할 과정의 일부로 인식한다.

회복기는 다양한 형태로 존재한다. 수중 운동을 포함할 수 있는데, 주중에 수행한 모든 운동이 수중에서 부하 없이 진행하면서 동적 휴식을 취할 수 있게 된다. 프리즈비 게임, 하이킹 또는 자전거 타기로 구성될 수도 있다. 체육관이나 클리닉에서 수행하는 활동은 아니지만, 선수들이 움직임을 지속하면서 휴식을 취할 수 있도록 해야 한다.

보다 수동적인 회복기는 마사지, 가족과의 휴식 또는 영화 감상으로 구성될 수 있다. 여기에는 잠시 복잡한 활동과 생각에서 벗어나 뇌와 신체의 스트레스를 해소하는 데 도움이 되는 모든 것이 포함된다.

요약

이 책에서 소개하고 있는 재활에서 퍼포먼스까지의 브릿지 더 갭을 위한 물리적 구성 요소 이외에 다양한 접근 방법이 있다. 실제로 정신 구성 요소는 선수가 회복 후 복귀하는 데 매우 큰 역할을 할 수 있다.

부상과 함께 발생하는 심리적 문제를 인식하고 현장에서 이것을 다룰 수 있는 준비가 되어 있어야 한다.

정신건강 관리 전문가 또는 심리학자 등을 추천하는 것은 어려움을 겪고 있는 선수의 성공적인 복귀를 위한 중요한 열쇠로 작용할 수 있다.

선수들이 신체적 스트레스에 적응하기 위해서는 좋은 회복 및 재생 전략을 구현해야 한다. 물리적 치료는 전체적인 과정에서 도움이 될 수 있으며, 수면, 영양 및 수분 섭취 등은 브릿지 더 갭 과정의 핵심 구성 요소이다.

7

체성감각 조절

스트렝스 코치, 개인 트레이너 및 임상 전문가들은 운동 체계의 완성을 좋아한다. 우리는 그 결과물을 볼 수 있으며, 실제적이다. 체성감각의 '감각' 부분은 이해하기 어려운 분야이다. 균형, 고유수용감각은 개념적이기 때문에 실제로 이해하기가 어렵다.

체성감각의 회복과 재활에 관한 내용은 근골격계보다 중요하지 않다. 그러나 실제로 체성감각계는 근골격계와 분리하여 다룰 수 없다. 감각이 우리에게 필요로 하는 맥락을 제공하지 않는 한, 효과적이고, 효율적이며, 지속 가능한 움직임의 수행을 기대하기 어렵다.

MD Anderson Cancer Center의 패트릭 도허티Patrick Dougherty 박사에 따르면,

> "체성감각계는 접촉(즉, 피부와의 물리적 접촉)을 통해 외부 환경의 물체에 대한 정보를 제공하고, 근육과 관절의 자극을 바탕으로 신체 부위의 위치 및 움직임(고유수용감각)에 대해 알려준다."

> "체성감각계는 또한 신체의 온도, 외부 물체 및 환경을 모니터링하고 통증, 가려움 등에 대한 정보를 제공한다."[196]

다시 말하면, 체성감각계는 감각운동계(SMS Sensorymotor system)의 감각적 측면을 다룬다.

감각운동계는 모든 감각 입력, 운동 출력, 중추신경 프로세싱 및 운동 중 필요한 이러한 구성 요소의 통합을 포함한다.[197]

생체역학적 및 운동학적 관점에서 감각기관이 없는 운동기관은 존재하지 않는다. 입력은 출력을 제공한다. 잘못된 입력은 잘못된 출력을 일으킨다.

컴퓨터에 잘못된 명령을 계속 입력하면 매번 잘못된 출력이 표시된다. 시스템이 정상적으로 작동하기 위해서는 컴퓨터에 올바른 지침을 제공해야 한다. 몸도 마찬가지이다. 변경된 정보가 들어오면 운동 체계의 반응에 결함이 생기거나, 운동기관의 반응을 발생시킨다 하더라도 결과적으로 비효율적인 움직임을 만들어낸다.

체성감각계에 대해 논의할 때, 균형, 자세 흔들

림, 반사 및 고유수용성 인식 등을 고려할 수 있다.

체성감각 조절을 감각운동계의 과정에서 감각 입력 중심으로 정의할 수 있다. 실제로 이 책에서 논의된 대부분의 자료는 감각운동계와 관련이 있으며 앞서 언급하였듯 감각 입력은 운동 출력에 영향을 미친다.

나는 종종 DNS, PRI, 요가 및 필라테스에 대한 경험을 바탕으로 고객의 균형, 고유수용성 및 반사반응 향상을 살핀다. 이 장에서는 선수들이 필드로 복귀하기까지의 여정에서 시각 및 전정기관과 같은 체성감각 조절을 향상시키는 방법에 대해 논의할 것이다.

다이나믹 시스템 이론

다이나믹 시스템 이론(DST Dynamic System Theroy)은 우리가 평가하고 다룰 수 있는 프레임워크를 제공하여 고객을 위한 '기능 훈련' 프로그램을 만들어준다. DST는 특정 개인의 감각 운동 체계는 유기체(특정 개인)의 건강 또는 질병, 작업, 그리고 작업이 수행되는 환경에 의존한다고 명시한다.

이 세 가지(작업, 유기체, 작업이 수행되는 환경)는 환자가 어떤 움직임 패턴을 선택할지 결정한다.

이것들을 좀 더 자세히 살펴보자.

유기체 제약 Organism constraints

건강한 유기체는 복수의 자유도를 사용하여 작업을 완료할 수 있다.

기능적 가변성의 개념은 사람이 어떤 작업을 완료하기 위해서는 다양한 방법을 사용할 수 있다는 것을 알려준다. 일반적으로 감각운동계는 신경계의 단순한 반응이나 유기체의 전체 에너지를 보존하는 방식으로 구성된다.

예를 들어 이 글을 읽으면서 손을 뻗어 코를 만져보자. 오른손 또는 왼손을 사용했는가? 어느 손가락을 사용했는가? 팔을 들고 목을 둥글게 했는가? 아니면 팔꿈치를 구부려 팔을 들어 코를 만졌는가?

감각운동계가 "코를 만지십시오"라는 목표를 실행하는 방법에는 여러 가지가 있다. 감각운동계는 아마도 가장 쉬운 방법을 사용했을 것이다. 대부분의 사람들은 주로 사용하는 손의 집게손가락을 사용한다. 감각운동계는 이러한 작업을 효율적으로 수행할 수 있도록 한다. 코를 만지는 '잘못된' 방법은 없다. 당신은 아마 당신이 알고 있는 가장 단순하고 가장 효율적인 방법으로 움직였을 것이다.

만약 주로 사용하는 팔의 골절로 깁스를 하고 있다면, 그 팔을 사용할 수 없다. 유기체는 이제 움직임 수행을 위한 자유도가 적어진다. 당신은 반대쪽 팔만 사용할 수 있다.

부상, 신경학적 결손 또는 통증으로 인한 시스템 장애는 감각운동계가 작업을 수행해야 하는 자유도를 감소시킨다. 이러한 방식으로 감각운동계의 기능 변동성은 감소한다.

DST를 바탕으로 유기체를 조작하는 방법으로, 유기체가 눈을 감거나, 머리를 돌리거나, 움직이는 물체를 추적하거나, 움직이는 동안 인지 작업을 수행하거나, 하체 운동을 수행하는 동안 관련되지 않은 상지 활동을 수행할 수 있다.

이용 가능한 자유도를 변경하기 위해 유기체를 조작하면 고객에게 기능적 가변성을 제공할 수 있다.

선수들은 필드에서 앞으로 달릴 뿐 아니라 동시에 수많은 상황을 고려하고 판단해야 하기 때문에, 이것은 선수들이 복귀하는 데 필요한 요소이다.

작업 제약 Task constraints

우리가 수행하도록 요청하는 작업은 다양한 난이도를 가질 수 있다.

작업을 조작할 때 재활 또는 퍼포먼스 관점에서 사

용되는 가장 일반적인 방법이다.

예를 들어 사람들에게 스쿼트를 해보라고 요청하면 그들은 다양한 방법으로 스쿼트 동작을 수행할 수 있다. 양발을 사용할 수 있고, 또는 한 발을 사용할 수 있다. 어떤 사람은 프론트 스쿼트, 다른 사람은 백 스쿼트 등을 실시할 수 있다.

작업을 조작하는 것은 DST의 필수 구성 요소지만 그것이 단지 하나의 요소라는 것을 기억해야 한다.

작업을 조작하는 것은 사람의 기저면과 무게중심을 고려한다. 전형적으로, 두 다리에서 한 다리로 이동하는 것과 같이 기저면의 크기를 감소시키거나, 낮은 자세에서 높은 자세로 움직이고 머리 위 또는 앞쪽으로 물건을 가져오게 하여 무게중심의 위치를 변경시켜 해당 작업을 더 어렵게 만들 수 있다. 작업의 진행과 회기는 종종 이러한 변수를 모두 고려한다.

환경 제약Environment constraints

누군가에게 방의 한쪽에 있는 상자를 가져오도록 요청하는 경우 이것은 간단하게 예측 가능한 작업일 수 있다.

그 사람은 상자를 들고 돌아서 방을 가로질러 걸어와 그 상자를 바닥에 내려놓을 수 있다. 그러나 다시 그 사람에게 물건을 가져다달라고 요청할 때, 음악을 켜고 장애물을 세우고 다른 사람들이 길을 돌아다니도록 만든다면 이전과는 다른 예측할 수 없는 환경이 된다. 감각운동계는 이제 작업을 안전하게 수행하기 위해 결정을 내려야 한다.

여러 방법으로 환경을 조작할 수 있다. 우리는 종종 눈을 감고 눈을 뜨는 것에 대해 생각한다. 이것은 유기체의 제약이지만 다양한 정도의 빛은 어떠한가?

야구 경기의 주간 경기와 야간 경기를 생각해보자. 낮에는 사람들이 필드를 가로지르는 그림자에 관해 이야기한다. 선수들은 눈을 계속 뜨고 있지만, 그 빛은 선수들이 무엇을 보느냐, 언제 보느냐에 따라 달라질 것이다.

집 뒷마당에서 타격 연습을 하는 것과, 당신을 향해 소리치고 있는 50,000명의 사람들 앞에서 타격을 하고 있는 것을 상상해보라.

작업을 완료할 때 방해가 될 수 있는 장애물에 대해 생각해보라. 1루에서 2루까지 뛰는 것은 꽤 직접적인 것처럼 보이지만, 때때로 베이스를 커버하는 내야수에 의해 방해를 받을 수 있다. 환경 변화로 인해 2루로 달리는 작업이 더 어려워졌다.

마라톤을 생각해보자. 시합을 준비하는 동안 섭씨 15도(화씨 60도)의 날씨에서 훈련을 수행했다면, 시합 당일 섭씨 15도인 경우, 수분을 유지하기 위해 얼마나 많이 수분 섭취를 해야 하는지, 에너지 보충을 위해 무엇을 먹어야 하는지, 회복을 위해 무엇을 해야 하는지 정확히 알고 있을 것이다.

만약 시합 당일의 온도가 섭씨 32도(화씨 90도)라면, 지금까지 수행해온 훈련의 효과가 매우 달라질 것이다. 같은 경로를 따라 같은 거리를 달리고 있을 수 있지만, 환경은 매우 다르다. 기록은 예상보다 느려질 수 있다. 수분 섭취 요구량은 변할 것이고, 마라톤 레이스 후 회복은 매우 다를 것이다.

변경된 환경으로 인해 작업이 훨씬 어려워졌다.

임상 지침

동적 시스템 이론은 기능 훈련이다

- **유기체에 영향을 미침:** 유기체가 작업을 완수해야 할 자유도의 정도를 증가시킴
- **작업 변경:** 기저면과 무게중심 조작
- **환경 변경:** 훈련의 시야, 소리, 또는 표면을 바꿈

기능 훈련의 틀 제공

DST는 어떻게 '기능 훈련'의 틀을 제공할 수 있는지 알려준다. 유기체 제약은 작업을 수행하는 데 사용할 수 있는 자유도를 제한하며 환경은 작업 수행 방식에 크게 영향을 줄 수 있다. 기저면 또는 무게 중심을 변경하여 작업을 더 어렵게 만들 수도 있다.

DST의 원칙을 사용하면 감각운동계에 도전하는 체계적인 방법을 제공할 수 있다. 논의하였듯, 작업 조작은 운동 프로그램을 진행하는 가장 쉽고 일반적인 방법이다.

그러나 우리가 하는 모든 것이 작업을 변형시키는 것이라면, DST의 두 가지 핵심 요소들을 놓치고 있다.

다음에 운동 프로그램을 실험할 기회가 있다면, 2주 동안은 작업을 변경하지 않도록 하라. 대신에, 첫째 주 동안 유기체를 변경하라.

예를 들어 고객들이 스쿼트(작업)를 하는 경우, 유기체(고객)가 자신의 왼쪽과 오른쪽을 보면서 스쿼트를 수행하게 하여 유기체를 조작할 수 있다.

솔직히 말하자면, 왼쪽 또는 오른쪽을 보면서 움직이는 것은 사람들이 일반적으로 작업을 수행하는 방법일 것이다. 사람들은 앞을 똑바로 바라보면서 완벽한 모습으로 땅에 쪼그리고 앉는 경우는 거의 없다. 아마도 누군가와 대화하고, 한쪽을 보고, 쪼그리고 앉거나, 물체를 집으려고 아래를 내려다보고 집은 후 다시 서 있을 것이다.

또 다른 예는 신발을 벗게 하거나, 쪼그리고 앉으면서 숫자를 세는 것과 같은 인지 작업을 하게 하는 것이다.

그들의 형태는 바뀌는가? 스쿼트를 수행하는 동안 스윙 볼을 추적하도록 지시한다면, 눈의 움직임이 작업 수행에 변화를 주는가?

다음으로 환경을 변경할 수 있다. 음악을 들으면서 작업을 수행하도록 하라. 음악을 정상적으로 듣는 경우 조명이 꺼진 상태에서 작업을 수행하도록 할 수 있고, 또는 실외, 균형대 및 모래 위에서 안전하게 작업을 수행하도록 할 수 있다.

환경을 조작하면 실행이 어떻게 달라지는가?

단순한 작업 이상의 것을 다루기 시작하면, 운동의 종류를 급진적으로 바꾸지 않고도 일주일 동안의 기능 진보를 발견할 것이다.

이것이 유기체가 주어진 환경에서 어떤 임무를 수행할 수 있는 최대한의 자유도를 부여하기 위한 '기능 훈련'의 틀이다.

> **임상 지침**
>
> **기능 훈련**: 주어진 환경에서 유기체가 가능한 모든 작업을 수행할 수 있는 자유도를 제공

시각계: 보는 것이 움직임에 미치는 영향

우리의 눈은 운동기관이 피드백을 받을 수 있는 한 가지 방법이다. 특정 운동 패턴을 수행하고 신체의 각 부분을 유기적으로 움직이기 위한 결정에 도움이 되는 맥락을 제공하기 위해서 촉각 및 청력의 중요성을 무시할 수 없다. 그러나 뇌의 감각 뉴런 중 2%와 8%가 촉각 및 청력에 영향을 주고, 30%는 시각계의 입력을 독점적으로 처리한다.[198]

의미 있는 방식으로 시각계를 변경하는 것은 유기체의 제약 조건을 조작하는 좋은 방법이 될 수 있다. 임상 전문가 또는 코치가 적용할 수 있는 가장 일반적인 방법은 사람들이 눈을 감도록 하는 것이다. 이것은 훌륭한 조작 방법이지만 스포츠에서 얼마나 현실적인가? 보통 선수들은 눈을 뜬 상태에서 고정된 지점을 정면으로 바라보면서 운동을 수행하지는 않을 것이다.

예를 들어 한쪽 다리로 서 있는 것을 생각해보라. 사람들이 한쪽 다리로 서서 눈을 감도록 할 수 있을 것이다.

또는 한쪽 다리로 서서, 머리를 앞으로 곧게 세

우고, 그들의 눈이 그들 앞에 매달린 끈에 달린 공을 따라가도록 할 수도 있다.

그들이 일을 수행하는 동안 주변 시야의 무언가에 초점을 맞추면서 머리를 똑바로 세우고 위와 왼쪽 또는 오른쪽을 바라보도록 할 수 있다. 주변 시력의 사용을 막는 안경을 쓸 수도 있다. 작업을 수행하는 동안 눈 또는 머리 전체로 움직이는 물체를 추적하도록 할 수 있다.

눈을 뜨거나 감는 것 이외에도 시각계에 제한을 제공할 수 있는 다양한 방법이 있다. 이러한 고려사항은 선수가 실제로 스포츠에 참여할 때 작업을 수행하는 방법 및 종류에 따라 구체적으로 바뀔 수 있다. 선수가 이러한 장치를 사용하는 경우 재활치료 과정에 선글라스 헬멧, 색조 접점을 추가하는 것을 고려해보라.

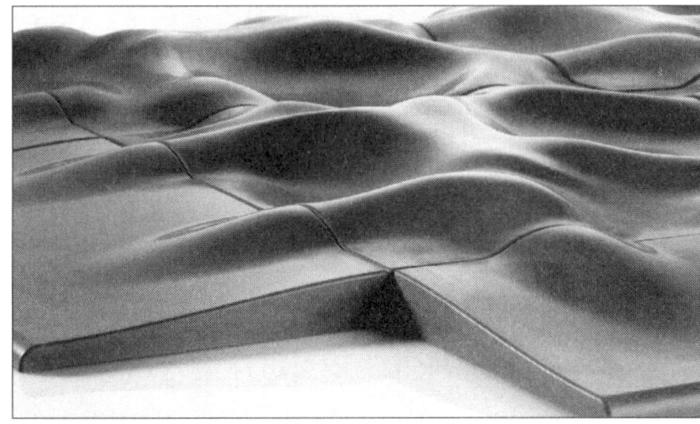

사진 7.1 테라센사

운동이 수행되는 표면을 바꾸는 것은 실무자들 사이에서 흔한 관행이다.

대표적인 진행은 폼패드나 하프볼처럼 불안정한 표면에 사람을 배치하는 것이다.

그러나 운동선수가 불안정한 표면을 관리할 필요가 있는 위치에 있는 경우는 거의 없을 것이다. 표면이 고르지 않은 경우가 가장 많다.

테라센사와 같은 제품을 사용하면 시술자가 실내에서 이러한 작업을 할 수 있는 방법을 제공할 수 있으며, 현장에서의 외부보다 더 안전하고 통제된 방식으로 고객에게 도전할 수 있다.

전정계: 동작 중의 균형

선수들이 부상에서 회복할 때, 균형 및 고유수용성 감각의 회복은 가장 큰 도전 과제인 경우가 많다. 다시 말해, 선수들이 어디에 있는지, 그리고 그들이 특정 환경 안에서 어떻게 움직이고 있는지에 대한 인식 회복이 중요하다.

그들은 또한 종종 평형을 유지하기 위해 고군분투한다. 과거에 이것을 극복하기 위해, 균형 회복에 도움이 될 것으로 생각했던 티피 표면tippy surface과 같은 공 및 밸런스 보드 위에서 많은 시간을 보내게 하였다. 그러나 그것은 실수였다.

수상스포츠 및 겨울 스포츠를 제외하면 대부분의 스포츠는 경기장 자체가 기울어지거나 움직이는 상황은 발생하지 않는다. 오히려 선수가 경기장 위를 달린다. 땅은 불안정하지 않고, 대신 고르지 않다. 그렇기 때문에 선수들은 안정적인 지형에서 전정 입력 및 제어 복원 작업을 해야 한다.

테라센사TerraSensa®는 선수가 외부로 나갈 수 없는 경우, 가변 지형을 시뮬레이션하는 요철 및 디봇을 특징적으로 가지고 있으므로 유용한 보완물이다(사진 7.1).

불안정한 지면에서 선수를 훈련시키는 것이 잘못된 것은 아니다. 그것은 우리가 조작할 수 있는 고유 변수 목록의 한 요소일 뿐이다.

고르지 않은 지면은 불안정한 지면만큼 자극적이다. 선수들이 서로 다른 지면에서 연습하는 것, 즉 실제로 시합하는 지면과 이상적으로 연관된 표면에서 작업하게 하는 것은 고유 입력을 바꾸는 데 있어서 중요한 요소이다.

시각계, 촉각, 고유수용성 피드백의 입력 요구 이외에, 전정계의 정확한 정보가 필요하다.

이 중 일부는 눈에서 시작되어 시각계 안에 포함되어 있으나, 특히 회전과 선형 운동을 통해 얻은 데이터는 귀의 원형낭, 구형낭, 반고리관에 의해 제어된다. 이 시스템이 정보를 수집하고 전송하는 능력은 머리 외상이 있을 때 저하될 수 있다.[199]

선수에게 위 또는 아래를 보면서 운동 중에 머리 위치를 바꾸도록 요청하는 것도 효과적이다. 종종, 선수가 위, 아래, 오른쪽, 그리고 왼쪽을 보면서 단일 균형 훈련을 수행하게 할 수도 있다.

이러한 머리 위치의 변화는 전정계의 반고리관을 자극하고 하지의 인대와 관절에 포함된 신경근 고유수용체에 도전하게 될 것이다.

머리 위치를 바꾸는 것은 실제로 선수들이 시합 중 한 방향으로 움직이며 반대 방향을 바라보는 것과 같은 활동을 수행하는 것과 비슷하다.

미식축구에서 와이드 리시버가 운동장을 달려가는 것을 상상해보라. 그 선수는 눈을 감지 않았으며, 불안정한 표면에 서 있는 것이 아니다. 그는 아마도 울퉁불퉁한 표면 위에서, 어깨 너머로 공을 바라보며 직선으로 달리고, 고개는 공이 날아오는 쪽(뒤쪽 또는 옆쪽)으로 돌리고 있다. 옆에서 그를 방해하는 수비선수, 관중들의 포효 등을 결합하여 선수의 감각운동신경은 상당한 도전을 받는 것이다.

우리는 부상에서 회복하고 있고 균형과 고유수용감각을 회복하기 어려운 모든 선수에게 이러한 기술을 적용할 수 있다.[200]

전정 재활 기술은 뇌진탕 환자의 재활에 일반적으로 사용되며, 특정 외상에 근거한 높은 수준의 전정 자극 시리즈이다.

이 유형의 전정 재활은 이 책의 내용 범위를 벗어나지만, 그 기법을 잘 아는 것은 중요하다. 이 내용은 균형감각과 부상 후 고유수용감각에 문제가 있는 누구에게나 사용될 수 있다.[201]

동적 신경근계 안정화 및 체성감각 조절

5장에서 살펴본 바와 같이 DNS는 움직임 분절의 기능을 향상시키고 신체적 요건 외에 안정화의 신경학적 측면을 강조한다. DNS 기술을 사용하면 부상으로 인해 방해받는 입력을 재보정하여 체성감각 조절 및 운동 출력의 품질을 향상시킬 수 있다.

마이클 히긴스Michael Higgins는 그의 저서 『Therapeutic Exercise: From Theory to Practice』에서 우리가 6장에서 언급한 것과 마찬가지로 근신경계 조절(정신운동)은 단순하게 발생되는 것이 아니라 오히려 두어 개의 전구체를 가지고 있다고 말한다. 그중 하나는 다음과 같다.

> "동적관절 안정성을 제공하기 위해서는 자발적인 근육 활성화의 활동과 함께 체성감각계의 입력이 필요하다."[202]

선수가 어떤 환경에 있는지, 어떻게 몸을 움직이는지, 근육이 생성하는 긴장도와 같은 정확한 정보를 수집하지 못하였을 때 그 선수의 안정성을 기대하기 어렵다. 부상은 이 모든 것을 방해할 수 있다.

DNS가 운동선수의 체성감각 조절 능력을 향상시키는 방법 중 하나는 신체가 원시반사를 다시 학습하도록 돕는 것이다. DNS 교육에서는 원시반사를 두 가지 하위 범주(정위 반사righting reflex 및 자세 반응postural reaction)로 나눈다.

인간뿐 아니라 동물한테서도 정위반사를 볼 수 있다.

개를 뒤집으면, 개는 즉시 고개를 들어 눈을 맞추려고 한다. 아이들이 특정한 발달 단계에 도달하면 스스로 굴러 넘어지는 경우에도 같은 반응을 보인다.

인체는 끊임없이 항상성을 유지하려고 노력한다. 이를 위한 한 가지 방법은 머리의 위치를 정렬하고 눈을 사용하여 뇌에 위치와 환경을 알려주는 것이다.

아기를 똑바로 세우고 있다가 넘어지듯 몸을 앞으로 돌릴 때 아기의 반응을 볼 수 있다. 아기는 자동으로 다리를 뒤로 뻗고 팔과 손가락을 쭉 펴서 넘어지는 것을 막는다. 이것은 '낙하산 반사'로 알려져 있으며 일반적으로 아기가 걷기 전에 발생하는 '정상적인' 발달의 특징이다.[203]

원시반사 작용과 반응은 유아에게서 발생하다가 사라지거나, 더욱 근본적인 패턴으로 통합되거나 또는 수명이 다할 때까지 내내 지속된다.

생후 1년 이내에 사라지는 자세 반사 및 올바른 반응은 기본적인 패턴으로 통합되어 보다 높은 수준의 운동 활동을 지원하는 데 도움이 된다.

비록 실제 반사 작용은 더 이상 존재하지 않지만, 그들이 만들어내는 데 도움이 되는 근본적인 패턴은 여전히 이용할 수 있다. 사지 운동을 하는 동안 머리 움직임과 같은 반사의 측면을 포함하는 활동을 시행함으로써, 우리는 운동 제어 강화에 도움이 되도록 기초적인 반사 작용을 '자극'할 수 있다.

다음으로, 반사 작용과 반응은 모두 한 가지 공통점을 가지고 있다. 그들은 운동 반응을 일으키기 위해 의식적인 사고를 요구하지 않는다. 이러한 반응은 감각운동계가 신체가 성숙함에 따라 근본적인 자세로부터 시작하여 전이적 자세, 그리고 최종적으로 기능적 자세로 점진적인 진행을 위해 생성된 낮은 수준의 운동 출력(척추 수준 운동제어)이었다.

감각운동계에 의해 더 높은 수준의 운동 반응이 개발됨에 따라, 이러한 패턴에 반응이 통합되었다. 만약 우리의 개입이 같은 유형의 반응을 시뮬레이션 하는 활동을 포함한다면, 이러한 원시 패턴(기본 패턴)의 반사 특성은 재활 과정에 이용될 수 있다.

근육 활성화 및 운동 패턴의 결합을 자극하는 반응 기술을 선택하는 것은 근육 활성화 및 특정 운동의 패턴을 향상시키기 위한 강력한 기술이 될 수 있다. 우리가 실제로 원시반사 작용을 회복하기 위해 노력하지 않을 수도 있지만, 신체가 자극에 반응하도록 하는 어떤 종류의 운동도 근육 활성화와 운동 패턴 개선이라는 우리의 목표를 쉽게 하는 데 도움이 될 것이다.

운동선수가 부상을 입었을 때, 이와 같은 자연적인 반사 작용과 반응이 잘 작동하지 않을 수 있다. 환자를 DNS 전문가 또는 이러한 개념을 이해하는 치료사에게 보내는 것은 기본적인 원시반사를 강화함으로써 체성감각 및 신경 근육 경로를 회복하는 데 도움이 될 수 있다.

이것은 뇌가 공간에서의 신체 위치, 균형 및 안정화에 관한 정보를 수집하고 처리하는 방법을 개선함으로써 재활 과정을 향상시키게 된다.

Feldenkrais® 및 Neurokinetic Therapy™와 같은 기술들이 DNS와 유사하며 이러한 방법은 사용을 고려할 가치가 있다.

요가-체성감각 트레이닝을 위한 기원 및 현대적 응용

다양한 형태의 요가는 여러 운동 장애를 개선하는 데 도움이 될 수 있으며 브릿지 더 갭 연속체 내에 위치한다.

요가는 근육 발달의 관점에서 근비대 또는 근력 향상에는 좋지 않은 선택이다. 요가는 균형, 고유수용성 훈련, 유기체 및 작업 제약 조건 제공의 측면에 적합하며, 부상 후 움직임 분절의 재정립에 도움을 준다.

나는 2002년에 처음으로 요가 수업에 참여하였다. 우리는 조용한 방에 앉아 각 자세를 유지했다. 마치 오랜 시간 동안 자세를 유지하는 것처럼 느껴졌다! 나는 그것이 싫었고, 다시는 요가로 돌아가지 않겠다고 약속하면서 방에서 빨리 나가고 싶어 견딜 수 없었다.

5년 후 우리 집 근처에 요가 스튜디오가 생겼고, 친구가 나에게 한번 가보라고 설득하였다. 나는 그녀가 수업이 끝나면 브런치와 미모사(칵테일 종류)를 사준다는 약속을 받았기 때문에 요가 스튜디오에 갔을 뿐 다른 어떤 것도 기대하지 않았다.

그 수업은 이전 수업과는 전혀 달랐다. 선생님은 8자 콧수염에 특이한 헤어스타일을 가지고 있었고, 방안에는 허브 향이 가득하였으며, 우리에게 매트 위로 올라가라고 지시하면서 스눕 독Snoop Dog의 음악을 틀었다. 이후 내 인생에서 가장 어려운 운동 수업 중 하나를 계속 진행하였다. 나는 결국 땀을 뚝뚝 흘리고 있었고, 요가에 대한 나의 새로운 발견을 선포하게 되었다.

2015년에 200시간의 요가 지도자 자격증을 취득할 때까지 간헐적으로, 때로는 다른 사람보다 더 일관성 있게 연습을 계속했다. 지금까지 내가 가장 좋아하는 요가 연습 종류는 빈야사Vinyasa 흐름이다. 문신을 하고 있는 선생님이 좋은 음악을 연주하고, 우리와 다른 사람, 그리고 지구에 존재하는 좋은 것들에 대한 이야기들이 오가는 상황에 나는 푹 빠졌다.

요가는 1930년대에 미국에 들어왔고, 동양철학의 일부로 처음 연구되었다. 요가는 건강을 위한 운동으로 시작되었고 당시 채식주의를 장려하였다. 1960년대에, 반문화 청년 운동은 동양적인 모든 것에 관심을 갖게 되었다.

몇 년 안에, 열린 마음을 가진 의사들 중 일부는 스트레스 관리를 위하여 요가를 처방하기 시작했다. 그 이후로 요가는 주류를 이루었고 큰 사업이 되었으며, 요가 스튜디오는 도시 블록 몇 개에 한 개 꼴로 생겨났고, 룰루레몬Lululemon이나 프라나prAna 같은 회사들은 세계적으로 진출했다.

그러나 동양철학과 서양철학의 투쟁은 오늘날까지 존재한다. 서양철학은 해부학과 생리학 그리고 근골격계, 신경계, 심리학, 합성 약물과 같은 시스템에 초점을 맞춘다. 동양철학은 많은 사람들이 대체의학에서 고려하는 불, 물, 나무, 흙, 금속, 그리고 약초의 다섯 가지 요소인 음양으로부터 이끌어낸다.

서양의학은 미시적인 관점으로 특정 영역에서 일어나고 있는 일을 자세히 설명하지만, 동양의학은 보다 광범위하고 총체적인 거시적 접근법을 가지고 있다.

그들의 본질적인 차이에도 불구하고, 우리는 선수들이 완전히 회복하고 장기적인 건강을 개선하도록 돕기 위해 동양과 서양의 관행을 통합할 수 있다. 동양의 학문은 처음 접하지만, 체성감각 조절 능력을 개선하기 위해 동서양의 학문을 통합하는 데 관심이 있다면, 요가부터 시작하는 것은 좋은 생각이다.

요가는 참가자의 무게중심 및 신체 위치를 지속적으로 변경하고, 균형과 운동 조절을 유지하면서 여러 가지 자세 사이의 전환을 요구한다. 이러한 활동을 통해서 전정기관 및 고유수용감각 기관에 지속적인 자극을 제공하게 된다.[204]

요가가 감각적 입력을 향상시키는 데 도움이 되는 이유 중 하나는 요가가 정신적으로나 육체적으로 존재하도록 강요하기 때문이다. 요가 연습의 비결 중 하나는 외부 자극과 산만함을 최소화하고 집중력을 북돋우는 내부 환경을 만드는 것이다.[205]

임상 지침

왜 요가를 연습해야 합니까?

불편함을 편하게 느끼기 위해

요가의 종류

요가의 종류는 다양하다. 요가를 테스트하는 데 관심이 있다면, 내가 예전에 그랬던 것처럼 "요가가 싫어"라고 선언하기 전에 몇 가지 다른 변형을 시도해보라. 한 종류의 연습은 싫어할 수도 있지만, 다른 종류의 연습을 좋아할 수 있다.

나와 가장 잘 맞는 유형의 요가는 '빈야사'이다. 빈야사는 호흡과 움직임을 연결시키는 데 중점을 두고 있다. 모든 동작은 숨을 들이마시거나 내쉬는 동작으로 연결된다. 흡기와 호기는 특히 자세를 깊게 하거나 길게 하려고 사용된다. 빈야사 요가에서는 자세에 따라 신체의 안정성 및 가동성을 촉진하기 위해 호흡 조절을 사용한다.

'인 요가Yin Yoga'는 5분 이상 자세 유지를 포함하는 느리게 진행되는 스타일의 요가이다. yinyoga.com의 버니 클라크Bernie Clark는 이 스타일의 요가는 양원소를 강조하는 다른 능동적인 변화에 비해, 수동적이며, 조용함을 더 많이 가지고 있다고 설명한다.

이것은 면역체계, 장기건강, 그리고 다른 종류의 요가와 마찬가지로 스트레스 관리에 도움이 된다고 여겨진다.[206] '긴장감tight'을 느끼고 있다면, 인 요가는 그 긴장감을 회복하는 데 도움이 된다. 기억하라. 스포츠 퍼포먼스의 세계에서든 어떠한 이유에 의해서든 신체는 '긴장감'을 느끼게 된다.

인 요가를 통해서 진정될 수 있고 느리게 하는 데 필요한 시간을 갖도록 도와준다. 만약 선수의 교감신경이 지배적이고 부교감신경 회복에 어려움이 있다면 인 요가가 도움이 될 수 있다.

'회복 요가'는 활동적인 휴식을 수반하며 종종 몸을 지탱하기 위한 소도구를 사용한다. 이것은 움직임과 유연성의 범위가 현저하게 제한된 사람들에게 좋은 선택이 될 수 있다.

스포츠 퍼포먼스 세계에서는 정적 스트레칭 기법을 두려워하여 스트레칭 사용을 거의 포기해 버렸다.

몇몇 연구에서 정적 스트레칭 후 즉각적으로 또는 단기적으로 근 파워가 감소하는 결과를 보여주었고, 그 결과 현장 임상가들은 이 기술을 모두 사용하지 않기 시작했다.

회복 요가에 사용되는 종류와 같은 정적인 스트레칭은 적절한 시기에 올바른 맥락에서 사용한다면 좋을 수 있다. 이 기법을 수행한 직후, 정적 스트레칭은 근육과 힘줄 부위의 점탄성 특성에 영향을 미치는 것으로 보인다.

그러나 운동 직전이 아닌 규칙적인 계획에 따라 이 기법이 시행될 때, 점탄성의 특성에 영향을 미치지 않는 것으로 보이며, 쉬는 날 또는 탄성 활동 후의 정적 스트레칭은 실행 가능한 선택이 될 것이다.[207]

스트레칭에 의한 근비대증이 발생할 수 있는데, 이것은 더 큰 힘의 생산에 기여하고 근육 수축 속도를 증가시킬 수 있다. 이것은 성별, 나이, 운동 수준에 걸쳐 적용되는 것으로 나타났다.[208]

정적 스트레칭은 연조직 치료 또는 훈련 및 경기 직전에 사용되어서는 안 되지만, 훈련 및 시합이 종료된 후 또는 쉬는 날, 그리고 주기화 기반의 회복단계에서 효과적이다.

회복 요가에 사용되는 정적인 스트레칭은 또한 호흡 조절을 강조하기 때문에 재활에서 퍼포먼스까지의 간격을 메울 때 유용할 수 있는데, 이것은 부상 후 흐트러진 감각 입력 메커니즘을 개선하는 데 도움을 줄 수 있기 때문이다.

우리는 단지 몇 가지 요가 유형을 다루었다. 비크람Bikram, 아스탕가Ashtanga, 하타Hatha, 이옌가Iyengar 및 아네르타라Anusara를 포함한 더 많은 요가 종류가 있다. 교육 및 치료 철학에 실제적이고 철학적으로 적합한 것이 무엇인지 알아보기 위해 여러 다른 유형을 찾아보고 훈련하고 시도해보라.

브릿지 더 갭 연속체에서 요가의 실제 적용

몇 가지 다른 유형을 살펴보았으므로 이제 운동선수와 함께 일할 때 요가를 적용하여 체성감각 조절을 향상시키는 방법을 살펴볼 차례이다.

운동선수들에게 요가를 소개하기 전에 몇 가지 주의사항이 있다. 첫째, 각 선수의 부상 이력이 특정 자세를 취하고 유지하는 능력에 어떤 영향을 미칠 수 있는지 알고, 요가 시술자에게 이 사실을 분명히 알려야 한다. 절대로 부상 부위가 영향을 받거나 다시 부상당하지 않도록 유의해야 한다.

둘째, 고객의 내열성에 유의해야 한다. 만약 심혈관계의 근본적인 문제를 가지고 있거나, 비시즌 기간 동안 열탈진, 기절, 탈수 등의 문제를 경험한 경우, 열 관련 문제를 더욱 악화시킬 수 있기 때문에 온열실 내에서 시행되는 요가 스타일 적용에 유의해야 한다.

마지막으로, 모든 운동과 마찬가지로 운동선수들이 체육관, 치료실 또는 운동장에서 경기하는 것처럼, 그 형식이 무엇보다도 우선시되어야 한다. 누군가가 몇 주 동안 몇 가지 기본적인 자세를 익히는 데 시간을 보내는 것이 더 까다로운 동작을 시행하다가 다시 상처를 입는 것보다 낫다. 우리는 보다 큰 신체의 통제를 위해 노력하고 있다는 것을 기억하라.

직접 요가 전문가yogi가 될 필요는 없지만 브릿지 더 갭의 효과적인 활용을 위해 신뢰하는 요가 전문가를 찾아보기 바란다. 요가에 대한 자세한 내용은 요가 얼라이언스(www.yogaalliance.org)를 참조하라.

요약

전반적으로, 체성감각계는 모든 움직임의 원동력이다. 감각 입력은 운동 출력을 지시한다.

신경계는 운동 패턴을 실행하기 위한 여러 가지 방법을 선택할 수 있으며, '건강한' 시스템은 더 자유롭게 운동할 수 있게 하고 건강한 운동에 필수적인 기능적 다양성을 제공한다.

움직임 패턴을 수행하는 완벽한 방법은 없다. 신경계는 유기체, 작업 및 환경의 한계에 따라 적절한 패턴을 선택할 것이다.

운동 프로그램을 만들 때 촉각, 자기 감각, 시각, 청각 및 전정 기관의 특성을 고려하라.

8

최적의 신체 기능을 위한 기타 고려 요인

몇 년 전 브라이언 그라소Brian Grasso의 요청으로 국제 청소년 컨디셔닝 협회에서 발표할 기회가 있었다. 그 당시 나는 청소년들과 함께 일하고 있지 않았기 때문에 나를 발표자로 세운 이유를 물어보았다. 브라이언은 내가 프로 선수들과 주로 일하고 있는 것을 알고 있으며 그 선수들이 어린 시절에 해결했으면 좋았을 문제들을 강연해달라고 요청하였다.

브라이언은 어린 시절 쉽게 고쳐질 수 있는 신체적 문제가 메이저리그 선수가 되어 큰 문제가 되기 전에 고치기를 원했다. 아주 훌륭한 생각이다!

이와 같은 '처음부터 시작'이라는 접근법을 마음에 새기는 것은 리틀리그, 대학 야구, 마이너리그 또는 메이저리그 등 모든 수준에서 중요하다. 전 연령에 걸쳐서 최적의 신체적 기능을 위해서는 반드시 고려해야 하는 몇 가지 사항이 있다. 청소년들은 좋은 움직임을 시작하기에 너무 어리지도 않으며 기본적인 자세와 움직임 문제를 바로잡기 시작하는 시기가 너무 늦은 경우도 거의 없다.

이번 장에서 뒤이어 소개될 고려 요소들은 내가 선수에게 지도하는 부분들이며 성별, 스포츠의 종류, 선수의 포지션과 상관없이 나와 함께하는 모든 선수의 신체 및 움직임을 평가하고 다룬 것이다. 이러한 평가를 기초로 하여 당신이 브릿지 더 갭 연속체의 어느 한 지점에서 선수의 훈련을 시작해야 할지 결정할 수 있다고 나는 확신한다.

이 책에서 현재의 부분이 지금 다뤄지는 이유는 부상당한 선수에게 추가적인 부하가 더해지는 단계로 넘어가기 전에 고려되는 기본 요소들에 대해서 점검해야 하기 때문이다. 선수에게 무게를 더하거나 더 빠른 속도로 훈련을 진행하려고 하지만 기본적인 요소들이 해결되지 않으면 경기로 복귀하기 위한 시간을 낭비하는 것에 불과하다.

이번 장에서 다음에 이어지는 주제들을 나누고 세분화한다.

- 호흡
- 횡격막 다루기
- 횡격막 재교육
- 움직임과 호흡
- 호흡과 움직임

- 호흡과 가동성
- 호흡 및 안정성
- 역설 호흡과 둔부의 긴장
- 자세
- 흉추의 가동성
- 요추의 회전
- 척추와 어깨의 가동성
- 흉추와 자율신경계
- 둔부를 이용한 보행 이동
- 발의 건강
- 교육

호흡

선수들을 위해서 근본적으로 고려되어야 할 요소들에 관해서 이야기를 시작한다면 무엇보다도 가장 기본적인 행동인 호흡부터 시작해야 한다. 이런 이유 때문에 필라테스와 요가가 고급 운동의 위치에 자리매김하는 것이다. 당신이 당신의 호흡을 조절하면 인생을 조절할 수 있다. 이 말은 약간 '허풍'으로 들릴 수도 있지만, 호흡이 중요한 것은 사실이다.

정서적인 측면과 행동은 호흡에 엄청난 영향을 준다. 어떤 사람이 악몽에서 깨어났다고 생각해보자. 그 사람의 호흡은 빠르고 얕으며 가슴은 두근거릴 것이다.[209]

이런 상태는 스포츠에서도 나타난다. 좋은 예시가 야구이다. 야구팀들은 스프링 트레이닝과 플레이오프를 제외하고 183일 동안 162경기를 소화한다. 이렇게 많은 게임을 거의 매일 치르는 것이 프로야구이다. 10월이 되어 한 팀이 플레이오프를 치르게 되면 중계 아나운서들은 특정 선수를 가르쳐 "저 선수는 플레이오프 경험이 있다"라고 말하는 소리를 들을 수 있다. 플레이오프 정도 규모의 경기에서 압박을 받아본 선수들을 팀의 주요 선수단에 배치하는 것은 팀의 집중력과 침착함을 유지하며 '선수들이 가지고 있는 실력을 제대로 발휘해서 경기에 임하는' 데 도움을 줄 수 있다.

플레이오프를 한 번도 경험해보지 않은 선수에게 플레이오프 경기의 압박감은 더 강하다. 일반적인 시즌 경기보다 더 많은 관중이 있을 수 있으며 심지어 매진일 수도 있다. 더 많은 경기 상금과 경기의 중요도 때문에 선수는 긴장할 수밖에 없다. 현재 선수가 느끼는 감정적인 측면은 2월부터 꾸준히 연습해왔던 야구의 기본적인 기술들에 혼란의 일으킬 수 있다.

압박이 급격히 상승하면 정신은 폭주하기 시작하고 심박수는 가파르게 상승하며 호흡률은 상승한다. 폭주하는 정신은 조절하기 어렵고, 의식적으로 심박수를 조절하기도 힘들다. 이때 선수는 무엇에 집중하여 긴장을 조절해야 하는가? 그것은 선수 자신의 호흡이다. 선수는 천천히 자신의 호흡을 조절할 수 있다.

호흡을 천천히 하면 폭주하던 마음도 차분해진다. 심호흡은 부교감신경계를 자극하여 심박수를 낮춘다. 호흡을 조절하면 마음도 조절된다.

압박되고 고립적인 상황에서 빠르고 얕은 호흡을 쉬는 것은 나쁘지 않다. 투쟁-도피 반응에서도 필요한 호흡 방법이다. 또한 빠른 단거리 달리기 이후 같은 호흡을 볼 수 있다. 호흡률의 증가는 인체 시스템이 산소 농도를 상승시키려는 첫 번째 시도이다.

문제는 많은 선수가 필요 이상으로 더 빨리 호흡을 하며 이상적인 호흡 패턴보다 더 얕고 옳지 않은 방법으로 호흡을 한다는 것이다. 이러한 상태가 계속되면 자동으로 가슴과 목 부분에서만 호흡하게 되며 호흡 패턴이 매우 중요한 순간이 올 때 횡격막을 호흡의 주동근으로 참여시키지 않는다.

이렇게 되면 횡격막은 호흡은 보조하는 근육이 되고 호흡의 주동근으로 사각근, 흉쇄유돌근, 견갑거근 등이 쓰이게 된다.

지속해서 몸통 상부를 이용한 호흡이 계속되면 결국 목과 허리 통증으로 이어지는 정신운동 조절의 문제를 가지게 된다.

선수들의 휴식 중 호흡률은 수많은 요인에 의하여 조금씩 다르지만, 일반적으로 1분에 8~14회 범위에서 호흡한다. 만약 이보다 호흡 횟수가 많다면 대부분의 호흡이 가슴 윗부분과 목 부분을 사용하는 호흡 형태인 상부 흉추 호흡 패턴에 갇혀 있을 가능성이 있다.

상부 흉추 호흡은 호흡마다 산소량을 감소시키고 필요한 산소 부족을 보충하기 위해서 호흡 속도를 너무 빠르게 가져간다.

결국, 이러한 호흡은 연부조직, 정신 상태 그리고 신경계에도 영향을 미친다. 상부 흉추 또는 쇄골 호흡은 횡격막을 움직여서 호흡하는 것보다 높은 신진대사율을 요구하고, 신체에 적은 에너지를 남기게 된다.[210]

상부 흉추 호흡은 연부조직에서도 영향을 준다. 늑간근과 또 다른 갈비뼈 근육과 대흉근 및 가슴 근육들이 짧아진다.[211]

이런 상태에서는 횡격막이 호흡의 주동근 및 안정화 근육으로서 역할을 하지 못하고 복부의 활성화가 감소하여 신체의 다른 부위를 이용하여 안정성을 확보해야 한다. 결국, 다른 안정화 주동근을 찾아야 하며 아마도 햄스트링과 장요근 및 골반 기저근이 복부를 대신하여 요추 골반 엉덩이 복합체에 안정성을 제공할 것이다.

결국, 과도한 상체 윗부분의 긴장은 만성적인 승모근, 사각근, 견갑거근 및 목과 등의 중 · 상부 부분의 연부조직을 뻣뻣하게 만든다. 또한 등의 하부에서 발생하는 문제점도 악화시킬 수 있다.[212]

고객들이 고통당하고 있는 끔찍한 두통의 원인은 무엇일까? 이것을 해결하기 위해서는 상부 흉추 호흡에서 발생하는 긴장감을 생각해볼 필요가 있다.

이것은 '스트레스 호흡'이라고 불리며 뇌가 지속해서 높은 경계 상태를 유지하고 있는 것을 말해준다. 교감신경의 긴장 상태가 부교감신경에 의한 '휴식과 소화'의 균형을 잡아주는 상태보다 지배적인 상태가 되어 긴장을 풀고 회복하기 어렵게 된다.

또한 심장 박동에 영향을 주며 코티졸과 같은 스트레스 호르몬의 농도를 상승시킨다. 우리 스스로 가지고 있는 올바르지 못한 호흡 기전이 신체에 긴장 상태를 유발하기 때문에 불안하고 공황적인 상황을 느낀다.[213]

많은 선수가 교감신경이 활성화된 상태에서 일상생활을 지속한다. 가정과 경기장, 언론 그리고 그들 스스로 만드는 기대감 등의 끊임없는 자극 상태 아래에 있다. 선수의 신체는 훈련과 경기장에서 운동 수행의 혹독함으로 인하여 끊임없는 스트레스를 받고 있다.

원정 경기와 불규칙한 경기 일정으로 인하여 수면의 질이 저하되는 경우가 많으며 이에 더하여 부족한 회복과 과훈련이 복합적으로 작용한다. 호흡의 측면에서 보자면 요가식 호흡은 특별히 심박수에 영향을 미치고 중추신경계의 흥분 및 신경 내분비 기능을 변화시켜, 자율신경계의 균형을 유지해주는 것으로 나타났다.[214]

호흡 조절이 중요한 치료적 운동인 이유가 여기에 있다. 다른 치료법들이 해결할 수 없는 많은 문제를 완화시켜주거나 해결할 수 있다.

신경계를 다시 제자리로 돌아가게 하고 선수의 기분과 에너지 수준을 높이며 불안감을 감소시키고 혈압을 낮춘다. 또한 면역계의 기능을 향상시키며 늑골, 흉추, 목의 가동성 증가 등의 가능성을 가지고 있다.[215]

이 모든 좋은 효과는 횡격막으로부터 시작한다.

횡격막의 사용

좀 이상하게 들릴지 모르지만 나는 횡격막을 사랑한다. 횡격막이 일상생활에서 기능적으로 얼마나 복잡하고 광범위한 역할을 하는지 알기 전까지는 광배근을 가장 좋아했었다.

먼저 횡격막은 늑골 아래쪽에서 흉추 6번까지 그리고 좌측 요추 2번에서 우측 요추 3번까지 이어진다. 이것은 해부학적으로도 기이한 구조이다.

해부학의 보수 교육자로서 장요근은 대퇴골 전면부에서 요추 1번까지 쭉 이어지는데 해부학적으로 볼 때 장요근과 횡격막 사이에는 직접적인 연결이 있다는 것을 의미한다. 내가 호흡, 요추 안정성 그리고 엉덩이가 연결되어 있다고 이야기하면 문자 그대로 받아들이면 된다.

여러분도 알고 있듯이 우리 몸의 일차 안정성이 부족하게 되면, 다른 안정성을 만들어낼 것이다. 횡격막은 산소 호흡기일 뿐만 아니라 척주를 안정화한다. 하지만 신체는 신체가 안정화되는 것보다 우선으로 호흡을 항상 선택할 것이며 호흡이 쉽도록 횡격막의 안정성을 포기한다면 신체의 또 다른 부분이 안정화의 역할을 대체해야 할 것이다.

그럼 횡격막은 어디에 부착되어 있는가? 바로 장요근이다. 고객 중 수많은 사람이 '고관절 굴곡근의 경직'을 가지고 있다. 본질적으로 횡격막을 통한 안정성의 부족을 대체하기 위하여 장요근이 2차 안정성을 생성하기 위해서 움직이게 된다.

따라서 우리는 '장요근 스트레칭 및 마사지'를 적용하지만, 왜 아무런 변화가 일어나지 않는지에 대해서 궁금해한다. 우리가 변화를 원한다면 장요근이 왜 짧아졌는지 궁금해야 한다.

횡격막의 부적절한 사용을 살펴보지 않는다면 많은 시간을 의미 없이 허비하면서도 고관절 굴곡근의 경직 정도는 감소하지 않을 것이다.[216]

우리는 인체 전면부 고관절 굴곡근 아랫부분의 긴장뿐만 아니라 등 하부의 뻣뻣함과 후면 둔부 근육의 비효율적인 움직임 또한 다루고 있다. 고관절 전면부의 과도한 긴장과 후면부의 비효율적 움직임 상태가 결합하면 결과적으로 허리-골반 고관절 관계를 변화시키고 인체의 운동 사슬보다 심각한 생체역학적인 문제들이 연쇄적으로 발생할 수 있다.

흉추에 횡격막이 부착되어 있어서, 횡격막이 늑골, 늑간근 그리고 상복부와 연결되는 것은 당연하고 등의 중간 부분의 근육 집합에도 연결되어 있다. 심호흡과 같이 호흡을 깊게 쉬지 않으면 늑골이 확장할 수 있는 범위까지 넓어지지 않고 늑간근이 경직되며 흉추와 척주의 가동성 저하가 발생된다.

흉추의 연부조직이 존재하는 상체의 뒷면 또한 마찬가지이다. 고객이 등의 중앙 부분에서 뻣뻣하거나 통증을 느껴 힘들어하고 있다면 그것은 호흡 패턴에 의한 것일 가능성이 크거나 적어도 어느 정도의 영향을 주는 것으로 이해할 수 있다. 흉추의 가동성 제한은 흉추의 신전, 굴곡, 회전을 제한하며 흉추의 신전과 굴곡시 '꽉 막혀 걸린' 느낌을 받게 된다.

이러한 상태는 스포츠에서 큰 문제를 일으키며 특별히 야구, 테니스 또는 노를 젓는 종류의 스포츠에서 더 크게 드러난다.

횡격막 재교육

앞서 설명한 문제를 해결하기 위해서는 먼저 횡격막이 호흡의 주동근으로서 산소호흡기의 기능과 안정화를 담당하는 구조물의 역할을 할 수 있도록 재교육해야 한다. 이상적으로 보면 횡격막은 허리-골반 복합체의 전체적인 긴장도에 맞춰야 하지만, 상부 흉추 호흡에 갇혀 있다면 횡격막의 긴장도는 매우 달라진다.

오아야시Obayashi 등[217]은 수영 선수 26명을 관찰하고 폐활량 측정기를 이용하여 숨을 들이마시고(흡기) 숨을 내쉬는(호기) 호흡 훈련을 진행한 후 훈련 전과 후의 척주 만곡과 몸통의 등척성 근력을 측정하였다. 폐활량 측정기는 호흡 활동 중 흡기 근육과 호기 근육 모두를 단련시키는 기구이다.

연구자들은 이와 같은 훈련을 주 3회 10분 동안 총 4주를 시행하였다. 실험에 참여한 선수들은 흉추의 후만증이 5.5도 감소하고 척추전만증은 3.3도 감소하였다. 국소적인 코어 안정화 근육들을 자극하고 호흡 저항 활동을 통하여 횡격막을 재교육하여 신체 자세의 정렬을 회복시킬 수 있었다.

이 연구의 피험자 수는 적고, 퍼포먼스보다는

건강을 주제로 한 맥락에서 이해해야 할 필요가 있지만, 그럼에도 불구하고 연구 결과는 흥미롭게 해석할 수 있다. 선수의 훈련을 목적으로 한다면 좀 더 단순한 폐활량 측정계를 사용해야 하며 요통 등의 통증을 수반하는 피실험자가 필요하지만, 이 연구는 우리에게 호흡을 기초로 한 훈련에 통찰력을 주는 시발점이 된다. 훈련은 구조와 기능 모두에 중대한 영향을 미칠 가능성이 있다.

움직임과 호흡, 호흡 그리고 움직임

- 호흡은 움직임에 영향을 준다.
- 움직임은 호흡을 촉진시킨다.
- 호흡은 안정성을 촉진시킨다.
- 안정성은 가동성을 촉진시킨다.

호흡은 움직임에 영향을 준다

호흡은 3차원적으로 이루어져야 한다. 횡격막 호흡에 중점을 두려면 일반적으로 선수가 바닥에 똑바로 누워 배가 불룩해지도록 숨을 들이마시고 다시 내려가도록 호흡을 반복하지만, 횡격막 호흡이라는 것은 배만 움직이는 것은 아니다. 횡격막 호흡이라는 것은 결국 갈비뼈 전체가 함께 움직이는 것이며 흉강(흉곽 안에 있는 넓은 공간)의 측면, 전방, 후방으로 조금씩 확장되어야 한다. 우리의 폐는 복부에 있지 않다.

흉곽에 줄자를 감고 숨을 최대한 들이마신다. 그리고 숨을 최대한 내쉰 둘레와 비교하여 2.5cm 이상 확장되는 변화를 보여야 한다.[218]

만약 2.5cm 이상 확장되지 않는다면 두 가지 문제 중 하나일 것이라고 가정할 수 있다. 첫째는 흉곽의 가동성이 부족하거나 호흡의 주동근으로서 횡격막을 적절하게 사용하는 것을 저해하는 기능장애 움직임 패턴의 가능성이다.

호흡과 움직임 사이의 관계에 대해서 고민한다면 반드시 기억해야 할 것이 있다. 호흡은 상호적으로 작용한다. 호흡이 어떠한 방식으로 움직임에 영향을 주는지 보고 싶다면 똑바른 자세로 의자 가장자리에 앉아서 숨을 크게 들이켜면 가슴이 천장을 향해서 솟아오르며 흉추가 확장될 것이다.

강하게 숨을 내쉬면 솟아올랐던 가슴이 낮아지고 척주에 약간의 굴곡이 생긴다. 만약 왼쪽 부분만을 이용하며 숨을 쉰다고 생각한다면 몸통의 오른쪽 부분은 약간 측면으로 구부러지는 것 같은 느낌을 받을 것이다. 오른쪽 갈비뼈에 손을 대고 호흡에 집중하게 되면 왼쪽으로 약간 구부러지는 것을 느낄 수 있을 것이다. 호흡은 명백하게 움직임에 영향을 준다.

호흡과 움직임의 관계를 기억해두면 호흡을 들이마시는 흡기를 이용하여 척추후만증을 앓고 있는 고객의 흉추 확장을 더 쉽게 하여 가동성을 발달시킬 수 있다.

또한 좌우의 흉추 회전을 더 크게 하도록 호흡을 사용할 수도 있으며 더욱이 숨을 내쉬는 호기를 이용하여 흉추의 굴곡을 향상시킬 수 있다.

움직임은 호흡을 촉진시킨다

숨을 내쉴 때 흉추를 굴곡시키고 다시 흉추를 신전시키면 호흡을 들이마시기가 편해진다. 다시 의자로 돌아가 몸은 좌측으로 구부려 숨을 쉬면 공기가 몸통의 우측에 차오르는 느낌을 받을 것이다.

의자에 앉아 허리를 숙이고 있다면 호흡이 몸통의 후면으로 향하는 것을 알 수 있을 것이다. 이제 다시 가슴을 똑바로 세우고 앉아 숨을 들이마시면 가슴이 전방으로 확장하는 것을 볼 수 있을 것이다.

본질적으로 움직임과 신체의 위치는 호흡에 영향을 준다.

흉추가 편평하여 후만곡이 소실된 경우를 생각해보자. 자율신경계의 가지 중 몇 개는 흉추에 연결되어 있으며 교감신경계는 투쟁 도피 시스템을 관

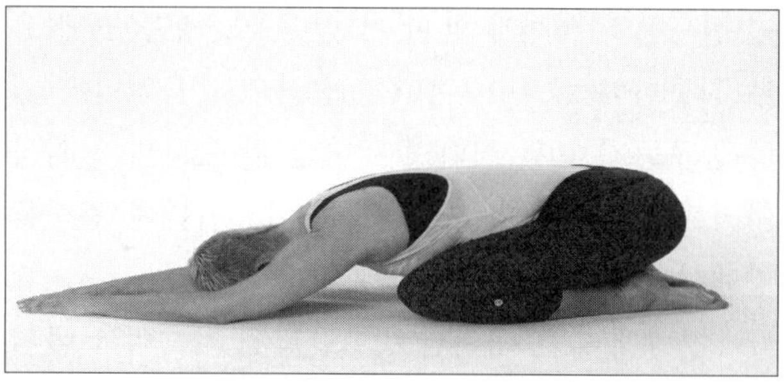

사진 8.1 아기 자세

요가 수업에서 가장 첫 번째로 배우는 자세이다.

아기 자세는 휴식 자세임에도 불구하고 많은 사람들이 편안함을 느끼지 못할 수도 있다.

발목, 무릎, 고관절 그리고 척주의 가동성이 요구되며 선수들에게는 매우 어려운 자세일 수 있다. 필요하다면 무릎이나 엉덩이 뒤에 담요나 수건을 접어 받쳐주어 발목과 무릎 및 고관절의 가동성이 향상되도록 도와주어 완벽하지는 않지만, 전체적으로 자세를 표현할 수 있도록 한다.

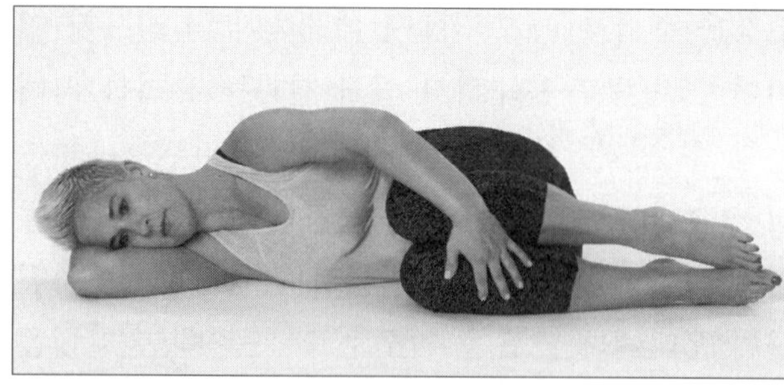

사진 8.2 측면으로 누운(측와위) 아기 자세

측면으로 누운 위치에서 아기 자세를 취하는 것은 본래의 완전한 아기 자세보다 관절의 부담이 줄고 발목, 무릎, 고관절, 척추 등에 무리가 없으며 더 편하게 숨을 쉴 수 있는 자세이다.

완전한 아기 자세는 충분한 흉추와 늑골의 가동성이 부족하면 호흡에 어려움을 느낄 수 있다. 따라서 불안감을 느낄 수 있으며 당신이 의도한 올바른 호흡과는 정반대의 결과가 발생할 수 있다.

측면으로 누운 자세는 숨을 쉴 수 있는 공간을 더 확보하고 늑골과 흉추 및 척주의 가동성을 쉽게 한다. 이것은 완전한 아기 자세가 불편한 사람에게 좋은 회기(regression) 단계이다.

장한다. 흉추가 지속적으로 확장되고 만곡이 줄어들면 이 현상 자체가 교감신경계를 자극하여 '커짐' 상태로 몰고간다.

흉추의 위치를 구부리도록 다양한 방법을 사용하면 교감신경계의 지속적인 자극을 줄일 수 있으며 스트레스와 불안을 감소시킬 수 있다. 흉추와 자율신경계의 관계에 관한 더 자세한 내용은 뒷장에 언급되어 있다.

흉추가 정상적인 만곡을 회복하면 상부 흉추 호흡에 갇힌 사람들이 정상 호흡을 찾을 수 있다. 요가에서 말하는 아기 자세처럼 상체를 구부리고 있으면 흉부의 후방은 호흡의 촉진을 받을 수밖에 없다(사진 8.1 참조).

이 자세는 흉부 복합체를 가동시킬 수 있으며 깊은 호흡인 심호흡을 통하여 부교감신경의 활성화를 유도할 수 있다.

사람들이 아기 자세로 있을 때 호흡하는 방법을 알지 못해 불안해하는 것을 알게 될 것이다. 그 이유는 아기 자세는 호흡의 보상적인 움직임 패턴을 차단하기 때문이다.

이런 상태가 되면 아기 자세에서 옆으로 누워 무릎을 껴안게 한다(사진 8.2 참조). 이 자세는 고개가 바닥으로 향하여 갇힌 상태로 인한 밀실공포증을 덜어줄 것이며 흉부의 굴곡 향상을 위한 자세 지향적 호흡이 추구하는 결과 중 일부를 얻을 수 있다.

이 자세는 호흡을 개선하고 촉진시키는 데 도움이 되는 한 가지 예시에 불과하다.[219]

본질적으로 움직임과 자세 및 신체의 위치는 호흡에 막대한 영향을 준다.

호흡은 안정성을 촉진시킨다

안정성을 촉진하는 것은 횡격막 호흡의 수행력을 향상하는 추가적인 방법이다. 손을 안쪽과 바깥쪽으로 구성된 복사근 위에 얹고 강하게 숨을 내쉬면 근육이 수축하는 것이 느껴질 것이다. 이러한 강제적인 강한 호흡을, 공기를 보통 호흡 이상을 내뿜는다는 의미의 '날숨 예비량'이라고 부른다.

이 용어는 자주 접하지 못한 용어일 수 있다. 따라서 기본적인 호흡 용어를 정하는 법에 대해서 알아보자(그림 8.1 참조).

당신은 의자에 앉아 책을 읽고 있다. 그리고 숨을 쉬고 있다. 책의 내용이 정말 흥분되지 않는 이상 책을 읽으면서 과하게 호흡할 필요는 없다. 숨을 내쉬고 들이마시는 정상적인 호흡 패턴을 일회 환기량이라고 한다.

일회 환기량은 흡기 근육의 구심성 수축을 동반한다. 이 과정에서 횡격막과 외늑간근은 주동근으로 사용되며 편심성 수축 이후 구심성으로 수축한다.

심호흡을 깊게 하면 최대로 들이마실 수 있는 공기 용적인 예비 흡기량으로 들어가고 호흡을 할 때마다 일반적으로 들이마시는 공기보다 더 많은 양의 공기를 폐에 가둘 수 있게 된다. 흡식성 예비 용적을 활용하기 위해서는 횡격막과 외늑간근은 흡기의 주동근으로서 구심성 수축이 요구되며 흉쇄유돌근, 사각근, 소흉근이 보조근으로 쓰여야 한다. 이러한 호흡 근육의 작용 과정은 흡기 근육의 편심성 수축 다음에 일어난다.

최대로 내뿜을 수 있는 공기 용적인 예비 호기량을 제대로 사용하기 전까지는 내늑간근, 복부 근육 그리고 요방형근 등의 호기성 근육들의 구심성 수축을 실제로 얻을 수 없다.

폐에 가두고 있는 모든 공기를 내쉴 때 복부의 수축을 느낄 수 있으며 폐에서 강제로 공기를 과도하게 배출할 것이다.

이러한 예비 호기량을 이용하여 복부 근육을 수축하고 흉요추 접합 부분을 중립 위치에 놓을 수 있으며 또한 일반적으로 호흡을 들이마시고 내쉬는 과정 동안에 복부 근육의 수축과 흉요추 접합부의 중립을 유지할 수 있도록 예비 호기량 호흡으로 유도함으로써 코어 안정성을 도모할 수 있다. 인간의 신체는 선천적으로 폐의 압력 변화로 인하여 공기의 흡입을 필요로 하며 자동으로 필요한 순간 숨을 들이마시게 된다.

'중립' 자세로 들어가게 되면 '횡격막'의 평행한

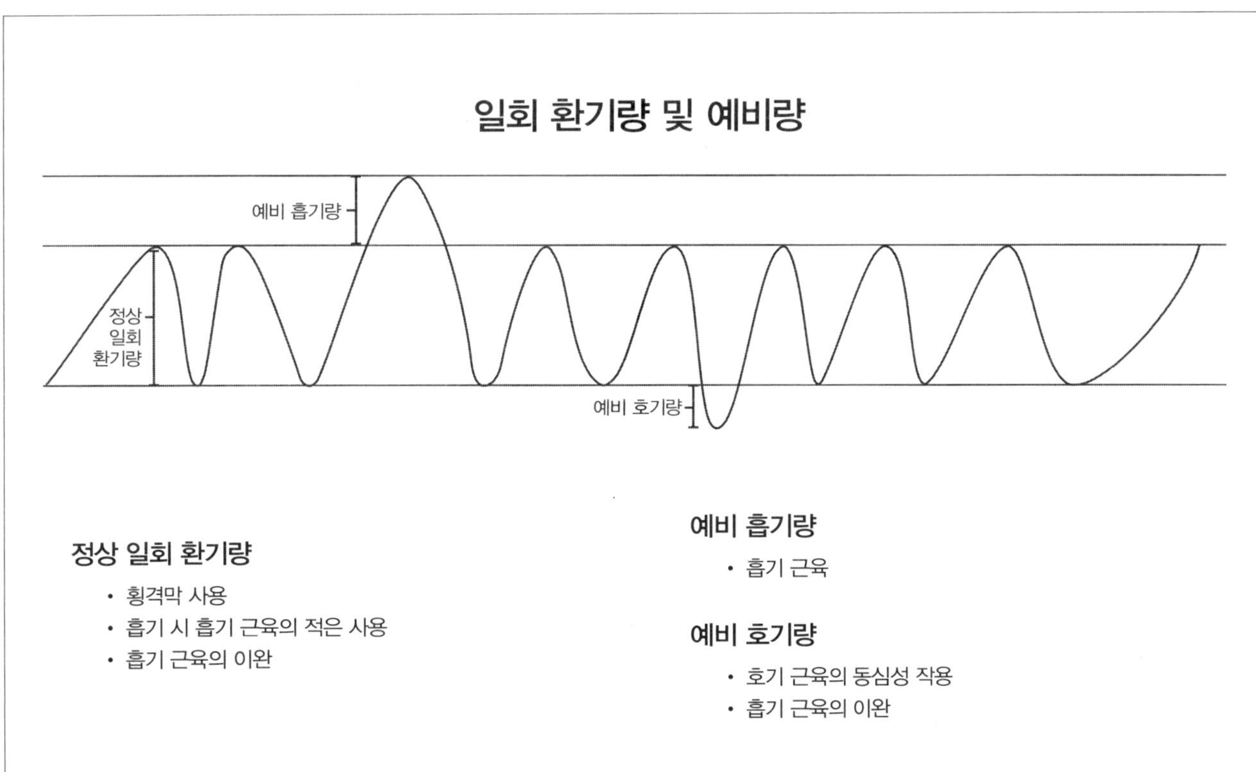

그림 8.1 기본적인 호흡

호흡에 관한 일반적인 용어의 이해는 호흡의 진행 과정에 대한 올바른 의사소통과 이해를 위해서 필수적이다. 위의 사진에 나와 있는 그래프는 정상 호흡(normal breathing), 강제 흡기(forced inhalation) 그리고 강제 호기(forced exhalation)와 관련된 일반적인 용어와 근육의 작용을 간단하게 표현한 것이다.

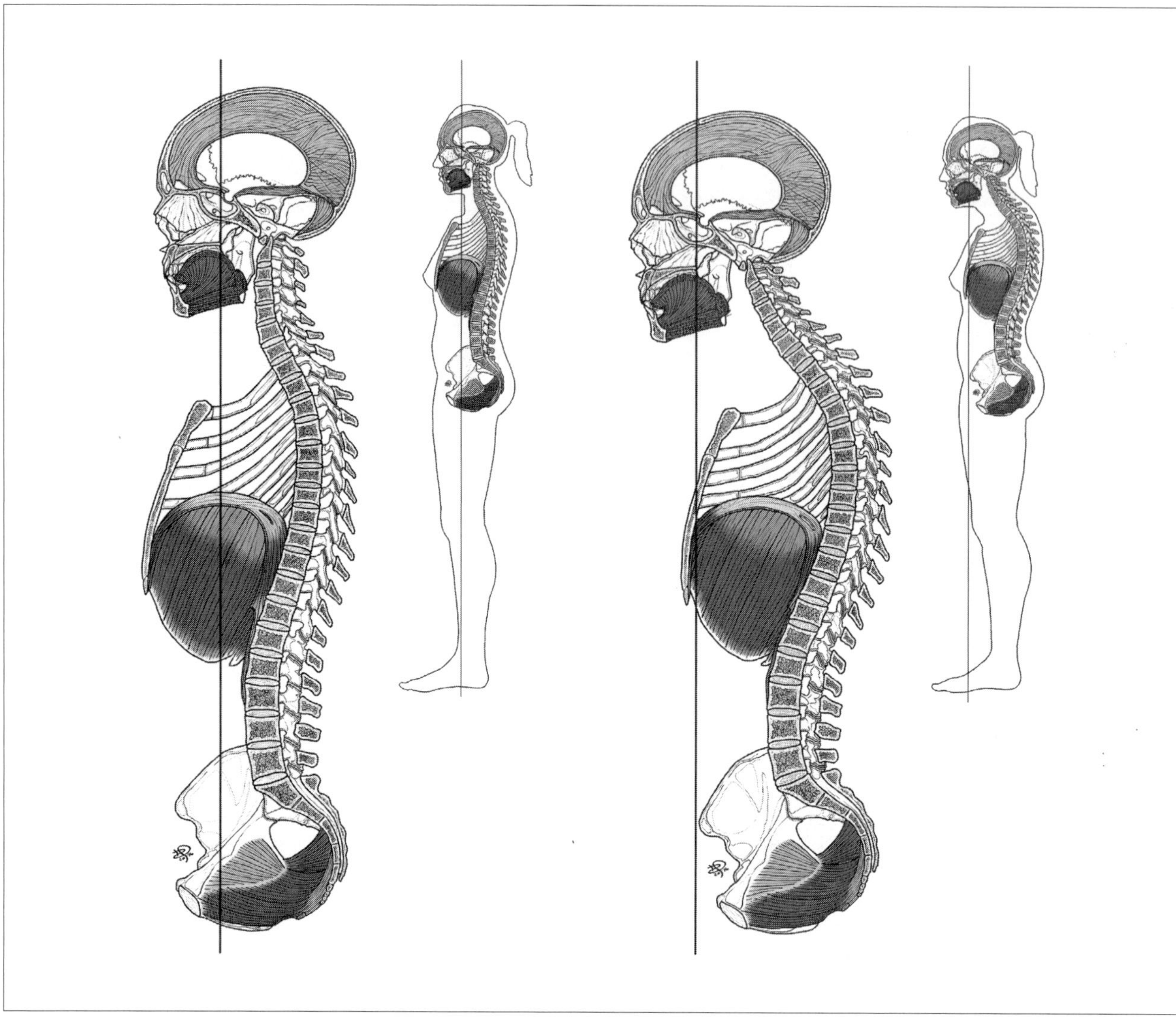

그림 8.2 4개의 횡격막

횡격막을 어떤 구조물을 받치고 있는 '슬링(sling)'의 개념에서 보면 우리 몸 안에 다수의 슬링이 존재한다. 발의 아치는 횡격막과 같아 발의 밑바닥을 받치고 지지하고 있다.

골반 기저근은 몸통의 아랫부분을 지탱하는 슬링이다.

목과 턱의 밑부분을 해부하면 골반 기저근과 유사한 여러 개의 근육이 존재하여 목과 머리와 입을 골반 기저근과 비슷한 방식으로 받치고 있다. 최적의 정적 자세를 얻기 위해서 횡격막은 다른 구조물과 평행을 이루어야 한다. 횡격막이 다른 슬링들과 평행하지 않으면 거북목(forward head), 요추과전만(excessively lordotic spine), 골반 전방경사(anteriorly tilted pelvis), 평발(flat foot) 등이 발생하고 움직임의 출발 자세를 중립으로 유지하지 못한다.

따라서 움직임은 이상적이지 않은 출발 위치를 상쇄하기 위하여 보상작용을 일으킨다.

위치를 얻을 수 있다.

앞서 설명한 패턴은 생소한 개념일 수 있다. 발의 아치, 골반 기저, 호흡 시 횡격막의 위치, 입천장, 혀 윗부분을 생각해보자(그림 8.2 참조).

나열한 모든 구조물이 서로 평행하면 척추는 중립 위치에 놓인다. 모든 구조물이 평행하지 않으면 우리 신체의 안정성과 가동성 모두 문제가 발생한다.[220]

우리의 몸속에 여러 개의 횡격막이 존재한다는 개념은 내가 환자들에게 중립 척추를 지도하는 열쇠가 되어왔다.

임상 지침

'4개의 횡격막'은 평행해야 한다. 만약 구조물들의 평행이 어긋나면 '중립' 자세를 상실한다.

- 발바닥의 아치
- 골반 기저근
- 호흡기 횡격막
- 입천장과 혀의 윗부분

몸통을 원통형 통으로 생각해보자. 통의 윗부분은 횡격막이다. 통의 바닥 부분은 골반 기저근이다. 만약 이 두 가지 구조물이 평행하지 않다면 몸의 자세와 구조물의 위치 때문에 몸통 안정성에 문제가 발생할 것이다.

머리가 앞으로 이동하고 혀, 골반 기저근과 횡격막이 평행하지 않다면 목에 문제가 발생하거나 흉부에 근 통증이 생길 수 있다. 고관절 또는 무릎의 부정렬로 인하여 발의 아치가 과도하게 회내, 회외 그리고 회전하게 되면 결과적으로 병적인 상태가 되어 통증을 느낄 것이다.

횡격막을 인체의 다른 구조물들과 평행으로 유지하는 것이 신체의 중립을 지키는 필수적인 개념이다.

안정성은 가동성을 촉진시킨다

이전에 논의했듯이 가동성과 안정성은 서로 밀접하게 연결되어 있다. 불안정한 지면에서는 강력하고 효율적인 움직임을 만들기 어려우며 인체 시스템의 안정성이 확보되지 않으면 가동성을 확보하기 어렵다. 그레이 쿡이 가르쳐준 것과 같이 안정성의 문제는 이따금 가동성의 문제로 뒤바뀌어 본질이 흐려지고 그 반대의 경우도 마찬가지의 문제를 제공한다.

역설 호흡과 고관절의 장력

나는 가끔 상부 흉추 호흡의 문제뿐만 아니라 호흡 시 정상적인 기전으로 횡격막 상승과 하강이 역행하는 고객을 본다.

역설 호흡을 하는 사람들은 흡입 중에 배꼽이 들어가 가슴이 움푹 들어가게 된다(사진 8.3 참조). 그리고 숨을 내쉬면 배는 다시 바깥쪽으로 움직인다. 역설 호흡은 요추와 흉요추 접합부의 내적 안정성을 감소시키며 공기의 흐름을 제한한다. 또한 신체의 전반적인 안정성과 움직임 또는 가동성 문제를 크게 발생시킨다.

횡격막은 중앙 힘줄을 중심으로 움직이고 기능해야 한다. 중앙 힘줄이 위아래로 움직이는 동안 횡격막의 부착 부위는 견고하게 유지되어야 한다. 횡격막의 부착 부위는 늑골이다. 늑골은 움직여야 하므로 견고하게 유지된다는 것이 늑골의 '고정'을 뜻하지는 않는다.

하지만 늑골은 중앙 힘줄과 비교해 더 견고하게 지탱되어야 한다. 만약 반대로 중앙 힘줄이 고정되면, 늑골은 돌출되고 흉요추 접합부의 과도한 움직임이 일어난다.

사람들은 매번 호흡할 때, 허리를 흉요추 접합부로 신장시키고, 이러한 이유로 몸통의 안정성을 감소시킨다.

늑골이 앞쪽으로 돌출되면, 허리가 신장하고, 골반은 전반 경사를 형성하게 되며, 흉요추 접합부에 더욱 과도한 움직임이 만들어진다.

이러한 패턴이 지속적이고 영구적인 움직임으로 자리 잡게 된다. 역설 호흡은 늑골의 돌출과 흉요추 접합부의 과도한 움직임을 일으킨다. 흉요추 접합부의 과도한 움직임은 우리 몸 체계의 내재적인 코어의 안정성을 감소시킨다.

몸은 안정성 유지보다 호흡에 집중하기 때문에 요근이나, 햄스트링의 긴장도가 가중되면서 안정성을 제공한다. 결과적으로 근육이 뻣뻣해지는 것과 구조적인 문제들은 역설 호흡 패턴으로부터

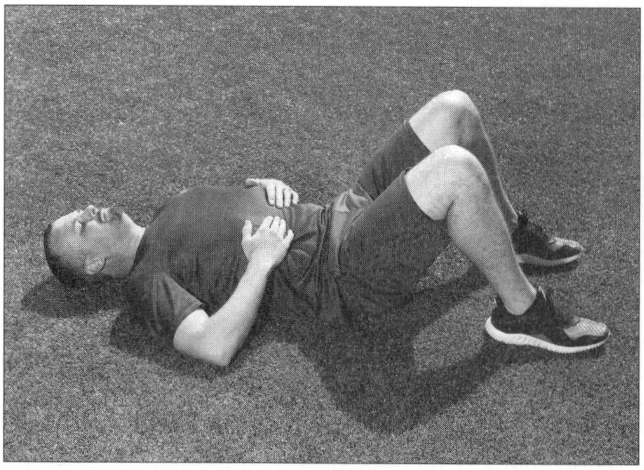 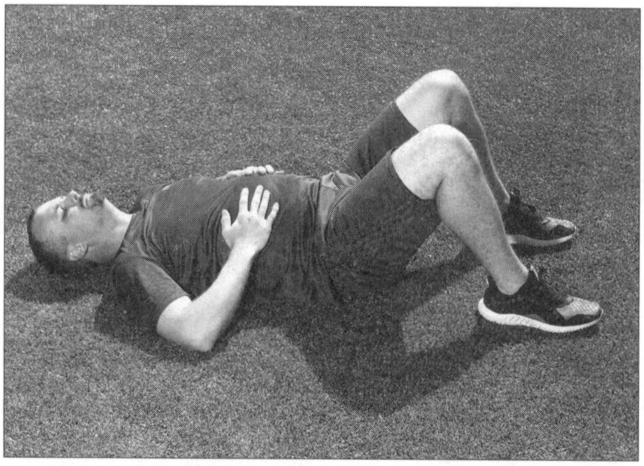

사진 8.3 역설 호흡 패턴

정상적으로 숨을 들이마실 때는 횡격막이 내려가고 복부 내용물을 밀어내면서 자연적인 복부의 확장이 된다. 숨을 내쉴 때는 횡격막이 올라가고, 복강의 압력이 내려가고, 따라서 배가 안으로 들어가게 된다.

역설 호흡은 정상적인 호흡의 반대로 일어나는 역학이며, 숨을 들이마실 때는 배가 안으로 들어가고, 횡격막을 위로 밀어낸다. 이것은 횡격막이 내려가는 것을 막고, 흉강을 확장하기 위해 목과 가슴 부분의 부가적인 근육을 사용한다. 이러한 과정이 공기를 폐 안으로 들어올 수 있게 하는 유일한 방법이다.

이때는 호흡하기 위해 협력근들이 주동근이 되며, 최적화된 호흡 전략보다 더 많은 피곤함, 나쁜 몸통의 안정성, 허리 통증 및 목의 긴장을 만드는 결과를 가져올 수 있다.

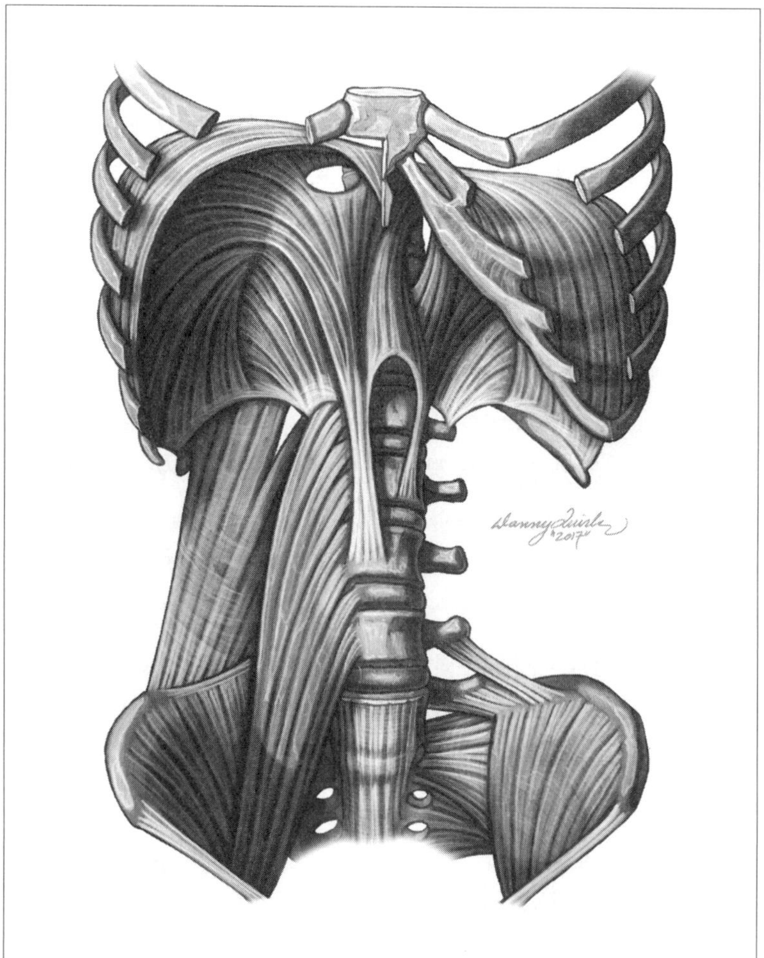

그림 8.3 횡격막과 자세

횡격막은 우리 몸의 다른 근육처럼 훈련이 가능한 하나의 근육이다. 이것은 내장과 체강의 양쪽에 견고하게 연결되어 다양한 기능을 가진다.

호흡의 문제는 우리가 잘 알고 있는 근골격계 자세 문제와 통증 및 폐의 기능을 감소시키거나 피곤함을 일으킬 수 있다. 이러한 증거들로 인하여 실제로 호흡 훈련은 척추의 위치를 변하게 할 수 있다.

시작된다.

몸통의 견고함의 부족 때문에 몸의 체계에서는 요근과 햄스트링의 동반에 의한 엉덩이의 뻣뻣함을 감소시키기 위해서, 제일 먼저 우리는 역설 호흡 패턴을 멈춰야 한다.

일단 우리의 몸통이 적절한 호흡 역학을 가질 때, 다른 모든 것들은 정상으로 돌아올 기회를 얻게 된다. 엉덩이 근육이 편안해질 것이고 엉덩이의 기시부는 체계 안에서 적절한 긴장도를 가질 수 있다. 이제 엉덩이 근육이 기본적으로 해야 하는 일들인 주동근 또는 협력근으로 자유롭게 움직일 수 있다.

우리는 환자에게 언어 및 촉각의 큐잉으로 정확한 순서를 동반하고 정상적인 횡격막 늑골 호흡을 강화하여 역설 호흡 패턴을 교정할 수 있다.

요근이 횡격막과 직접 연결돼 있어서 서로 각각 영향을 미친다. 엉덩이 가동성과 엉덩이 기능의 향상은 몸통이 필요로 하는 부수적인 움직임을 감소시키고, 횡격막과 엉덩이 기능을 좀 더 편안하게 만들어준다.

횡격막 기능 향상을 위한 운동 방법들

- 자연적인 척추 호흡과 호기 예비량의 사용
- 싱글레그 엉덩이 들어 올리기
- 쿡 엉덩이 들어 올리기(사진 8.5 참조)

자세

1906년 미국의 생리학자인 설 찰레스 세링톤Sir Charles Sherington은 "자세는 움직임을 그림자와 같이 따른다"라고 말했다.[221]

좋은 자세의 개념은 새로운 것이 아니다. 그러나 최근 자세의 개념에 대한 중요성이 점점 사라지고 있다. 기능적인 움직임과 움직임의 효율성을 추구하는 요즘 사람들은 허리를 세우고 앉는 것을 요구했던 우리의 할머니들의 때보다 정형적인 자세를 간과한다.

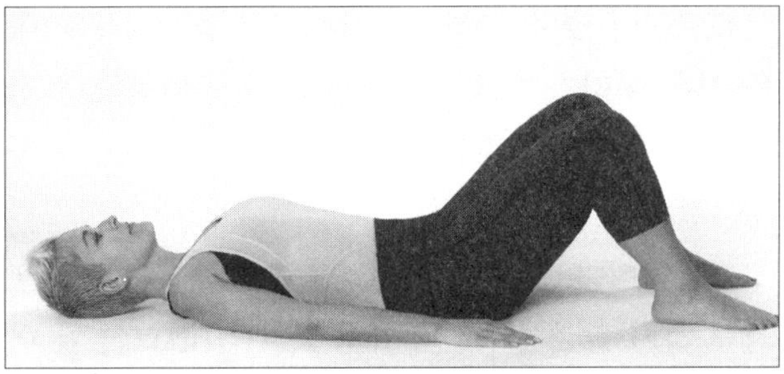

사진 8.4 척추 중립

선수들에게 골반을 전방 및 후방으로 기울일 수 있는지 묻는다. 움직임에서 최대로 늘어날 수 있을 때를 찾고, 전후방 최대 움직임의 중간에 멈춘다. 이 자세에서 선수들의 정상적인 호흡을 지켜본다. 복부를 터치해서 큐잉과 아마도 정상적으로 호흡을 들이마실 때 복부는 밖으로 나오게 되고, 호흡을 내뱉을 때 안으로 들어가게 된다. 정상적인 호흡을 가능하게 하고 그 외 다른 요소들은 배제한다.

일단 정상적인 호흡이 되면 환자에게 복사근이 참여할 수 있도록 호흡을 최대한으로 뱉을 수 있게 한다. 이것은 우리가 알고 있는 호기 예비량, 폐에서 일반적인 호흡 때 뱉는 호흡량보다 더 많은 힘으로 뱉어내는 것이다.

호흡을 강한 힘으로 뱉을 때 복사근의 활성화로 환자들은 척추의 위치를 느낄 수 있고 이 자세 움직임을 앞쪽으로 유지한다.

이것의 핵심은 정상적으로 호흡할 동안 척추의 중립 자세를 유지하는 것이다.

정상적인 호흡 패턴과 함께 척추 중립 자세가 확립되면 이에 따른 유기체에 영향을 미치게 된다. 이것은 다리와 팔들의 위치에 따라서 변화가 일어날 수 있다.

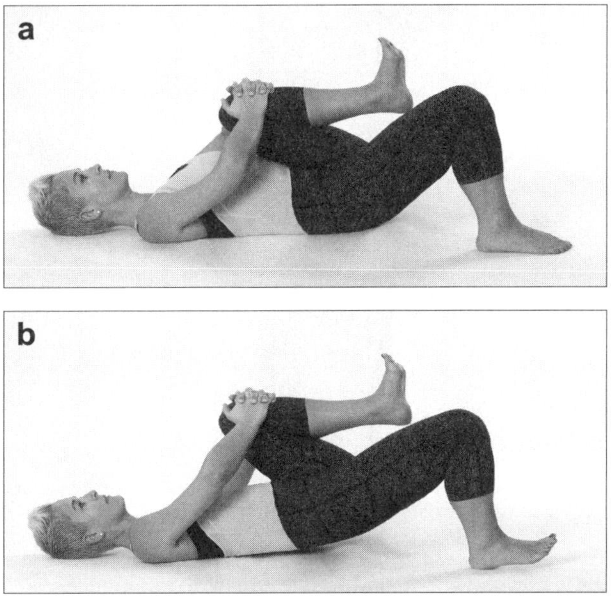

사진 8.5 쿡 엉덩이 들어 올리기

일단 몸이 누운 상태에서 여러 자세에 견딜 수 있을 때, 조금 더 어려운 자세를 도전해도 된다. 사진처럼 조금 더 복잡한 엉덩이 가동성 운동을 추가하면, 동시에 엉덩이의 가동성과 몸통의 안정성이 있어야 하는 운동을 시작할 수 있다.

그러나 올바르지 못한 자세에서 움직임을 시작한 경우 우리가 어떻게 효과적인 움직임 패턴 환경을 만들 수 있을지라는 질문이 있다.

결론은 '그럴 수 없다'.

블라디미르 얀다는 1987년도에 상지 교차증후군과 하지 교차증후군의 개념을 발전시켰다. 이 내용은 59쪽에 설명하고 있으며, 이 개념은 계속해서 유효하다.

우리는 왜 근육이 뻣뻣해지고 약해지는지 토론을 한다(모든 것을 신경 체계가 이끈다). 이러한 것들을 임상 현장에서 계속해서 볼 수 있으므로 이런 토론은 가치 있는 것이다. 적절한 정적인 자세는 적절한 동적인 움직임의 기본적인 시작이다. 이 두 가지는 같이 간다.

『근육 불균형의 평가와 치료Assessment and Treatment of Muscle Imbalances: The Janda Approach』(2010)에

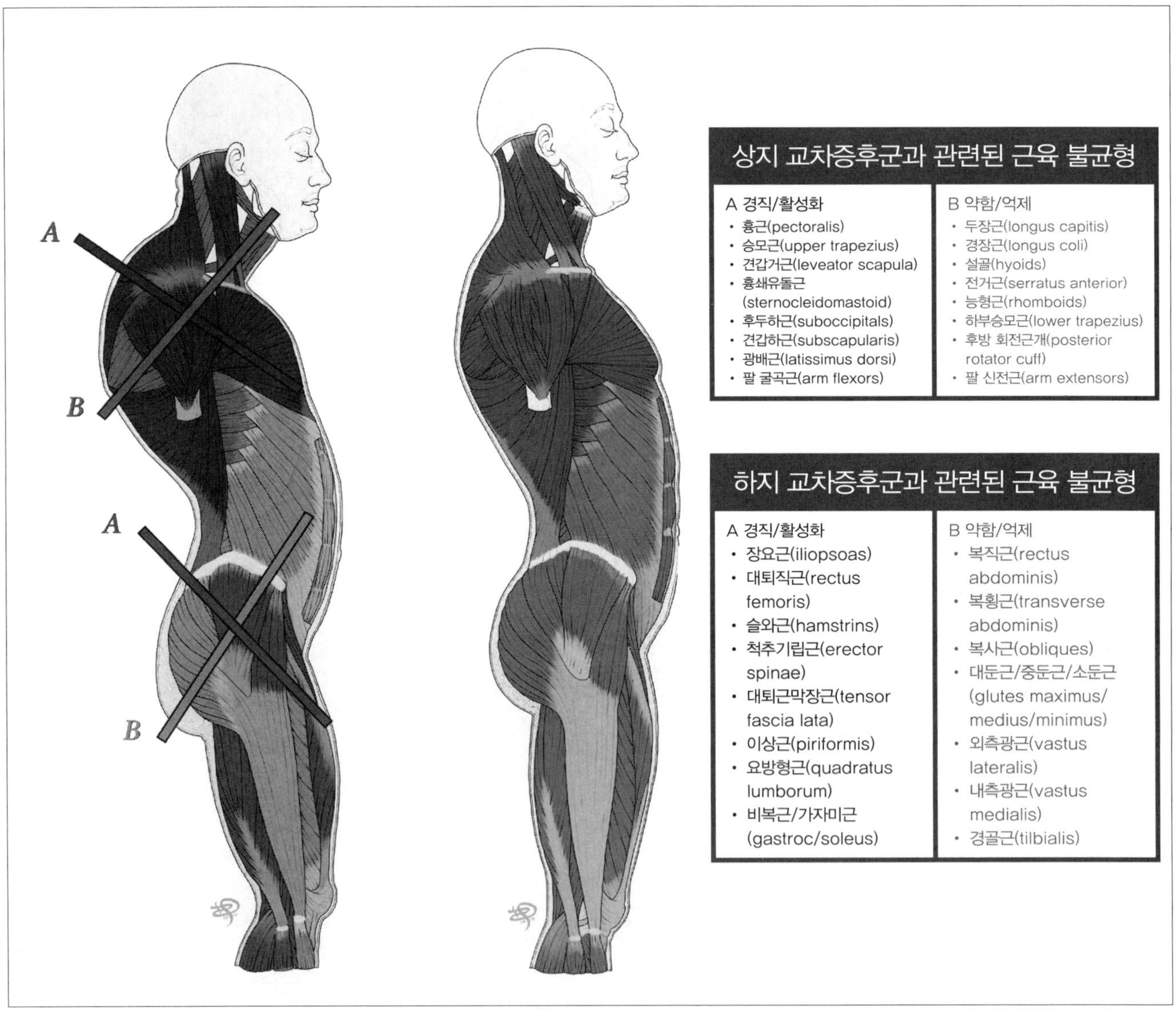

그림 8.4 상지 및 하지 교차 증후군

1980년대 초기에 블라드미르 얀다에 의해 상부-하부 교차증후군이 설명되었다. 이 개념은 몸의 자연적인 버릇을 통하여 근육의 긴장과 약함으로 인해 나타나는 잘못된 자세를 표현하는 것이다.

이러한 개념은 독단적인 것이 아니라 다른 보상작용들과 함께 볼 수 있다는 것을 의미하고, 종종 임상적으로 관찰되고 전문가들이 자세의 편차를 관찰할 수 있는 시작점이 될 수 있다.

교차증후군 개념을 포함하고 있으며 얀다의 가르침을 볼 수 있는 아주 훌륭한 자료이다.

상지 교차증후군의 개념은 후두 하근, 상부 승모근 및 견갑거근과 함께 대흉근, 소흉근들이 긴장하게 되고, 깊은 목 굴곡근, 하부 승모근 및 능형근이 약해지는 것이다.

뻣뻣함은 전방 및 후방 사슬로 소개된다. 이것은 사람들이 '잘못된 자세'라고 생각하고 자연적으로 일어나는 증후군들이다. 거북목 자세, 견갑골 익상, 상승 및 돌출과 경추 전만의 증가, 흉추 후만의 증가들과 같은 일반적인 보상작용들이 증후군으로 나타난다.

상지 교차증후군은 경추성 두통, 어깨 충돌 증후군, 목과 상부 허리 통증, 그리고 환추 후두 관절, 경추 4-5번, 경 흉 접합, 상완 관절 및 흉추 4-5번에서의 관절 기능장애들을 유발할 수 있다.

얀다는 경추와 흉추 부위의 스트레스는 척추뼈 하나의 부분에서 다른 부분으로 전이되어 해부학 변화에 밀접한 관계가 있다고 설명하며, 좋은 예로는 구조가 기능에 미치는 영향이다.

하지 교차증후군은 흉요부극근들과 엉덩이 굴곡근의 긴장과 복부와 둔근들의 약함으로 알려져 있다.

골반 전방경사, 요추전만 증가 및 무릎의 과신전은 종종 하지 교차증후군과 관계가 있다. 요추 4-5번과 천추 1번 접합부, 천장 관절, 그리고 고관절은 종종 기능장애가 발생한다. 아래 허리 통증과 골반 또는 천장 관절은 또 다른 일반적인 증후군이다.

얀다 교수의 제자인 파벨 코럴, 바클라브 보이타Vaclav vojta 그리고 칼 루이트Karl Lewit는 86쪽에 설명된 DNS의 창시자이다. 코럴은 좋은 자세의 모든 것은 동시 활성화라고 설명한다. 굴곡근과 신전근의 동시 활성화, 내전근과 외전근의 동시 활성화, 내회전근과 외회전근의 동시 활성화 등.

좋은 자세는 사람마다 다르고 해부학적 구조에 의해 영향을 받는다. 길항근이 균형을 이룰 때 체계는 좋을 것이다.[222]

칼 루이트는 오래된 체계와 새로운 체계의 개념을 우리에게 가르쳐주었다.[223] 오래된 체계는 굴곡근, 내전근, 내회전근으로 구성한다.

아기가 태어날 때 어머니의 뱃속에서 웅크린 자세를 유지하며 근골격계의 수축 상태로 태어난다. 아기에게 근골격계가 수축되어 있는 상태는 '오래된' 체계이다. 아기가 어머니의 목소리를 듣고, 밝은 빛을 보기 전까지 작은 공의 형태인 '오래된' 체계를 유지하고 있는 것이다.

아기에게 '새로운' 체계는 신전근, 외전근 및 외회전근의 활성화다. 이 체계는 3개월 정도 되면 균형을 잡는다. 통증이 있거나, 두렵거나, 피곤할 때 신체의 반응 또는 뇌졸중 및 소아마비와 같은 신경학적 문제는 우리의 몸을 '오래된' 체계로 되돌린다.

팔에 상처를 입었다고 생각해보자. 아마도 안쪽으로 팔을 안을 것이다. 피곤하다면, 의자 앞으로 털썩 앉을 것이다. 무서움을 느낀다면, 움츠러들 것이다. 통증, 감정, 신경학적인 것 등 모두가 '오래된' 체계로 이끌 것이다.

이것은 다양한 개입을 통한 '새로운' 체계에 집중하는 이유이다.

우리가 알고 있는 대부분의 치료 개입은 외전, 외회전, 신전의 패턴의 활성화를 도와준다. 얀다는 교차증후군 발생 시 '새로운' 체계의 근육은 대부분 약한 경향이 있다고 하였다. 반면에, '오래된' 체계의 근육은 긴장 상태를 유지한다.

알로이스 브루걸Alois Brügger은 스위스의 신경학자였으며, 톱니바퀴의 개념을 이용하여 허리의 내부적인 의존성을 설명하였다(그림 8.5 참조). 그는 환자들에게 하부 톱니바퀴인 골반을 시계방향으로 돌려 자세를 바로잡기를 권장하고, 이것은 가슴과 목의 바른 자세로 이끈다.[224]

브루걸은 세부적인 병리학보다는 신경생리학적 원리를 기본으로 움직임과 자세를 발전시켰다. 그는 신경생리학적 과부하가 통증의 원인이라 생각했고 따라서 이 통증으로 인해 방어적 자세와 위치

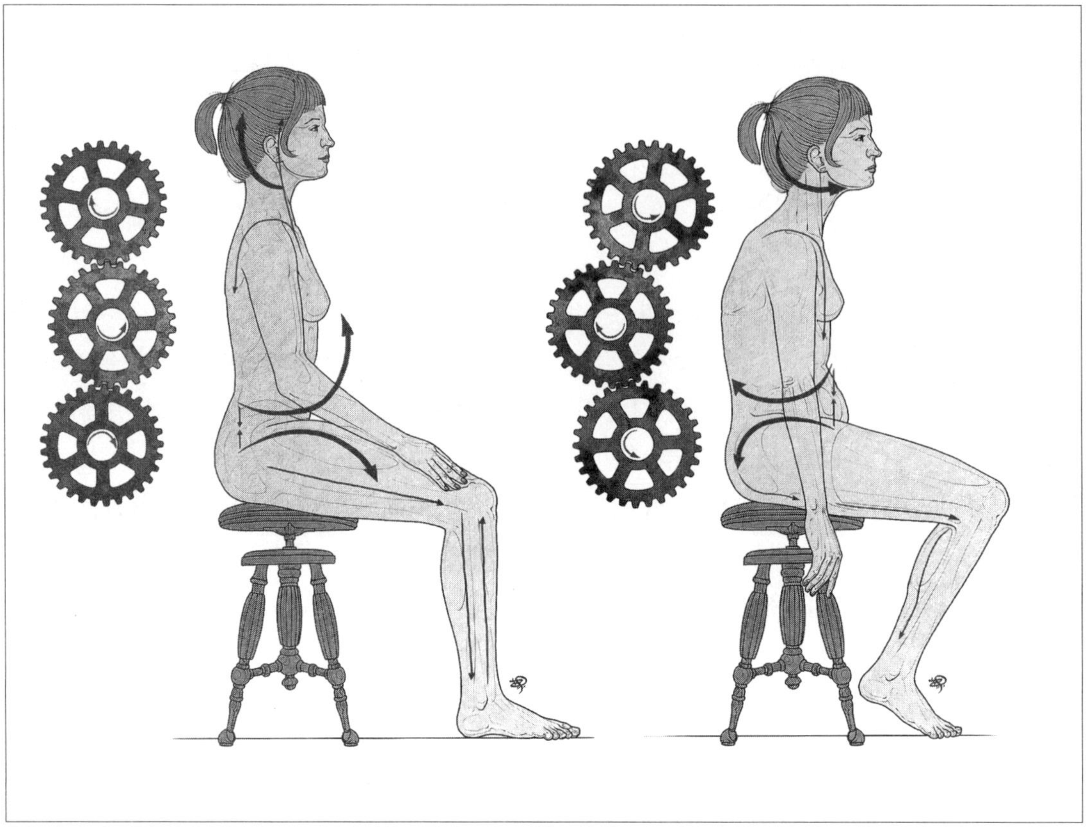

그림 8.5 부르걸의 톱니바퀴

부르걸의 톱니바퀴 이론은 시스템 중 하나의 요소가 신체의 다른 부위에 어떻게 영향을 주는지 잘 설명한다. 우리는 종종 통증이 발생하는 부분보다 필요한 경우 통증이 발생하지 않는 부분에 좀 더 집중할 때가 있다. 통증은 결과적으로 구조를 바꿀 수 있는 방어적인 자세를 만들 수 있다.

또한 좋지 않은 자세는 통증 유발을 하는 통증 감각 사슬 또는 특정 통증유발기를 자극할 수 있다. 통증이 있는 곳에 마사지하는 것과 같은 결과를 얻을 수 있도록, 고정적인 자세를 바꿔 신경학적 체계의 입력신호를 변화시키고, 통증을 줄일 수 있다.

가 만들어진다고 생각했다.

치료를 위한 운동은 과활성화와 과도한 긴장 또는 충분하지 않은 활성화와 낮은 긴장으로 인해 발생하는 병리학적 문제를 해결할 수 있다.

브루걸의 상지 운동은 사진 8.6 a~d에 소개되어 있다. 이 운동은 상부 교차증후군, 후방 사슬의 약화, 전방 사슬의 과활성화, 또는 뻣뻣함을 해결하기 좋은 운동이다. 밴드를 손으로 움켜쥐지 말고 손 전체를 감쌀 수 있도록 한다.

우리는 '새로운' 체계인 신전근 기전의 촉진을 시도하고 동시에 '오래된' 체계인 굴곡근 기전을 원하지 않는다.

이 운동을 수행하는 단계가 있다. 첫 번째는 손바닥을 위로 향하게 하고, 손가락과 손목을 펴고, 어깨를 외회전시키고, 그리고 팔꿈치를 신전시킨다. 이것의 역순으로 아주 천천히 돌아오고, 신장성 동작인 팔꿈치 굽힘, 어깨 내회전, 손과 손목은 자연적인 손바닥을 아래로 하는 것을 더욱 강조한다.

더 좋은 자세를 만들기 위한 운동들

- 바닥 슬라이드
- 벽 슬라이드
- 벽 워크

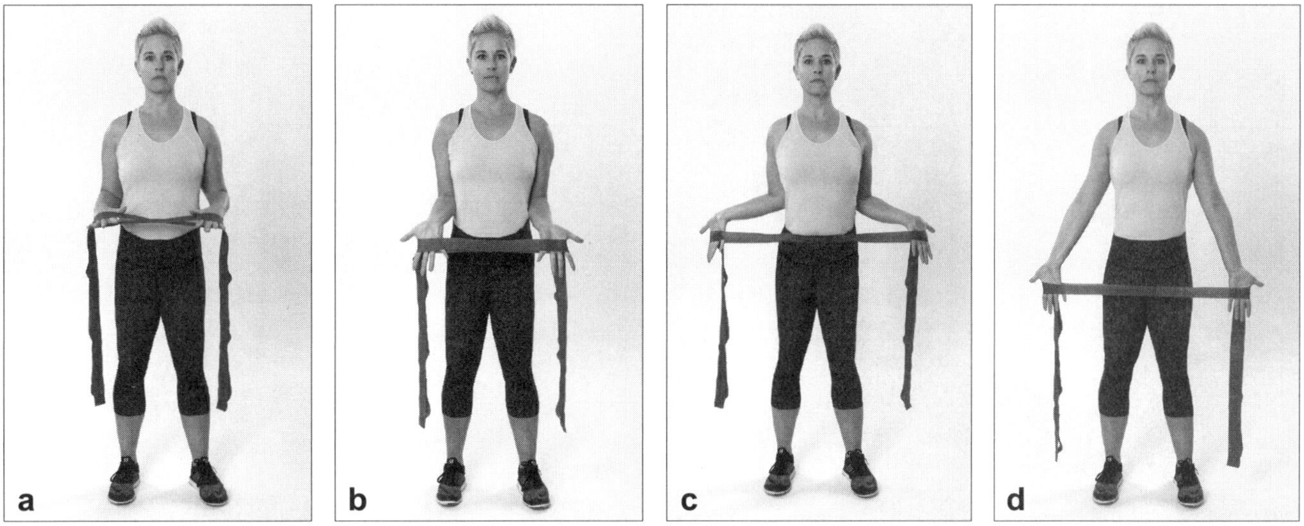

사진 8.6 브루걸의 상지 운동

이 운동의 개념은 개별 근육의 근력 향상에 목적이 있는 것이 아니라, 후방 사슬 전체를 적용해서 사용하는 훈련이다. 신경적인 사슬 전체를 활성화하여 전방 사슬이 뻣뻣함으로 인한 통증 발생이 감소할 수 있다.

이 개념은 정형외과와 신경학적 기초를 필요로 하는 환자와 사람들에게 전 세계적으로 10년 넘도록 사용되고 있다. 이것은 약한 근육을 활성화하고 뻣뻣한 근육을 마사지와 스트레칭으로 이완하는 것이다.

길항근이 약해지게 되면 근육이 뻣뻣해지거나 통증을 느낀다. 그 부분을 전체적으로 해결하고 싶다면, 몸의 근골격계 체계를 신경학적으로 고려해야 한다.

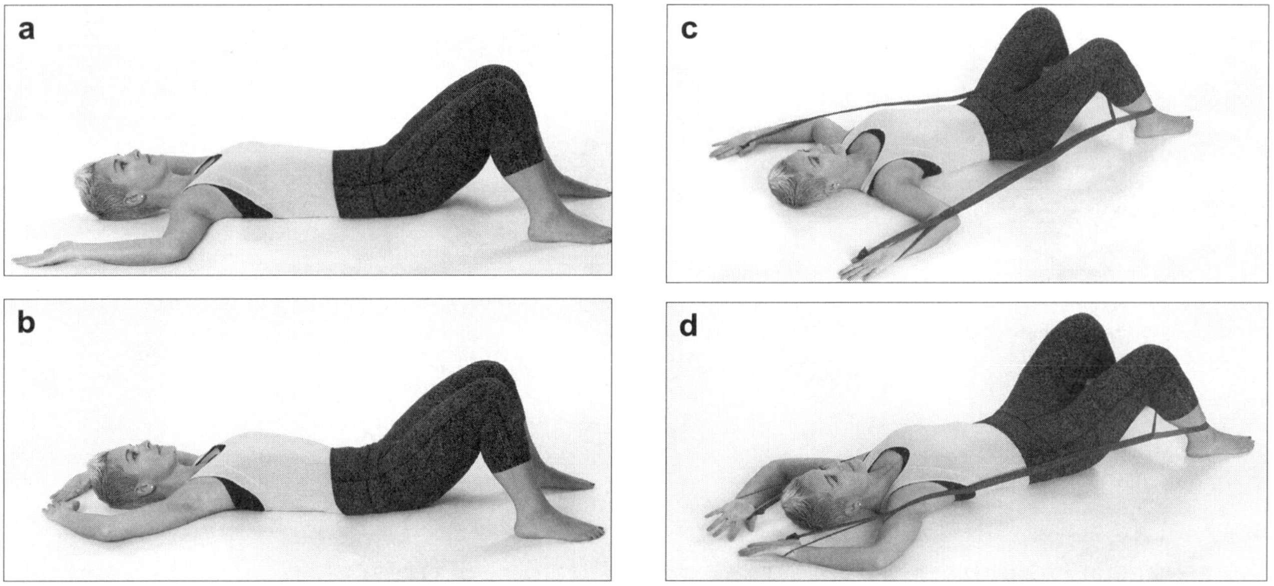

사진 8.7 바닥 슬라이드

환자는 바로 누워 무릎을 접고, 팔은 위의 그림 a처럼 머리 위로 90/90도를 만들어 올려준다. 첫 번째 단계는 환자의 어깨가 바닥에 90/90도 자세로 만들어져야 한다. 만약 안 된다면, 호흡을 내쉬는 동안 어깨 외회전 활성화를 수행할 수 있도록 한다.

호흡을 내쉴 때의 움직임은 호기 예비량을 이용할 것이고, 그러므로 복부 근육이 코어의 안전성과 흉요추부의 자세유지를 돕는다. 90/90 어깨 움직임을 성공하면, 호흡을 내쉬면서 환자는 손을 머리 위로 다이아몬드 자세를 만들도록 밀어주고, 숨을 들이마시면서 90/90 자세로 천천히 돌아온다.

이 동작들은 후방 사슬을 활성화하고 전방 사슬의 가동성이 필요한 만큼 반복해서 실시한다. 환자가 완전한 가동성과 좋은 흉요추부의 정확한 자세로 운동을 수행할 수 있게 되면, 환자는 다리를 펴고 같은 동작을 반복하며 흉요추 자세를 유지하기 위해 더욱 노력해야 할 것이다.

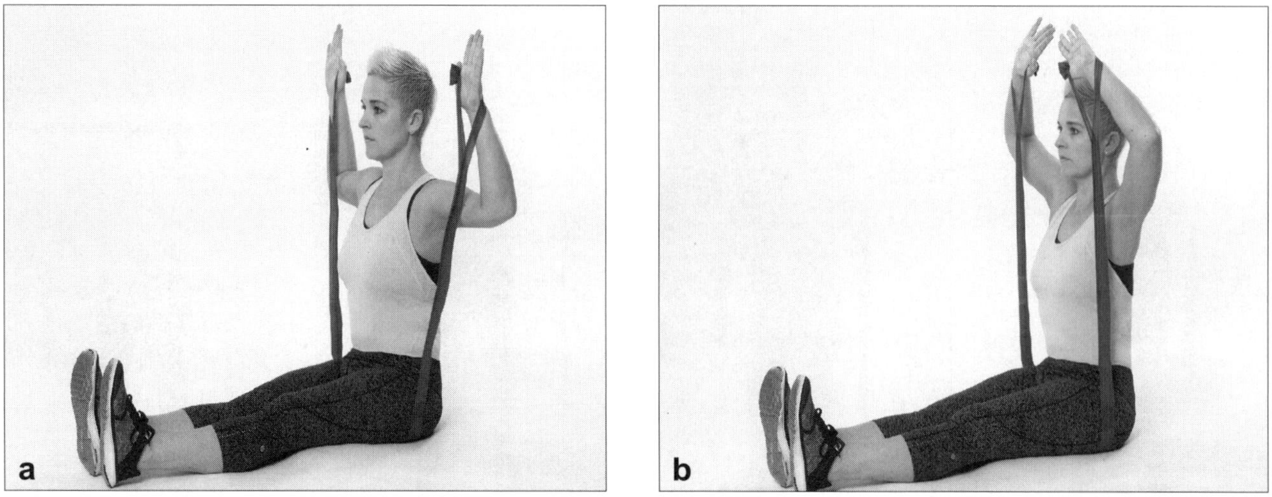

사진 8.8 벽 슬라이드

바닥 슬라이드보다 향상된 동작이다. 환자가 무릎을 펴고 누워서 운동을 적절히 잘 수행하게 되면, 벽에 기대어 앉은 후 상지를 누워 있는 자세와 같이 만들고 무릎을 구부린다.

위에 설명한 것과 같이 호흡을 내쉴 때와 들이마실 때 맞춰서 운동을 수행한다. 이 운동은 중력을 시스템에 더해주기 때문에 운동 수행이 어려워진다. 이 운동을 잘 수행한다면, 환자의 무릎을 펴고 앉게 하여 자세 유지를 어렵게 만들 수 있다.

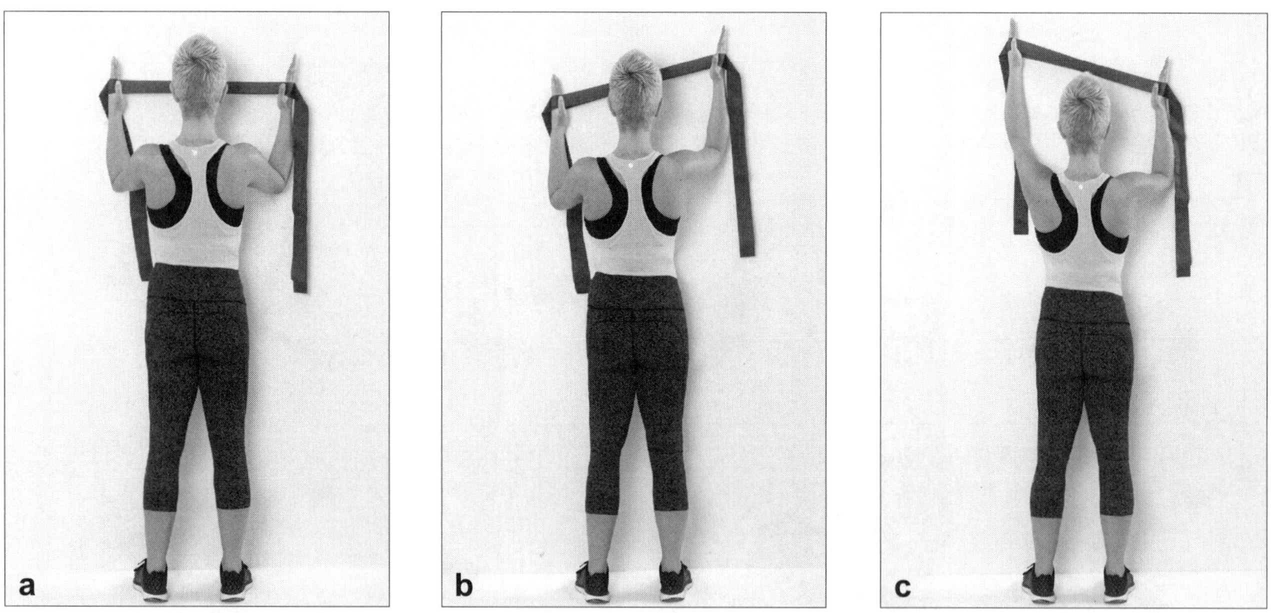

사진 8.9 벽 워크

이 동작을 할 때 환자는 탄성 밴드를 꽉 붙잡지 말고 손목에 자연스럽게 감싸준다. 환자 전완의 요골 부위는 어깨 높이에 위치하도록 한다.

호기 예비량을 사용해서 흉요추부의 자세를 도와준다. 환자의 팔은 벽에서 걷는 것과 같이 팔꿈치를 환자의 눈높이까지 올려주고 다시 벽으로 밀면서 내려준다. 이 운동은 피곤을 느낄 때까지 반복해준다.

흉추 가동성

컴퓨터, 스마트폰, 태블릿이 지배하는 오늘날의 세계에서, 심지어 활동적인 사람들조차도 전자장치 사용에 상당한 시간을 허비한다.

거북목이 생기고 둥근 어깨를 갖는다. 폐의 아래쪽 공간을 전혀 사용하지 않고, 폐 전체 용량을 사용하지 못하며, 갈비뼈의 움직임 능력을 감소시킨 상태에서, 가슴 또는 목을 사용하여 호흡하고 있다. 결과적으로, 갈비뼈는 어느 정도 '기능을 상실'하게 되고, 더 이상 완전한 흡입과 내쉬기에 필요한 움직임을 수행하지 않게 된다.

갈비뼈는 흉추에 직접적으로 연결된다. 좌측과 우측, 양쪽으로 흉추와 연결된 갈비뼈는 12개의 2배인 24개의 연결 관절을 가지고 있다. 동시에 갈비뼈는 흉골과도 연결되어 있어 결과적으로 48개의 연결부가 존재한다.

갈비뼈가 잘 움직이지 않으면 흉추도 잘 움직이지 않고, 이 연결 부위가 많이 손상되면 흉추의 회전 능력이 크게 떨어져 어깨관절 및 요추에 추가적인 스트레스를 줄 수 있다.

이것은 또한 역방향으로 작용하는데, 이는 가동성이 떨어진 흉추가 갈비뼈의 이동을 제한한다는 것이다. 일단 이런 일이 일어나면, 몸은 몇 가지 일을 알아내야 한다. 우리는 항상 숨 쉴 수 있는 방법을 찾을 것이다. 이것이 우리를 살아있게 하는 데 필수적이기 때문이다.

다른 방법이 없을 때, 움직이지 않는 구조는 더 이상 최적의 횡격막 호흡을 허용하지 않기 때문에 상부 흉추 호흡 패턴이 나타난다.

상부 흉추 호흡을 하는 동안 어깨와 어깨뼈의

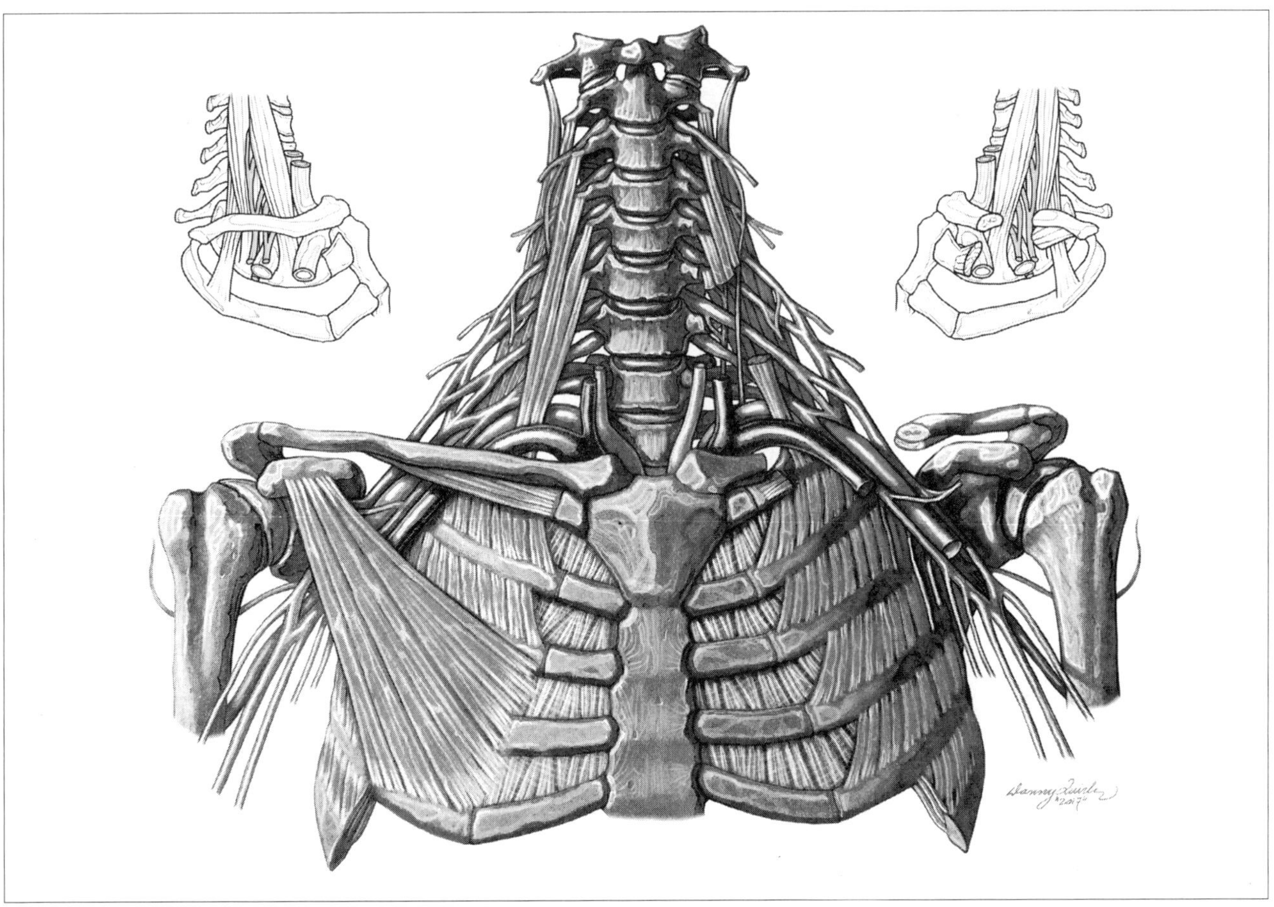

그림 8.6 흉곽출구

'흉곽출구증후근(TOS, thoacic outlet syndrome)'이라는 용어는 실제로 잘못된 용어이다.[225] 흉곽출구는 횡격막이 연결되어 있는 갈비뼈 하단의 하흉부이다. 흉곽 입구는 첫 번째 갈비뼈, 첫 번째 흉추 및 흉골의 경계선에 의해 생성되며, 상흉부라고도 한다.

그러나 임상적으로 이 부위의 신경혈관 구조물의 압박에 따른 통증을 흉곽출구증후군이라고 한다.

우월한 움직임과 열등한 움직임을 보게 될 것이다. 정상적인 신체 과정을 돌볼 수 있는 충분한 산소를 얻기 위해 신체가 호흡수를 증가시키려 하므로 사각근과 흉쇄유돌근 등 협력근의 과잉 활동이 있을 것이다.

얕은 호흡을 지속하게 되면, 기본적으로 요구되는 호흡의 양을 충족시키기 위하여 호흡의 속도가 빨라지게 되는데, 이때 근골격계에서 큰 에너지를 소비하게 된다.

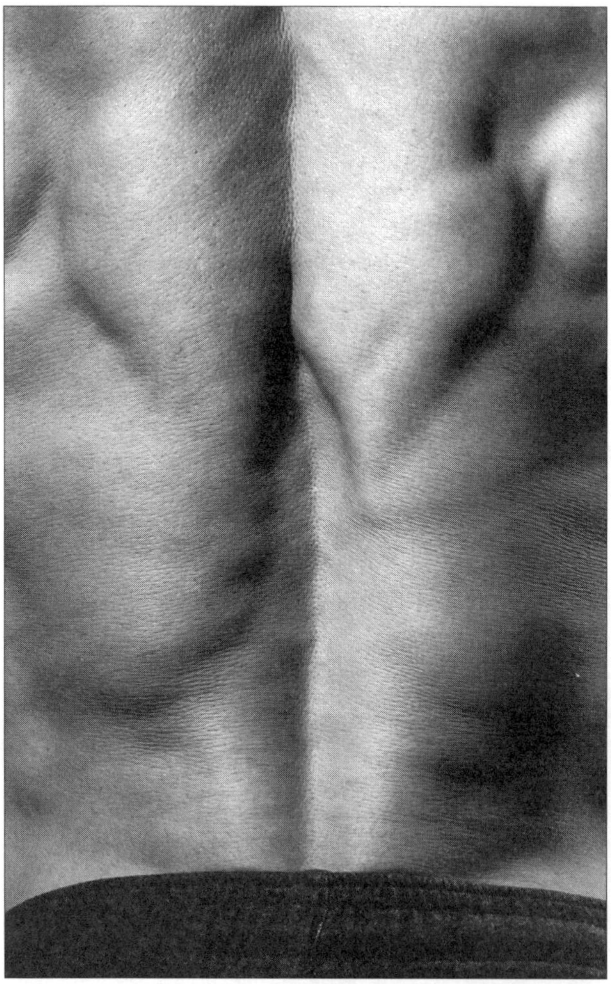

사진 8.10 척추 주변의 근육긴장항진증

총체적인 움직임은 종종 신체의 미세한 움직임보다 우선시된다. 신체가 정교한 움직임의 개별적인 미세한 운동 기술을 통제할 능력이 없을 때, 이런 문제점은 큰 총체적인 움직임으로 대체된다.

척추 내부의 미세 근육의 활동이 없게 되면, 큰 근육이 움직임을 만들어 낸다.

과다 사용은 비대증을 초래하며, 따라서 커다란 '소세지 모양'의 근육(sausage paraspinals)을 볼 수 있다.

이러한 비대칭은 척추의 미세한 움직임 조절 능력의 부족을 나타낸다.

이 사각근의 과잉 활동은 첫 번째 갈비뼈를 쇄골 쪽으로 끌어당겨 상완신경총brachial plexus이 지나갈 수 있는 공간이 줄어들게 된다(그림 8.6 참조). 시간이 지나면서 이러한 신경혈관 구조의 감소로 인해 신경병증 현상을 경험할 수 있다.

한 시간 동안 컴퓨터 앞에 앉아 있었다고 생각해 보자. 컴퓨터에서 일어나면 제일 먼저 하는 일은 무엇인가? 아마도 허리를 뒤로 젖히고 가슴을 앞으로 밀며 숨을 들이쉬고 목을 길게 뻗는 동작일 것이다.

오랫동안 움직이지 않을 때, 우리의 관절은 관절의 영양을 위해 필요한 만큼 관절액을 움직이지 않고, 근육은 한 위치에서 움직이지 않기 때문에 뻣뻣해진다.

우리가 충분히 오래 또는 반복적으로 움직이지 않을 때, 그 뻣뻣함은 경직으로 바뀐다.

흉추의 가동성에 실제적인 변화가 일어나고 결국 척추 구조가 변화하여 척추의 영구적인 변형을 유발할 수 있다.

바닥을 보며 일생을 보낼 수는 없지 않은가? 신체는 최고의 보상체이기 때문에 결국 변형된 허리를 보상하여 수평선과 눈높이를 맞추는 방법을 알아낼 것이다. 인간은 앞을 내다볼 수 있어야 해서 목의 앞쪽 부분은 늘어나고 후두골 하부는 짧아지면서 상부 승모근에 장력을 가하게 될 것이다.

게다가 척추 주변 근육은 과활성하게 되고, 흉추 및 요추 연결 부분의 과운동성 현상을 발견하게 된다. 척추 주변 근육은 너무 많이 쓰이기 때문에 비대해진다. 그 결과 척추 근육은 '소세지 모양'처럼 보이게 된다(사진 8.10).

요추 회전

L5~S1에서 약 3~5도의 회전 발생을 제외하고 요추의 각 부분에는 약 2도의 회전이 발생된다. 조직 기능이 정상이라고 가정한다면, 총 10~12도의 회전 발생을 예상할 수 있다.

요추의 후관절은 시상면에 위치한다. 이것은 굴곡과 신전은 허용하지만 회전 또는 측면의 굽힘을 제한한다. 간단히 말해서 요추는 회전을 위해 만들어진 것이 아니다.

그림 8.7의 척추뼈를 보라.

요추에서 과도한 움직임과 과운동성이 생기는 이유 중 하나는 흉추와 엉덩이에서의 움직임 상실 때문이다. 요추 부위는 이런 회전 하중을 견디게 되어 있지 않기 때문에 과도한 회전 하중은 허리 통증, 협착증, 허리디스크, 퇴행성 질환을 발생시키게 된다.

허리에서 발생된 장력은 둔근과 햄스트링까지 아래로 이어져 요추-골반 관계를 변화시키기 시작한다. 결과적으로 엉덩이, 무릎, 발목과 같은 허리 부위 아래의 다른 관절에서 기능이 손상되기 시작할 수 있다.

이제 흉추의 일반적인 골운동학osteokinematics, 즉 흉추 뼈의 움직임을 생각해보자. 이 부위는 후관

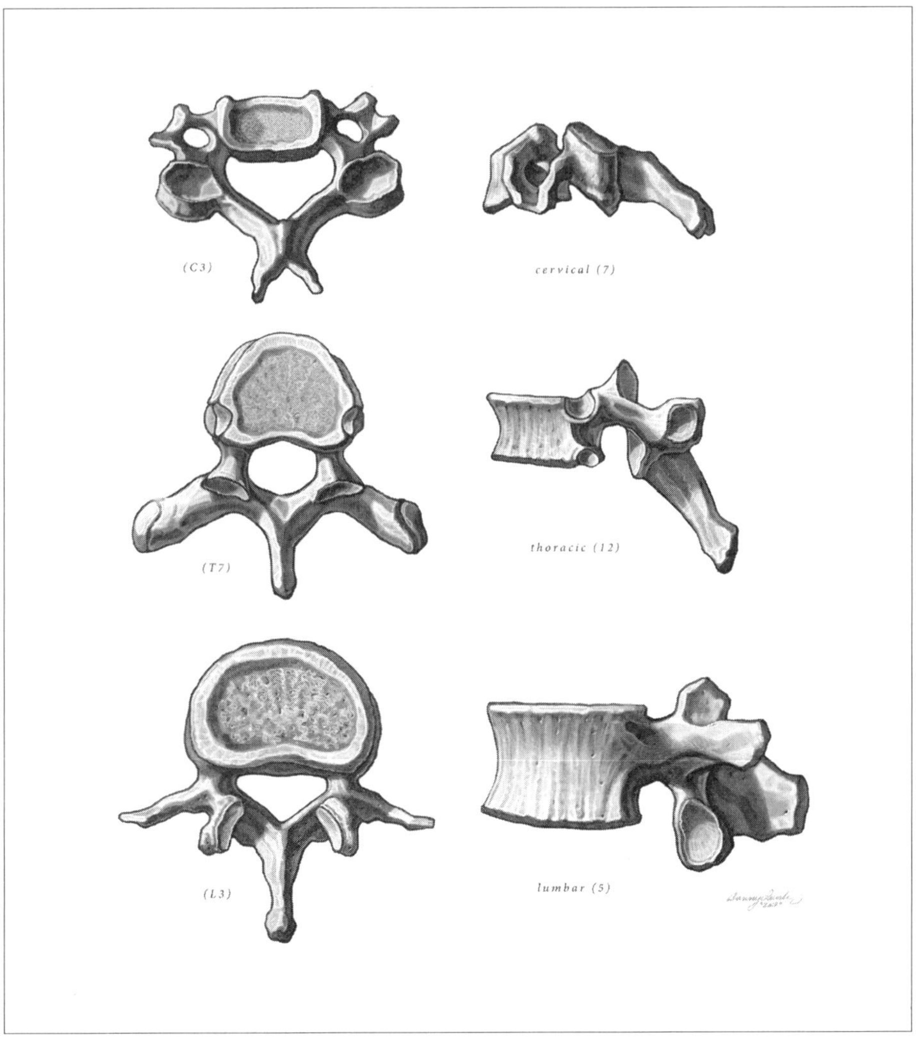

그림 8.7 척추뼈

맨 위의 그림은 전형적인 아래쪽 경추이다. 작은 척추뼈 몸통과 가로면의 후관절 모양에 유의한다. 경추는 체중 지지를 위해 만들어진 구조물이 아니며, 전체적으로 회전에 적합하게 설계된 뼈이다.

흉추로 내려갈수록 신체의 무게를 지지하고 상지의 움직임을 지탱하기 위해 척추뼈 몸통의 크기가 약간 더 커진다. 후관절은 관상면을 따라 움직이도록 설계되었기 때문에 척추의 측면 굽힘에 용이하다.

요추로 내려가면 몸통의 무게와 하지의 움직임 지지를 위한 큰 척추뼈 몸통을 발견할 수 있다. 또한 후관절은 시상면을 따라서 움직인다. 이러한 구조는 기능적으로 굴곡과 신전에 적합하게 설계되어 있다.

절의 방향을 기준으로 바깥쪽 측면 구부림 운동에 적합하다.

그렇다고 해서 흉추에서 시상면 또는 가로면 운동이 일어나지 않는다는 것은 아니다. 단지 후관절의 해부학적 구조에 근거한 주요 움직임이 아니라는 뜻일 뿐이다.

회전의 관점에서 흉추뼈는 각각 약 2도의 움직임을 가지고 있다. 총 12개의 흉추뼈가 있어서 산술적으로 흉추에서 24도까지의 회전이 가능하다.

갈비뼈가 척추의 움직임에 영향을 주기 때문에 위와 같은 수학적 결과는 일반적으로 가정에 불과하다.

흉추의 움직임이 저하되는 경우, 신체는 이러한 움직임 제한을 보상하기 위하여 요추 또는 경추의 C5-C6 부분에서 추가적인 움직임을 강요하게 된다.

마지막으로, 경추는 회전운동에 매우 적합한 구조로 되어 있다. 경추의 후관절은 일반적으로 가로면에 위치하고, 특히 C1-C2의 해부학적 구조는 회전을 위해 설계되었다.

요추는 시상면 운동, 흉추는 관상면 운동, 경추는 가로면 운동에 적합한 구조를 각각 가지고 있으나, 실제 신체는 3차원의 전체 척추 움직임을 위해 매우 특별한 구조로 되어 있다.

즉, 모든 것이 제대로 작동하면 효율적인 움직임이 가능하다는 것이다. 그러나 시스템의 한 부분이 제대로 작동하지 않을 때, 다른 부분이 보완해야 하는데, 여기에서 문제가 발생한다.

척추 및 어깨 가동성

상지 부분을 통합적으로 평가하고 치료하기 위해서는, 관련 관절의 골역학에 대해 생각해야 한다.

지금 바로 의자에 앉아서 다음과 같은 동작을 수행하여 위에서 기술한 개념을 느껴보라. 첫째, 의자에 앉고 나면 약간 구부정한 자세가 될 수 있으니 허리를 바로 세우고 쭉 펴서 앉는다. 양쪽 어깨의 완전한 굴곡 가동범위를 유지하기 위해서는 흉부의 신전이 동반되어야 한다. 따라서 오른팔을 머리 위쪽으로 최대한 들어 올리고 신전과 회전이 동반되는 것에 주의를 기울여야 한다.

한쪽 어깨의 완전한 굴곡을 만들기 위해서는 흉부의 신전과 들어 올리는 어깨 쪽으로 회전이 모두 필요하다. 예를 들어 오른쪽 어깨 굴곡의 경우 흉부 신전과 오른쪽 흉부회전이 필요하다. 한쪽 어깨의 신전과 내회전의 정상적인 움직임을 위해서는 흉부의 굴곡과 반대쪽으로 회전이 동반되어야 한다. 오른손을 등 뒤로 위치하여 왼쪽의 견갑골 쪽으로 이동시키는 동작을 상상하면 몸통이 왼쪽으로 돌아가는 것을 느낄 수 있다.

이제 흉부 굴곡의 모양인 구부정한 자세를 만든 후 위에서 설명한 동작을 시행해본다. 완벽한 가동범위로 움직일 수 있는가? 어깨가 뻐근하거나 심지어 어깨에서 통증을 느낄 수 있다. 이 자세에서는 척추가 뻣뻣하여 잘 움직이지 않는다.

본질적으로 어깨의 정상 가동성 확보를 위해서는 흉부의 가동성이 필요하다.

관절의 가동범위가 증가할 때 관련된 골운동학이 작용한다. 만약 치료에서 통증과 관련된 단일 관절에만 초점을 맞춘다면, 전체 그림의 많은 부분을 놓치고 있을 것이다.

예를 들어 FMS의 어깨 가동성 테스트를 생각해보자. FMS의 어깨 가동성 테스트는 고객이 손을 등 뒤쪽으로 얼마나 많이 움직일 수 있는지를 측정하여 양쪽을 비교한다. 만약 누군가가 이 시험에서 낮은 성적을 보였으나 누웠을 때 어깨 외회전 90도, 내회전 45도의 가동범위를 보여준다면, 운동 범위 제한 요소는 오목위팔관절이 아닐 가능성이 크다. 아마 흉추일 것이다.

만약 여러분의 치료가 계속해서 오목위팔관절에 초점을 맞춘다면, 고객은 다소 나아질 수도 있으나 아마도 100% 회복이 되지 않을 가능성이 있다. 어깨 운동을 처방하거나 관절 견인을 적용하는 것만으로 일시적인 움직임 회복 효과를 줄 수 있지만, 문제의 근원을 밝혀내거나 관절 가동범위를 완벽하게 회복하는 데는 거의 도움이 되지 않는다.

사실, 오목위팔관절에 집중한 지속적인 노력은 실제로 과운동성을 유발하여 문제를 더욱 악화시킬 수 있다.

나는 최근에 흉추 이동성에 대한 접근방식을 바꾸었다. 이전에 나는 땅콩 모양의 테니스공 도구를 사용하여 흉추의 자가 이동성 운동 또는 폼롤러의 사용 등을 권장했다. 여전히 이 도구들을 사용하고 있지만, 조심해서 사용하고, 모든 선수들에게 사용하는 것은 아니다. 계속 읽어보고 모든 선수들에게 사용하지 않는 이유와 그 대신 무엇을 해야 하는지 알아보라.

흉추와 자율신경계

후종격은 몇몇 흥미로운 구조물을 포함하고 있는데, 교감신경간이 그중 하나다(그림 8.8).

교감계는 흉추 및 요추 부위에서 해부학적으로

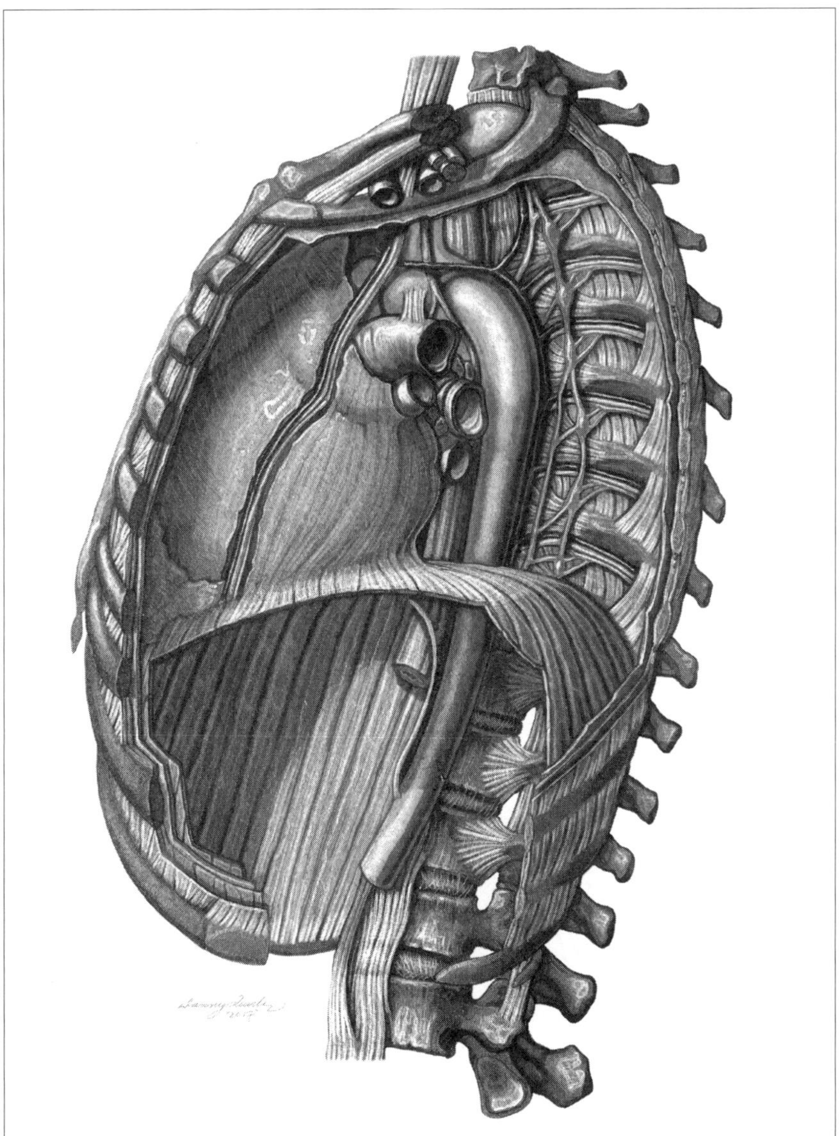

그림 8.8 종격

후종격(posterior mediastinum)은 횡격막의 하단, 심막(pericardium)의 전방, 척추뼈 T5~T12의 후면, 양쪽 흉막(pleura), 흉골 각도에서 T4까지의 상상의 선에 의해 만들어진 공간이다.

지배적이지만, 부교감계는 두개골 부위에서 해부학적으로 지배적이다.

흉추 부위가 평평하여 척추후만이 감소한 사람들은 후종격 공간이 줄어든다. 이렇게 되면 교감신경간 및 신경절을 위한 공간을 많이 남겨놓지 않음을 의미하며 결과적으로 이런 조직들이 지속적으로 자극을 받고 있을 가능성이 커지게 된다.

이로 인해 선수들과 환자들은 '비상사태'에 처하게 된다. 이들에게 가장 필요한 것은 교감신경계의 더 많은 자극이다.

이런 선수들에게 실제로 흉추의 굴곡 자세를 회복할 필요가 있다. 호흡을 통해 이러한 문제점을 해결할 수 있으며 실제로 가능한 많은 공기를 폐로부터 내뿜으며, 부분적인 척추 굴곡에 초점을 맞출 수 있다.

이러한 고객의 흉추 가동성을 향상시켜야 한다면 이미 신전 자세로 변형된 흉추에 더 많은 신전운동을 실시하는 것이 아니라 아래와 같은 회전운동에 더 집중해야 한다.

지나치게 척추 후만인 고객이라면, 신전의 가동성을 증가시키는 것이 유혹으로 다가올 수 있다. 그러나 이것의 문제는 어떤 고객이 이미 교감상태에 있는 경우, 우리는 도수치료 또는 땅콩 모양의 기구를 사용하여 더 많은 신전을 강요하게 되어 교감신경계를 불필요하게 자극하고 있을 수 있다는 것이다.

내가 이제는 이러한 방법을 사용하지 않는다고 말하는 것이 아니다. 실제로 사용한다. 이러한 방법을 사용할 때는 조금 더 신중하게 고객에 따라 선택적으로 사용한다. 과도하게 신전 상태로 만들거나, 후종격의 공간을 감소시키거나, 이미 교감신경이 활성화되어 있는 선수의 교감신경계를 더욱 활성화하려고 하기보다는, 흉추와 늑골의 가동성을 회복하기 위해 호흡이나 회전운동을 실시하는 경우가 매우 많다.

흉추 가동성을 촉진하기 위한 방법에는 다음이 포함된다.

- 프레이어 회전Prayer rotation(그림 8.11 참조)
- 업독 자세upward facing dog(그림 8.12 참조)
- 다운독 자세downward facing dog(그림 8.13 참조)
- 앉아서 굴곡 후 풍선 불기
- 서 있는 세라투스 스쿼트serratus squat

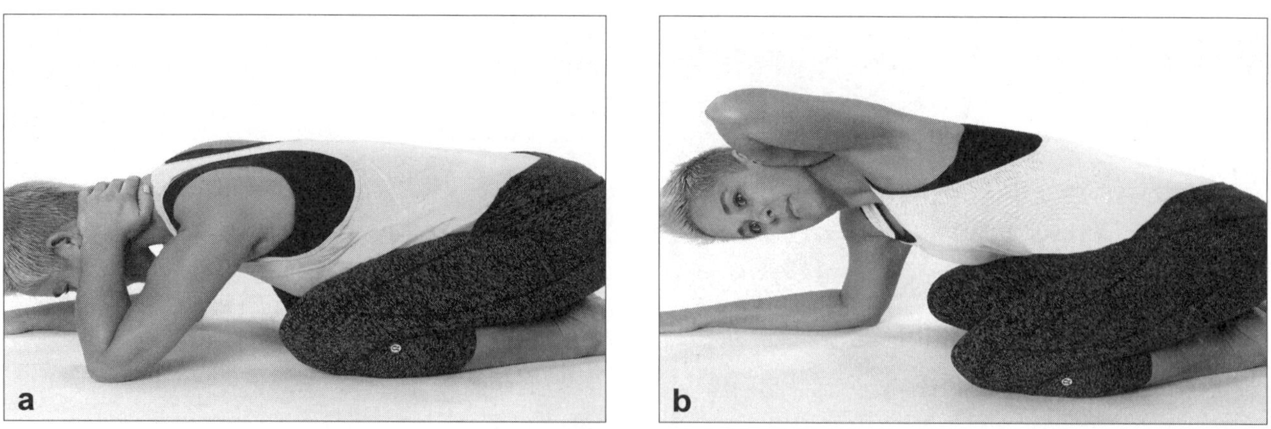

사진 8.11 프레이어 회전(prayer rotation)

고객을 수정된 어린이 포즈(modified child's pose)에 위치시켜라. 무릎, 엉덩이의 최대 굴곡 및 요추 굴곡이 가능해야 하지만, 이 자세를 달성하는 데 필요한 기구를 사용할 수 있다.

한쪽 팔의 손을 얼굴 가까이에 놓아서 어깨가 옆으로 이완되도록 한다. 다른 한 손은 목이나 머리 뒤에 놓아야 한다. 고객은 눈으로 움직임을 따라 겨드랑이 밑을 바라보며 천장 쪽으로 회전한다.

움직임은 흉추에 집중되며, 흡기 또는 호기를 사용하여 움직임을 향상시킬 수 있다. 고객은 시작 위치로 돌아가 필요에 따라 양쪽으로 반복한다.

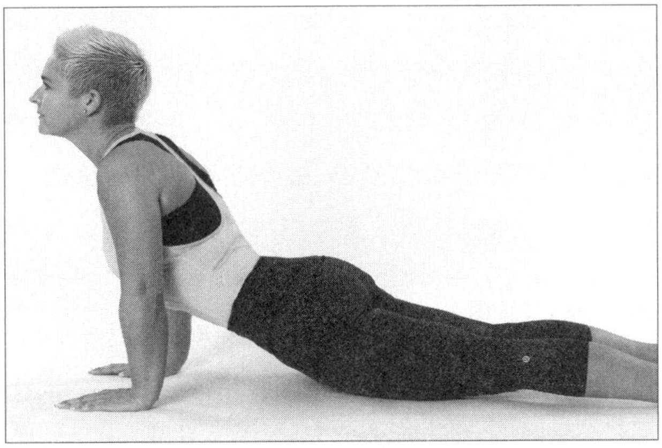

사진 8.12 업독 자세

전형적인 요가 포즈로 종종 다운독 자세와 결합하여 순서대로 실시한다. 낮은 플랭크 자세인 차투룽가(Chatturunga)에서 운동을 시작한다. 고객이 두 손을 통해 가슴을 앞쪽 바닥으로 밀게 하고, 천장 쪽을 올려다보게 한다. 손을 바닥으로 정확하게 밀어 견갑대가 완전하게 아래로 내려갈 수 있도록 한다.

흉추가 펴지고 눈은 천장을 올려다본다. 움직임을 강화하기 위해 흡기가 동반될 수 있다. 몸의 무게는 발 위쪽에 위치해야 하며, 허벅지는 들어 올려야 한다. 고객이 요추에 '무게를 집중(dumping)'하지 않도록 주의하고, 과도한 압력이 발생하고 요추에 통증을 유발할 수 있다는 것을 기억하라.

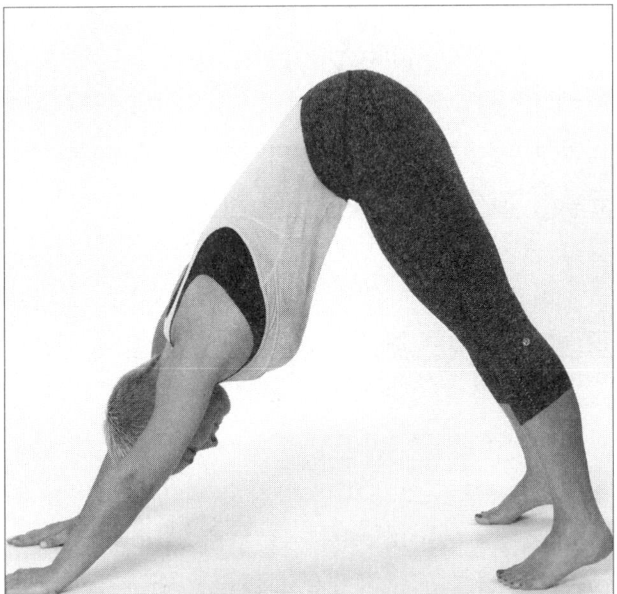

사진 8.13 다운독 자세

업독 자세를 기본으로, 고객은 손은 바닥을 밀고 엉덩이를 천장으로 이동시켜 거꾸로 된 파이크 자세를 취한다. 가슴은 팔을 통해 밀어내면서 어깨를 굴곡의 가동범위 끝에 위치하여 흉부를 최대한 확장한다.

하퇴부 사슬 전체에 장력을 느낄 수 있게 되며, 고객은 햄스트링과 종아리에도 스트레칭을 느낀다. 이 자세는 높은 플랭크 위치를 얻을 수 있는데, 고객은 간단하게 엉덩이를 아래쪽으로 밀어 넣어 시작 위치로 돌아가고, 다시 높은 플랭크 자세로 전진하면서 동작을 수행할 수 있다.

궁극적으로 척추(특히 경추-흉부 접합부와 흉추)와 어깨는 상호 작용을 이루며 움직인다. 척추가 안정적이지 않거나 가동성이 충분하지 않으면 일상생활의 다양한 활동에 필요한 어깨관절 및 상지의 완벽한 가동범위를 확보하기 어렵다.

엉덩이관절로 이동

책을 읽기 전에 스쿼트 패턴에 관해 토론할 것이라고 예상했을지도 모른다. 스쿼트는 매우 철저하게 논의되고, 분석되고, 토론됐으나, 우리가 만나는 대부분의 평균적인 고객들은 아직 정확하게 스쿼트를 수행하지 못한다.

나의 첫 아시아 여행은 2011년 중국 올림픽 위원회와 함께 일하기 위해 베이징에 갔을 때였다. 긴 비행 끝에 세관을 통과하면 가장 먼저 하는 일은 무엇인가? 화장실에 가는 것이다.

나는 여자 화장실로 들어가 첫 번째 칸으로 가서 문을 열고 땅에 큰 구멍이 난 것을 보았다. 흥미로운 마음으로 두 번째 칸에 갔고 또 다른 구멍을 보았다. 세 번째 칸… 구멍. 네 번째 칸, 사랑하는 좌식 변기!

주요 관광지가 아닌 어느 곳에 가든지 똑같은 변기를 볼 수 있었다. 모든 올림픽 훈련장과 외부 식당에는 땅에 구멍이 난 화장실 칸이 여러 개 있었고, 운이 좋은 경우 좌식변기가 하나 있었다.

중국 올림픽 트레이닝 센터에서 2주 동안, 나는 심각한 정형외과적 움직임 장애를 보았다. 운동선수가 아무리 '몰래' 일을 처리한다 하더라도, 나는 아주 전형적이고 아름다운 스쿼트 패턴을 볼 수 있었을 것이다. 물론 중국인들은 아름다운 스쿼트 패턴을 가지고 있다! 그들은 변기를 사용하기 위해 항상 그 동작을 수행해야 한다.[226]

배설은 인간의 근본적인 욕구로서 호흡만큼이나 중요하다. 나이가 지긋한 가족 구성원이나 아픈 친구가 이 기본적인 기능을 잃는 것을 지켜본 사람들은 그것이 파괴적이고 굴욕적이라는 것을 잘 알고 있다.

배변 얘기를 하면서 엎어지고 더러워지려고 한다. 내가 약속할 수 있는 것은 나와 함께 이 내용을 읽어나간다면 모두 하나가 될 것이라는 것이다.

몸은 전형적으로 그 과정이 효율적이지 않더라도 배변을 하는 방법을 알아낼 것이다. 서서 화장실을 사용하는 것은 매우 어려울 것이다. 우리는 자연스럽게 그 과정을 보조하기 위해 스쿼트 패턴에 들어가게 되는데, 이것은 소화 과정에서 흡수되지 않았던 노폐물을 제거할 수 있게 해주는, 복막내 압력을 형성하고 소화관의 순환을 돕는다.

서양 문화는 이러한 과정을 돕기 위한 장치로 좌식변기를 만들었다. 이 통합적 기기는 우리에게 땅(앉을 수 있는 자리)을 제공하기 때문에 바닥에 쪼그리고 앉지 않아도 되지만, 그 과정에서 좌식변기는 우리의 스쿼트 능력을 손상시켰다.

많은 문화권에서는 단지 땅에 구멍을 뚫어 화장실 변기로 사용하고 있으므로, 그들은 평생 동안 스쿼트 능력을 유지한다. 게다가, 이러한 사회 중 많은 사람은 그들이 먹는 동안 쪼그려 앉는다. 이것은 서구 문화에서 지속적으로 노력하지만, 달성하고 유지하기 어려운 엉덩이의 가동성 능력을 갖추게 한다.[227]

최근 피닉스에서 열린 요가 컨퍼런스에서 아유르베다ayurveda 강연이 있었다. 아유르베다는 건강과 웰빙을 다룰 때 마음, 신체, 정신을 고려한 고대 총체적 의학의 실천적 적용법이다.

강의 중 어느 강사가 "우리는 변비 사회다"라고 말했다.

그것은 매우 사실적인 것이다. 서구 문화권의 사람들은 가공식품을 너무 많이 섭취하고, 섬유질을 충분히 섭취하지 않으며, 신체의 노폐물을 제거하기 위한 적절한 자세를 갖지 못하는 등 여러 이유로 노폐물을 제거하는 데 어려움을 겪고 있다.

스쿼트 자세를 하면 배변을 돕는다는 생각을 가지고 지속적으로 더 깊이 쪼그리고 앉으면서 노폐물 제거를 효율적으로 할 수 있어야 한다.[228] 노폐물 제거를 개선하게 되면, 더 많은 찌꺼기들을 내보낼 수 있다. 만약 우리가 더 많은 체내 찌꺼기를 제거하면, 서구 사회의 많은 사람에게 전형적으로 나타나는 소화불량, 더부룩함, 그리고 다른 소화 문제를 줄일 수 있게 된다.

고객 중 유당 소화 장애가 있거나, 위산 역류증이 있거나, 글루텐에 민감한 사람이 몇이나 되는가? 한국이나 중국에서 글루텐이 없거나gluten-free 유제품이 없는dairy-free 메뉴를 찾을 수 없는 이유가 있고, 우회적으로 그 이유 중 하나는 제거 과정을 돕는 스쿼트와 관련이 있다. 물론, 글루텐과 유제품은 어쨌든 그들의 식단에서 큰 구성 요소는 아니다.

서구 사회에서는 무엇을 하는가? 체내 노폐물을 없애기 위해 쪼그리고 앉아 있을 필요가 없도록 변기를 만들고, 그리고 그것이 결국 최선의 생각이 아니라는 것을 깨닫는다. 다시 적절한 스쿼트 포지션으로 되돌릴 수 있는 스쿼티 포티Squitty Potty와 같은 다른 장치를 만들자!

웹사이트 squattypotty.com을 방문하여 살펴보라. 그것은 쪼그리고 앉아 있는, 우리의 뿌리로 데려가는 환상적인 발명품이며, 무수히 많은 본능적, 근골격 문제들에 도움을 주는 데 필요한 소화기 건강을 증진시킨다.

비록 내가 그 개념을 높이 평가하지만, 기억해야 할 것은 다른 문화권에서는 스쿼티 포티와 같은 보조 장치가 필요 없다는 것이다.

엉덩이관절의 가동성은 요추 건강을 위해 필수적이다. 만약 우리가 배변과 같은 필요한 기능을 수행할 적절한 엉덩이관절 가동성을 가지고 있지 않다면, 이 기능이 필수적이기 때문에 결과적으로 신체의 다른 곳에서 가동성을 얻게 될 것이다. 우리는 엉덩이관절을 외회전시키고, 요추를 둥글게 하고, 보상 움직임을 가지고 삶을 살아가게 된다.

요추 굴곡이 항상 나쁜 것이라고 말하는 것이 아니다. 요추 굴곡은 필요하다. 요추후관절의 해부학적 설정을 바탕으로 요추는 굴곡과 신전을 위해 아름답게 조직되어 있다. 그러나 엉덩이관절이나 흉추가 움직일 수 없기 때문에 그 보상으로 요추는 굴곡되어야 할 것이다.

엉덩이는 회전을 위해 아름답게 만들어져 있고, 또한 159쪽에 시작하는 기본 운동 수행력 향상에서 설명하였듯이 신체의 파워 생산을 견인하는 곳이다.

만약 엉덩이와 흉추가 회전할 수 없다면, 그 움직임은 요추로 보내지며 특히 L5-S1 분절로 전달된다. 결국 허리 부분에 과운동성을 갖게 되고 결과적으로 디스크와 후관절의 퇴화를 초래하게 된다.

엉덩이관절과 흉추의 가동성은 요추 건강에 매우 중요한 요소이다.

발 건강

발 건강은 고객들에게 또 다른 필수 사항이다. 우리는 블라디미르 얀다의 이론을 통해 후두하근suboccipitlas, 천장관절sacroiliac joint, 그리고 발에 고유수용감각체가 고도로 집중되어 있다는 것을 알고 있다.[229] 발과 지면의 지속적인 접촉으로부터 얻어지는 감각신경 정보는 우리 몸의 다른 신경계에 여러 정보를 축적하게 된다.

감각 정보를 포함하는 구심 시스템은 운동 출력과 같은 원심 시스템에 직접적인 영향을 미칠 것이다. 그것은 바로 감각 입력이 운동 출력을 지시한다는 것을 의미한다. 만약 우리의 감각 입력이 감소하거나 부정확하다면, 운동 출력은 비효율적이고 부정확할 것이다. 재활에서 퍼포먼스까지 이어지는 일련의 과정에서 선수들의 발에 주목해야 한다.

2011년에는 크리스 맥두걸Chris McDougall의 훌륭한 저서 『Born to Run』의 엄청난 성공으로 인해 맨발 훈련에 대한 관심이 급증했다. 사람들은 비브람 파이브 핑거즈Vibram Five Fingers나 다른 제로-드롭 신발을 신고 있었는데, 훈련 중에는 물론 쇼핑몰을 돌아다닐 때도, 출근할 때 등 전통적인 신발을 신어야 할 경우에도 이런 새로운 형태의 신발을 신게 되었다.

EXOS에 있는 내 동료들과 함께 연구에 몰두할 때, 우리는 1905년에 《American Journal of Orthopedic Surgery》에 발표된 「Conclusions Drawn From a Comparative study of the Feet of Barefooted and Shoe-wearing people」이라는 논문을 발견하였다.[230] 아마도 우리가 이 논문을 발견했을 때의 기쁨을 상상할 수 없을 것이다.

논문에서는 미니멀리스트 신발을 신거나 맨발로 걷는 것이 퍼포먼스와 관련된 분야에서 새로운 개념이 아니라는 것을 보여준다. 100년 이상이 된 신발 착용은 여러 이유로 훌륭하지만, 동시에 함정이 있다는 것을 알고 있었다. 이 논문에 실린 사진들은 신발을 신어본 적이 없는 사람들의 발과 신발을 신었던 사람들의 발을 비교한 것으로 놀라운 구조적 차이를 보여주었다.

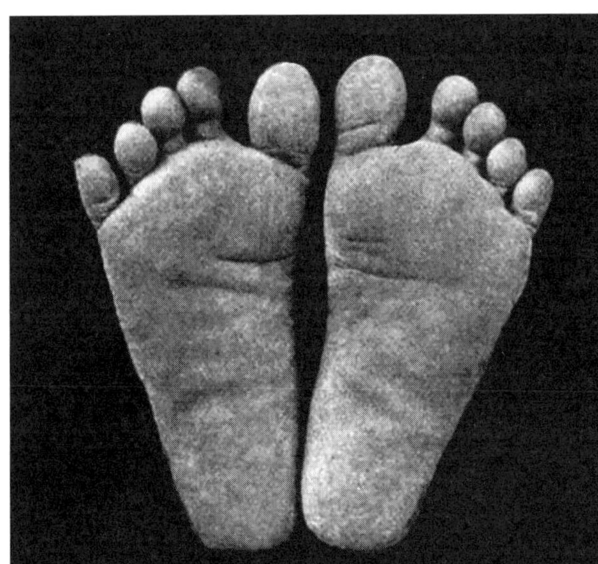

그림 8.9 '정상' 발의 특성

신발은 비록 우리의 발을 보호하기 위한 환상적인 창조물이지만, 동시에 부자연스러운 압력을 만들어내면서 발의 구조를 바꾸고 따라서 땅에 닿는 인간의 유일한 신체 부분의 기능을 변화시켰다.

위 사진은 1905년 네그리토(Negrito) 성인이다. 이 모습에서 볼 때 발의 가장 넓은 부분은 발가락 부분이며, 발가락은 벌어져 있고, 아치 부분의 피부 접힘, 엄지발가락의 긴 축이 발뒤꿈치를 이등분해야 한다.

현대에서 우리의 발은 평평한 아치, 옆으로 향하는 큰 발가락, 그리고 작은 발가락이 외전(abduct) 능력 상실 상태 등의 특징을 보이며 위의 사진과는 다른 형태로 보인다.

엄지발가락의 긴 축은 뒤꿈치를 이등분해야 한다. 발가락은 발에서 가장 두툼한 부분이어야 한다. 우리의 아치는 땅에 질질 끌지 말아야 한다.

명백한 것은, 우리가 신발을 신기 시작하면 이러한 특징이 변한다.

잠깐: 신발이 모두 나쁜 것은 아니다. 그들은 외부 세계의 요소로부터 우리의 발을 보호한다. 하지만 우리의 문화는 맨발 생활에서 항상 신발을 신는 생활로 변화되었고, 그 대부분은 높은 굽을 가지고 있었다. 신발의 이러한 변화는 발 구조와 기능을 크게 변화시켰다.

자연스러운 발의 움직임을 갖기 위해서는 신발의 앞부분이 넓어서 발가락이 잘 벌어질 수 있고, 뒤꿈치가 올라가지 않은 평평한 신발이어야 한다. 운동선수가 훈련할 때 굽이 높은 신발에 익숙해져 있으면, 굽 높이가 2~4mm 또는 제로 드롭 신발과 같은 최소한의 숫자에 도달할 때까지 신발의 굽 높이를 점점 떨어뜨리는 방법을 사용할 수 있다.

하지만 이 적응은 시간이 걸릴 것이고, 결과적으로 우리 중 몇몇은 신발을 신지 않는 것으로 돌아갈 수 있다. 미니멀리스트나 맨발 프로그램으로 성공적으로 전환하기 위해서는 우선 발, 하퇴부, 엉덩이 등을 준비해야 한다.

여기가 바로 발 관리 프로그램이 시작되는 곳이다. 어떤 운동 패턴이나 자세, 혹은 외부 장치처럼 실제로 신발에는 본질적인 잘못이 없다. 우리가 가진 움직임 패턴에서 벗어나지 못하거나, 하나에서 다른 것으로 잘 전환되지 못할 때와 마찬가지로, 발 관리의 부재는 시간이 흐르면서 점차 문제가 될 수 있다.

사람들이 신발을 절대 신으면 안 된다는 것은 아니다. 나 또한 절대로 포기 못할 끝내주는 크리스천 루브탱 구두가 있다. 그러나 그 구두를 매일 신을 수 있는 것은 아니다. 구두를 신은 다음 날은 발을 관리하기 위해서 시간을 투자해야 한다.

내가 발을 위해서 사용하는 전략 중 하나는 숏 풋 운동이다. '숏 풋'의 개념은 블라디미르 얀다에 의해서 소개되었으며 당신의 고객들과 운동선수들의 발 관리를 위한 중요한 아이디어이다.

숏 풋의 사용은 장지신근 및 장지굴근과 같은 발의 내재근육을 사용할 수 있도록 해주어 발을 구성하는 긴 근육들의 과사용과 스트레스를 막아준다. 숏 풋 개념은 발의 작은 근육들이 자연적인 아치를 지탱할 수 있도록 해주어 균형 능력을 향상시키는 것이다(사진 8.14, 8.15 참조).[231]

첫 번째 중족골의 적절한 위치를 회복하는 것 또한 중요한 과제이다.[232] 이것은 특히 스파이크 운동화를 착용하는 선수들과 뾰족한 구두에 발을 억지로 밀어 넣는 여성들에게 중요한 과제이다.

발가락이 압축되어 압력을 받게 되면 첫 번째 중족골과 내측 설상골로 이루어진 퍼스트 레이first ray 부분이 발의 중앙으로 이동하게 되어 종종 무지외반증을 만든다. 무지외반증을 가지게 되면 뒤꿈치에서 발생한 힘을 앞꿈치로 제대로 전달하지 못한다. 따라서 중간발(미드풋)을 이용한 움직임을 실현하지 못하고 보상작용을 일으킨다.

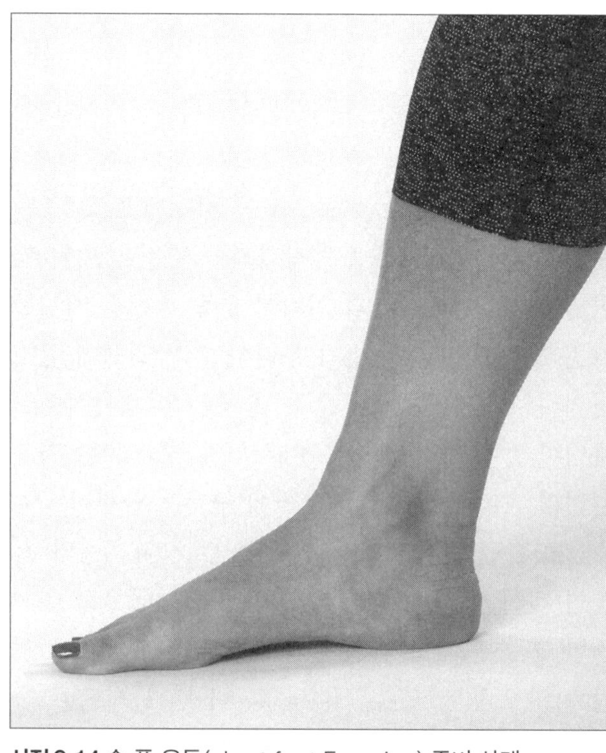

사진 8.14 숏 풋 운동(short foot Exercise) 준비 상태

발바닥의 편평한 부분과 경골 말단 부위의 내측 회전 위치를 확인한다.

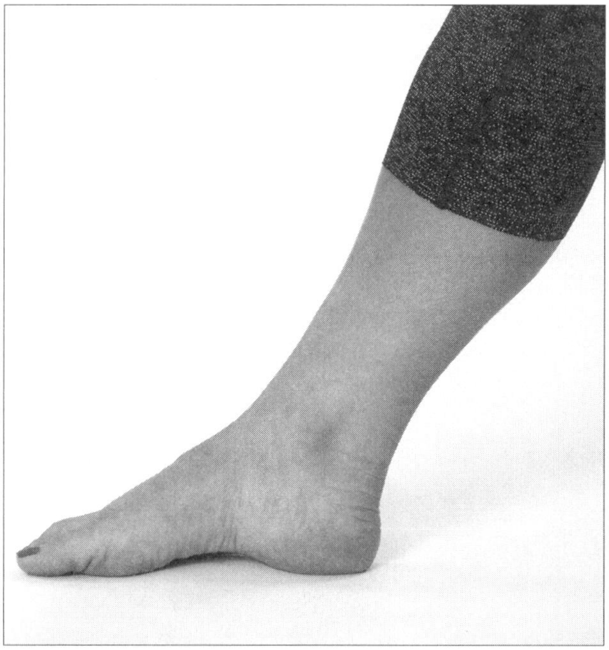

사진 8.15 숏 풋 운동중 상태

고객의 발뒤꿈치를 발가락 가까이 당겨 '숏 풋' 위치를 만들어달라고 요청한다.

숏 풋 운동을 시행하면 발바닥에 '둥근 모양의 동굴'을 형성되고 발의 아치 부분의 피부가 접혀 주름이 만들어진다. 경골의 말단은 외회전하며 운동하는 사람들이 시각적으로 확인할 수 있어서 코칭 신호에 따라 수정하기 쉽다. 숏 풋 운동을 수행하면서 발가락을 구부려 땅을 움켜잡지 않고 움직임이 쉽도록 긴장을 풀어야 한다. 발가락으로 지면을 움켜잡으면 우리가 본래 활성화하려고 했던 숏 풋을 이용한 발의 내재근의 단독적 활성화보다 발가락 중지의 굴곡근을 이용하여 발의 아치를 만들고 있는 것이다.

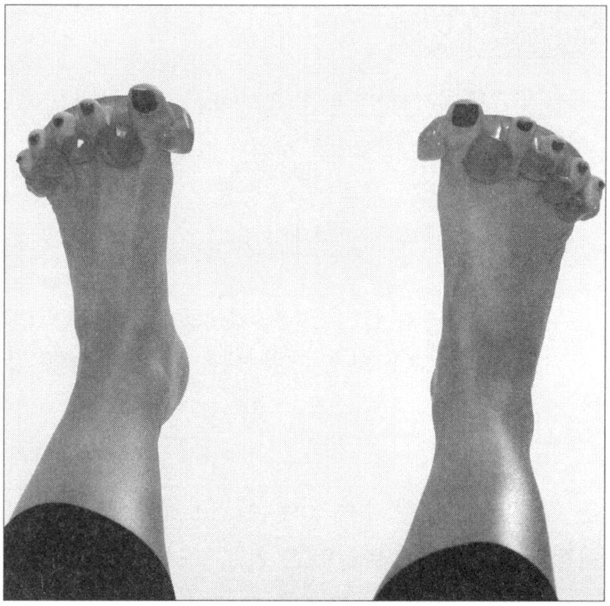

사진 8.16 실리콘 발가락 교정기인 요가 토즈

요가 토즈 또는 이와 유사한 기구들은 발가락 외전(abducation)에 도움을 줄 수 있으며 특히 엄지발가락의 퍼스트 레이(first ray) 부분이 중립 위치에 놓이도록 한다.

매일 하루에 적어도 한 번은 발가락 간격을 벌려주는 이 기구를 착용하고 앉아 있는다. 지속 시간은 5분에서 시작하여 30분까지 늘려간다. 이렇게 하면 비좁은 신발에서 종일 갇혀 있는 발이 스트레칭 된다.

발가락의 가동범위를 회복하면 짧아진 발 근육들 사이에 여유 공간이 생긴다. 따라서 발의 주요 고유수용성 근육이 활성화되고 강해진다.

내측 경상골medial cuneiform과 제1 중족골 부분의 퍼스트 레이first ray 위치를 재조정하는 것은 적절한 발 기능을 회복하는 데 필수적이다.[233] 내가 발견한 최고의 기술 중 하나는 실리콘 발가락 교정기Yoga Toes®를 사용하는 것이다(사진 8.14, 8.15 참조).

당신은 이 책에서 소개된 다양한 특정 제품을 찾을 수 없을 수도 있다. 기능이 같다면 비슷한 제품도 상관없지만 다른 제품들과 다르게 제대로 작용하지 못하는 것을 발견하면 다른 제품을 고려해야 한다. 나는 숏 풋을 못 만들거나 퍼스트 레이를 제대로 위치시키지 못하거나 발과 발목에 기능 부전이 있는 선수들에게만 요가 토즈를 적용한다. 내가 관리하는 선수들은 하루에 30분 동안 요가 토즈를 착용하며 변화가 일어나는 것을 함께 지켜본다.

발가락 스트레칭 기구(요가 토즈)를 착용한 후 발의 내재근을 조절하고 발 부위의 통증을 관리하는 선수의 능력이 크게 향상되는 것을 확인할 수 있었다. 이런 이유로 인하여 나는 선수들에게 꾸준히 요가 토즈의 사용을 추천한다.

엄지발가락의 퍼스트 레이 부분이 중립 위치에 놓이면 첫 번째 중족지 관절의 신전 능력 향상이 다음 목표가 된다. 이것을 달성하기 위한 최고의 방법은 인류 원형의 자세archetypal postures를 수행하는 것이다. 이 방법은 필립 비치Phillip Beach의 『근육과 경선』에서 아주 잘 묘사되어 있다.[234]

발과 발가락에 관련된 이와 같은 운동을 시작하는 초기 며칠 동안은 휴식 자세와 정적 중립 자세로 회복되는 것을 느낄 수 없다. 하지만 시간이 지남에 따라 가동성, 안정성 등의 전반적인 신체 기능이 크게 변화하는 것을 느낄 수 있을 것이다.

임상 지침

중둔근을 활성화하면 발의 내재근이 발화되어 '숏 풋' 또는 종적으로 발의 아치를 지탱하는 발로 변화되기 시작한다. 중둔근의 활성화는 발의 기능과 밀접한 관계가 있다.

나는 사진 8.17의 발가락 세움 앉아 자세를 정적 자세 평가 도구로 자주 사용한다.

이 자세를 보면 무릎 위에 앉아 있으며 발가락은 전방으로 구부러져 있어서 제1 중족지 관절이 최대로 배측굴곡되어 있고 발목 또한 마찬가지의 자세를 보이고 있다. 무릎과 고관절은 최대로 굴곡되어 있다.

이 자세를 올바로 수행하기 위해서는 상체를 똑바로 펴고 있어야 하는데 이를 위해서는 요추의 안정성과 몸통이 앞으로 넘어지지 않는 최소한의 중립 자세를 유지하기 위한 흉추의 가동성이 요구된다.

관절은 시간이 흐름에 따라 가동성을 상실한다. 우리는 관절에 존재하는 본래의 운동 범위를 완전히 사용하지 않음으로써 관절의 퇴행화로 야기된 관절의 뻣뻣함과 같은 기능적인 관절 부동화을 얻게 된다. 이 결과 관절에 통증이 뒤따르면 대부분 관절의 움직임을 더욱 제한한다. 만약 필립 비치가 그의 책에서 묘사한 중립 자세를 얻고 유지하는 능력을 잃어버리지 않는다면 관절의 부동화와 같은 끔찍한 악순환을 예방할 수 있다.

마지막으로 발을 관리하는 데 있어서 마사지는 중요한 부분이다. 손과 발에 존재하는 반사구 개념을 바탕으로 진행하는 발바닥 마사지 및 가동성 운동과 같은 반사요법은 실제로 유익한 점이 많다.

생체역학 및 근막 기반의 기전을 견지하고 기능적 윈들라스 기전Windlass mechanism(감아올리기 기전)을 유지하기 위해서는 발바닥의 유연성이 필요하다.

JH 힉스는 1954년 윈들라스 풋 역학을 처음 설명하였다. 이것은 정상적인 발의 기능에 꼭 필요한 부분으로 발 전체로 적절한 체중을 전달할 수 있게 한다. 이 기능에서 발바닥 조직의 유연함을 유지하는 것이 중요하다.[235]

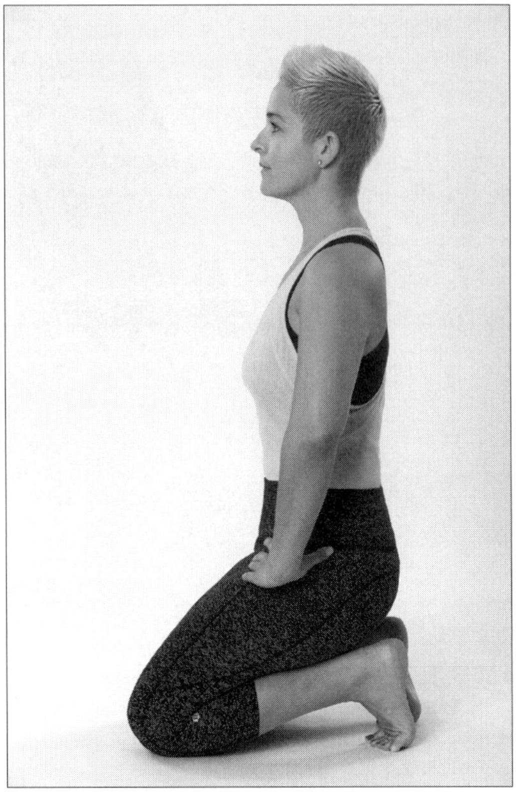

사진 8.17 발가락 세움 앉아 자세

족저 근막이 최대로 스트레칭 되고 발가락의 최대 신전이 요구되며 또한 완전한 가동범위의 발목 배측굴곡, 무릎 굴곡, 고관절 굴곡이 필요하다. 이 자세를 수행하기 위한 가동범위의 끝 지점은 어떤 사람들에게는 매우 고통스러운 자세이다. 이것은 그들이 자세에서 필요로 하는 관절의 전체 가동범위를 상실했기 때문이다.

다음은 발의 연부조직의 뻣뻣함을 제거하고 필요한 발의 내재적 근육을 활성화하는 운동과 도구들이다.

딱딱한 볼은 연부조직 구성 요소에 적합하지 않으며 피부에 멍이나 통증 등 기타 문제의 원인을 제공할 수 있으므로 질 밀러Jill Miller의 요가 튠업 테라피 볼Yoga Tune Up Therapy Ball과 같이 과하지 않은 선에서 원하는 자극을 줄 수 있는 부드러운 '그리피grippy' 볼로 시작하는 것이 좋다. 테라피 볼부터 사용하면서 고객이 '볼'에 대한 내성을 쌓을 수 있도록 도울 수 있다.

- 사진 8.14와 6.15에서 보여준 솟 풋
- 발가락 펼치기
- 제1 중족지 관절 신전, 네 번째 발가락 굴곡 및 그 반대(표시 없음)
- 볼 롤링
- 카우보이 자세
- 니즐닝(무릎 꿇은) 자세

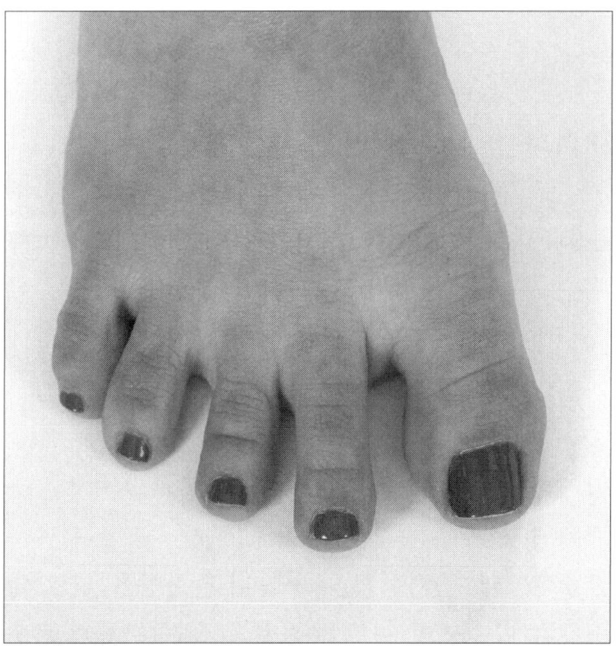

사진 8.18 발가락 펼치기

발가락 외전(abduct)을 할 수 있는 능력을 갖추는 것은 중요하지만 선수가 기술을 상실할 수도 있다. 발가락을 외전하게 되면 적절하게 힘(force)을 흡수하고 생성하기 위한 발바닥의 아치를 받쳐주는 발의 작은 내재근을 활성화할 수 있다.

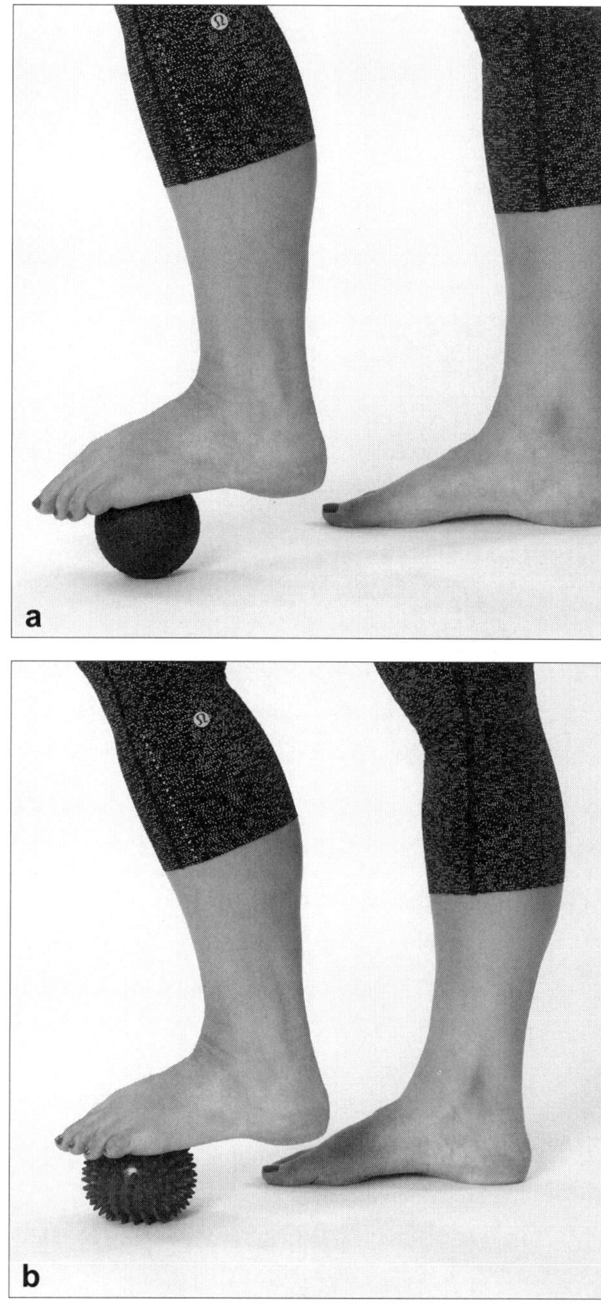

사진 8.19 볼 롤링(Ball Rolling)

a. 볼 롤링, b. 뾰족한 스파이키 볼(Spiky Ball)을 이용한 볼 롤링.

발 건강을 지키기 위한 관리 목록에 볼 롤링을 추가하는 것은 많은 이점을 얻을 수 있다. 뻣뻣한 발(stiff foot)의 가동성을 향상하고, 걷는 것을 포함한 모든 신체 활동에서 힘을 흡수하는 데 도움이 될 것이다.

발바닥을 볼을 이용하여 롤링하면 요추 1번과 천추 1번 신경에 자극을 주며 잠재적으로 요통에 도움을 줄 수 있다.

압력 통증 임계값(pain pressure threshold)을 증가시키면 발의 국소적인 통증도 줄어든다.

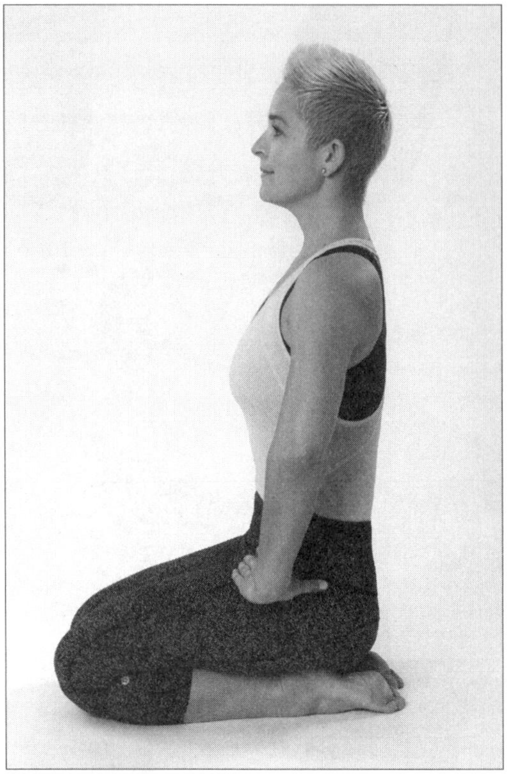

사진 8.20 니즐링 자세

발가락 위치를 제외하고 발가락 세움 앉아 자세와 비슷하다. 이 자세는 발가락이 구부러지지 않고 발바닥 윗부분에 앉아 있으며 발목의 배측굴곡 대신에 완전한 가동범위의 저측굴곡이 이루어진다.

무릎 아래에 베개를 놓아 무릎관절의 굴곡으로 인한 불편함을 감소시킨 후 완전한 자세로 진행할 수 있다.

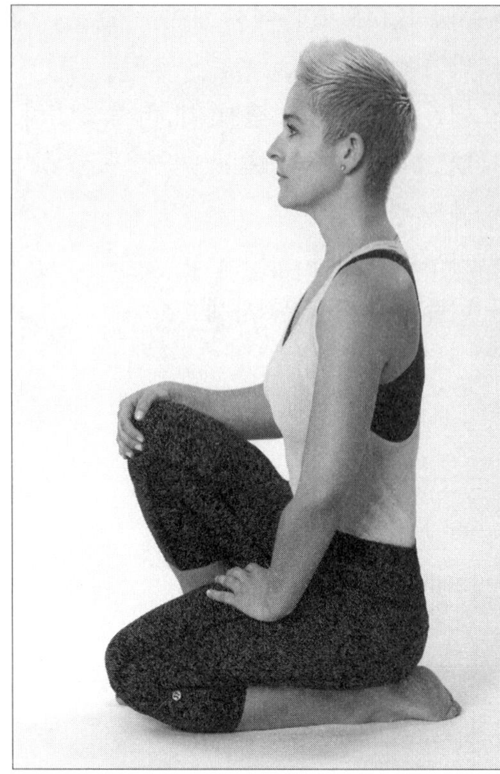

사진 8.21 카우보이 자세

한쪽 무릎을 꿇는 자세를 조합한 것으로 무릎을 꿇은 반대쪽 다리는 완전하게 굴곡되어 있다. 이 자세는 안정적이고 편안해야 하며 신체의 앞부분에서 어떤 작업을 할 때 자주 사용하는 자세이다.

교육

넬슨 만델라Nelson Mandela는 "교육이란 우리가 세상을 변화시키기 위해서 사용할 수 있는 가장 강력한 무기"라고 말했다. 나는 이보다 더 참된 진리를 생각할 수 없다.

통증은 두렵다. 사람들이 통증을 겪으면서 움직임 기능이 상실되면 두려움을 느낀다. 통증에서 벗어나지 못할 것 같은 두려움, 완벽한 움직임으로 돌아가지 못할 것이라는 두려움, 그리고 현재의 상태를 벗어날 수 없을 것 같은 두려움에 시달리며 자신이 생각할 수 있는 최악의 상황을 떠올리면서 비통해한다. 결과적으로 이러한 상태는 통증의 자각을 증가시킨다.[236] 하지만 교육은 알 수 없는 현재의 상태를 설명하고 명확하게 정의함으로써 두려움을 걷어낸다.

현재의 통증을 정의하고 나면 통증을 겪고 있는 고객이 목표를 향해 움직일 수 있도록 계획을 수립할 수 있다. 재활에서 퍼포먼스까지 향하는 길에서 우리는 고객들에게 현재의 통증과 개연성 있는 진단을 하고 그들을 위해서 작성한 향후 계획과 나아갈 방향에 대한 로드맵을 교육해야 한다.

고객인 선수가 계획을 이해하게 되면 자신의 운명에 적극적인 참여자가 될 수 있으며 재활 과정뿐 아니라 결과에 대해서도 스스로 통제할 수 있게 된다.

종종 선수들은 과거 자신이 경험한 수술에 관해서 이야기한다. 하지만 그 수술이 어떤 식으로 이루어졌으며 현재의 상태에 어떤 영향을 미치고 있는지는 알지 못한다. 그들은 신체 중 어느 부분의 구조물이 '고정'되어 기능을 못 하는지 또는 운동 수행으로의 복귀를 향하여 더 전진하기 위하여 무엇을 해야 하는지 확신하지 못한다.

내가 지도하는 재활 과정에서 그들이 왜 그렇게 느끼는지 보여주기 위해서 거의 매일 해부학 책이나 어플을 꺼내 보여준다. 이런 과정은 선수들이 그들 자신의 머릿속에서 과거에 겪었던 부상에 대해서 명확하게 정의하고 통증의 실체를 구체화하는 데 도움을 준다. 선수들이 느끼는 것과 내가 설명하고 묘사했던 것이 연관되면 전구에 빛이 켜지듯 선수들은 자신의 상태를 이해하게 된다. "그 통증에 대해서 더는 궁금하지 않아. 통증을 일으키는 동작을 멈춰야겠어"라는 선수의 말을 들을 수 있다.

교육은 또한 사람들에게 그들이 무엇을 할 수 있는지에 대한 더 좋은 아이디어를 제공한다. 사람들은 지식으로부터 자율권을 부여받아 움직임을 기반으로 치료사가 내준 숙제에 적극적으로 참여할 수 있다. 그들은 클리닉이나 체육관을 떠나 하루 23시간 동안 그들 스스로 현재의 문제를 해결하는 작업을 할 수 있다.

이런 과정을 통하여 우리가 선수들을 고칠 것이라는 기대를 없애고 선수들 스스로 자신의 문제를 해결할 수 있는 힘이 있음을 깨닫게 해준다. 이것이 우리의 고객인 선수에게 선사할 수 있는 최고의 선물이다.

요약

선수가 재활과 퍼포먼스 향상 과정 중 어느 단계에 있든지 자세, 호흡, 흉추, 고관절 가동성, 발 관리 그리고 교육은 내가 모든 고객과 함께 고려해야 하는 사항들이며 치료 및 운동 수행 연습에 근간이 된다.

이전에 이미 통증에 시달리고 있는 선수들과 고려해야 할 사항들의 문제를 해결하는 것은 그들의 전반적인 건강 상태에 큰 영향을 미칠 것이다. 앞서 기술했던 부분의 문제를 예방하는 것은 운동 수행을 위해 연습하는 선수들에게 뒤따르는 수많은 통증을 막을 수 있는 방법이 된다.

이 같은 요소들을 선수의 경력 초기에 발견하는 것은 선수들이 나이가 들면서 발생할 수 있는 더 많은 문제를 예방할 수 있으며 변화에 적응할 수 있는 신체적 능력을 갖추게 해준다.

만약 어떤 식으로 선수를 관리해야 할지 명확하지 않은 때가 온다면 근본으로 돌아가서 선수가 브릿지 더 갭의 체계 내에서 건강과 기능 발달의 균형을 유지하는 좋은 과정을 밟아갈 수 있도록 도와주어야 한다. 다음에 다루는 브릿지 더 갭 연속체의 운동 수행 기반 단계로 넘어가기 전에 이러한 영역을 다루어야 한다.

9

기본 운동 수행력

이 책에서 지속해서 논의했듯이 통증을 호소하는 사람들에게 선행되어야 할 것은 그들을 통증에서 벗어나게 해주는 것이다. 그다음으로 움직임 분절을 다루고 지정하여 그들이 다친 신체 분위를 인지하고 다른 신체 시스템과 함께 사용하도록 하는 것이다.

이 과정을 진행하는 동안 우리는 해당 근육이 정확하게 올바른 타이밍에 발화되고 있는지 검증하며 이것은 '정신운동 조절'이라고 한다. 우리는 신경계가 어떻게 감각 정보를 처리하는지 고려해야 하며 이것을 '체성감각 조절'이라고 한다. 그리고 우리는 이 과정 안에서 신체적, 정신적 및 사회적 인자들이 어떠한 역할을 하지 생각해야 하며 이것을 '생물심리사회적 요소'라고 부른다.

통증이 존재할 때 인간의 신체가 정상적이지 않은 운동 출력을 사용하리라는 것을 알고 있다. 따라서 누군가 통증으로 인한 고통이 있다면 변경된 운동 출력으로 인하여 올바른 운동 기술이나 적절한 스트렝스를 수행할 수 없다. 그러나 통증의 경험을 통제하여 조절하려면 다친 부위에 국소적인 스트렝스 훈련은 의무적으로 시행되어야 한다.

플로렌스 켄달Florence Kendall이 대략적으로 설명한 국소적인 스트렝스 테스트와 근육 운동 수행에 대한 개요를 확인하려면 제4장을 참조하면 된다. 기본적이고 기초적인 소근육 스트렝스는 모든 유형의 기초적인 운동 수행이나 신체 전반의 스트렝스를 표현하는 기반이 된다. 신체의 개별적인 부분이 약하다면 전체적인 강함을 추구할 수 없다.

움직임 분절의 스트렝스를 재정립했다면, 기본 운동 수행 능력을 새로 구축하는 데 관심을 두어야 한다. 케틀벨의 선구자인 파벨 차졸린Pavel Tsatsouline이 제한하듯 우리의 첫 번째 목표는 스트렝스이다.

사람들이 스포츠에서 요구하는 신체적 활동을 할 수 있을 정도로 충분히 강한 상태를 갖추고 있다면 가속과 감속 및 스포츠 특이적 기술 같은 보편적인 운동 능력을 겹겹이 쌓을 수 있다.

이 장은 전체적으로 스트렝스와 파워를 키우는 데 초점을 맞추고 있다. 따라서 운동선수들은 이 책을 접하면서 스트렝스와 파워를 운동선수의 움직임으로 전환하여 생각할 준비가 되어 있어야 한다. 또한 주기화 개념을 어떻게 적용하여 구조화하고 회복을 목표로 하는 시간표를 만들고 구현할 것인지 논의할 것이다.

초과 회복의 이해

스포츠에서의 운동 수행 또는 새로운 집으로 이사를 하기 위해 짐을 싣는 등의 모든 활동을 하기 위해서는 각각의 근육들이 주어진 신체적 업무나 일을 수행할 수 있는 최소한의 기초적인 능력을 반드시 갖추고 있어야 한다.

그렇다면 우리가 동원하는 데 필요한 근육은 중력에 대항하여 움직일 수 있도록 충분히 발화할 수 있는 능력을 보유하고 있을까?

표준화된 도수 근력 검사를 실행하는 동안 검사하는 각 근육은 기본적인 '5점 만점에 5점'[237]의 스트렝스로 검사를 수행할 수 있을까? 그렇지 않다면, 기본 스트렝스 트레이닝이 필요하다. 5점의 스트렝스 점수가 없다면 스피드 또는 파워 훈련을 시작할 수 없다.

이처럼 고객이 저항 훈련에 참여할 준비가 되어 있지 않다면 스트렝스를 발달시키기 어려울 뿐만 아니라 부상 재활 과정에서 다시 스트렝스를 만들기가 쉽지 않을 것이다.

브릿지 더 갭 과정에서 부상당한 신체 부위는 저항 훈련을 시작할 준비가 되어 있지 않을 수도 있지만 보편적으로 다른 신체 부위는 스트렝스 작업을 할 수 있다는 점을 알고 있어야 한다. 당신이 만든 프로그램은 건강한 신체 부위의 능력을 최대한 유지하거나 스트렝스를 얻는 것에 중점을 두어야 한다. 이런 의미로 보면 브릿지 더 갭 모델은 연속체라기보다 선수를 스포츠로 복귀시키기 전에 확인하고 다루어야 할 체크리스트에 가깝다.

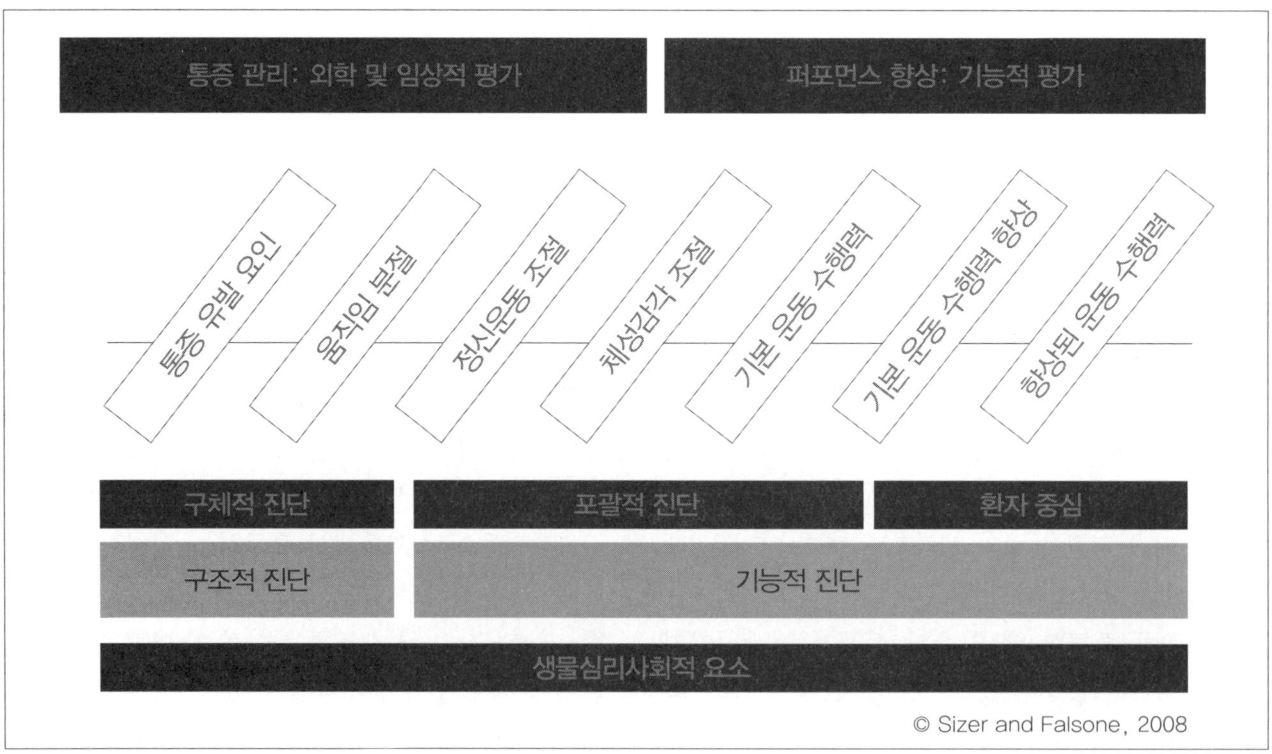

그림 9.1 슬라이드

이 책의 전체적인 내용을 그림으로 표현한 것이며 다친 선수가 다시 경기로 돌아오기 위한 단계를 보여준다.

이 그림에서 제시하고 있는 단계별 연속체는 반드시 순서대로 '통과'해야 하는 연속체를 의미하지 않는다. 여러 단계가 동시에 발전되고 수행될 수도 있다. 하지만 모든 단계는 선수가 경기로 복귀하기 위한 전체적인 계획 안에서 알맞게 다루어져야 한다.

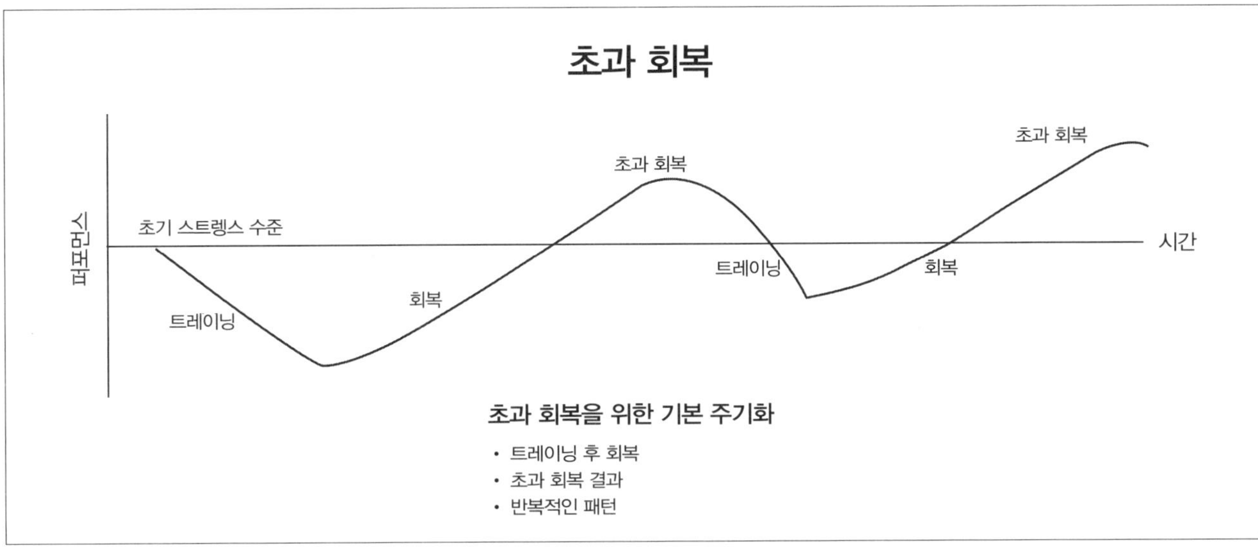

그림 9.2 초과 회복

모든 운동선수가 트레이닝 모델에서 얻고자 노력하는 것이다. 변화와 발전을 위해서는 인체 시스템의 스트레스를 필요로 한다. 그러나 신체의 휴식과 회복을 통해 적용된 자극이 신체에 적응할 충분한 시간을 주지 않고 지속적으로 인체 시스템에 스트레스를 가할 수는 없다.

이와 같이 스트레스에 대한 긍정적인 적응을 '초과 회복'이라 하며 세밀하고 신중한 수행 계획에 의해서 달성할 수 있다.

스트렝스 증가를 보기 위해서는 초과 회복의 기본 개념을 이해하고 활용할 필요가 있다(그림 9.2 참조). 초과 회복을 이해하기 위해서는 가장 첫 번째로 요구되는 것이 훈련 스트레스 개념의 사용이다. 훈련에서 발생하는 부하 또는 스트레스로부터 신체의 반응과 회복을 기대할 수 있으며, 가장 핵심이 되는 것은 초과 회복이 단순하게 점진적인 훈련 부하의 적응을 의미한다는 것이다.

훈련 중 스트레스를 적용한 후 생리학적 수행력의 즉각적인 저하를 볼 수 있다.

이것은 휴식기 이후에 발생한다.

일정 시간의 회복 기간 후 이어지는 경기나 훈련에서 회복된 신체는 더 효율적이며 더 큰 파워 출력으로 적응되어 신체적 활동을 수행하게 된다. 이 같은 현상은 이전의 자극으로부터 회복이 진행되는 동안 생리학적 변화뿐만 아니라 스트레스를 관리하는 능력이 향상되었기 때문이다.

회복과 훈련 타이밍이 잘 조절되면 이전 훈련으로 발생했던 스트레스와 다음 훈련으로 발생한 훈련 스트레스가 축적되어 조직은 커지고 더 빨라지고 강해진다. 반면에 다음에 이어질 자극이 너무 일찍 발생하면(훈련 스트레스가 너무 빨리 일어나면) 신체가 회복되지 못하여 선수는 오버 트레이닝을 경험하거나 실제로 회복이 이루어지지 않아 신체의 생리학적 악영향을 초래한다.

회복의 우선순위 계획

계획화된 회복은 당신이 지도하는 선수와 의논해야 하는 중요한 개념이며 부상으로부터 복귀 과정에서는 더욱 중요하다. 선수는 항상 '더 많이' 할 수 있다고 생각한다.

선수가 부상을 입어 팀원들이 연습하고 경기하는 동안 벤치에서 바라만 봐야 할 때 그들은 자신들이 다른 선수들이 비하여 뒤처지고 있다고 느낀다. 부상당한 선수들은 흔히 그들이 부상당하기 전보다 더 많은 훈련을 해야만 다른 팀원들을 따라잡을 수 있다고 느낀다.

정신적으로 건강한 상태를 유지하기 위하여 재

활 중인 선수에게 회복기나 휴식을 계획하는 것은 필수적이다. 선수에게 대략적인 한 주간의 훈련 계획을 제시하는 것은 재활 과정에 대한 다소간의 통제권을 주어 선수에게 주인 의식을 심어줄 수 있다.

이런 방법은 선수가 부상으로 인하여 훈련이나 시합에 참여하지 않아 시간 관리에 어려움을 겪는 시기인 브릿지 더 갭에서 강력하게 작용할 수 있다.

재활 중인 선수는 종종 더 많은 훈련을 하고 싶어 한다. 하지만 훈련에 따라 발생하는 각각의 스트레스에 관하여 충분한 회복을 제공해야 한다는 생리학적인 원칙을 따르지 않는 것은 긍정적인 결과를 가져오지 않을 것이다. 재활 중인 선수가 더 많은 훈련을 수행하는 것은 몸 상태를 좋지 않게 만들고 불필요한 피로를 일으키며 충분한 회복으로 치유돼야 할 조직에 빠른 부하를 줌으로써 재부상의 위험을 증가시킨다.

미리 계획된 휴식일이나 회복기를 통합하는 것은 운동선수의 신체 회복 과정에 도움이 될 것이다. 신체가 손상 부위를 지속해서 복구하면서 동시에 수정된 훈련 부하에 적응하기 위해서는 이런 과정은 필수적이다.

위의 회복과 적응에 관한 과정은 스트렝스 트레이닝의 작용 개념을 다루는 CSCS와 다른 자격증의 기본적인 개념이다. 우리가 담당하고 있는 운동선수들이 좋은 결과를 얻고 경기장으로 다시 복귀할 수 있도록 돕고 생리학적 방법으로 적용할 수 있는 기본적인 지식들을 이해할 필요가 있다.

다음에 나오는 요점들은 큰 그림을 그리기 위해서 적용된다. 하지만 현장 전문가인 댄존, 마이크 보일, 파벨 차졸린 및 마크 버스트겐 같은 스트렝스 트레이닝 전문가들이 스트렝스&컨디셔닝이라는 주제에 관하여 좀 더 특이적인 사항을 제공할 수 있다.

근육 섬유 기초 과정

Type I

인간의 신체는 운동 자극에 다르게 반응하는 몇 가지 종류의 근육 섬유로 구성되어 있다. 첫 번째 근육 섬유는 낮은 파워 출력을 가지고 있으나 피로에 높은 저항을 능력을 갖추고 있는 지근(type I: slow-twitch oxidative fibers)이다. 지근은 저강도의 유산소 운동, 가벼운 저항 운동, 커피를 가지러 가기 위한 걷기, 등산 및 자전거를 타는 것과 같은 일상적인 활동 중에 동원되고 자극된다.

지근은 다른 섬유 유형들과 비교하면 얇고 가늘며, 속근의 변이형과 같은 성장 잠재력을 보유하고 있지 않고 작은 운동 뉴런을 가지고 있다. 활동 시 지속적인 혈류가 필요하므로 높은 미토콘드리아의 밀도와 다량의 모세혈관을 가지고 있다.

또한 지근 섬유는 Type II 섬유보다 크레아틴 인산염의 공급량이 적고 글리코겐 함량이 낮지만, 지근의 목적이 더 긴 시간 동안 지속적인 활동이기 때문에 더 많은 트리글리세라이드를 저장한다.

Type II-A

우리 신체의 근육은 지속되는 파워 활동에 적합한 Type II-A형 속근 산화 섬유를 지니고 있다. 이 섬유는 Type I 섬유보다 피로에 관한 내성이 약하지만, 적당량의 글리코겐 저장량을 가지고 있어서 Type II-B보다 피로가 지연된다.

Type I 섬유와 마찬가지로 Type II-A 섬유는 높은 미오글로빈 함량과 다수의 모세혈관 및 미토콘드리아를 가지고 있다. Type II-A 섬유는 수축 속도가 빠르고 미오신 ATPase 활동이 빨라 럭비, 농구, 축구처럼 반복적으로 폭발력을 필요로 하며 무산소성과 유산소성 해당과정 에너지 생산 체계를 모두 사용하는 스포츠에 적합한 형태의 근육 섬유이다. Type II-B 변이형과 마찬가지로 Type II-A

섬유는 Type I보다 성장 잠재력이 크다.[238]

Type II-B

최종적으로 우리의 근육은 강한 힘과 파워 및 속도 생산에 이용되지만 낮은 지구력을 보유한 Type II-B 속근 해당 작용 섬유를 가지고 있다. 이 섬유는 최대 또는 최대 무게에 가까운 리프팅과 짧은 거리의 스프린트 활동과 같은 아주 짧은 시간 동안 고강도로 폭발하는 파워 활동 시 동원된다.

이 섬유들은 산소를 연료로 사용하지 않으며 모세 혈관과 미토콘드리아의 밀도가 낮고 다른 근육의 형태보다 미오글로빈 함량이 낮다. Type II-B 섬유는 빠른 수축률과 강한 파워 출력 때문에 저장된 글리코겐이 빠르게 고갈된다.

근육 섬유 그리고 브릿지 더 갭

Type II-A 근육 섬유는 참여하는 훈련 방향에 따라 Type I 섬유와 유사한 특징들이 발전되기도 하고 Type II-B 섬유 방향으로 더 많이 발달하기도 하는 능력을 가지고 있다.[239]

이중 Type I 섬유로의 발전은 파워를 기반으로 하는 운동선수들에게는 부정적인 영향을 미칠 수 있다. 재활 과정 중에는 움직임이 느리고 통제되는 경우들이 많다. 이 과정 중 의도치 않게 Type II-A 섬유들이 Type I 섬유와 같이 보이고 활동하도록 자극한다.

이처럼 재활 중에 발생하는 Type I 섬유의 자극은 파워 측면에서 기능하는 근육 섬유의 수를 줄이는 결과를 가져온다. 이로 인하여 발생하는 생리학적인 적응으로 파워 생산과 빠른 움직임이 자연스럽게 상실된다.

따라서 파워 플레이트와 같은 전신 진동 머신이 재활 과정에서 유용하게 사용될 수 있다. 하지만 전신 진동 머신은 단지 신체 전체의 진동일 뿐이다. 진동 기구에 서 있는 동안 인간의 신체는 동원되는 근육 섬유를 선택할 수 없다. 신체의 모든 근육 섬유가 자극될 것이다.

파워 플레이트 위에서 체중을 기반으로 통제된 활동 수행은 Type II-A와 Type II-B 섬유를 자극하여 생리학적 수준에서 파워를 생산하는 선수의 능력을 향상시킬 수 있다.[240, 241]

근육 긴장 지속 시간 연속체

근비대와 응용 기능적 근비대

부하와 긴장 지속 시간의 개념은 재활 전문가들이 자주 이해하지 못하는 근본적인 개념 중에 하나이다.[242]

대부분의 재활 치료사들은 3세트 10회 반복의 개념을 사랑한다. 우리는 이런 상황을 이해하고 페이스를 조절할 수 있고 움직임을 보고 코칭할 수 있으며 3세트 10회 반복의 개념으로 선수와 함께 할 때 편안함을 느낀다.

이러한 종류의 세트 및 반복 횟수의 방법은 종종 20~40초 동안 수행되며 근육의 기능적 근비대를 달성하기 위한 충분한 반응을 자극한다.

이 방법을 통해서 약간의 근육을 만들 수 있다. 하지만 이런 방법들이 부상 이전의 상태로 온전히 돌아가기 위해 필수적인 것이 아닐 수도 있다.

그러나 마치 종교처럼 3세트 10회 반복 또는 5×5 또는 미리 정량화된 세트와 반복 횟수의 조합을 고수하는 것은 부상당한 선수가 스포츠로 복귀하기 전에 필요한 것 중 수박 겉핥기에 지나지 않는다.

특정한 수의 세트 또는 반복 횟수는 파워 적용이나 근지구력과 같은 향상된 특이적 운동 수행력의 목표를 위해서는 유용할 수 있으나 이러한 접근법은 저항 트레이닝 연속체에서 단지 한 구간만 따라가는 것에 지나지 않는다.

예를 들어 '10개 반복 횟수에 3세트'는 일반적으로 20~40초 사이에 지속된다. 이 방법은 스트렝스를 향상시키고 근육의 변화를 가져오기에 충분한 근육 긴장 지속 시간을 제공하지만, 그 이상의 목적을 달성하기 위해서는 부족한 양이다.

다친 고객이 부상 전의 능력을 회복하고 더 나아가 이전보다 더 향상된 능력을 얻을 수 있도록 돕기 위해서는 익숙하고 처방하기 편안한 특정 세트 및 반복 횟수 범위를 넘어설 필요가 있으며 근육 긴장 지속 시간을 포함할 필요가 있다.[243]

다음의 내용을 고려해보자. 치료사로서, 좋은 성적을 거두고 있었던 선수의 전방십자인대 부상의 재활을 도운 적이 있는가? 스트렝스가 향상되고, 움직임 테스트에서 좋은 점수를 받았으며, 이식건의 치유가 순조롭고, 이식건 스트레스 테스트에서 별 문제 없이 견고함을 보여주었다.

하지만 재활이 끝날 무렵 다쳤던 다리는 이전보다 충분히 강했으나 얇아 보였다. 부상당하지 않은 반대쪽 다리와 비교해보면 위축에 가까웠다. 이런 현상은 재활 과정 중 근비대 구간에서 충분한 시간을 할애하지 않았기 때문이다. 근비대는 부상으로 인하여 활동하지 못하는 부상 부위의 위축을 막아준다.[244]

근비대를 위해서는 상당한 양의 근육 긴장 지속 시간이 필요하다. 근비대는 보통 40~70초 동안 세트 사이, 반복 횟수 9~15에 자극된다. 근육 긴장 지속 시간은 근원섬유 비대라고 알려진, 실제 근육 섬유의 크기를 증가시키는 방법이다.

상대적 파워

선수가 스포츠에서 더 효과적인 활동을 하기 위한 더 큰 스트렝스는 필수 요소가 아니다. NFL 라인베커(태클이 잦은 수비수)조차도 한계 감소 영역(더 무겁게 스트렝스 수행하여도 그만큼의 효과가 일어나지 않는 구간)에 들어가기 전에 400~500파운드의 스쿼트가 필요할까?

이 같은 상황의 선수들에게는 종종 더 큰 스트렝스보다 더 강한 파워가 요구될 수 있다. 특이적으로 생각해본다면 스포츠의 맥락에서 요구되는 파워를 적용하는 능력이 필요한 것이다.

스트렝스는 파워의 함수(두 집합의 특정한 대응관계)이다. 이 표현은 스트렝스가 중요하지 않다고 말할 순 없지만, 특히 게임 당일에 스트렝스가 모든 것은 아니라는 뜻이다. 요점을 정리하면 선수는 스트렝스를 시간의 함수로 표현해야 하며 또한 파워의 적용으로 이해해야 한다는 것이다. 스트렝스와 파워는 서로 손을 잡고 가야 하는 요소이다.

우리는 보통 활동의 종류나 양에 따라 반복 횟수 1~10 사이로 파워 훈련을 수행한다. 만약 선수의 파워 출력의 향상을 원한다면 반복 횟수와 관계없이 세트 내에서 한 번만 수행하는 것을 생각해야 한다.

이런 방식을 한 세트에 반복 횟수 6회로 생각하지 말아야 하며 6세트에 반복 횟수 1회로 생각해야 한다. 선수에게 이런 훈련 방식을 강조함으로써 활동과 훈련에 대한 매우 다른 사고방식을 제공할 수 있고, 이것은 종종 운동 수행력의 향상으로 나타난다.

파워 중심의 활동은 일반적으로 세트당 10초 미만으로 지속된다. 하지만 전통적으로 낮은 반복 횟수와 고중량을 다루는 데드리프트, 스쿼트, (고중량의) 역도는 우리가 수행하고자 하는 파워와 관련된 훈련의 유일한 종류가 아니다.

파워와 스피드, 지구력 또한 중요한 요소이다. 파워 세션 전용으로 세팅된 훈련보다 더 많은 반복 횟수를 사용하여 파워풀한 움직임을 수행할 때 파워 스피드 지구력이 나타나며 종종 다른 운동과 순차적으로 진행된다. 부하는 파워 리프팅보다 낮지만, 강도는 높고 볼륨은 커져서 활동 중간에 높은 파워 출력 상태를 더 오랫동안 유지할 수 있는 능력 향상에 도움이 된다.

스피드 지구력은 이런 활동 형태의 변형이다. 세트 사이에 활동적인 휴식이 존재하며 짧은 시간 동안 연이어 일어나는 탄성적인 움직임의 수행이 요구된다.

낮은 출력의 활동적 휴식 시간이 활동 사이에 존재하며 짧은 폭발적인 강도의 움직임을 수행해야 하는 럭비와 같은 팀 스포츠에서 파워 및 스피드 지구력은 매우 유용한 요인이다.

이 주제에 대해서 더 자세히 알고 싶다면 브라이언 맥켄지Brian Mackenzie의 『파워, 스피드 그리고 지구력』(대성의학사)을 참고하길 바란다.

상대적 스트렝스

파워와 스피드 지구력 개념을 당신의 훈련 철학에 결합하는 것뿐 아니라 상대적 스트렝스를 고려하는 것 또한 중요하다. 운동선수가 부상 후 스포츠로 복귀할 때에 스트렝스에 대한 체중의 비율strength-to-body-mass에 주의를 기울여야 하며 이 비율은 부상 후 활동 저하에 따라 종종 부정적인 영향을 받는다.

상대적 스트렝스는 상대편과 몸싸움을 벌이면서 움직임을 만들어내는 접촉성 스포츠를 수행할 때 중요하며, 이러한 상황에서는 선수들의 스트렝스와 파워의 동시 적용이 필요하다.

상대적 스트렝스는 20초 미만 동안 지속하는 반복 1~5회의 훈련이다.

지금까지 살펴본 부분의 트레이닝 용어를 요약하면 다음과 같다.

근비대

- 반복 횟수: 9~15회
- 지속 시간: 세트당 40~70초

응용 기능적 근비대

- 반복 횟수: 6~8회
- 지속 시간: 세트당 20~40초

상대적 파워

- 반복 횟수: 1~10회 또는 더 많이, 특이성에 따라 달라짐
- 파워 지구력: 시간의 경과에 따른 와트 수 출력량

상대적 스트렝스

- 반복 횟수: 1~5회
- 지속 시간: 세트당 20초 미만

위에서 언급된 저항 훈련 가이드라인을 따르는 것은 스포츠 복귀 단계를 수행하는 선수를 지도하는 전문가가 재활과 퍼포먼스 사이에 누락된 연결고리를 이어줄 수 있는 프로그램을 적용할 수 있도록 한다.

특히, 이와 같은 가이드라인은 재활 전문가가 상황에 따라서 훈련 자극의 변화를 주어 선수가 웨이트 룸으로 돌아갈 수 있도록 준비하는 데 큰 도움을 줄 수 있다.

일단 웨이트 룸에 돌아가면 스트렝스&컨디셔닝 전문가가 위와 같은 원칙들을 안전하게 적용할 수 있다.

브릿지 더 갭 철학 중 내가 본 가장 큰 구멍 중 하나는 위에 언급한 개념에 대해서 잘못 이해하여 선수가 다른 부하와 속도로 움직이는 것을 두려워하는 재활 전문가였다. 결론적으로 이와 같은 움직임들이 준비되어 있지 않은 채로 웨이트 룸에 나타난 선수들은 재활 과정에서 준비된 능력에 비하여 너무 빨리 움직이려고 시도하다 재부상을 당한다.

재활 전문가는 근육 긴장 지속 시간의 개념을 이해하고 스트렝스 코치에게 재활 복귀 과정 중에 발생하는 특정 지점에 대한 안정성과 위험성을 설명할 수 있을 때, 서로의 의사소통이 향상된다. 이것은 잠재적으로 더 나은 결과를 제공한다.

임상 지침

- 근비대
  - 반복 횟수: 9~15회
  - 지속 시간: 세트당 40~70초
- 응용 기능적 근비대
  - 반복 횟수: 6~8회
  - 지속 시간: 세트당 20~40초
- 상대적 파워
  - 반복 횟수: 1~10회 또는 더 많이, 특이성에 따라 달라짐
  - 파워 지구력: 시간의 경과에 따른 와트 수 출력량
- 상대적 스트렝스
  - 반복 횟수: 1~5회
  - 지속 시간: 세트당 20초 미만

운동의 양식과 적용

저항 훈련을 처방할 때 우리는 다양한 양식의 훈련 방법이 들어 있는 도구 박스를 가지고 있다. 어떤 방법의 양식을 사용하던 그것은 도구에 지나지 않는다.

우리는 우리의 훈련 철학을 표현하기 위하여 도구를 사용한다. 하지만 도구가 우리의 훈련 철학을 좌지우지하지 않는다. 덤벨, 머신, TRX 서스펜션 트레이너, 케틀벨, 또는 메디신볼은 모두 우리의 철학을 표현하기 위해서 사용되는 도구일 뿐이다. 이들 중 어느 한 가지 도구의 사용이 철학 그 자체가 아니다.

프리웨이트 운동 방법은 움직임의 가동범위를 증가시키며 웨이트 머신을 기반으로 시행하는 훈련보다 내부의 안정성을 더 필요로 한다. 신체를 어떻게 위치하여 훈련하는가에 따라서 고유수용감각이나 신체 위치에 대한 숙련도 그리고 운동 환경에서의 균형 요소들 또한 포함된다.

프리웨이트에 대한 개념은 때론 신체의 움직임을 제한하는 방법으로 사용되지만 덤벨, 바벨, 케틀벨 및 그 외 다른 기구들은 웨이트 머신처럼 특정한 신체 위치를 정해놓지 않고 실행되며 이런 기구들도 또한 프리웨이트에 포함된다.

웨이트 머신은 움직임 가동범위를 제한하며 기구가 외부적인 안정성을 제공하여 내부적인 안정성 요구와 발달을 저해한다. 이러한 추가적인 외부 안정성으로 인하여 머신 운동은 잠재적으로 더 높은 하중으로 수행할 수 있게 한다.

어떤 사람들은 레그 프레스와 같은 장비가 신체에 더 많은 질량을 밀어낼 수 있는 아주 큰 자극을 제공하므로 상대적 스트렝스를 얻기에 더 용이하다고 말한다.

그러나 어떤 사람들은 내적 안정화 능력이 부재한 스트렝스는 실제 스포츠 상황에 불필요하고, 적용될 수 없을 뿐만 아니라 위험성을 내포하고 있다고 주장한다.

하지만 여전히 수술 후 또는 부상 후 사지를 움직일 수 없는 상태에 있는 선수의 브릿지 더 갭 과정에서는 웨이트 머신이 유용하게 쓰인다. 이런 상태의 선수에게 프리웨이트 운동은 부상의 위험이 있기 때문에 머신을 이용하여 안전하게 스트렝스 트레이닝을 할 수 있다.

모든 운동 양식에는 그것에 알맞은 장소가 있다. 필라테스와 요가 같은 다른 훈련법의 도입을 고려할 때와 마찬가지로 재활-퍼포먼스 연속체를 진행하는 동안 훈련 전문가는 여러 종류의 트레이닝 도구들을 어떻게 사용하고 언제 실행해야 할지 고민하고 선택해야 한다.

운동 선택 어휘

최근 들어 스트렝스&컨디셔닝의 패러다임은 신체 부분 근육 훈련법에서 움직임 훈련을 중시하는 양

식으로 이동하고 있다. 각 근육을 개별적으로 훈련하기 위한 방법을 적용하는 시간과 장소가 있으며 이 적용은 특히 부상 후 재활 과정에서의 초기 접근이나 수술이 끝난 선수에게는 확실히 필요하다.

급성 부상과 수술 후 다른 정상적인 신체와 손상된 부위의 '재연결'이 필요하다. 재연결을 위한 재활 초기의 고립 운동으로 형성된 근신경 연결은 어느 정도 가치가 있다.

하지만 재활 연속체 과정을 완료하고 복귀에 가까워진 선수는 연속적으로 다양한 근육 그룹의 활동을 포함하는 협응적 움직임 훈련 방법이 선수를 위해 더 좋은 선택이 된다.[245]

EXOS에서 이 연속체를 적용할 때, 우리는 스트렝스&컨디셔닝과 여러 전문가들이 쉽게 소통할 수 있는 체계를 만들었으며, 이것은 우리가 연속체 과정의 용이함을 위하여 만든 가장 중요한 일 중 하나였다.

EXOS와 함께 일하고 있는 스트렝스 코치인 동시에 뮨스터 스포츠 퍼포먼스Munster Sports Performance의 공동 소유주인 켄 크로너Ken Cronor와 나는 물리치료사로서 종종 경기로 복귀하는 선수들에 대한 반복적인 토론을 한다.

켄: "그 선수는 이 운동을 할 수 있나요?"
나: "안 됩니다."
켄: "이 운동은 어때요? 해도 되겠죠?"
나: "네. 가능해요"
켄: "이 운동은요?"
나: "아니오. 안 돼요."

이 대화는 운동선수가 무엇을 할 수 있는지 결정하기 위한 훈련 프로그램의 모든 항목을 다룰 때까지 계속된다. 켄은 새로운 운동을 기록하고 그것을 다시 고려하기 위해 나에게 가져오는 과정을 다시 시작할 것이다.

하지만 EXOS의 모든 코치와 물리치료사들은 이것이 비효율적인 과정이라는 것을 알고 있었다. 따라서 우리는 건강관리 전문가(의사, 물리치료사, 간호사 등)와 스트렝스 코치 사이에서 더욱 효율적인 의사소통을 위해서 모든 운동을 항목화하여 분류할 필요가 있었다.

우리는 약 12년 전에 다음에 나오는 용어를 개발하였다. 이 용어들은 이전에 사용되었을 수 있다. 그러나 그 당시에는 모두 처음 접하는 용어였으며 충분한 토론과 의견을 수렴한 후 우리가 개발한 용어가 주류로 사용되는 용어가 아닐 가능성이 크다는 것을 알 수 있었다.

어쨌든 이 어휘들은 우리 체계에 있어서 새로운 것이었으며 선수가 부상 이후 단계에서 재교육 단계로 이동하여 스포츠로 복귀하는 데 매우 유익하다는 것이 증명되었다.

우리가 적용한 범주에는 다음의 어휘들이 포함된다.

상체 밀기와 당김

- 수평 또는 수직
- 회전
- 한쪽, 교대, 양측Unilateral, alternating, or bilateral

임상 지침

움직임 종류

상체 밀기와 당김

- 수평 또는 수직
- 회전
- 한쪽, 교대, 양측

하체 밀기와 당김

- 한 발 또는 두 발
- 엉덩관절 우세 또는 무릎관절 우세

회전

- 추진력(가속)과 안정화

하체 밀기와 당김

- 한 발 또는 두 발
- 엉덩관절 우세 또는 무릎관절 우세
- 회전

추진력(가속)과 안정화

- 회전 움직임

상체와 관련된 어휘의 사용

부하를 당신으로부터 밀어내고 있는가? 아니면 당신 쪽으로 끌어당기고 있는가? 당신의 신체에 평행하거나 직각으로 부하를 만드는 방식으로 밀기와 당김을 실행하고 있는가? 그리고 이 방식은 수직 또는 수평인가? 한쪽 팔을 사용하여 이 동작을 하고 있는가? 아니면 두 팔을 동시에 움직여 동작하고 있는가? 또는 오른팔과 왼팔을 번갈아 움직이며 이 동작을 만들어내고 있는가?

이러한 움직임의 묘사는 거의 모든 상체 움직임을 표현하고 있지만 움직임에는 회전 요소가 있음을 인식해야 한다. 풀 업은 수직적 당김이며 신체에 적용되는 부하는 평행하다. 숄더 프레스는 수직으로 밀며 신체에 적용되는 부하는 평행하다. 푸시 업은 미는 동작이며 부하는 신체에 직각으로 작용한다. 이외에도 여러 방법으로 어휘가 사용된다.

이 간단한 언어의 사용으로 물리치료사는 스트렝스 코치에게 "어깨 충돌증후군을 앓고 있는 선수는 모든 상체의 수평적 당김과 외회전 활동을 수행할 수 있습니다"라고 말할 수 있다.

이러한 어휘의 사용은 어깨관절에 대한 어렵고 전문적인 설명 없이 용어에 의하여 약속된 운동면을 기준으로, 코치가 운동을 고안하고 선수가 다양한 방법으로 로우 동작을 수행할 수 있음을 의미하며 또한 스트렝스 코치가 웨이트 룸에서 일어날 수 있는 모든 가능한 동작을 자세한 설명 없이 바로 표현할 수 있게 한다.

한 팔, 양팔, 의자에서 하프 닐링 자세 등의 변형은 전혀 문제가 되지 않는다. 코치는 선수가 수행하고 있는 운동의 형태와 자세에 따라서 자신의 훈련 프로그램을 표현할 도구를 선택할 수 있다. 선수의 스트렝스와 파워가 효율적으로 향상되어야 우리는 마음의 평안을 얻을 수 있고 책임지고 있는 선수의 상태를 정확히 하는 것이 안전한 훈련의 기초이다. 또한 이러한 방법으로 접근하면 부상 부위를 자극하지 않을 수 있다.

설정된 연속체의 과정을 따라가다 보면 선수의 복귀는 더 빨라질 것이며 훈련 과정은 먼저 수직 당김, 수평 밀기 그리고 내회전 순서로 진행된다.

우리 과정의 마지막 단계는 보통 머리 위로 밀기이다. 사실 이것은 일반적인 과정이며 선수의 훈련 상태나 나이, 부상 이력, 신체적 제한점, 현재의 몸 상태를 기반으로 전혀 다르게 진행될 수도 있다.

스트렝스 코치와 의료진은 분명하게 정의된 용어의 사용으로 현시점에서 어떤 종류의 상체 운동이 적절한지 모두 알 수 있다.

하체와 관련된 어휘의 사용

하체의 밀기와 당김의 개념은 사람들에 따라 다르게 정의하므로 약간 혼란스러울 수 있다. 과거에 애슬레틱 퍼포먼스에서는 중력 중심과 관련된 밀기와 당김에 대해서 평가했었다. 중력을 중심으로부터 질량을 밀어내는 것인가 아니면 중력 중심으로 질량을 끌어들이고 있는 것인가라는 정의가 필요했다.

이 정의를 원칙으로, 밀기 활동은 레그 프레스와 피스톨 스쿼트와 같은 스쿼트 또는 스쿼트 변형 동작이며, 당김 활동은 데드리프트 종류의 활동들일 것이다.

다음 질문: 지면에 두 발을 딛고 있는가? 또는 한 발을 딛고 있는가? 운동 중 스쿼트와 햄스트링 컬은 무릎이 우세한 동작인가? 루마니안 데드리프

트는 엉덩관절이 우세한 동작인가?

운동선수가 무릎의 전방 부분에 통증이 있다면 우리는 엉덩관절이 우세한 하체 활동을 진행할 것이며 엉덩관절 당김 동작부터 엉덩관절 밀기 운동으로 진행해나갈 수 있을 것이다.

급성 부상에서 벗어나면 두 다리를 사용한 모든 운동을 수행할 수 있고 결국은 한 다리 변형 동작을 진행할 수 있다. 다치지 않은 쪽만 한 다리 변형 훈련을 할 수 있을 것이다.

위와 같은 시스템을 통해서 훈련의 진행 속도가 느린 의료 전문가 기반의 훈련 방법 대신, 스트렝스&컨디셔닝 코치는 각 선수의 훈련에 기본적인 권한을 갖게 된다.

회전 추진력 활동 VS 회전 안정성 활동

회전력에 대항할 수 있는 안정성 확보에 필수적인 인체 코어를 포함한 활동을 안정성 활동이라고 정의한다.

이것은 회전 추진력 운동과 대비되는 활동으로서 엉덩관절을 이용한 이동과 회전이 요구되며 운동역학적 고리의 요소들을 선수의 활동에 도입한다. 재활의 관점에서 시작한다면 일반적으로 안정성 움직임에서 시작하여 회전 추진력 훈련으로 진행한다.

예를 들어 당신은 그레이 쿡의 촙과 리프트 활동에 익숙할 것이다.

리프트 활동은 안정화 운동으로서 선수가 회전력에 대항하여 몸통의 안정성을 유지하기 위해서 수행한다.

스태빌리티 리프트는 안정성 운동이다(사진 9.1

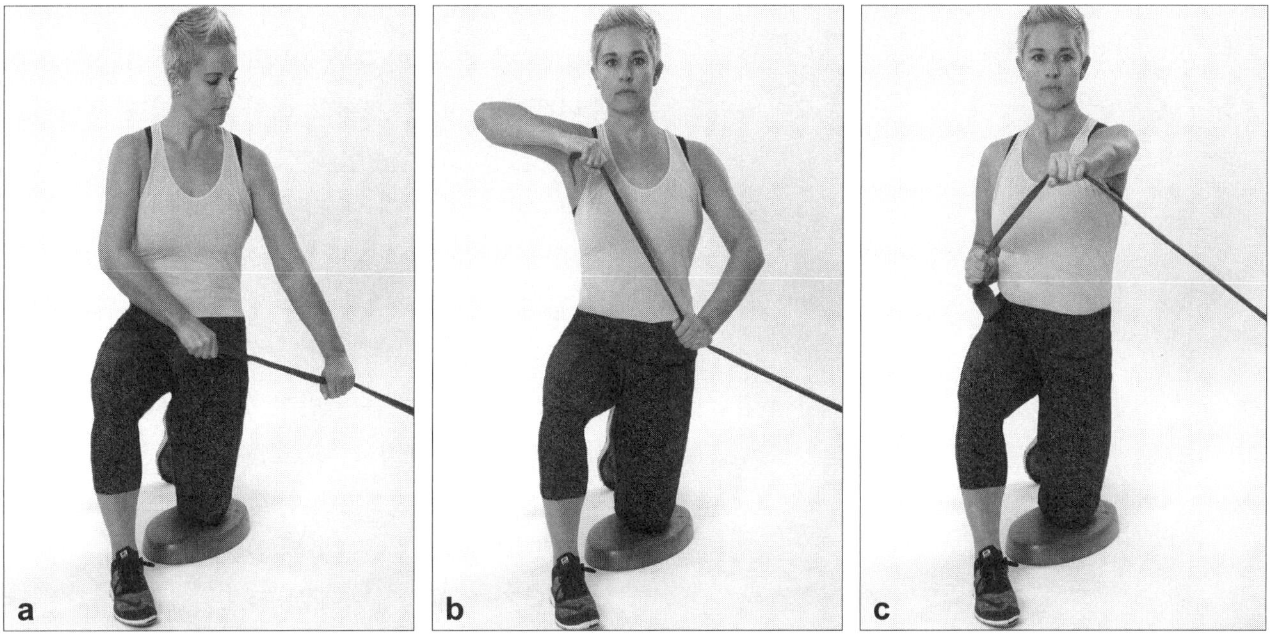

사진 9.1 스태빌리티 리프트

운동선수는 다양하게 하체의 위치를 바꿔 이 운동을 수행할 수 있다. 톨 니(tall kneel, 양 무릎을 꿇고), 반 니즐링(half kneel, 한쪽 무릎은 땅에 꿇고 반대쪽은 세우고), 스플릿 스탠스(split stance)를 한 상태에서 지면의 종류를 바꿔가면서 균형 능력을 발달시킨다.

상체는 한 팔로 바깥쪽 직립 로우 동작을 하고, 안쪽 팔로 밀기 동작을 한다. 신체는 회전력에 대항하여 안정화하려고 하므로 몸통 회전은 허용하지 않는다.

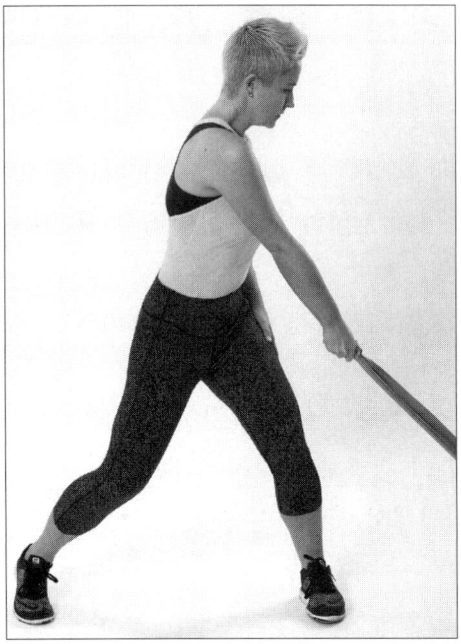

사진 9.2 회전 로우(rotational row), 시작 자세

이 운동에서 움직임의 목표는 일반적인 회전(general rotation)이다. 이 동작에서 여전히 요추의 안정성이 요구되지만 어깨, 흉추, 엉덩이 및 하체의 회전은 허용된다.

운동선수는 사진과 같이 몸을 반쯤 회전하고 골반을 약간 구부린 자세에서 동작을 시작하여 회전 움직임을 만들어내기 위해서 시도한다.

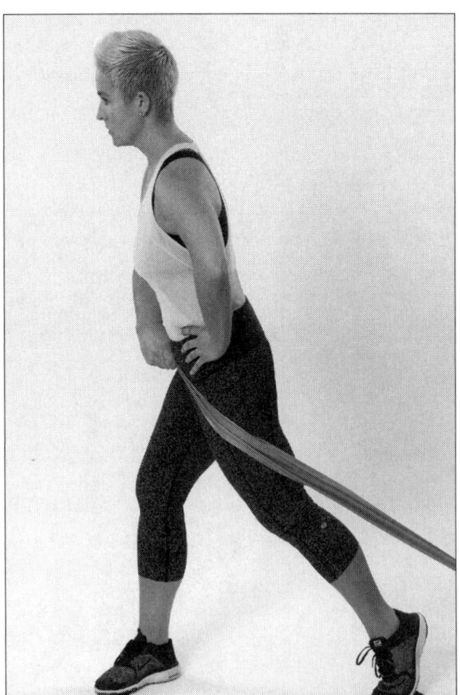

사진 9.3 회전 로우, 끝 자세

이 운동의 끝 자세는 상체 위치를 다양하게 변형할 수 있다. 한 팔을 이용하여 회전하면서 반대쪽 엉덩이를 회전하는 방법과 두 손을 이용하여 시작 자세에서 밴드를 낮게 잡고 끝 자세에서 머리 위로 밴드를 밀어내는 움직임 등을 수행할 수 있다. 뒤에 있는 다리는 앞에 있는 다리가 내회전을 하는 동안 외회전과 신전 동작을 한다.

참조). 선수는 몸통의 회전을 방지하면서 상체를 움직인다.

회전 로우는 회전 추진력 운동이다(사진 9.2, 9.3 참조). 선수는 중립 요추를 유지한 상태에서 상체 및 흉추 그리고 엉덩관절의 회전력을 조합하여 회전 로우 운동을 수행한다.

회전력에 대항하는 안정화 능력뿐만 아니라 회전력을 생산하는 능력 또한 선수가 경기로 복귀하기 위한 핵심 움직이며 복귀 전 숙달되어야 할 필수 요소이다. 회전력의 생산 능력은 경기 중 선수에게 위해를 가할 수 있는 힘에 저항하는 것과 선수의 효과적인 움직임을 위한 필수적인 파워 생성에 도움이 된다.

추가적인 훈련의 변수들

이 분야에는 가능한 훈련 변수가 수십 개가 넘지만 우리는 선수들의 운동 수행력과 건강에 관계된 변수들에 초점을 둘 것이다.

훈련 나이는 실제 나이와 다른 개념이다. 35세이지만 단 한 번의 훈련 경험이 없는 사람은 초보 훈련생이다. 반면 22세의 대학 1부 리그 운동선수는 중급 정도의 수준이나 심지어 경험이 많은 훈련생일 가능성이 크다. 움직임 처방의 관점에서 본다면 운동 빈도, 운동 밀도, 운동 볼륨 그리고 운동 강도 등의 운동 프로그램 변수를 결정하기 위해 훈련 나이를 고려할 필요가 있다.[246]

초보 훈련생들은 일반적으로 신체의 모든 능력을 발전시킬 필요가 있다. 그들은 대부분의 훈련 자극에 적응할 수 있으며 반복적인 훈련을 통해 배우고 익힌다. 초보 훈련생들은 일반적인 신체 훈련 능력이 낮지만, 부정적으로 볼 필요는 없다. 이러한 낮은 신체 능력은 당신에게 무언가를 일깨워줄 것이다. 이 선수들은 종종 고도로 훈련된 운동선수보다 더 빠른 진행 과정을 보여줄 것이다.

이러한 상황을 이해하고 싶다면 당신이 훈련을

중단했던 시기를 생각해보라. 당신이 다시 훈련 트랙으로 돌아왔을 때 간단한 운동으로도 지치고 피곤했을 것이다. 생각을 바꿔 아름답지 못한 몸매를 가지고 있다는 것은 같은 운동으로 훌륭한 결과를 만드는 데 많은 시간이 걸리지 않는다는 것을 의미한다.

훈련이 부족한 사람들은 거의 모든 자극에 반응한다.

중급의 훈련생은 시합을 위해서 경주용 자동차로 만들어야 한다. 이처럼 경기를 준비하는 운동선수를 위해서는 훈련 자극에 반응하도록 적용된 보다 진보된 개념의 주기화가 필요하다. 또한 자극이 똑같이 유지되어 신체가 정체기에 접어들지 않도록 프로그램을 빈번하게 변화시키는 것과 마찬가지로 다양한 자극을 이용하여 특이적인 속성을 개발할 필요가 있다.

상급의 훈련생은 경주용 자동차를 미세조정하는 것과 같다. 그들은 움직임 패턴에 마력을 더한 선수들이다. 따라서 더 좋은 브레이크를 사용한 강력한 감속 능력이 요구된다. 상급의 훈련생들은 특이적 훈련 매개변수가 필요하다. 훈련 자극은 새로운 훈련 변수에 빠르게 적응하므로 자주 변화를 주어야 한다.

훈련 볼륨은 완료된 훈련 양이나 시간 또는 거리와 같은 총작업량이다. 예를 들어 휴식 없이 진행되는 5km 달리기나 1500m 러닝 훈련을 150m씩 나누어서 휴식과 병행하여 실시하는 인터벌 트레이닝 등이 있다.

훈련 강도는 우리에게 훈련이 얼마나 격렬하고 힘든지 말해준다. 일반적으로 최대값에 비례한 비율로 측정된다. 예를 들어 클린 앤드 저크 세션은 선수의 훈련 강도 능력의 95%로 간주될 수 있다.

훈련 빈도는 훈련 스트레스가 얼마나 자주 적용되는가를 나타낸다.

훈련 밀도는 일반적으로 정해진 시간 내에 많은 훈련을 진행하는 것으로서 한 번의 운동 세션 내에서 가능한 많은 훈련을 수행하는 것이다.

초보 훈련생은 움직임을 배우기 위해 낮은 부하를 사용하여 일주일에 두 번 내지 세 번만 훈련할 수 있으며 보통 1시간 동안 진행한다.

중급 훈련생은 일주일에 좀 더 높은 부하와 다양한 속도로 같은 운동을 진행할 수 있으며 훈련의 진행은 45분으로 짧게 공격적으로 수행한다.

중급 훈련생에 대한 두 번째 예시 훈련 방법은 트레이닝 빈도, 강도, 밀도가 모두 증가하는 반면 단일 훈련 세션의 일반적인 볼륨은 같다. 두 번째 훈련에 운동을 몇 가지를 더하면 볼륨 또한 증가한다.

볼륨, 강도, 밀도 및 빈도는 선수의 개별적인 필요 사항과 능력뿐만 아니라 궁극적으로 완전하게 경기로 복귀하기 위해서 요구되는 프로그램 변형의 다양한 옵션을 우리에게 제공한다.

주기화

주기화는 가장 간단한 용어로서 원하는 결과를 얻기 위해서 일정 기간 훈련 스트레스를 조종하여 배치하는 것이다.[247] 대주기는 1년 동안의 기간이며 몇 개의 블록으로 이루어진 중주기를 포함하고 있다.

각각의 중주기는 특정한 목적을 달성하는 것을 목표로 하며 일반적으로 5~14일 사이에 지속하는 몇 개의 소주기로 구성되어 있다. 각각의 훈련일이 소주기를 구성하며 개별 소주기가 모여서 중주기를 구성한다.

일반적으로 전통적인 환경에서 일하는 물리치료사는 대주기 전체 동안 환자를 볼 수 있을 만큼 오래 일하지 않는다. 하지만 물리치료사가 환자를 볼 수 있는 기간은 중주기 자체로 간주될 수 있다.

다른 스포츠의학 전문가들과의 협업을 위해서는 치료사가 스트렝스&컨디셔닝의 개념을 이해하는 것이 중요하다. 선수의 관리를 담당하고 있는 전체 주기화에 대한 이해는 선수가 가능한 최대한 빠르고 완전한 복귀에 이르는 데 도움이 되는 실행 가능한 계획을 수립하도록 해줄 것이며 재부상의 위험을 감소시킬 것이다.

재활 주기화

주기화의 원칙은 운동선수의 훈련 프로그램을 구성하는 것에만 국한될 필요는 없다. 주기화의 개념을 재활의 다양한 단계에서 적용하여 재활 사이의 간극을 연결할 수 있다.[248] 재활은 일정 기간 내 회복을 목표로 주기화에 따라 중주기로 간주할 수 있다. 소주기는 이러한 과정의 더욱 작은 활동들의 집합이다.

수술을 마친 선수를 예로 들어보면 가장 첫 번째 소주기의 목표는 전체 가동범위를 회복하는 것이다. 두 번째로 소수기의 목적은 고유수용감각 능력과 균형 능력에 초점을 맞추는 것이다. 세 번째 소주기는 근신경 조절에 집중하는 것이다.

각 소주기가 하나의 신체적 특성만 중점을 둔다는 것을 의미하지 않는다. 다음은 재활 프로그램을 주기화하는 여러 방법들이다.

선형

선형 모델은 주기적 순서화를 사용하여 한 가지의 신체적 특성을 하나씩 순서대로 훈련하는 방식이다. 우선적으로 가동범위를 확보하고 다음으로 고유수용성감각 및 균형 훈련을 진행하며 정신운동 조절 및 스트렝스로 이어진다.

모든 재활 과정은 환자에게 필요한 특성에 따라 각기 다른 선형적 진행이 요구되지만 많은 치료사들은 재활 과정 중 가동범위의 회복이 선행되어야 한다는 것에 동의한다. 스트렝스와 균형은 주기화의 어느 단계에서도 다시 얻을 수 있지만, 재활 과정 후반에 발생할 수 있는 수많은 문제를 예방하려면 가동범위를 먼저 회복해야 한다.

병행

병행Concurrent 훈련을 하는 동안 하나의 중주기 안에서 몇 가지 서로 대비되는 경쟁적인 신체적 특성을 다룬다. 스트렝스와 지구력은 생리학적 관점에서 '경쟁'적인 관계로 볼 수 있으며 병행 훈련 프로그램의 일부가 될 수 있다.[249]

지구력 훈련 트레이닝 볼륨이 큰 경우 스트렝스 향상에는 부정적인 영향을 미치지만, 장시간 동안 낮은 출력으로 진행되는 지구력 선수에게 스트렝스 트레이닝은 큰 영향을 미치지 않는다. 따라서 마라톤 선수에게 스트렝스 활동을 도입하는 것은 지구력 능력에 최소한의 영향만을 줄 것이다.[250]

반면에 미식축구 선수나 기능적 유산소 훈련을 자주 하지 않는 선수에게 장시간 동안 낮은 부하의 훈련 적용은 스트렝스와 파워 향상에 부정적인 영향을 준다.

이 개념을 이해하는 것은 중요하다. 스트렝스와 파워 트레이닝은 지구력을 요구하는 선수에게 도움이 될 수 있지만, 지구력 트레이닝은 파워가 필요한 스포츠에 종사하는 선수들에게 나쁜 영향을 준다.

훈련되지 않은 사람들에게 간섭 효과는 거의 없지만 병행 훈련이 적용된 중급 또는 고도로 훈련된 선수들에게 미치는 효과는 절대 근력의 향상보다는 힘생성률rate of force development과 파워에 더 큰 영향을 준다.[251]

공동

공동 훈련 프로그램은 하나의 중주기 안에서 몇 가지 상호 보완적인 특성을 훈련하는 것을 뜻한다. 예를 들어 스트렝스와 파워 및 체성감각 조절과 정신운동 조절 등이다.

재활의 관점에서 본다면 관절의 고유수용 감각 및 균형 능력의 향상과 동시에 제대로 된 타이밍에 정확하게 의도한 근육이 발화할 수 있도록 유도하는 훈련을 시킬 수 있다. 하나의 훈련이 다른 훈련의 진행 과정에 지장을 주지 않는다. 따라서 이와 같은 훈련 방식은 공동 프로그램으로 생각할 수 있다.

집중

집중적인 훈련은 하나의 신체적 특성의 발달을 목적으로 짧은 시간 안에 높은 훈련 강도를 포함한다. 운동선수의 재활은 스트렝스 트레이닝 측면에서 접근하므로 집중적인 훈련 방식을 종종 사용한다.

예를 들어 선수의 부상 관절이 경직되면 치료사는 경직된 상태로 남아 가동범위의 확보가 더 어려워질 수 있는 상황을 걱정한다.

치료사는 관절의 수동적, 능동적 가동범위를 회복하기 위하여 모든 노력과 방법을 동원하는 기간을 1~2주로 결정할 수 있다. 스트렝스나 균형과 같은 다른 신체적 특성들은 본래의 관절 가동범위를 회복하기 전까지 중단될 것이다.

또한 블록 훈련 기간을 사용할 수 있으며 이것은 집중적인 중주기 훈련이 순차적으로 나열된 큰 조각들이다.

선수가 시합으로 복귀하는 시점이 가시화될 때 진행 중인 프로그램을 짧은 시간 동안 줄여야 할 필요가 있을 수 있다. 이 방법은 시합 복귀 직전 초과회복을 이용하기 위하여 강도와 볼륨을 급속하게 감소시키는 것이다.

초과 회복을 노리는 이 방법은 비교적 긴 시간 동안 훈련의 양과 강도를 서서히 줄여 피로를 최소화하는 테이퍼링 단계가 존재하지 않거나 재활에서부터 퍼포먼스까지 이어지는 브릿지 더 갭 개념에서 단독으로 사용될 것이다. 일반적으로 선수가 경기로 복귀하기 위한 단계까지는 천천히 진행된다. 따라서 시합으로 돌아가기 이전의 완전한 테이퍼링과는 대조적으로 이러한 짧은 휴식을 통한 방식은 단 하루 동안만 사용될 것이다.

마지막으로 운동선수가 시합으로 복귀하기 바로 직전의 단계인 사전 시합 단계가 있으며, 이 단계는 연속체의 끝에 위치한다.

예를 들어 야구 선수가 며칠 동안 트리플 A의 야간 경기를 뛰고 있는데 빅리그에 콜업이 되었다면 떠나기 전날에 게임을 뛰지 않고 하루를 쉬게 하는 방법이 테이퍼로 사용될 것이다.

만약 이것이 여의치 않아 팀 매니저와 논의하게 된다면 이 선수가 게임 전체를 쉬지 않고 적은 이닝을 소화하는 최선의 방법을 선택할 수 있다.

운동의 강도가 증가함에 따라가 전체적인 볼륨을 줄여주는 이와 같은 방법은 시합으로의 완전한 복귀 직전의 선수가 짧은 기간 동안 운동량을 급속히 줄여주는 테이퍼로서 충분한 역할을 한다.

테이퍼 개념은 스트렝스&컨디셔닝 전문가와 함께 계획되어야 한다. 테이퍼를 적용해야 하는 각각의 상황은 선수 관리 연속체 시스템과 관련된 모든 사람에 의해서 평가되고 고민되어야 한다. 이러한 방법을 통해 선수가 복귀하여 오랜 시간 동안 부상 없이 선수 생활을 할 수 있도록 준비할 수 있는 적절한 스포츠 복귀 계획을 고안할 수 있다.

요약

스트렝스는 근본적으로 최고의 파워 향상을 위한 조각들이다. 선수가 시합으로 복귀하기 위해서는 다양한 속도와 부하로 움직일 수 있어야 한다. 선수가 재활로부터 퍼포먼스까지 이어지는 브릿지 더 갭 과정에서 복귀를 준비하는 선수에게 이 다양한 움직임에 대한 준비는 무엇보다 중요하다. 재활 프로그램에서 이와 같은 개념과 과정이 익숙하지 않은 건강관리 전문가, 즉 의료 전문가들에게 스트렝스&컨디셔닝 코치는 중요한 역할을 하는 자원이 될 수 있다.

스트렝스 트레이닝의 원리를 재활 프로그램에 안전하게 적용하는 방법을 이해하면 선수의 복귀 준비 과정에 많은 도움을 줄 수 있다.

10

기본 운동 수행력 향상

이제 선수가 시합으로 뛰어들 수 있는 준비가 완전하게 끝났다. 스트렝스와 파워의 발달이라는 전체적인 개념의 초점 아래 통증 유발 요인을 확인하고 찾아 치료하였으며 관절 가동범위와 부상의 영향을 받은 움직임 분절의 기본적인 스트렝스를 되찾아주었다. 정신운동 체계를 재교육하고 체성감각의 영향을 다루었다.

재활 연속체의 다음 단계는 외상성 손상(부상)과 수술로 인해 감소한 운동 능력을 다시 확보하는 기간이며 또한 만성적인 부상으로 인해 고통을 겪고 있는 선수들을 위한 단계이기도 하다.

운동선수의 기본 운동 수행력 향상을 촉진시키기 위해서는 스트렝스&컨디셔닝 모델의 개념을 참고해야 한다. EXOS, 마이클 보일의 CFSC, 표준적인 ACSM, CSCS의 공식 그리고 스트렝스&컨디셔닝 분야의 여러 다른 단체들의 체계를 따를지는 선택하는 사람에게 달려 있다.

파워의 발달을 위한 케틀벨 훈련, 올림픽 리프팅(역도), 또는 전문화·체계화된 다른 방법들은 선수들이 현장으로 다시 복귀하는 데 도움을 준다. 하지만 선수들의 전반적인 신체적·사회적 건강 상태, 훈련 연령, 사용 가능한 장비 등의 사항을 고려할 필요가 있다. 선수 관리를 위한 연속체 안에서 이런 과정이 진행된다면 어떤 장비를 사용하든 그것은 문제가 되지 않는다.

브릿지 더 갭 모델의 끝에서 두 번째 단계에서는 부상에 뒤이어 감소되는 기본적인 움직임과 운동 기능 회복에 중점을 둔다.

기본 운동 수행력 향상 운동을 선수들과 함께 수행한 결과 부정적인 영향을 보이지 않으면, 재활 연속체의 마지막 단계로 이동할 때가 된 것이다. 이것을 향상된 운동 수행력이라 하며 11장에서 논의한다. 이 단계는 전체적인 연습이나 경기 일정으로 돌아가는 것이 허락되기 전에 스포츠 특이적 기술을 날카롭게 연마하고 집중하는 지점이다.

운동 방향과 운동면

움직임은 이동의 방향에 따라 나누어지며 구분된

다. 이것을 좀 더 고차원적인 어휘로 표현하면 선형적으로, 측면적으로, 회전적으로, 위 또는 아래로 움직인다고 할 수 있다.

다음으로 이러한 구분들을 더 세분화하여 부상 이후 다양한 속도로 움직이기 시작하는 사람들에게 움직임 패턴을 알려줄 수 있다.

선수의 움직임에 스피드와 파워를 더 빠르고 강하게 향상시키기 전에 반드시 기본적인 스트렝스 빌딩 블록을 먼저 갖추고 있어야 한다. 기본 운동 수행력은 스트렝스의 기초를 세우고 다양한 부하와 속도로 이동하는 개념의 소개를 시작하는 단계이며 이것을 기본적인 운동선수의 움직임 개념에 적용할 수 있다.

재활에서부터 운동 수행으로 이어지는 브릿지 더 갭 연속체는 다음 단계로 이어지는 각각의 움직임 패턴에 대한 특이적이며 완전한 이해를 요구한다. 이렇듯 나누어서 기술된 각각 움직임 패턴의 이해는 전체 움직임을 구성하는 패턴의 조각들을 가르쳐준다.

선형 움직임

선형 움직임은 시상면을 기준으로 이동 중인 주체 자신과 관련된 움직임을 의미한다. 선형 움직임은 전방 또는 후방으로의 이동을 뜻하며 10야드 이하의 단거리나 장거리를 포괄한다. 이것은 4개의 하위 세부 항목으로 구분된다.

- 가속
- 절대 속도
- 감속
- 백패달링(후방으로 이동)

가속

100m 스프린트의 출발 자세에서 가속으로 전환될 때, 신체는 전방으로 기울어져 있다. 훌륭한 스프린터는 스타팅 블록에서 발을 떼고 바로 스피드를 얻어야 하므로 지면과 45도 각도로 가까워진 상태를 유지한다. 다리는 빠르게 지면을 누르면서 뒤로 미는 동작에 모든 파워를 동원하며 마치 피스톤의 움직임처럼 반대쪽 다리를 강하게 앞으로 올리면서 상체를 기울인다.

이러한 전면적인 속도의 실제 적용은 건강한 운동선수도 숙달하기가 쉽지 않으며 부상에서 회복하는 선수들에게는 더욱더 어려운 일이다.

애슬레틱 퍼포먼스Athletes' Performance 센터에서 일하기 시작한 초창기에 나는 움직임 패턴에 대해서 배우고 이해하고 분석하기 시작했었다. 우리는 몇 명의 선수와 육상 트랙에서 훈련을 진행하였고 그중에는 아이스하키 선수도 있었다.

빙상 위에서 운동 기술을 수행해야 하는 종목임에도 불구하고 빙상 경기장 밖에서의 스트렝스&컨디셔닝 훈련은 그 선수에게 신체적 이득을 가져다주었다. 달리기는 그날 훈련 중 일부였다. 신체를 조절하는 능력을 상실하지 않고 가속 능력에 스트렝스&파워를 적용하는 것이 얼마나 어려운지 그의 훈련을 관찰하면서 알 수 있었다.

코치는 선수가 복부를 지면으로 향하여 엎드려 있는 것을 시작 자세로 이용했다. 코치의 지도 아래 아이스하키 선수는 최대한 신속하게 일어나서 10~20야드 달리기를 시작하였다.

선수는 엎드린 상태에서 양손을 어깨높이에 위치시키고 코치의 지시를 기다렸다. 코치가 '출발'을 외치자 선수는 온 힘을 다하여 재빨리 손으로 지면을 누르고 반쯤 일어나 네 걸음을 빠르게 굴렀지만, 트랙에 얼굴이 지면이 향하면서 고꾸라지고 말았다.

그는 발전을 위해서 매우 강한 동기를 가진 추진력 있는 선수였으며 훈련 중 트랙에서 넘어서 찰

과상을 입거나 당황한 상황이 오더라도 훈련에 대한 그의 열정을 그만두게 할 수 없었다.

다시 처음의 시작 자세로 돌아가서 가속 훈련을 시작하자 네 걸음 만에 다시 고꾸라졌다. 세 번째 시도에도 같은 결과가 나왔다.

네 번째 시도가 되어서야 아이스하키 선수는 드디어 자신이 빙상 위에 있지 않다는 것을 알게 되었다. 이 선수는 빙상 경기장에서 스피드를 내기 위해 사용하는 하체 동작인 45도 옆으로 엉덩이를 신전시키는 전략을 사용할 수 없었다. 그는 빙상 위에서 사용하는 하체 전략 대신 다리를 빠르게 지면으로 누르면서 뒤로 미는 동작을 하며 전방으로 신체를 전진시켰다.

뉴턴 제3법칙에 따르면 모든 작용은 반대되는 같은 힘의 반작용을 갖는다. 적절하지 않은 방법으로 지면에 힘을 적용하면 지면으로부터 돌아오는 같은 힘을 기대할 수 없다.

가속도는 신체의 각도에 따른 힘의 적용에 관한 모든 것이다. 선수를 지도할 때 힘의 적용에 관한 이해가 필요하며 선수가 이것을 효율적으로 수행할 수 있도록 고안된 활동들을 도입해야 한다.

가속의 구성 요소

생체역학적인 세부사항들이 많이 포함되어 있지만, 가속은 다음 4가지의 주요 측면으로 구성되어 있다.

- 신체 위치: 토탈 보디 린(전체적으로 몸을 앞으로 기울임)
- 다리의 동작
- 팔의 동작
- 발목의 배측굴곡

신체 위치: 토탈 보디 린(전체적으로 몸을 앞으로 기울임)

토탈 보디 린은 출발에서 가속으로 전환하는 순간 몸을 전체적으로 앞으로 기울여 지면으로 향하는 힘을 사용하여 몸이 앞으로 나아가도록 추진력을 얻는 것을 의미하여 앞서 언급했던 아이스하키 선수의 경우처럼 모든 작용에서 발생하는 힘과 같은 반작용도 일어난다.

똑바로 선 자세에서 지면으로 힘을 가하면 위로 점프할 수 있다. 이와 반대로 토탈 보디 린 자세에서는 후방으로 곧바로 힘을 전달하면 전방으로 나아갈 수 있다.

가속을 얻기 위해 몸을 기울이는 방법은 중력 중심이 유지되기 쉽고 각 관절의 정렬이 유지되기 전까지만 가능하며 그 이후에는 균형이 무너지게 된다. 균형이 유지되는 거리 이상 앞으로 나아가면서 기울기를 유지하려고 하면 다리가 측면으로 빠지게 되며 아이스하키 선수의 경우처럼 앞으로 넘어지게 된다.

토탈 보디 린은 용어 그대로 전신을 전방으로 기울이는 것이다. 하체는 똑바로 서 있는 상태에서 허리만 앞으로 숙여 구부리는 것을 의미하지 않는다. 사진 10.1을 보면 확인되듯이 전신을 앞으로 기울이는 것이다.

다리의 작용

전체적으로 몸을 앞으로 기울인 상태에서 다리의 동작은 효율적인 가속을 위해 피스톤처럼 움직여야 한다. 자동차의 피스톤이 위아래로 움직이는 동작을 상상해보라. 이 움직임은 우리의 몸을 전방으로 보내는 데 필요한 다리의 움직임을 보여준다.

다리 동작의 다른 중요한 구성 요소는 바로 고관절 분리 개념이다. 농구공을 드리블 하면 공이 바닥에서 튕기는 것을 생각해보자. 농구공을 아래로 가볍게 튕기면 큰 힘이 생산되지 않는다. 하지만 머리 위에서부터 강하게 바닥으로 내리치면 그것과 같은 강한 힘, 즉 반작용을 얻게 되어 농구공은 공중으로 높이 날아가버릴 것이다.

고관절 분리에도 같은 원리가 적용된다. 달리기하면서 간신히 다리를 들어 올리고 있다면 지면을 밟는 힘 또한 강하지 않을 것이다. 지면에 에너

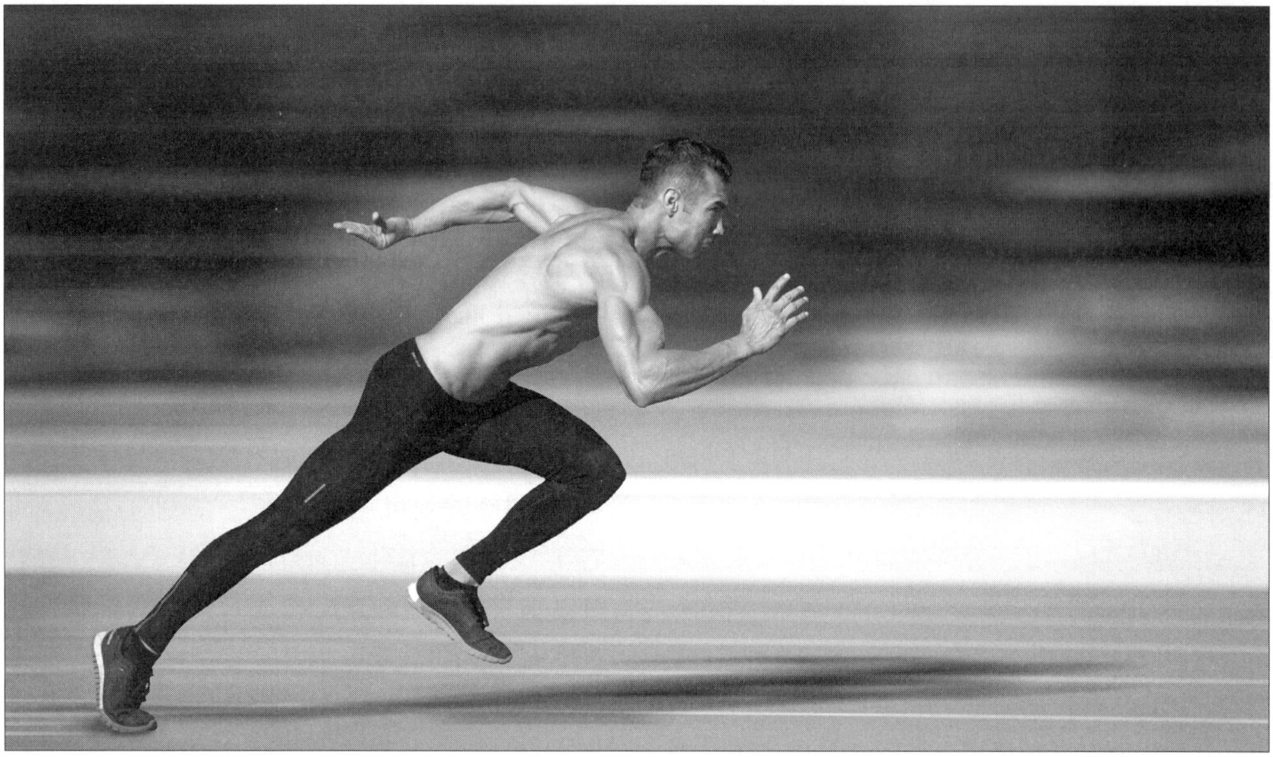

사진 10.1 가속(Acceleration)

사진에 보이는 선수의 자세는 가속도의 모든 구성 요소를 쉽게 보여준다.

허리를 구부리지 않고 전방으로 몸을 기울이고 있으며 몸 전체의 기울기가 완벽하게 목표 지점, 즉 전방을 향하고 있다. 하체는 전방으로 이동하기 위해 지면을 수직 아래로 누르면서 뒤로 빠르게 밀어낼 준비를 하여 마치 피스톤처럼 추진력을 얻는다.

팔꿈치는 구부러져 있으며 그 상태로 어깨를 빠르고 강하게 후방으로 보내 가속시킬 준비를 한다. 전방에 나와 있는 다리의 발목(lead ankle)은 배측굴곡을 유지하고 지면을 밑으로 강하게 누르면서 전방으로 이동하기 위하여 뒤로 강하게 밀어낸다.

이 사진은 순간에 포착된 가속의 훌륭한 실제 예시이다.

지를 쏟은 힘보다 낮은 에너지가 다음 스텝으로 전달될 것이다.

반면에 다리를 90도까지 들어 올려 빠르게 지면을 누르면 그만큼 큰 힘을 돌려받게 될 것이다. 이것은 마치 단거리 선수가 비행 구간 이후 트랙에 발을 딛는 순간 각각의 보폭에 물리적으로 가할 수 있는 가능한 많은 파워를 발휘하려고 노력하는 것과 같다.

그러나 몸을 기울이는 것에 한계가 있는 것처럼 들어 올리는 다리의 높이에도 한계가 있다. 다리를 과도하게 높게 들어 등 하부가 구부러지게 되면 가장 기본적인 몸통의 안정성이 감소한다. 이런 상태는 올바르지 않은 경로로 신체는 안정성을 확보하기 위해 보상작용을 일으키기 시작하고 에너지의 손실뿐 아니라 균형을 유지하는 것에도 악영향을 미칠 것이다. 가속에 도움이 되는 적절한 고관절 분리에는 미묘한 적정선이 존재한다.

고관절의 가동성을 확보하는 것 또한 매우 중요한 요인이다. 고관절의 전면부가 경직되어 있으면 고관절의 신전을 제한하게 되며 그 반대의 경우인 후면부가 경직되어 있다면 굴곡에 제한이 온다. 따라서 최대의 가속력을 생산할 수 없다.

팔의 작용

팔 동작은 최대 가능 가속 도달을 위한 세 번째 핵심 요소이다. 우리 신체는 고립적으로 움직임 기술을 수행하지 않는다. 팔의 작용은 다리의 동작에 큰 영향을 준다. 고관절과 다리에 충분한 가동성과 운동 제어 능력을 갖추고 있다면 강력한 팔 동작은 매우 효과적인 다리의 움직임을 만들어낼 것이다.

다음의 테스트를 시도해보자. 다리를 앞으로 완전하게 펴서 바닥에 앉는다. 팔꿈치를 90도로 구부리고 양팔을 상호 반대 방향인 앞뒤로 가능한 한 빠르게 움직인다. 강한 팔의 작용으로 인해서 엉덩이가 바닥에서 튕기며 조금씩 몸이 이동해야 한다.

하지만 팔꿈치가 각도를 유지하지 못해 펴지면서 손이 바닥을 때리기 시작하면 힘은 발생되지 않는다. 팔꿈치 각도는 유지하지만 천천히 움직이게 되면 엉덩이의 튕김은 발생되지 않을 것이다. 왼팔을 고정시켜놓은 상태에서 오른팔을 강하게 앞뒤로 흔들면 한쪽으로 몸이 회전하기 시작할 수도 있다.

달리는 동안 다리가 어떻게 움직여야 하는지 교육하기 위해서는 팔 동작이 중요한 역할을 한다. 아이스하키 선수의 예를 떠올려보면 코치는 그 선수에게 팔에 대해서 계속 신경 쓰면서 앞뒤로 가능한 한 힘껏 움직이라고 말했었다. 이 간단한 코칭 신호는 그의 다리 동작을 더 명확하게 함으로써 앞으로 넘어지는 굴욕적이고 고통스러운 상황이 일어나지 않도록 예방한다.

발목 배측굴곡

가속의 마지막 열쇠는 발목의 배측굴곡이다. 여기서 두 가지 기억할 사항이 있다. 발목이 배측굴곡이면 이것을 닫힌 상태라고 하고, 관절을 구성하는 뼈들의 결합이 안정적이라는 것을 의미한다. 발목이 저측굴곡이면 거골이 경골과 거골 사이의 장붓구멍을 벗어나 전방으로 구르며 관절의 인대와 관절낭 그리고 피부 등의 조직 불안정성이 증가한다.

배측굴곡의 안정성은 거골과 장붓구멍을 형성하고 있는 뼈의 형태적 적합성에 의존한다. 경골과 비골에 의해서 발목의 앞쪽은 배측굴곡 시 안정적인 아치를 형성한다.

파워를 생산하기 위한 노력은 안정적인 기반 위에서 훨씬 더 수월하다. 파워는 힘을 생산하는 안정적인 기반을 필요로 한다. 생체역학적인 관점에서 본다면 관절의 안정성이 이러한 기반을 제공하는 것이다.

55쪽에서 시작하는 움직임 분절에서 다루었듯이 관절 중심화가 양질의 파워를 전달할 뿐 아니라 구조적 손상을 예방하는 데도 중요하다.

두 번째로 발목이 배측굴곡될 때 저측굴곡을 담당하는 근육들의 수축성 조직들이 신장 상태에 놓이게 된다. 이와 같은 신장 상태는 조직이 스프링처럼 움직일 수 있게 해준다.

발목이 저측굴곡되어 있는 상태에서 발의 앞부분으로 착지하게 되면 뒤꿈치를 지면으로 낮추어 힘을 흡수해야 한다. 다음으로 힘을 재생산하여 전방으로 나아가야 한다.

발목이 배측굴곡이며 장붓구멍의 아치가 무너지지 않았다면 간단하게 발의 앞부분을 지면에 스프링처럼 튕기면서 뒤에 있는 다리를 전방으로 굴곡시킬 수 있다. 이러한 방식으로 두 다리는 대칭적으로 움직이는 상반 운동reciprocal motion의 순환을 다시 시작한다.

월 드릴

재활의 입장을 견지하고 기본적인 생체 움직임의 발전이라는 관점으로 생각하면, 벽을 이용한 기술인 월 드릴은 유용한 훈련 방식이다. 월 드릴Wall drills은 몸 전체의 기울기 각도와 고관절 분리 및 다리의 동작 그리고 발목의 배측굴곡 등 가속이 요구하는 움직임 패턴을 구분지어 연습할 수 있다.

여기 월 드릴의 몇 가지 예시가 있다.

한 번 교대(그림 없음): 선수는 그림 10.2와 같은 시작 자세를 유지한다. 한 발을 강하게 지면으로 내리꽂는다. 동시에 반대편 다리를 빠르게 구부려서 들어 올린다.

월 드릴 연습 과정에서 선수는 처음으로 두 발을 지면에서 들어 올리게 된다. 선수는 벽에 고정된

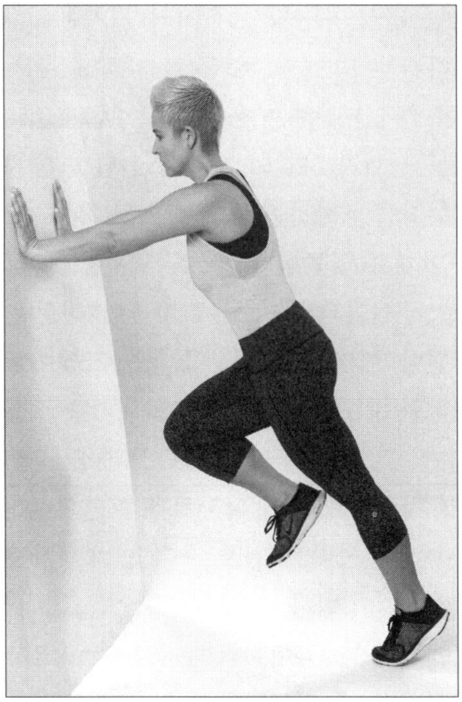

사진 10.2 월 홀드

정해진 시간 동안 선수는 팔의 움직임을 제외한 가속이 요구하는 모든 요소를 고정한다. 이것은 플랭크의 진행 과정이다. 이것은 기본적인 가속 자세 플랭크(acceleration-position plank)이다.

가속 자세에서 한 발을 지면 아래로 빠르게 꽂아 내리며 동시에 반대편 다리를 기존에 고정되어 있던 다리와 같은 자세로 들어 올려야 함을 생각한다.

세 번 교대(그림 없음): 이 운동은 기본적으로 한 번 교대와 같지만 두 번이 아닌 세 번의 다리 교대 동작이다. 선수들이 세 번 교대 동작을 진행하면서 가장 크게 겪는 실수는 중간 스텝인 두 번째 다리 교대에서 스텝을 짧게 밟는 것이다. 이 현상은 완전한 고관절 분리를 저해한다.

다리 교대를 위한 시간: 이 운동은 반복 횟수 대신에 5~10초 또는 그 이상의 초 단위를 사용한다.

가속은 지면 위에서 움직임이 요구되는 스포츠 종목에 참여하는 선수에게는 기본적으로 갖추어야 할 움직임 구성 요소이다.

가속의 구성 요소에 대한 이해, 가속의 구성 요소를 가르치는 방법, 이런 구성 요소들을 선수의 움직임에 결합하는 것 등은 재활 및 퍼포먼스 전문가 모두 필수적으로 고려해야 할 항목들이다.

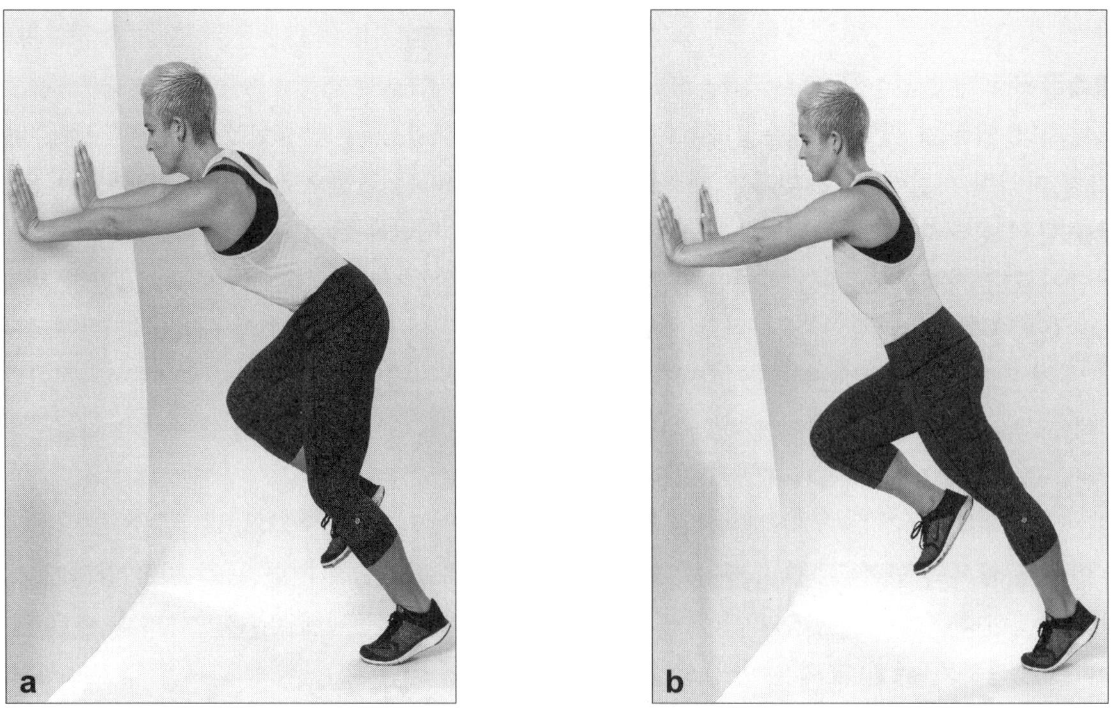

사진 10.3 한 발 다리 부하(Single Leg Load)와 다리 들어 올리기 그리고 끝 자세

이것은 가속 자세(acceleration position)에서 한 발 다리 스쿼트의 변형이다. 파워가 움직이는 방향이 벽을 향하는 것에 중점을 두어야 한다.

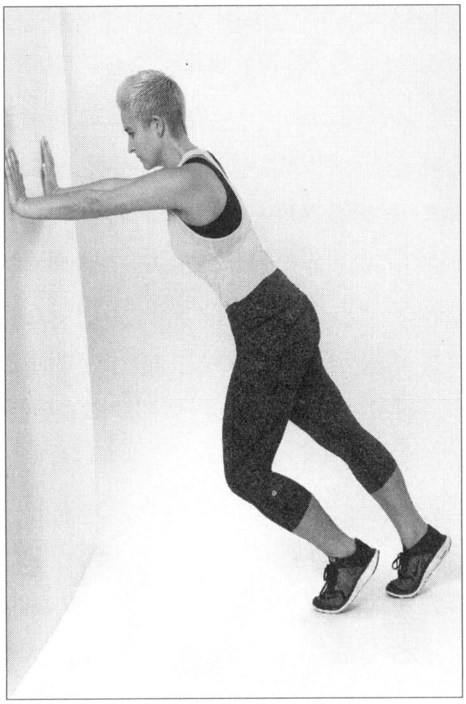

사진 10.4 업 다운(Up Down)

가속 자세를 유지한 상태에서 발을 아래로 내리고 다시 지면에서 튕겨 올리면서 시작 자세로 돌아온다.

사람들이 이 동작을 수행하면서 겪는 가장 큰 실수는 다리를 지면 아래로 내리는 동작에 중점을 두지 않고 다리를 올리는 동작을 강조하는 것이다. 이 운동의 코칭 신호는 발을 지면 아래로 강하게 내리는 동작 이후 다시 농구공처럼 튕기면서 본래의 자세로 복귀하라고 지시하는 것이다.

농구공을 드리블하는 동안 농구공이 지면에서 어떻게 움직여서 손으로 돌아오는지 생각하지 않는다. 농구공이 지면 아래로 향하는 힘(force)의 결과는 어떤 식으로든 다시 손으로 돌아오는 것이다.

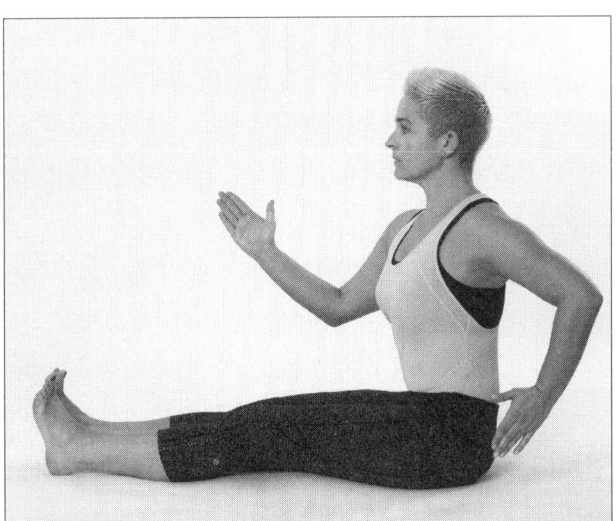

사진 10.5 팔 동작

바닥에 앉은 상태에서 다리를 앞으로 쭉 펴고 팔꿈치는 90도로 구부린다. 팔꿈치를 후방으로 빠르고 강하게 움직이는 동안 몸이 지면에서 튕기게 만들 것이다.

절대 속도

절대 속도는 일반적으로 선수가 10~15야드 이상의 거리를 달릴 때 발생한다. 모든 선수가 절대적인 스피드가 필요하지 않고, 스포츠의 상황에 따라 다른 스피드가 요구된다.

NFL 컴바인Combine을 준비하는 선수들과 함께 일하는 동안 오펜시브 라인맨들에게 절대적인 속도를 지도하고 싶지 않았다. 그 이유는 대부분의 오펜시브 라인맨들이 오랜 시간 동안 10야드 이상을 뛰지 않았기 때문이다.

하지만 이 기술(절대 속도)은 컴바인에서 테스트의 기준처럼 높게 평가되는 40야드 달리기에는 필수적인 요소이다. 적절하게 신체 조직을 준비시키고 기술적으로 연습을 했음에도 불구하고 연부조직이 절대적인 속도를 혹독하게 사용할 준비가 되어 있지 않았다는 이유만으로 햄스트링의 부상이 발생할 수 있다.

이 상황을 물구나무를 처음 시도하려고 했을 때와 비교해서 상상해보자. 체조를 해본 경험이 없다면 물구나무를 잘 하지 못할 것이다. 아무리 코어와 상체가 강하더라도 처음 물구나무서기를 시도하는 사람의 대다수가 다리를 몸 위로 높게 올리지 못한다. 다리를 위로 올리더라도 보통 몸에서 멀어져 옆으로 또는 손 뒤로 넘어지게 된다.

절대 속도도 마찬가지이다. 직립 자세에서 파워를 생산하는 것에 신체 조직이 익숙하지 않다면 선수의 잠재적 운동 능력에 도달하는 데 시간이 걸릴 것이다.

절대 속도는 가속의 여러 구성 요소와 많은 부분을 공유하지만 둘 사이의 차이점이 존재한다. 첫 번째는 몸의 자세이다. 절대적인 속도를 위해서는 몸을 똑바로 세워야 한다.

마라톤 선수를 떠올리면서 그들의 직립 자세에 대해서 생각해보자. 마라톤 선수들은 허리를 기준으로 상체를 전방으로 기울이지 않으며 단거리 달리기 선수의 출발 자세처럼 토탈 보디 린 자세를 보

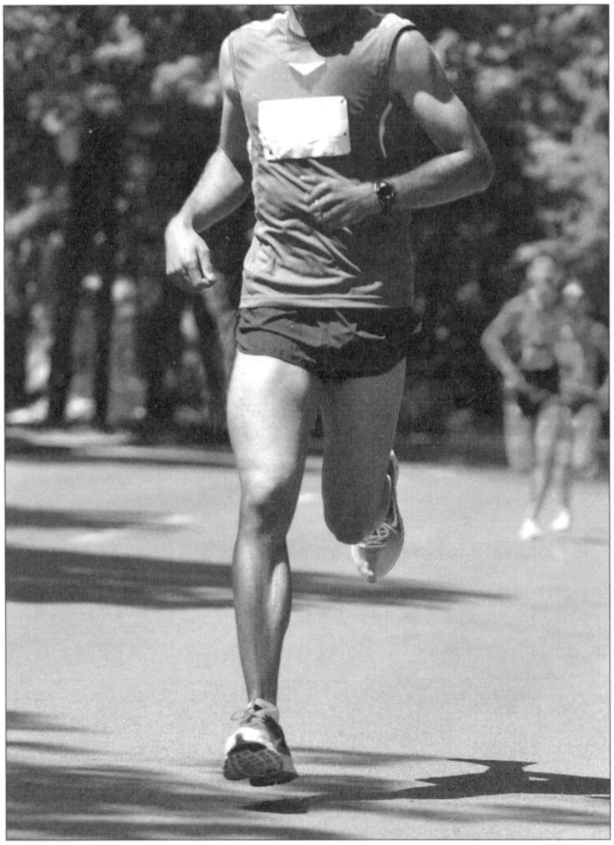

사진 10.6 똑바로 선 러닝 자세의 마라톤 선수

마라톤 선수의 신체 자세와 사진 10.7 스프린터의 자세를 비교해보자. 마라톤 선수는 스프린트 자세와 비교했을 때 더 똑바로 선 자세를 유지하고 있으며 다리는 순환적인 방식(cyclical fashion)으로 작용한다. 팔의 동작과 배측굴곡은 둘 다 같은 방법을 사용한다.

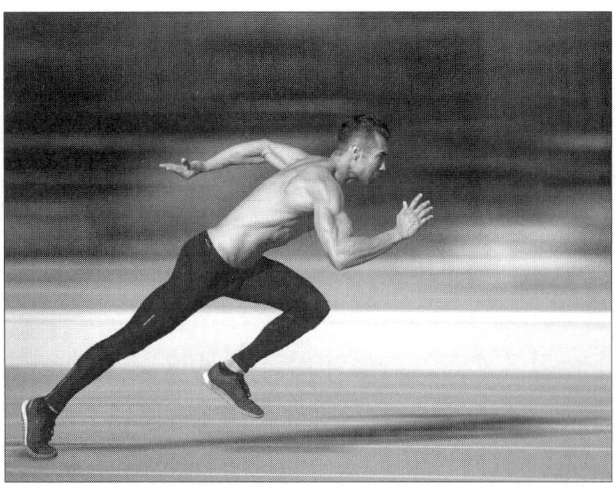

사진 10.7 스프린터

이 사진과 10.6의 절대적인 속도 자세의 차이점을 주목해보자. 두 자세에서 다리의 동작은 매우 다르지만, 발과 팔의 동작은 비슷하다.

'러닝 선수로의 복귀'는 충분한 목표가 아니다. 재활에서부터 퍼포먼스까지의 브릿지 더 갭 연속체 과정의 전문가들로서 우리는 선수들이 그들의 스포츠에서 필요한 달리기의 유형을 반드시 알아야 하며 그것에 따른 운동 진행 과정을 선택해야 한다.

이지 않는다. 마라톤 선수들의 러닝 자세는 직립이거나 거의 상체를 똑바로 세우려고 한다.

다리 동작에서 또 다른 점이 있다. 고관절의 분리는 절대적인 속도의 생성에 여전히 중요한 개념이다. 다리 동작은 마치 자전거의 페달과 같이 주기적이고 순환적인 움직임을 보이며 가속의 피스톤을 연상하는 동작은 보이지 않는다. 이러한 순환적인 달리기 동작은 뒤에 남아 있는 다리가 전방으로 돌아오게 하려고 발뒤꿈치가 허벅지 가까이에 머물러 있는 모습을 보인다.

이 동작을 더 잘 소화해내기 위해서는 똑바로 선 자세에서 한쪽 다리에 모든 체중을 싣고 반대쪽 다리를 곧게 편 상태에서 할 수 있는 한 빠르게 앞뒤로 흔들기 시작한다.

다음으로 발뒤꿈치가 엉덩이에 닿을 때까지 무릎을 구부리고 최대한 빠르게 다리를 앞뒤로 흔들면서 움직인다. 발뒤꿈치가 엉덩이에 닿는 동작은 지속하면 길이가 짧은 지렛대를 사용하게 된다.

짧은 지렛대는 더 빠르게 움직일 수 있으며 결과적으로 빠른 속도를 의미하며 이것은 절대적인 속도를 지도할 때 발뒤꿈치의 회수가 다리 동작에 얼마나 중요한지 보여준다.

가속과 마찬가지로 선수들에게 절대적인 속도의 구성 요소를 연습시키고 코칭할 수 있다. 월 드릴은 선수들의 훈련 체제에 움직임 패턴을 도입하려 할 때 재활에서부터 운동 수행까지의 브릿지 더 갭 연속체에서 구성하는 연습의 가장 큰 부분을 차지한다.

다음 장에는 월 드릴의 몇 가지 예가 있다(사진 10.8~10.10 참조).

두 번의 순환 주기: 한 번의 순환 주기를 어느 정도의 속도로 수행하게 된 후 2번 또는 그 이상의 순환 주기를 더 빠른 속도로 할 수 있게 된다. 이때 요추의 자세가 무너지는 흔한 보상작용 패턴이 일어나지 않도록 주의한다.

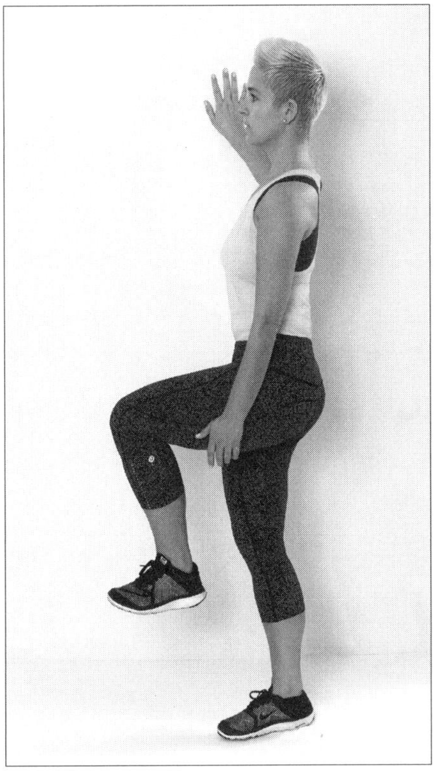

사진 10.8 벽에 고정된 자세에서 변형

선수는 정해진 시간 동안 사진과 같은 자세를 취한다. 지면에 서 있는 다리의 발 앞꿈치 부분으로 체중을 지지한다. 선수의 시점에서 발뒤꿈치에 종이 한 장 정도 미끄러져 지날 수 있는 공간이 있다고 생각하게 한다.

감속

폭발적인 파워와 스피드 그리고 가속은 연부조직과 결합조직 및 관절에 큰 힘을 제공하므로 부상 위험도가 증가할 수 있다. 이 사실은 의심의 여지가 없다. 그러나 감속하는 동안 더 많은 부상이 발생한다는 것은 논쟁의 여지가 있다.

농구나 배구를 생각해보자. 선수가 덩크나 스파이크를 하기 위해 뛰어오르면서 일어나는 부상은 보지 못한다. 하지만 어색한 착지 방법으로 중심을 제대로 지키지 못한 영향으로 발생하는 부상은 볼 수 있다.

럭비, 축구, 또는 미식축구 경기에서의 단거리 달리기도 마찬가지다. 선수가 속도를 더 올리는 동안 근육 염좌는 발생할 수 있다. 그러나 속도를 낮추거나 방향을 전환 및 스프린트 중에 점프하는 동작 같은 변환 시점에 종종 더 많은 부상이 발생한다.

감속과 관련된 도전 과제는 빠르게 이동하는 신체의 동적 안정성 확보와 가속으로 생산된 힘을

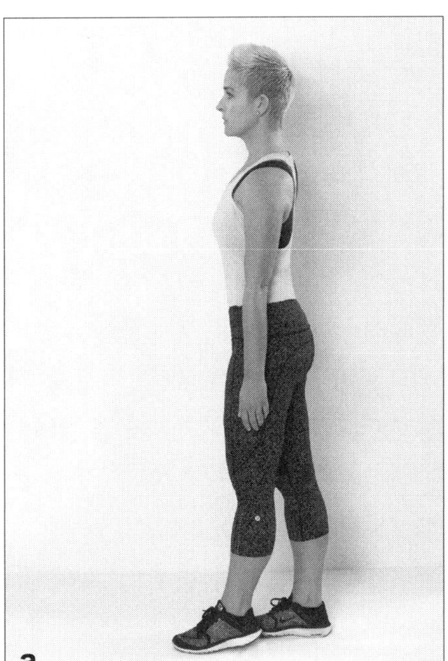

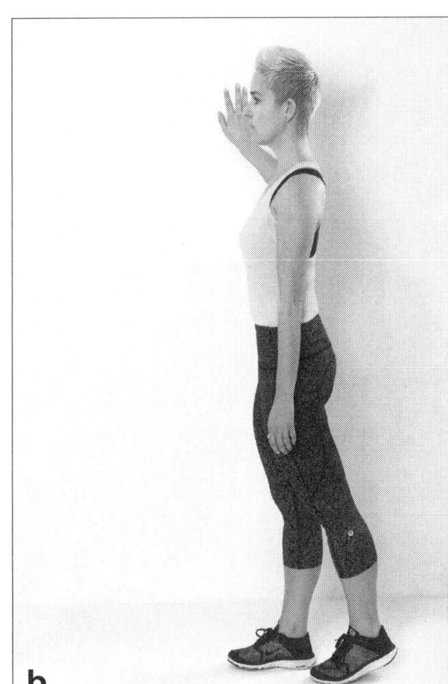

사진 10.9 하나의 순환 주기, 중간 지점

선수는 지면 아래로 '발톱'을 꽂아 내리면서 빠르게 발뒤꿈치를 회수(heel recovery)한다는 생각을 한다. 보상작용으로 인한 요추의 움직임을 주의하고 어느 정도의 고관절 신전을 이룰 때까지 중족골두(metataral heads)가 지면을 스치듯 가로지르게 한다.

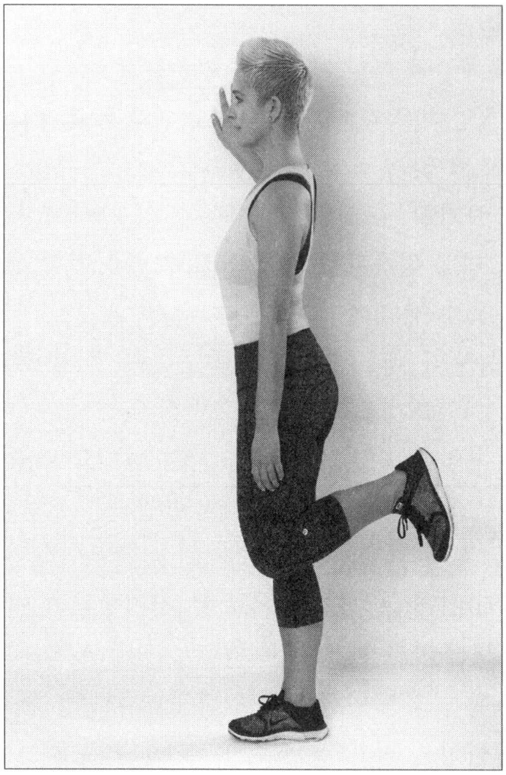

사진 10.10 첫 번째 순환 주기의 마지막 자세

발뒤꿈치가 엉덩이 쪽으로 향하면서 무릎을 꽉 조이도록 구부린다. 다음으로 무릎을 전방으로 가져오면서 고관절을 사진 10.8과 같은 출발 자세로 돌아온다.

흡수하는 것이다.

다른 도전 과제는 움직임의 변환에 관한 것이다. 힘의 생성과 흡수가 반복됨을 생각해보면 변환은 다양한 운동면과 방향에서 발생하는 힘의 생산 및 관리가 요구되는 과정이다. 이것을 부상의 관점에서 본다면 선수에게 충분한 부상 요인이 될 수 있다.

크고 강력한 신체적 엔진을 만드는 것에 중점을 두는 스피드 스트렝스&컨디셔닝 코치들이 있지만, 경주용 자동차의 속도를 줄이는 브레이크의 발달에도 시간을 투자해야 한다.[252]

선수들이 부상에서 복귀했을 때 그들의 동적 안정성 능력은 저하되어 있다. 따라서 속도, 파워, 폭발적 그리고 신속한 방향 전환 등의 구성 요소를 추가하면 선수가 어떤 어려움에 직면할지 쉽게 예측할 수 있다.

부상에서 돌아온 선수들이 실제 경기 속도에 맞춰서 힘을 생산할 수 있어야 한다. 따라서 빠른 변환 동작에 요구되는 힘의 흡수, 동적 안정성 등을 재활 연속체 내에서 강화하는 것이 우리가 해야 할 일이다.

이 장은 다른 운동들과 마찬가지로 감속에 대한 반복적인 연습 또한 점진적인 단계를 이루어야 한다. 따라서 점점 더 도전적인 과제가 주어져야 한다. 단계별로 도전적인 자극이 주어지기 전에 볼륨을 낮게 유지하고 충분한 휴식 시간을 제공해야 근육과 근막이 회복될 수 있다.

선수가 문제없이 점진적인 과정을 진행하면 볼륨을 더 추가하고 휴식 시간을 줄여 훈련 밀도를 높인다. 가속과 감속은 아주 힘든 훈련이기 때문에 일주일에 두 번 또는 최대 세 번 정도 진행될 수 있다.

감속 연습

단계적인 훈련을 진행하는 선수들은 가속을 배우는 동시에 감속하는 방법을 익혀야 한다. 선수는 신경운동 조절 및 스트렝스와 파워를 얻는 동시에 감속 훈련 진행 과정이 도입되어야 한다.

반복적인 동작이 완료된 후 선수의 움직임 속도는 자연스럽게 감소할 수 있다. 이러한 상태가 종종 무의식적으로 일어남에도 불구하고 감속 훈련의 점진적인 진행 과정을 보다 체계적으로 도입하고 토론할 필요가 있다. 이것은 브릿지 더 갭 연속체 과정에서 선수에게 유익을 제공할 것이다.

최대 파워와 최대 가속 이전에 감속이 시작되어야 한다고 주장할 수 있다. 어떠한 임상 기술을 사용하여 운동선수의 감속 능력 발달을 도모해야 하는지에 관한 논의는 지속되고 있다. 다음에 기술하는 단계들의 효과가 발휘되는 데 몇 주가 소요될 수도 있다.

감속의 운동 강도는 우리가 처방하는 다른 움직임의 진행 과정과 마찬가지로 점진적인 증가의 과정이 필요하다.

1단계: 선수는 40야드를 달리고 결승선을 지나서 충분한 감속의 시간을 가지고 속도를 늦춘다.

2단계: 40야드 달리기를 반복하며 각 반복 시 60야드 지점에 도달하기 전까지 감속을 해야 한다고 지시한다.

3단계: 40야드 달리기를 3회 반복하고 감속 준비 시작 시점은 2단계보다 10야드 줄이며 2분 동안 휴식한다.

4단계: 40야드 단거리 스프린트가 끝난 후 5야드 안에 바로 정지하도록 선수에게 요청한다.

5단계: 40야드를 돌진하는 대시(DASH) 이후 준비 단계 없이 '한 번에' 멈추게 한다.

6단계: 40야드를 돌진하는 대시 이후 선수는 짧은 정지를 하고 곧바로 10야드 좌측 또는 우측으로 최대한 빠르게 방향을 전환하는 훈련을 한다.

축구 경기장과 같은 라인이 없는 스포츠 환경에서 이 훈련을 진행할 때는 콘을 이용하여 거리를 표시하거나 야구의 주루 베이스 또는 중앙선 그리고 축구의 18야드 페널티 박스와 같이 본래 지정된 라인을 기준점으로 사용한다.

감속 점프 연습

운동선수는 점프하는 방법을 배우기 전에 착지하는 법을 배워야 한다. 그러나 중력은 착지 또한 도전으로 만들며 이 과정을 단계별로 나누기 위해서는 다음의 이어지는 순서를 시도한다.

1단계: 운동선수는 어깨너비 정도의 스탠스로 12인치 높이의 박스 위에 올라 서 있다가 지면 아래로 떨어지면서 양발로 착지한다.
체중은 발뒤꿈치가 아니라 종족골두 부근의 발 앞부분에 싣는다. 착지는 발, 발목, 무릎 그리고 엉덩이에서 부드럽게 충격이 흡수되도록 한다.

2단계: 16인치 박스를 사용하여 반복 연습한다.

3단계: 선수의 종목에서 필요한 높이만큼 떨어질 위치를 증가시킨다.

4단계: 선수가 착지하는 순간 즉시 위로 수직 점프를 하도록 코칭 신호를 준다. 이 단계에서의 착지 기전은 위 3단계에서 훈련했던 적절한 착지 방법을 사용한다.

상체의 감속 연습

볼을 던지고 잡는 동작과 라켓이나 배트를 휘두르는 상체의 운동은 움직임의 끝 지점에서 감속을 요구한다. 이와 같은 감속 작용이 없다면, 투수는 피칭 후 마운드를 지키지 못하고 날아갈 것이며 테니스 선수는 감속을 하지 못해 계속 회전할 것이다. 미식축구의 쿼터백은 볼을 던진 후 흙탕물에 얼굴을 파묻을 것이다.

당신이 충분한 지식을 갖추고 있다면 선수를 위한 스포츠 특이적 반복 연습을 만들 수 있다. 만약 지식을 충분히 갖추고 있지 않다면 부상에서 복귀한 다양한 스포츠에 몸담고 있는 선수들에게는 아주 일반적인 개념을 적용하는 것이 효과적이다(사진 10.11 참조).

1단계: 선수는 하프 닐링 자세를 취한다.

2단계: 몇 피트 뒤에서 메디신볼을 선수의 머리 위로 던져준다.

3단계: 선수는 공의 궤적을 추적하면서 볼을 잡고 약간 앞부분에서 멈추면서 감속시킨다.

4단계: 이 연습을 반복한다. 그리고 이번에는 당신에게 다시 뒤로 던지도록 지도한다. 이것은 223쪽부터 다루게 될 신장-단축 주기 플라이오메트릭의 개념을 도입하는 것이다.

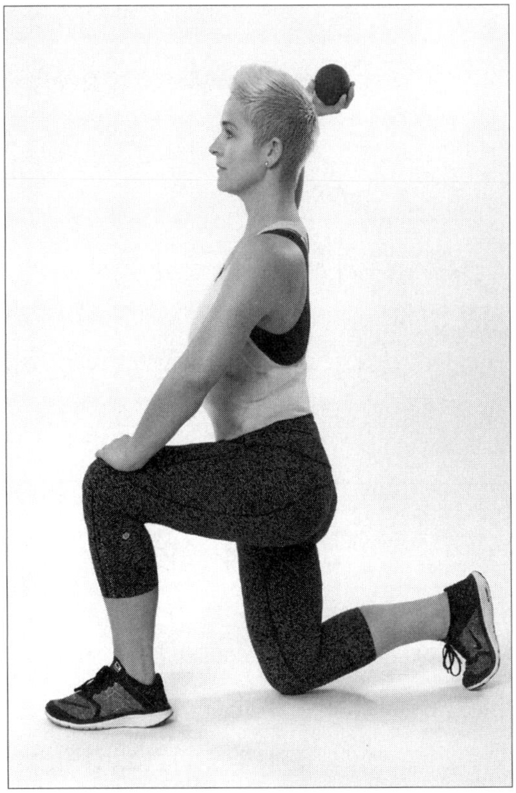

사진 10.11 하프 닐링 던지기 감속

하프 닐링 자세에서 정면을 바라본다. 치료사는 선수의 등 뒤에서 볼을 던진다. 선수는 공이 어깨너머로 날아올 때 어깨선의 중앙 부근 공중에서 볼을 잡으며 속도를 낮추면서 팔로우 스루(follow-throug) 동작을 한다.

점진적인 진행 과정으로 선수는 어깨 뒤로 치료사에게 볼을 던질 수 있으며 상체를 위해서 플라이오메트릭(plyometric) 훈련의 원칙을 순차적으로 실행할 수 있다.

동적 안정화에서 편심성 근육 수축을 조절하는 능력은 큰 부분을 차지한다. 루마니안 데드리프트나 이런 유형의 수축을 강조하는 네거티브 풀업과 같은 운동을 포함한다.

백페달링

백페달링은 일반적인 범주에 포함되지 않는 움직임이다. 이 동작이 가속과 감속의 두 가지 요소를 모두 포함하고 있으나 동작을 수행함에 있어서 이 요소들이 완벽하게 분리되지 않는다.

백페달링 동작은 원심성이나 동심성 수축을 고려하지 않고 수행하지만 두 가지 요소 모두 숙달되어야 한다. 많은 치료사와 퍼포먼스 코치들은 부상당한 선수가 운동 수행으로 돌아오기 위해서는 달리기가 복귀의 척도라고 여긴다. 그러나 백페달링이 복귀의 척도라고 생각하지는 않는다.

이렇듯 백페달링을 분류하기는 쉽지 않지만, 대부분 스포츠에서 백페달링이 필요한 시점이 존재한다. 미식축구의 쿼터백이 전방 패스를 하기 위해 패싱 포켓으로 뒤로 이동하는 것과 농구 선수가 수비 위치를 다시 설정하기 위해서 후방으로 움직이는 동작 그리고 테니스 선수가 네트에서 멀어지면서 베이스라인으로 후퇴하는 움직임 등이 있다.

백페달링은 움직임을 변환하기 위한 경우에 많이 사용된다. 예를 들어 미식축구 선수가 볼을 잡기 위해 몇 야드 정도 뒤로 달리다가 볼을 잡은 후 터치다운을 위해서 앞으로 달리고 방향 전환을 하는 등의 다른 이동 방법을 선택할 때와 같다. 또한 축구 선수가 장거리 슛을 막기 위해서 골라인 쪽으로 백페달링하여 이동하고 점프를 뛰어서 골대 위로 볼을 쳐내는 동작 등에서 움직임의 변환을 보여준다.

이러한 움직임의 예시들은 재활에서부터 퍼포먼스로 이어지는 연속체의 위와 같은 단계에서 다양한 움직임을 처방하는 것이 왜 필수적인지 보여준다.

역학적인 관점으로 보면 백페달링은 다리의 회전을 위해서 무릎의 굴곡과 신전 그리고 고관절의 굴곡이 필요하며 팔을 앞뒤로 흔들기 위해서 어깨의 굴곡과 신전이 필요하다.

백페달링에 필요한 요소 중 아마도 가장 많이 간과되는 것이 발목의 배측굴곡일 것이다. 운동선수의 준비 자세(최대 스트렝스와 파워 스피드를 위한 준비 자세)에서 뒤로 이동하기 위한 스텝을 위해서 속도를 발생시키기 위해서는 배측굴곡이 필요하다.

선수들이 배측굴곡을 위한 발목의 가동범위가 부족하면 가자미근과 비복근에 과부하가 일어날 수 있으며 보상 작용으로 백페달 동작 중 골반의 전방

경사가 일어날 수 있다. 이것이 양발을 이용한 백페달링 연습이 가동성 운동과 함께 진행되어야 하는 이유이며 배측굴곡이 향상되면 종아리의 과도한 경직을 줄일 수 있다. 또한 백페달링 동작에서 편심성 수축을 담당하는 후방사슬의 엉덩이과 햄스트링의 경직을 감소시킬 수 있다.

백페달링 연습

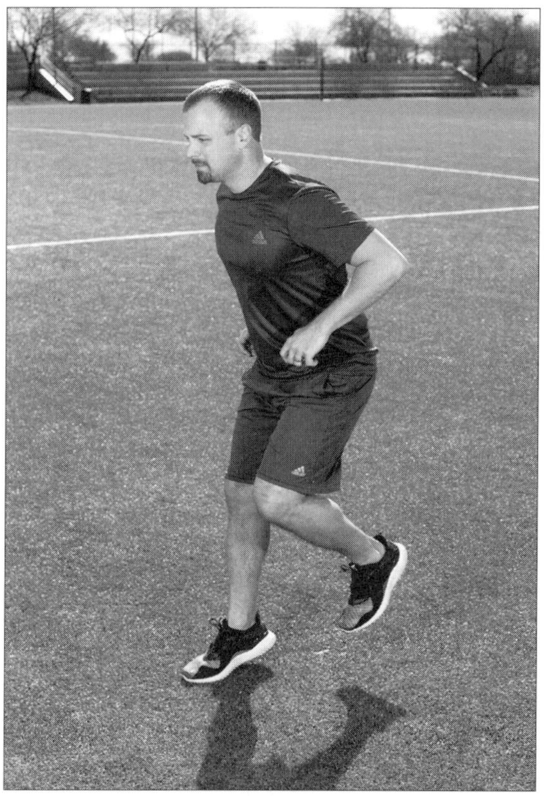

사진 10.12 뒤로 조깅

1단계: 부상 후 선수가 처음 러닝을 시작할 때와 마찬가지로 천천히 뒤로 달리기 시작한다. 선수가 트레드밀이나 필드에서 매우 천천히 뒤로 걷게 한 다음 뒤로 조깅을 시작한다.

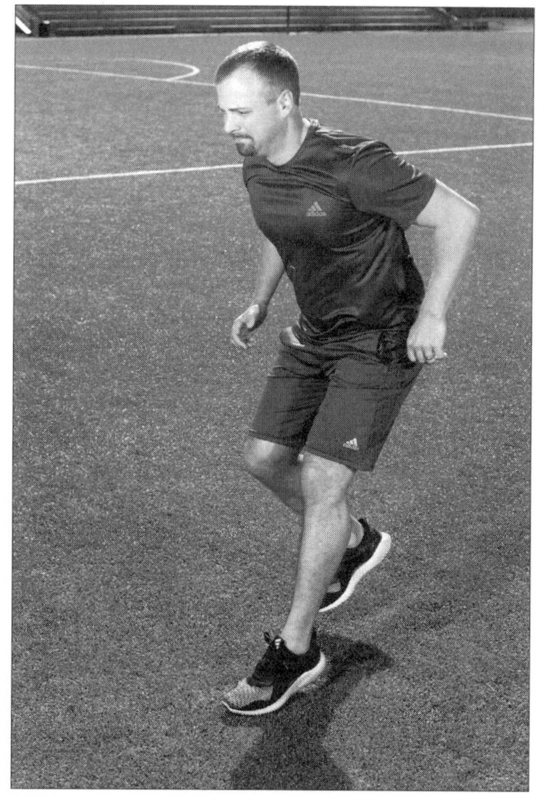

사진 10.13 백페달링

2단계: 1단계에서 명백한 문제가 발생하지 않는 한 백페달링 속도를 올린다.

백페달링을 시작할 때까지 선수 준비 자세(athletic stance)를 유지하고 낮은 자세를 유지하며 동작을 시행한다.

3단계: 감속 러닝 연습과 마찬가지로 감속 구성 요소를 추가시킨다.

다음 장에서는 우리가 즐겨 사용하는 백페달링 훈련을 다룬다.

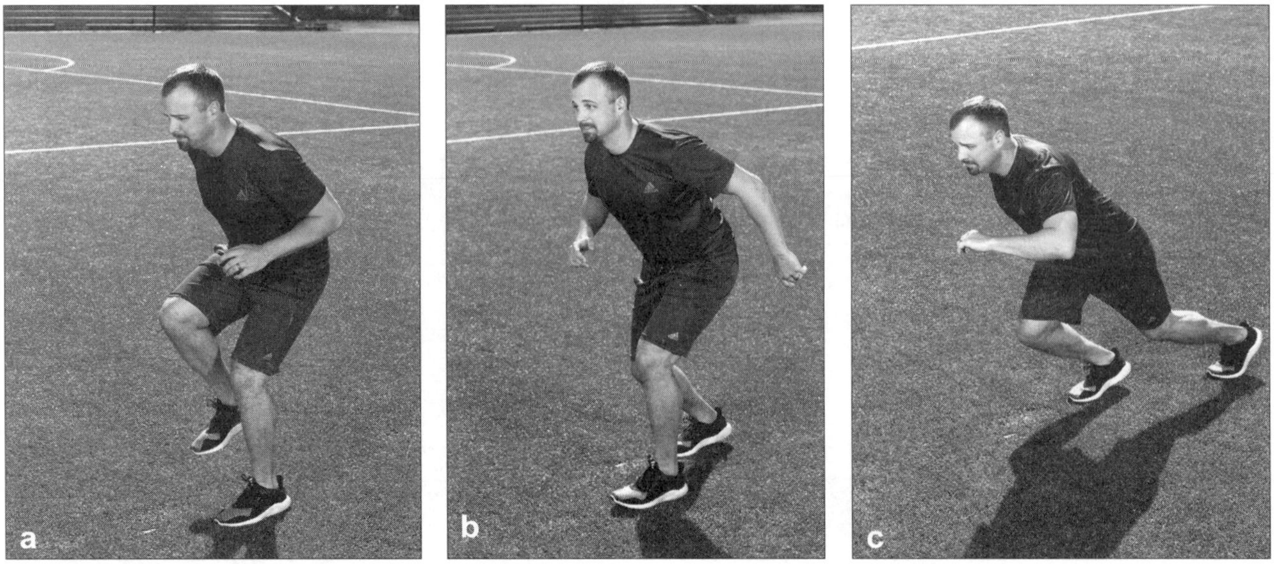

사진 10.14 백페달링 후 전방으로 뛰어나가기

a. **4단계:** 전속력에 가깝도록 백페달링을 밟은 후 빠르게 감속한다. 강하고 단단하게 멈춘 후 몇 야드 정도 전방으로 전력 질주한다.

b. **5단계:** 4단계와 같지만 벡페달링이 끝난 후 전방이 아닌 우측 또는 좌측으로 달린다.

c. **6단계:** 마지막 단계에서는 방향 전환 대신 백페달링 후 서전트 점프로 대신한다.

다방향 움직임

운동 수행 기본 자세athletic base(파워나 힘을 발생시키기 위한 기본 자세) 개념은 다방향 움직임의 기초가 된다.

모든 측면 및 회전 움직임의 강력함을 지속하기 위해서는 안정적인 수행 준비 위치(최대의 파워나 힘을 발생하기 위한 준비 자세)가 필수적이다. 우리가 통제된 상황에서 선수에게 다방향 움직임의 기본 개념을 지도하는 것은 이러한 이유 때문이다.

다음에 소개되는 움직임 진행 과정은 재활의 기초부터 발달 단계의 중요한 부분을 형성한다.

- 운동 수행 기본 자세
- 셔플
- 방향 전환
- 크로스오버
- 드롭 스텝
- 오픈 스텝

운동 수행 기본 자세

운동 수행 기본 자세의 의미를 단순하게 풀어보자면 스포츠나 일상생활에 적용할 수 있는 다항방 움직임의 기초 자세를 의미한다. 만약 여러분이 지도하는 선수가 단단한 기본 준비 자세를 강력하게 유지할 수 있는 능력이 부족하다면 해당 선수는 다방향 움직임 훈련을 수행할 수 없다. 이러한 이유로 선수에게 민첩성 연습을 지도하기 전에 운동 수행 기본 자세의 준비가 선행되어야 한다.

안정된 기본 자세를 준비하기 위해서는 발은 어깨너비보다 넓게 벌리고 상체가 똑바로 서야 한다. 무릎은 발 안쪽에 있고 골반은 양 무릎 안쪽에 위치시킨다. 기본적으로 하체는 'A' 모양을 유지하도록 한다.

다음으로 현재의 발의 위치를 유지하며 약간만 구부린 스쿼트 자세를 취하면서 중력 중심을 낮춘다. 발은 "지면에 나사를 돌려 박아 넣는다"라는 느낌으로 한다. 이 개념은 왼발은 시계 반대 방향으로 돌리고 오른발은 시계 방향으로 돌려 위치시킴으로

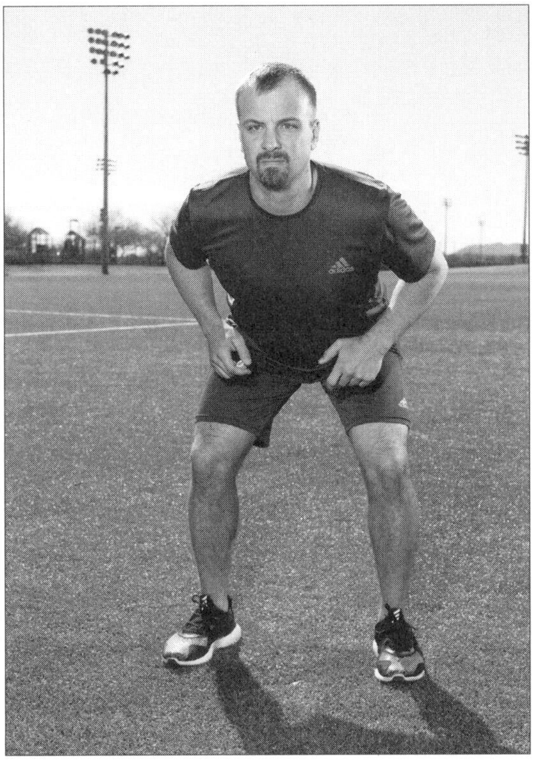

사진 10.15 좋은 기본 자세

운동 수행의 기본 자세를 위해 엉덩이보다 무릎을 넓게 좌우로 벌리고 발은 무릎보다 조금 더 넓게 벌린다.

무릎은 내측으로 회전하지 않지만, 엉덩이 외전근과 외회전 근육에 의해서 단단하게 지지가 된다.

발은 넓게 벌려 지면을 지지하고 중력 중심은 낮게 유지하여 어떤 방향으로든 움직일 수 있도록 한다.

써 대퇴골이 외회전 위치가 유지되어 엉덩이의 활성화를 보장해준다(사진 10.15 참조).

엉덩이의 근육 조직, 특히 중둔근의 후방 부분이 활성화되지 않으면 대퇴골은 내회전되고 외반슬 valgus knee이 발생될 수 있다. 양측 또는 한쪽 무릎이 안쪽으로 무너지면 아주 위험한 자세가 된다(사진 10.16).

상체의 자세 또한 매우 중요하다. 가슴은 세우고 머리는 중립 위치를 지킨 상태에서 복부의 자세가 유지되어야 한다. 체중은 양측 무릎 사이에 균등하게 분포되어 있다.

다음의 사진은 운동 수행 기본 자세의 좋지 않은 예이다.

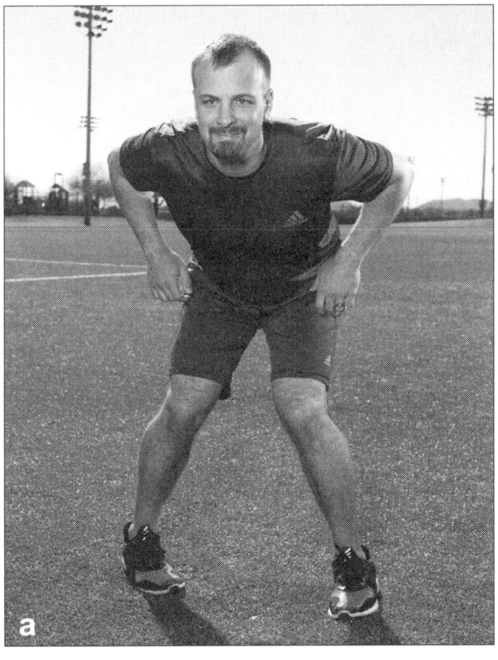
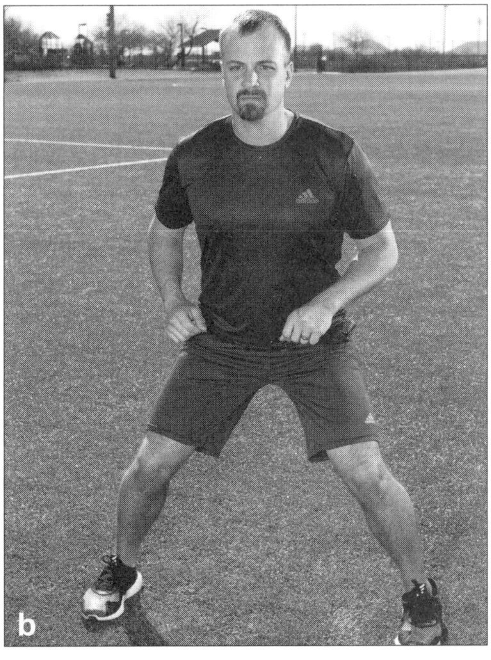

사진 10.16 좋지 못한 기본 자세

좋지 못한 자세로 지면을 지지하고 자세를 취하고 있다. 무릎의 자세는 신체를 제대로 지지하지 못하는 외반슬(genu valgus)이며 중력 중심이 적당히 낮지 않으므로 어떤 방향으로든 움직이기 어렵다.

셔플

선수들이 안정적인 운동 수행 기본 자세를 형성하고 유지할 수 있게 되면 다방향 움직임을 수행할 준비가 되어 있는 것이다. 셔플 동작은 기본 자세에서 벗어난 가장 첫 번째 움직임으로서 스포츠에서 발생하는 움직임의 구성 요소 중 하나이다.

셔플링은 좌우로 움직이는 동안 기본 자세를 유지하는 것을 요구한다. 발은 와이드 스탠스로 시작하여 가능한 중립에 위치시킨다. 대퇴골의 중립과 올바른 무릎의 자세를 위하여 엉덩이 근육의 활성화가 필요하다.

셔플의 동작에서 중요한 것은 왼다리를 지면에서 밀어내어 반대편인 우측으로 선수를 움직이는 것이다. 이런 동작은 우측으로 움직이기 위해서 오른다리를 몸으로 끌어당기는 것과는 대조적인 움직

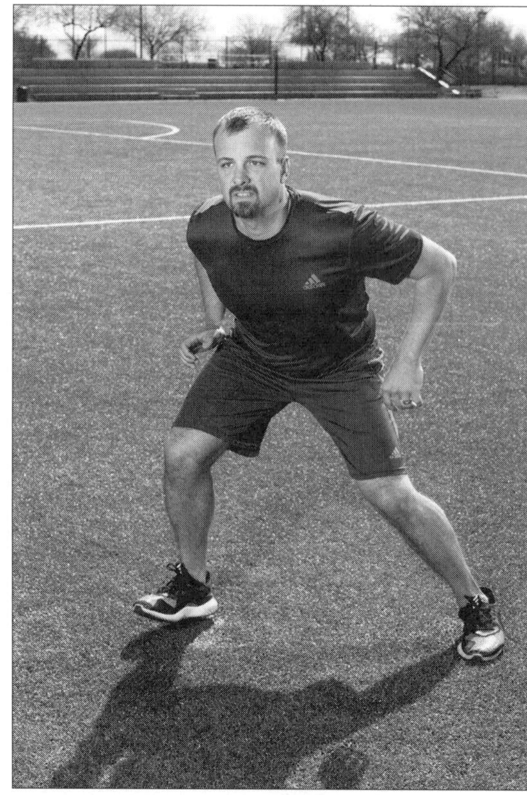

사진 10.18 셔플. 좋지 못한 자세, 발의 외회전

앞쪽에 위치한 다리를 이용해서 몸을 끌어당기고 있다. 주목할 것은 발가락, 엉덩이, 무릎이 외회전되어 있는 것이다.

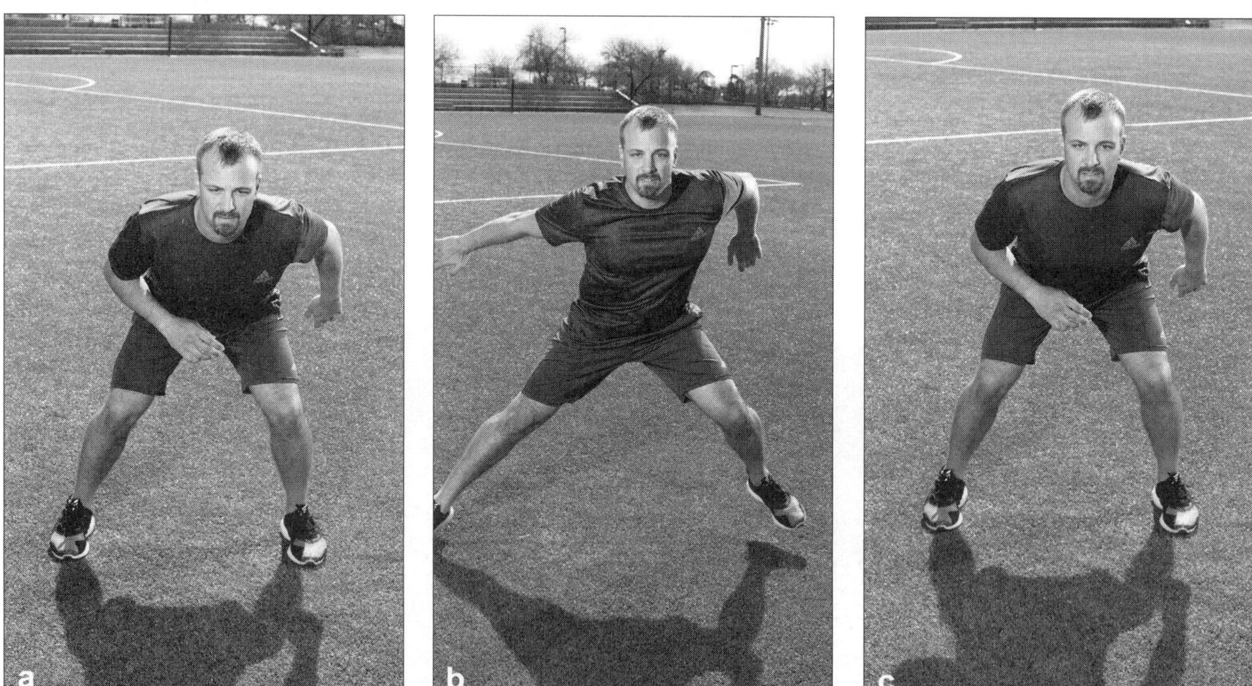

사진 10.17 셔플

좋은 운동 수행의 기본 자세에서 선수는 뒤에 있는 다리를 이용하여 한 방향으로 몸을 밀어 움직인다.

예를 들어 선수가 우측으로 셔플링 한다면 몸이 좌측 방향으로 움직이면서 왼발을 이용하여 지면을 강하게 밀어낸다. 뒤편에 위치한 왼발을 강하게 밀면서 일어나는 신전은 원하는 방향으로의 움직임을 만들어준다.

앞쪽의 오른발은 중립 위치를 유지하고 발가락은 앞을 향한다. 오른발은 외회전이 일어나지 않게 유지한다. 오른발의 이와 같은 자세 유지는 원하는 방향으로 몸을 끌어당기듯 이동하게 한다.

셔플 움직임은 뒤편에 있는 다리의 밀기와 신전에 의해서 일어나며 앞쪽에 있는 다리의 당김과 굽힘에 의해 이동하지 않는다.

임이다.

자동차가 고장을 일으켜 모퉁이에 있는 주유소로 가져가야 한다면 어떻게 해야 할 것인지 생각해보자.

자동차를 주유소로 끌고 갈 것인지 아니면 밀고 갈 것인지 생각해보자. 아마도 자동차를 밀고 갈 것이다.

같은 방식으로 생각하면 된다. 운동선수들에게 그들이 가고자 하는 방향으로 신체를 끌어당기는 것이 아닌 밀어서 움직이도록 지도하자.

일단 이와 같은 일반적인 운동 패턴이 확고하게 자리 잡으면 다양한 속도와 부하의 변화를 시작할 수 있으며 지도자가 활성화하고 싶은 생리학적 요구에 따라 저항을 추가할 수 있다.

방향 전환

복귀 과정의 선수가 좌측과 우측으로 편도로 셔플을 수행할 수 있게 되면 방향 전환 연습을 시작한다. 이 연습은 셔플링으로 좌우측 모두 이동하는 조합이다(사진 10.16).

우선 우측으로 셔플링 하여 이동한 다음 멈추거나 정지하지 않고 반대 방향으로 셔플링 하여 움직인다. 발의 넓이, 엉덩이 및 가슴의 위치는 셔플의 일반적인 자세와 같으며 몸통의 측면 좌측으로 이동하거나 그 반대로 교대하여 셔플링 한다. 마찬가지로 올바른 자세가 선수의 몸에 기억되면 속도를 더하거나 도움 또는 저항을 사용한다(사진 10.20 참조).

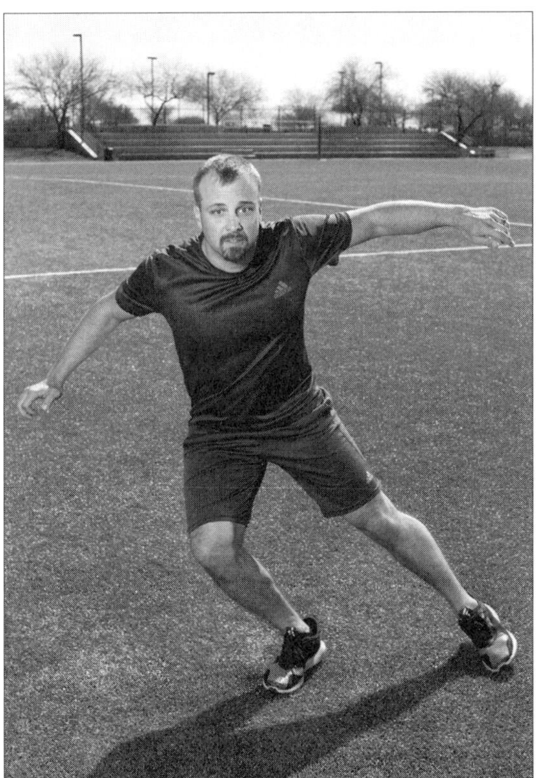

사진 10.19 방향 전환 연습

셔플의 점진적인 발달 진행 과정으로서 선수는 움직임 도중에 방향을 바꾸는 연습을 할 것이다. 뒤편에 있는 발의 밀기와 앞쪽 발의 역할이 빠르게 전환된다. 빠른 방향 전환을 위해서 지도자의 신호에 따라 두 다리의 역할 초점이 빠르게 변환돼야 하지만 중력 중심을 지켜야 한다. 이 동작은 움직임 방향의 단순한 변화이지만 셔플의 모든 구성 요소를 유지해야 한다.

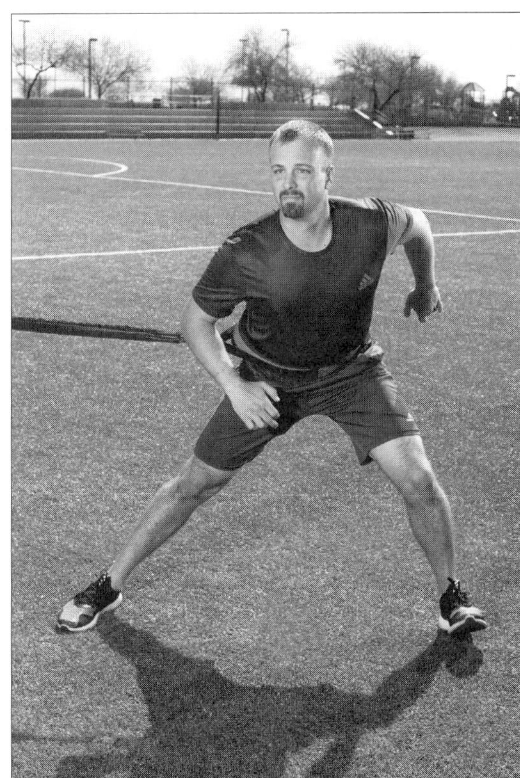

사진 10.20 고무 밧줄(Bungee)을 이용한 방향 전환

방향 전환 움직임에서 한쪽 측면에 고무 밧줄을 추가하면 고무 밧줄을 착용한 측면은 이동의 추가적인 도움을 받게 되며 반대편은 저항을 추가하게 된다.

움직임에 추가되는 도움이나 저항은 선수가 실제 경기로 복귀했을 때 대면할 수 있는 유사한 힘을 적응시킬 수 있다.

크로스오버

크로스오버는 선수가 정면을 응시한 자세에서 완벽한 90도 직각으로 선회하는 전환 움직임을 뜻한다.

이 동작은 다방향 움직임과 선형 이동을 결합할 수 있게 하는 전환 운동이다.

미식축구 선수의 상황을 보면서 크로스오버를 설명해보자. 선수는 상대편 선수의 행동을 보기 위해서 앞을 보고 있다. 그다음 좌측으로 이동하기로 즉시 결정한다. 선수는 오른다리를 재빠르게 왼다리 앞으로 가로질러 들어 올리고 가속을 시작하기 위해서 오른다리로 지면을 빠르고 강하게 아래로 내리꽂는다. 또한 선수들은 우측으로 이동하기 위해서 취했던 이 동작을 역순으로 움직일 수 있는 능력이 필요하다.

브릿지 더 갭의 관점에서 본다면 운동선수는 안정적인 운동 수행 기본 자세를 달성할 수 있어야 하며, 이것을 유지하기 위해 충분한 몸통 안정성과 다리의 크로스오버를 위한 엉덩이 가동성을 가져야 한다. 일반적으로 벽을 사용하여 이 패턴을 나누어 연습을 진행한다(사진 10.22 참조).

선수가 크로스오버를 위한 일반적인 운동 프로그램을 이해하면 속도, 저항 등을 추가하여 훈련을 진행할 수 있으며 결과적으로 다른 움직임과 결합하여 연습의 복잡성을 증가시킬 수 있다(사진 10.23 참조).

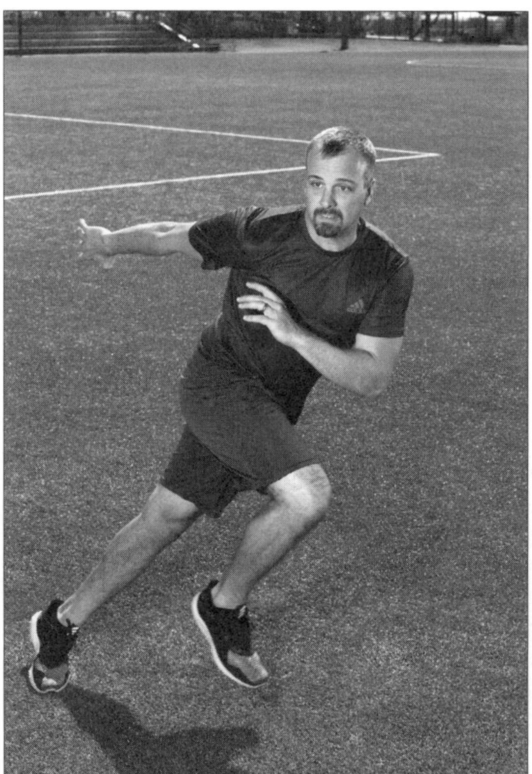

사진 10.21 크로스오버

방향 전환을 위해서 발목을 90도 직각으로 회전해야 한다. 이 동작이 의미하는 것은 운동 수행 기본 자세에서 가속 움직임을 위해 뒤쪽에 위치한 발이 앞쪽 발을 가로질러 넘어 이동하는 것을 의미한다.

예를 들어 선수가 선수의 수행 준비 자세에서 좌측으로 이동하기 위한 가속이 필요하다면 오른다리는 반드시 빠르고 효율적으로 왼다리 앞으로 가로질러 움직여야 한다. 이때 우측 무릎의 슬개골이 움직이고자 하는 방향을 가리켜야 한다. 측면으로 서 있는 자세에서 선형 이동으로 전환하기 위해서 오른다리는 빠르고 강하게 지면을 누르면서 가속 움직임으로 전환한다.

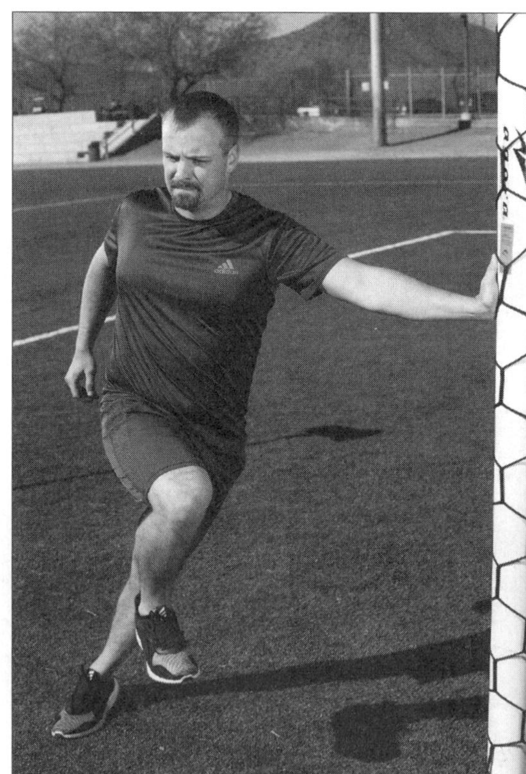

사진 10.22 벽을 이용한 크로스오버 연습

벽을 이용한 연습은 선수가 벽을 지지하며 복잡한 크로스오버 동작을 구분하여 훈련할 수 있게 한다. 바깥쪽에 위치한 다리를 벽 쪽을 향하여 들어 올린다. 선수가 한쪽 다리에서 반대편 다리로 이동하기 위해 중력중심과 다리 위치를 바꾸는 복잡한 작업을 수행할 때 외측 다리 무릎의 슬개골은 벽을 향해야 한다.

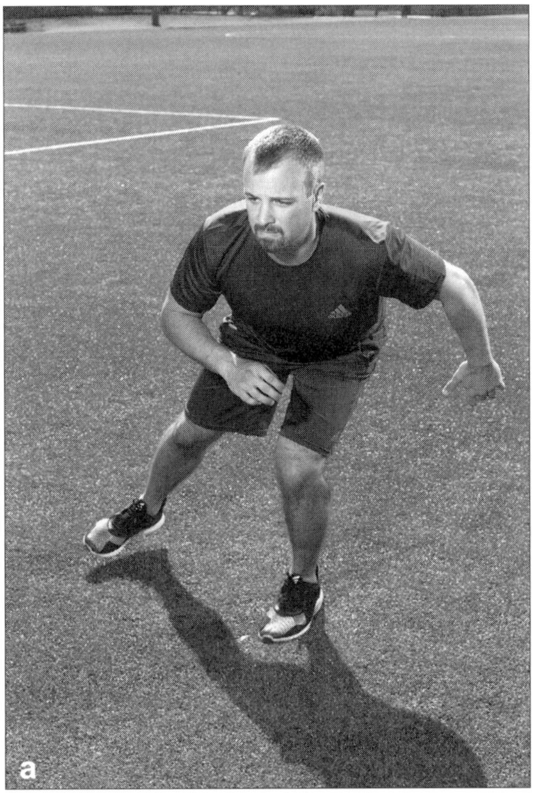

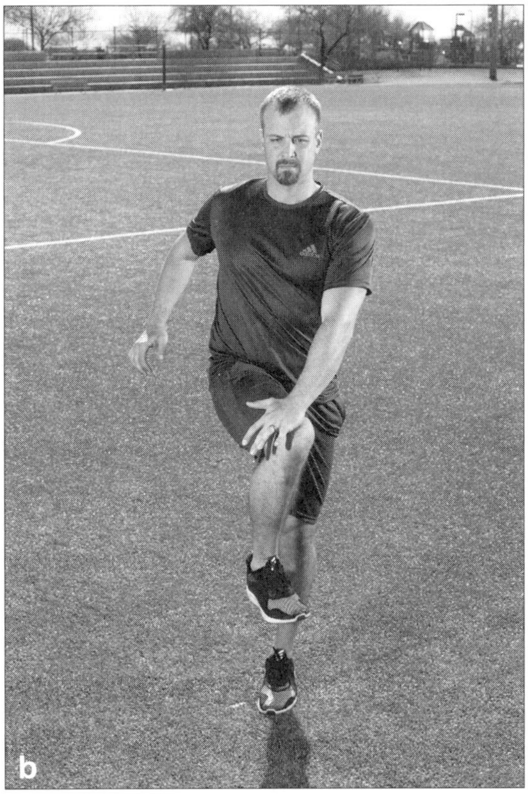

사진 10.23 크로스오버 운동, 무릎과 손이 부딪히는 방법

벽이 없다면 선수의 손을 표적으로 사용하여 무릎을 부딪친다.

드롭 스텝

드롭 스텝은 선수가 출발 위치에서 180도 회전하여 정반대의 방향을 향해 움직이는 것을 의미한다.

이 동작을 위해서는 골반에서 엉덩이가 반드시 분리되어야 한다. 드롭 스텝을 잘 수행하기 위해서는 가동성이 좋은 엉덩이가 있어야 하며 골반 가동성 및 몸통 안정성이 겸비되어야 한다.

스탠딩 포지션(서 있는 자세)에서 이 연습을 시작할 때 엉덩이와 골반의 분리에 초점을 맞추어야 한다. 만약 필요하다면 벽을 이용하여 훈련을 진행한다.

통증이 없는 상태에서 움직임 패턴을 확립하면 벽을 이용한 훈련에서 양방향으로 자유롭게 움직일 수 있는 상황의 드롭 스텝을 수행한다.

이런 동작 수행 능력이 숙달되면 다른 다양한 변수를 추가하여 운동을 더 도전적으로 만들 수 있다.

또한 이전에 익힌 다른 움직임을 추가하여 운동의 복잡성을 증가시킬 수 있다.

다음은 내가 가장 좋아하는 드롭 스텝 연습이다(사진 10.24~10.30 참조).

오픈 스텝

크로스오버 및 드롭 스텝뿐만 아니라 스포츠에서 자주 쓰이는 많은 풋워크 기술들이 있다.

2017년에 기능적 트레이닝 발전 학술대회 Perform Better Functional Training Summit에서 리 테프트Lee Taft의 발표가 있었다. 그는 크로스오버 스텝이 우리가 생각하는 것보다 더 낮은 빈도로 사용되고 있다고 주장했다. 그는 단순한 오픈 스텝의 사용 빈도가 크로스오버 스텝보다 더 높으며, 운동 수행 기본 자세에서 움직임으로 전환하는 순간 가속의 파워 생

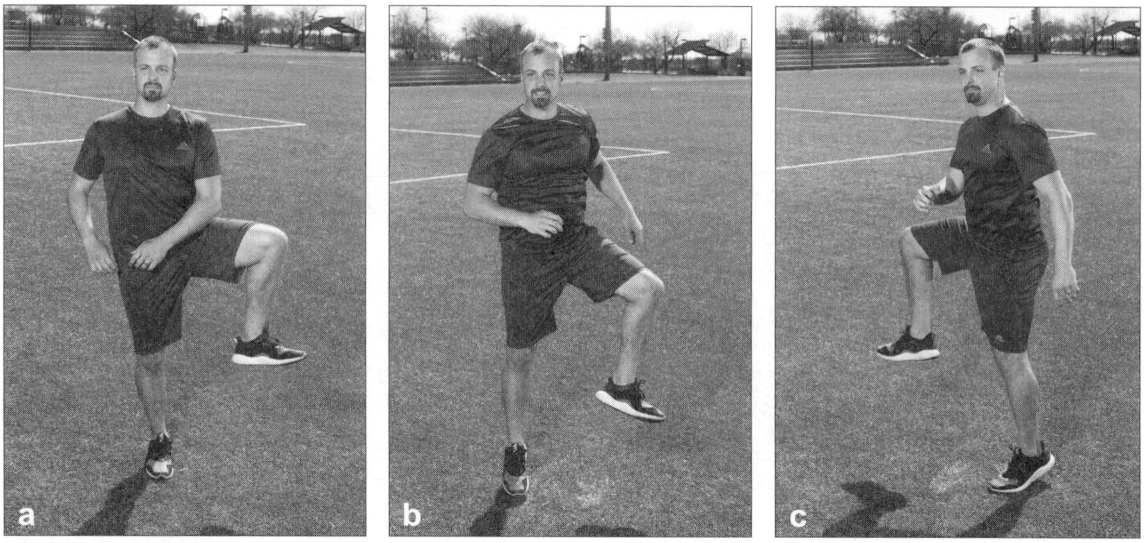

사진 10.24 드롭 스텝 움직임

완전한 드롭 스텝 움직임은 몸통이 전방을 향하도록 하고 한쪽 다리를 들어 올리고 엉덩이를 굴곡하면서 외회전시킨다. 결과적으로 상체의 몸통은 골반의 움직임을 따라간다. 들어 올려진 다리는 가속 움직임을 위해서 지면을 강하고 빠르게 후방 아래 방향으로 밀어낸다. 이 동작은 운동선수가 180도 몸을 선회할 때 사용된다.

고관절에서 엉덩이를 분리하는 동작은 벽 옆에서 손으로 몸을 지탱하고 연습할 수 있으며 사진 10.25와 같다. 이 운동의 점진적인 진행 과정의 목표는 통제되고 느린 방식의 벽을 사용한 안정적인 방법에서 벗어난 드롭 스텝 움직임을 할 수 있도록 하는 것이다. 결과적으로 드롭 스텝은 훨씬 빠른 속도의 뛰는 동작으로 수행될 수 있다.

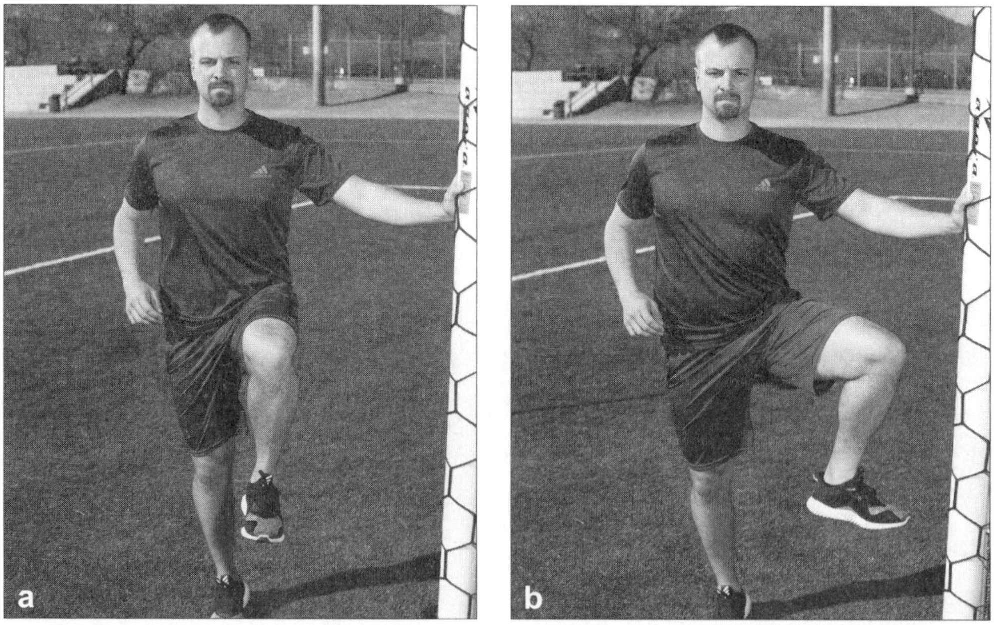

사진 10.25 벽을 이용한 분리 연습

벽을 이용한 훈련 방식은 느리고 제어된 방식으로 엉덩이와 골반의 분리를 연습하며 몸통과 상체의 안정성 향상을 위해 사용된다.

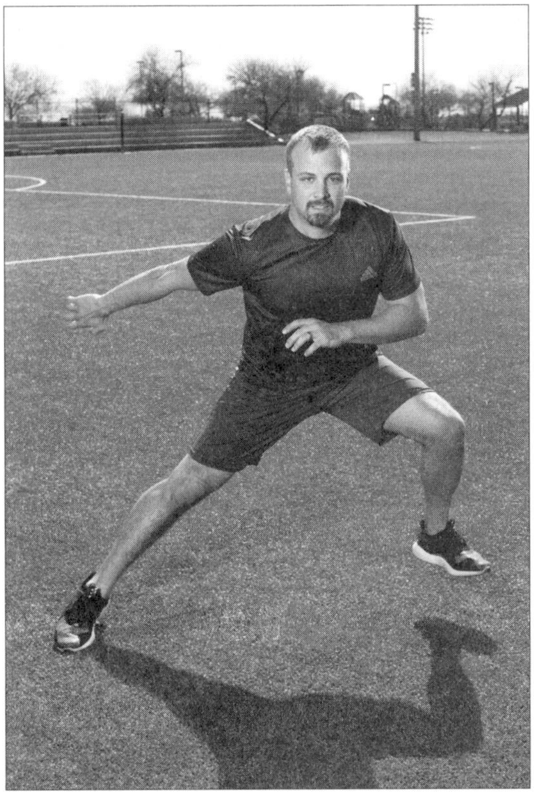

사진 10.26 이동 드롭 스텝

이 연습은 선수가 벽을 이용한 느리고 통제된 방식으로부터 벗어나 드롭 스텝 움직임을 반복하는 훈련이다.

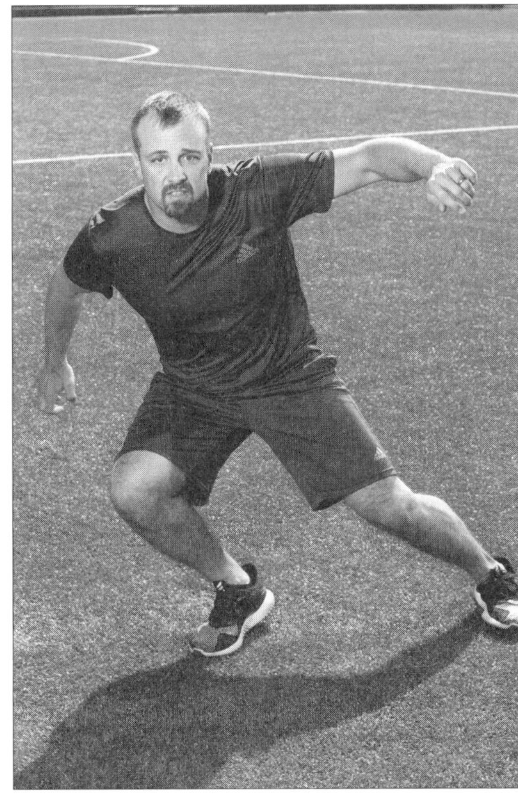

사진 10.27 드롭 스텝 스킵

이 훈련에서 우리는 드롭 스텝 움직임 구성 요소에 속도를 추가한다.

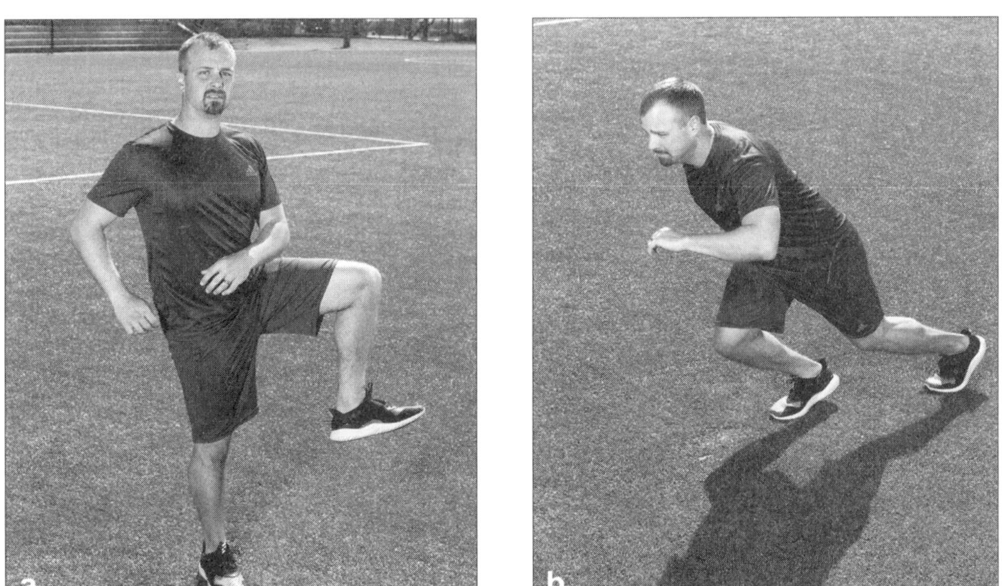

사진 10.28 드롭 스텝에서 가속으로 전환

이 연습은 움직임의 복잡성을 가져오는 훈련으로서 가속과 드롭 스텝, 두 가지의 기본적인 움직임 기술을 조합한 것이다.

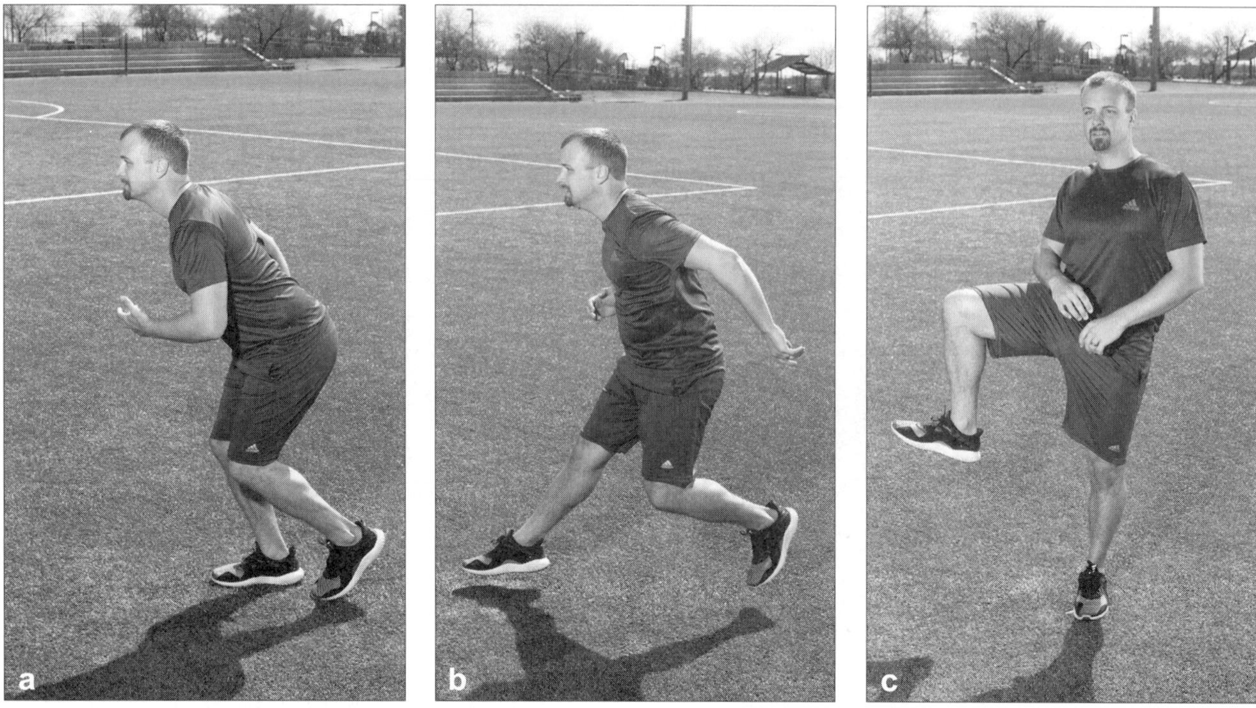

사진 10.29 백페달에서 드롭 스텝으로 전환

백페달 이동에 추가적인 복잡성을 더한 움직임으로서 서로 다른 기본적인 움직임을 조합한 기술이다.

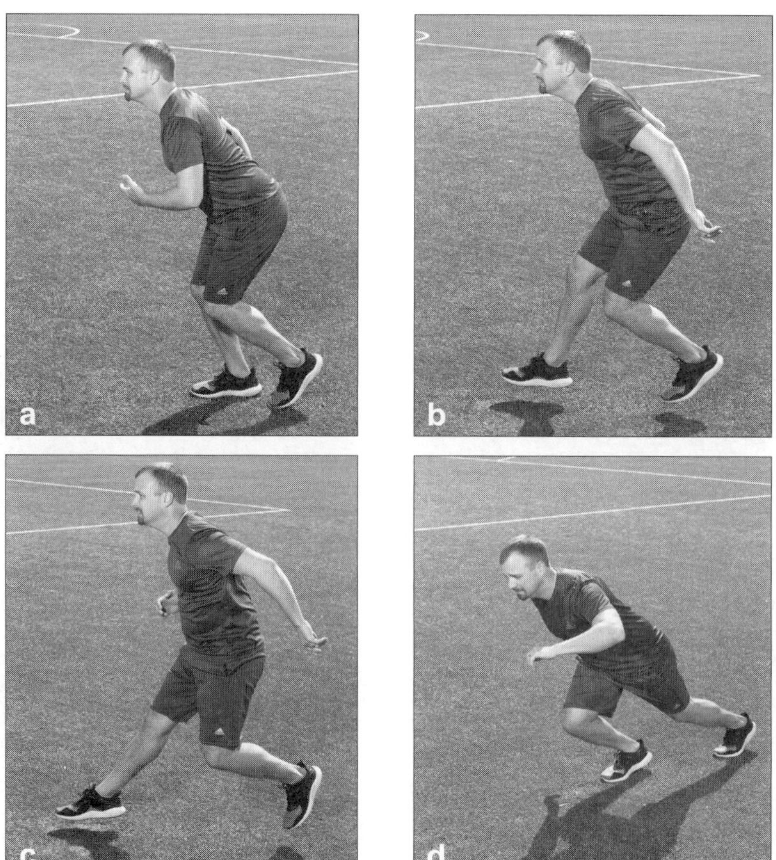

사진 10.30 백페달 이후 드롭 스텝 그리고 가속 B

아주 큰 복잡성을 움직임에 추가하는 방식으로 세 가지 서로 다른 기본적인 움직임 기술을 혼합한다.

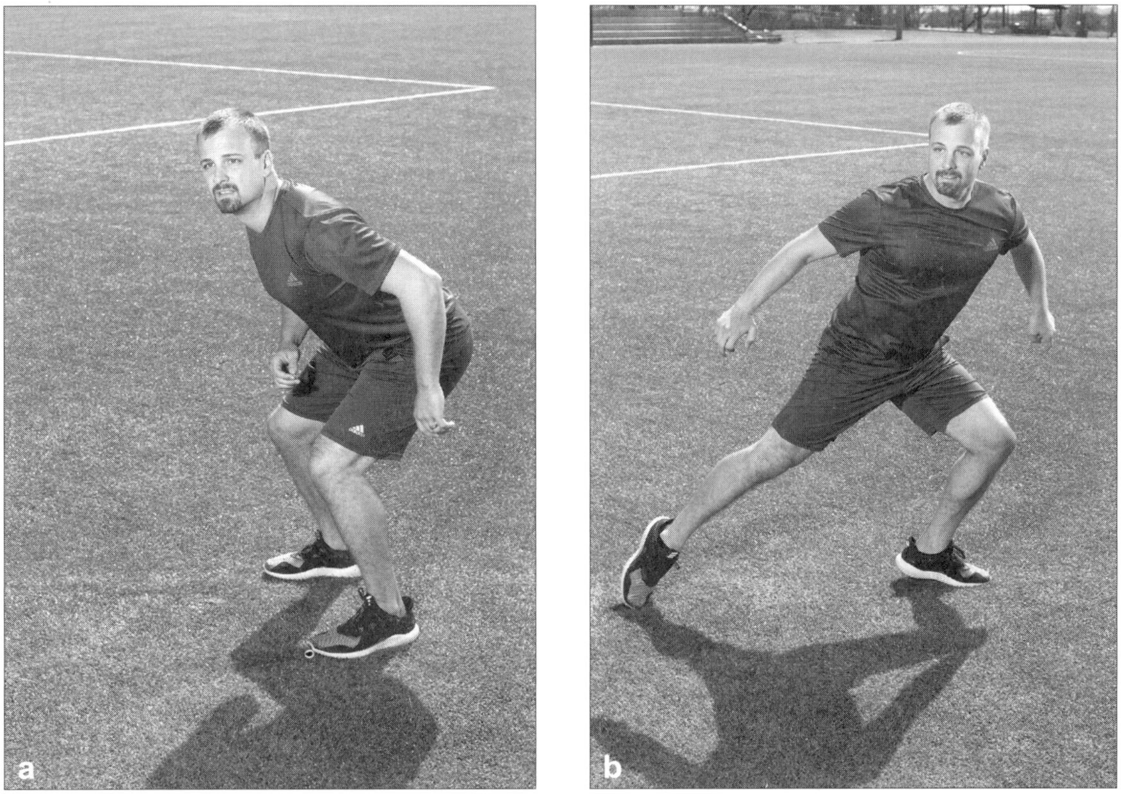

사진 10.31 오픈 스텝

골반의 방향을 90도 직각으로 전환하는 기술이다. 선수는 운동 수행 기본 자세에서 단순하게 원하는 방향으로 골반을 열어 빠르고 강하게 지면을 밀어 가속하여 이동한다.

산에 더 효과적이라고 하였다.

소프트볼 경기에서 주자가 위험을 감수하고 1루에서 2루로 뛸 때 2가지 옵션이 있다. 첫 번째 옵션은 셔플 동작을 몇 걸음 이동 후 크로스오버 스텝을 이용하여 전력 질주를 하는 것이다.

하지만 첫 번째 옵션 동작이 항상 사용되는 것은 아니다. 다른 주자들은 협응성의 복잡성이 더 적지만 빠르게 전력 질주를 시작할 수 있는 두 번째 옵션을 선택한다. 주자는 크로스오버 스텝을 사용하지 않고 간단하게 앞발을 회전시킨 후 골반을 열어 무릎이 2루 베이스를 향하도록 한다. 그리고 바로 가속을 시작하기 위하여 뒤쪽에 있는 다리를 들어 올려 엉덩이를 굴곡시켜 뛰고자 하는 방향으로 가져온다.

이것을 '오픈 스텝'이라고 부른다(사진 10.31 참조).

특히 스포츠의 실제 상황에서 크로스오버 스텝보다 두 번째 옵션을 더 선호한다는 것을 발견하면 선수들에게 두 번째 옵션의 스텝을 복제하여 훈련시킬 만한 가치가 있다. 또한 요추-골반 부위의 충돌이나 엉덩관절의 관절순 손상 등을 다룰 때도 두 번째 옵션은 좋은 전략이 된다.

점프와 착지

점프의 착지 구성 요소는 러닝의 백페달링 구성 요소만큼 중요하다. 점프와 착지 또한 가속과 감속의 개념을 바탕으로 시행되기 때문이다. 우리는 선수들이 가능한 한 높이, 멀리 그리고 빨리 점프하는 훈련에 많은 시간을 보내지만 점프하는 동안 생성된 힘을 통제된 방식으로 감속 훈련하는 것에는 많은 노력을 기울이지 않는다. 선수가 안전하게 착지할 수 있도록 도움을 줘야 한다.

코리 토스Cory Toth의 멀티스포츠 연구에 따르면 점프와 관련된 부상 중 60%가 잘못된 착지로 발생한다.[253] 일부 연구에 따르면 전방으로 점프는 착지 이후 여러 방향으로 폭발적인 움직임의 가능성이 있어 단순히 위아래로 움직이는 드롭 점프 동작에 비하여 상해 위험성이 더 높다.[254]

사과를 공중에 던지면 위로 올라가는 도중에 튀어 오르지 않는다. 사과가 바닥으로 떨어질 때 튀어 오르거나 부서지게 된다. 인체의 연부조직도 마찬가지이다. 뛰어오르기 위해 도약할 때 부상을 입은 것도 가능하지만 지면에 발이 닿아 착지할 때 부상을 입는 것이 훨씬 흔한 일이다.

관절의 정렬은 착지와 관련된 부상의 중요한 원인 중 하나이다.

엉덩이, 무릎, 발목 관절의 중심화가 잘 되어 있고 바른 정렬을 가지고 있다면 관절은 큰 문제없이 큰 힘을 잘 전달하고 흡수할 수 있다. 그러나 정렬이 바르지 못하면 종축의 전단력으로 한 번의 충격에도 손상이 유발되거나 오랜 시간 동안 축적되어 부상을 당할 수 있다.[255]

점프에 관한 연구에 따르면 전방십자인대 손상을 입은 젊은 여성들의 공통점 중 하나가 외반슬 무릎으로 한쪽 또는 양다리 모두 안쪽으로 휘어져 있었다.[256] 안쪽으로 휘어진 무릎은 엉덩관절에 보상작용을 일으킬 뿐만 아니라 전방십자인대에 비정상적으로 높은 부하를 가한다.

이와 같은 문제는 무릎이 아닌 발목과 발에서부터 시작한다. 발을 지면에 디뎠을 때 발의 후면에서 바라본 중앙선에서 내측으로 회전하여 안쪽으로 기울어지면 무릎 또한 같은 상태가 된다.

또한 발이 오리발처럼 좌우로 크게 벌어져 있거나 비둘기 다리처럼 안으로 회전되어 모여 있는 경우도 무릎에 문제를 일으킬 수 있다.

착지 연습

선수의 부상 복귀 과정에 도움을 주고 있다면 높은 파워를 생산하는 점프와 착지는 잠재적으로 가장 위험한 활동이다. 따라서 하체의 바른 정렬을 위한 훈련이 필요하며 요추와 골반의 견고한 연결이 보장되어야 한다.

다음은 이러한 문제를 해결하기 위한 훈련이다. 처음에는 시각적인 코칭 신호를 위하여 거울을 사용할 수 있으나, 연습 후에는 자신의 고유수용성 감각에 도움을 받을 수 있다.

무릎은 두 번째 발가락을 따라가서 착지하고 발의 위치는 중립인지 확인한다. 착지할 때 중둔근을 활성화하기 위하여 나사를 조이듯이 지면에 발을 조여 엉덩이를 짜내는 듯한 자세를 취한다. 이런 자세들은 대퇴골 말단에 약간의 긴장을 발생시킬 것이다. 반복적으로 점프와 박스 착지를 연습한다.

착지에서 자세를 낮춰 충격을 흡수하는 스텝핑 다운은 사진 10.33 a~c에서 가장 중요한 동작이다. 우리는 단순히 점프만 할 뿐 그 사람의 다음 동작에 대해서는 생각하지 않는다. 따라서 앞으로 착지 동작을 구분지어 훈련할 것이다.

12인치 박스 훈련을 성공적으로 수행했다면, 박스의 높이를 18인치로 증가시킨다.

이 활동에서 선수는 박스 위에 서서 움직임을 시작한다. 선수는 계단을 오르듯 박스 위로 스텝을 밟고 올라간다. 박스 위에서 착지하는 움직임에만 집중한다(사진 10.34 참조).

당신이 보았을 때 선수가 자신감 있게 좋은 자세로 착지하면 더 높은 박스에서 연습을 반복한다.

그다음으로, 지면에서 점프하여 박스 위로 착지한 후 잠시 멈춘다. 이때 올바른 착지 자세는 공중에서의 자세로 상상하고 자세를 재조정한다. 박스 위의 재조정된 자세에서 뒤로 뛰어 지면에 착지한다. 이 과정은 운동선수가 힘을 생산하고 분산시킨 후 다시 생산하는 과정이며 스포츠에서 일어나는 동작과 비슷하다. 하지만 이 연습을 진행할 때는

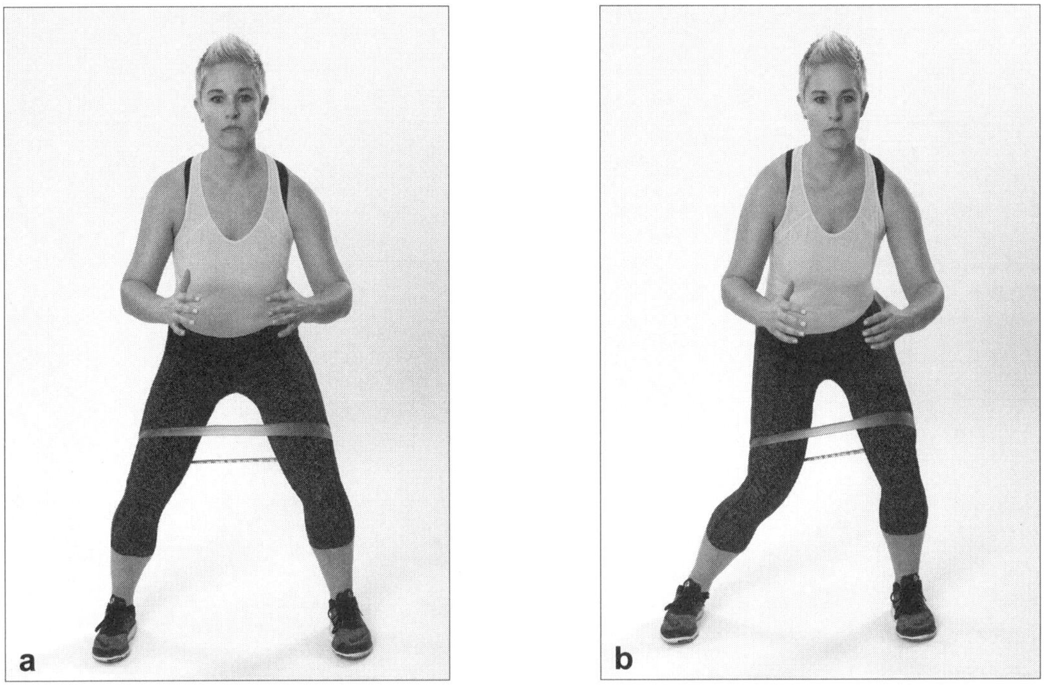

사진 10.32 운동 수행 준비 자세에서 미니 밴드를 이용한 외회전 운동

대퇴골의 말단 주위에 스트레칭 밴드나 가동성 미니 밴드를 감는다. 선수의 수행 준비 자세에서 밴드에 긴장이 유지되도록 다리를 벌리고 선다. 아래쪽 엉덩관절을 내회전시킨 다음 그 저항에 대항하여 외회전이 되도록 밖으로 돌려 밀어낸다. 반대쪽 다리도 마찬가지로 반복한다. 선수는 엉덩이의 후방 부위(둔부 영역, gluteal area)에 자극을 느껴야 한다.

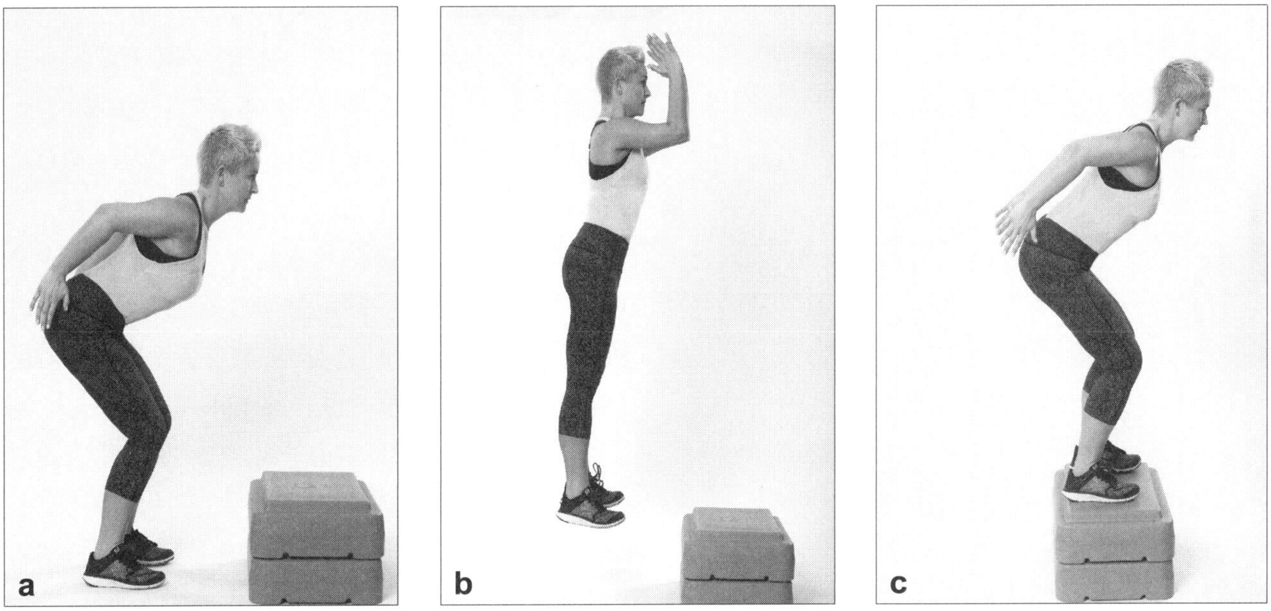

사진 10.33 박스 위로 점프

12인치 박스 위로 점프하여 두 발로 착지하면서 충격을 흡수하기 위해 자세를 낮춘다.

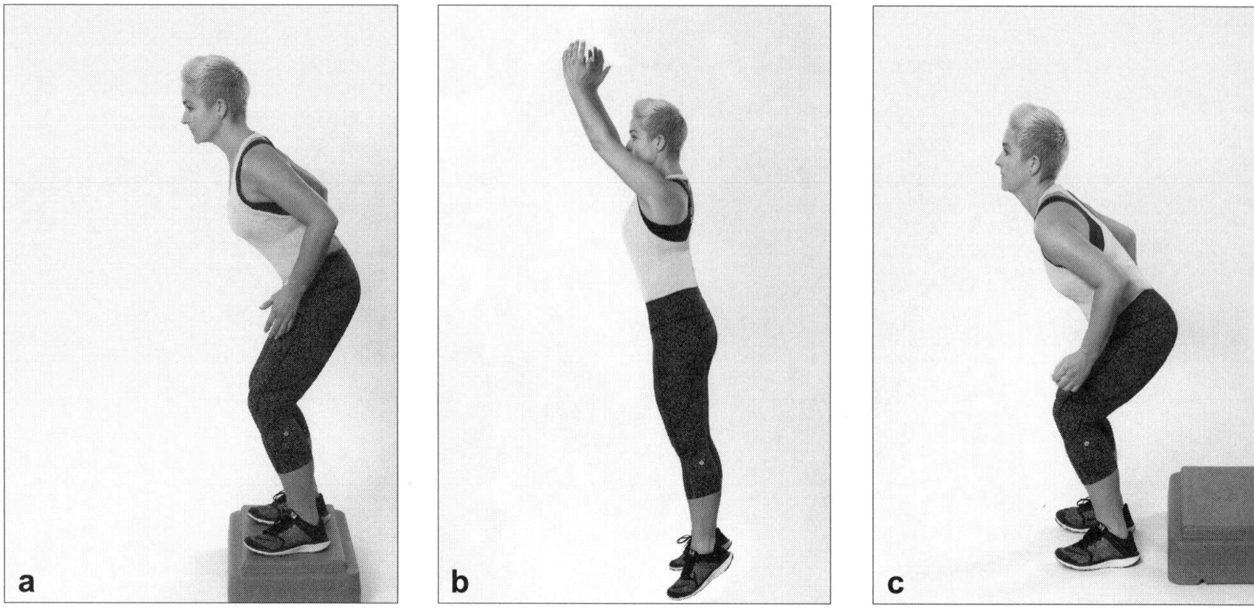

사진 10.34 박스에서 점프하여 아래로 착지

선수가 지속적으로 정확한 역학적 정렬을 보여주면 다음 단계로서 12인치 박스에서 아래로 착지하도록 한다.

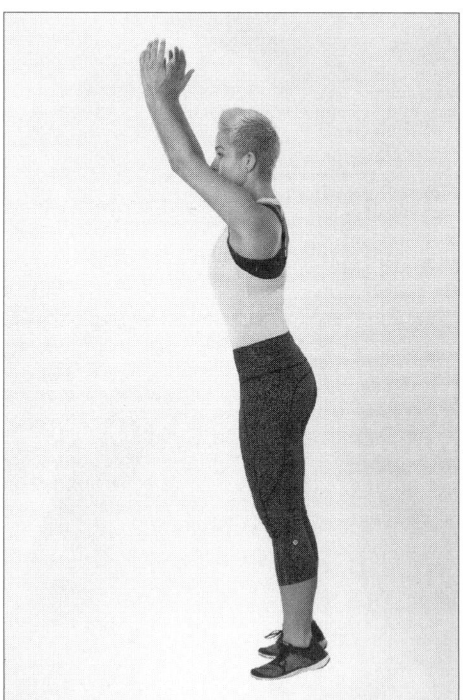

사진 10.35 공중으로 점프, 박스 없음

박스를 치우고 공중으로 점프한 후 착지한다.

착지 후 자세를 조정하기 위해 잠시 멈추고 실행한다.

이전 장의 사진 10.35에서 보여주는 반복 연습은 박스 위에서 수행되었던 멈춤의 재조정 시점을 제거하고 공중에서의 자세 조정이 필요하다.

이제는 방향을 바꾸어 선수가 전방으로 껑충 뛰게 한다(사진 10.36). 두 발로 도약 후 착지하는 프로그램을 시작한다. 이때 오른다리로 도약하여 왼다리로 착지하며 마지막으로 발을 바꾸어 수행한다(사진 10.37~10.39 참조).

점프와 착지 동작을 잘하는 선수 중에 좌우로 점프하여 움직이는 동작 수행에 어려움을 겪는 선수들이 있을 것이다. 특히 발목 부상에서 복귀하여 불안정성을 보이는 선수들이 더욱 그러할 것이다. 이런 선수들은 발을 평평하게 하여 부드럽게 착지하는 것에 매우 주의를 기울여야 한다. 도약하는 동안 발은 중립 위치에 놓여야 하며 발목-무릎-엉덩이는 항상 정렬되어야 한다.

여기까지 완료했다면 90도 회전의 중간 점프, 180도 회전, 45도 각도로 전방 측면으로 이동 또는 외측으로 바운스(껑충 뛰기) 등의 수많은 옵션이 가능하다. 이제 많은 운동을 만들어낼 수 있는데, 이런 운동들은 경기로 복귀하는 동안 선수가 마주하

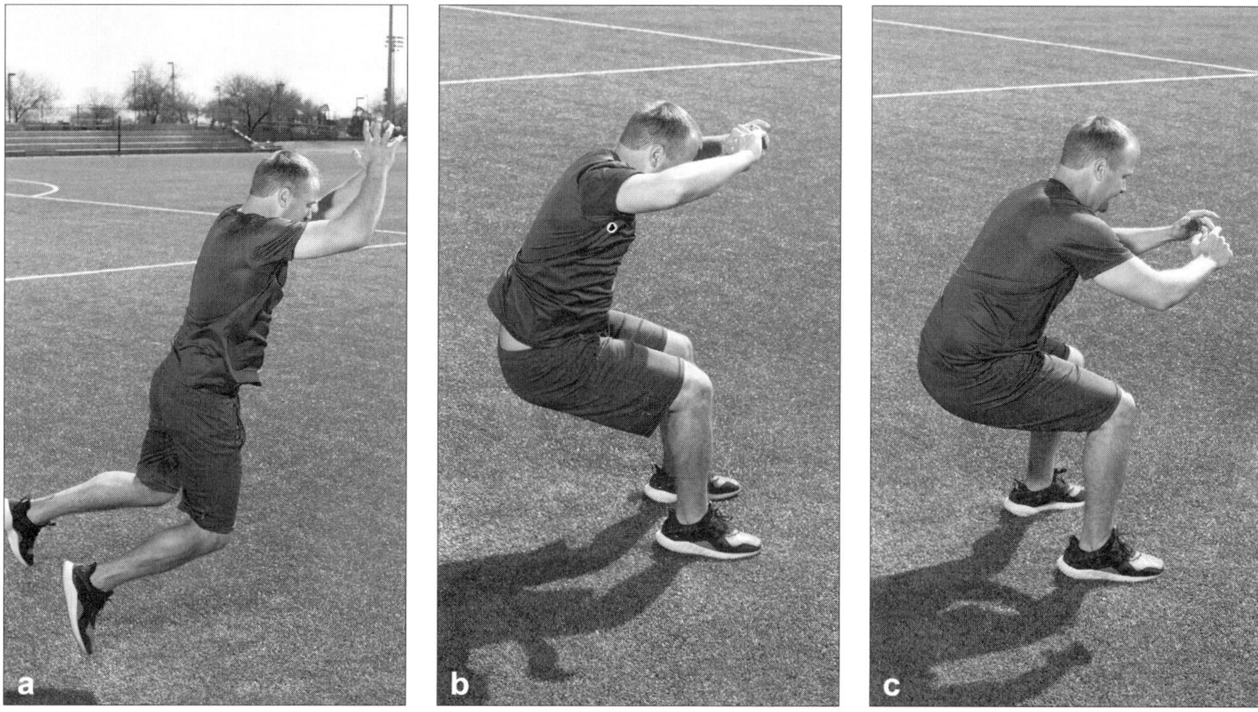

사진 10.36 수평 점프, 두 발로 점프 후 두 발로 착지

두 발을 지면에 대고 출발 자세를 잡는다. 높이가 아닌 멀리 앞으로 나아가기 위하여 점프한다. 착지도 두 발을 이용한다.

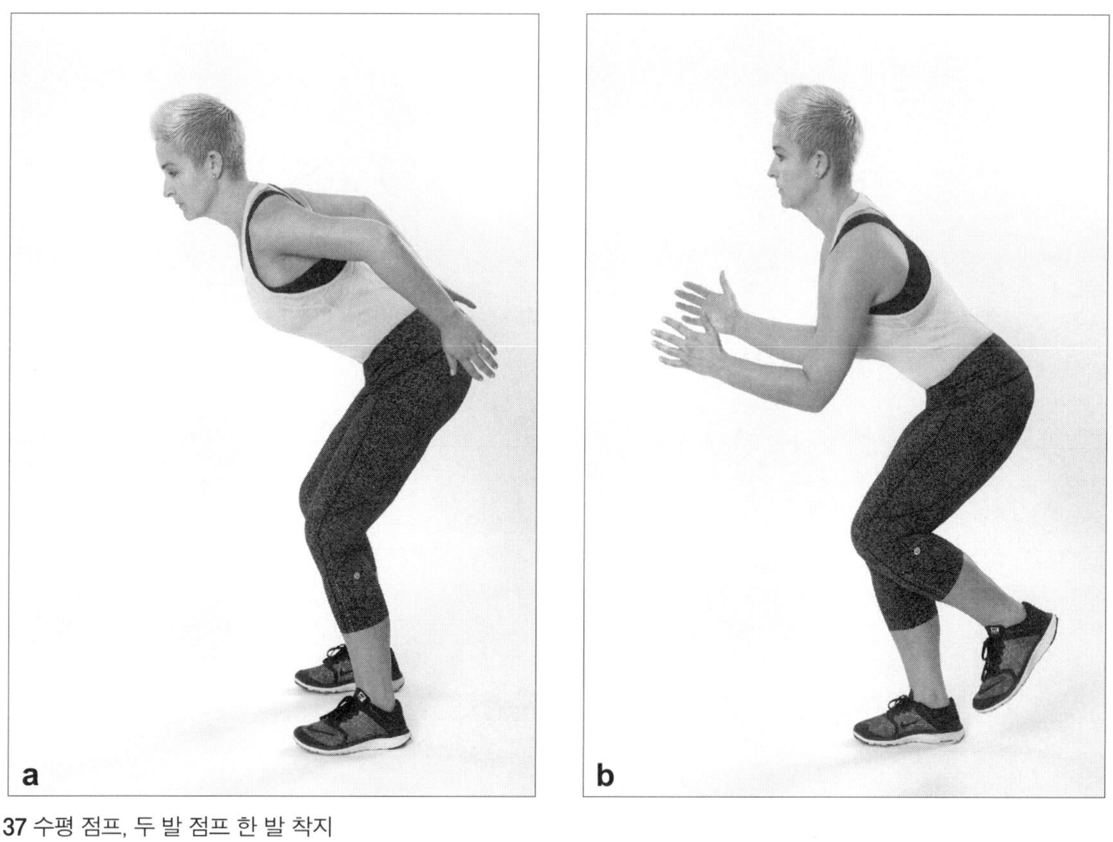

사진 10.37 수평 점프, 두 발 점프 한 발 착지

두 발로 멀리뛰기 점프를 하고 한 발로 착지한다.

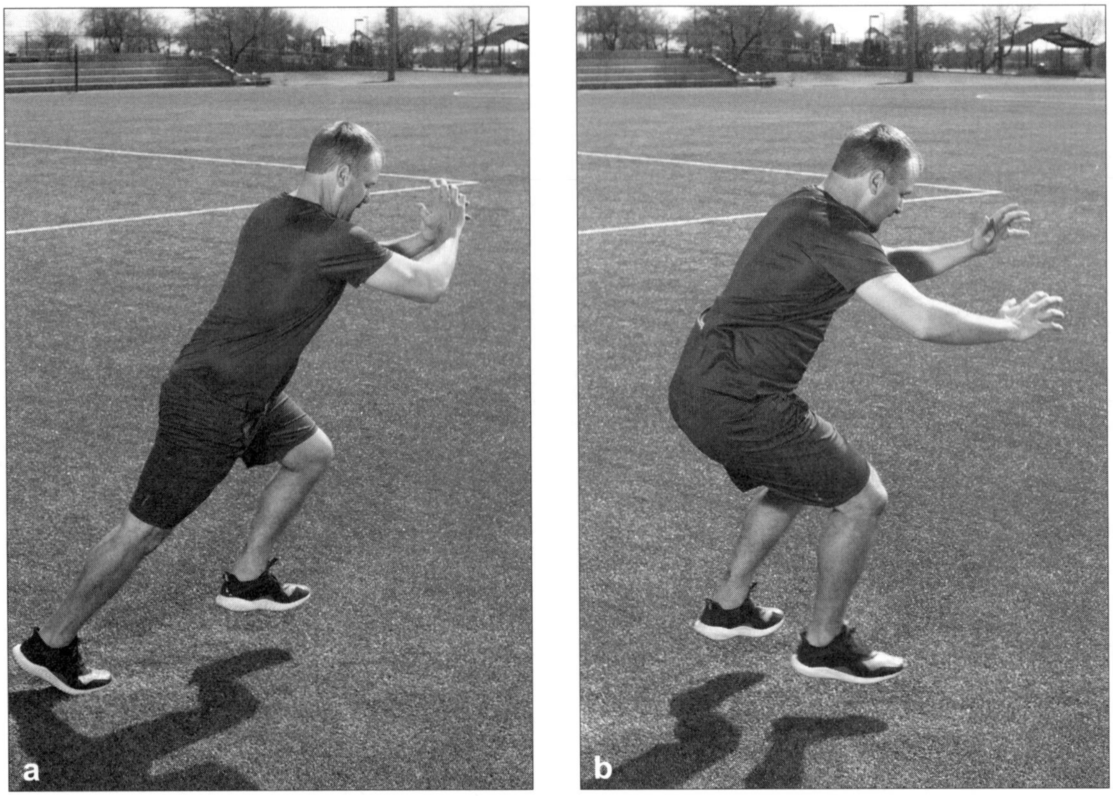

사진 10.38 수평 점프, 한 발 점프-두 발 착지

이 시점에서 지면에서 한 발로 준비 자세를 취한 후 멀리뛰기 점프를 한다. 이후 두 발로 착지한다.

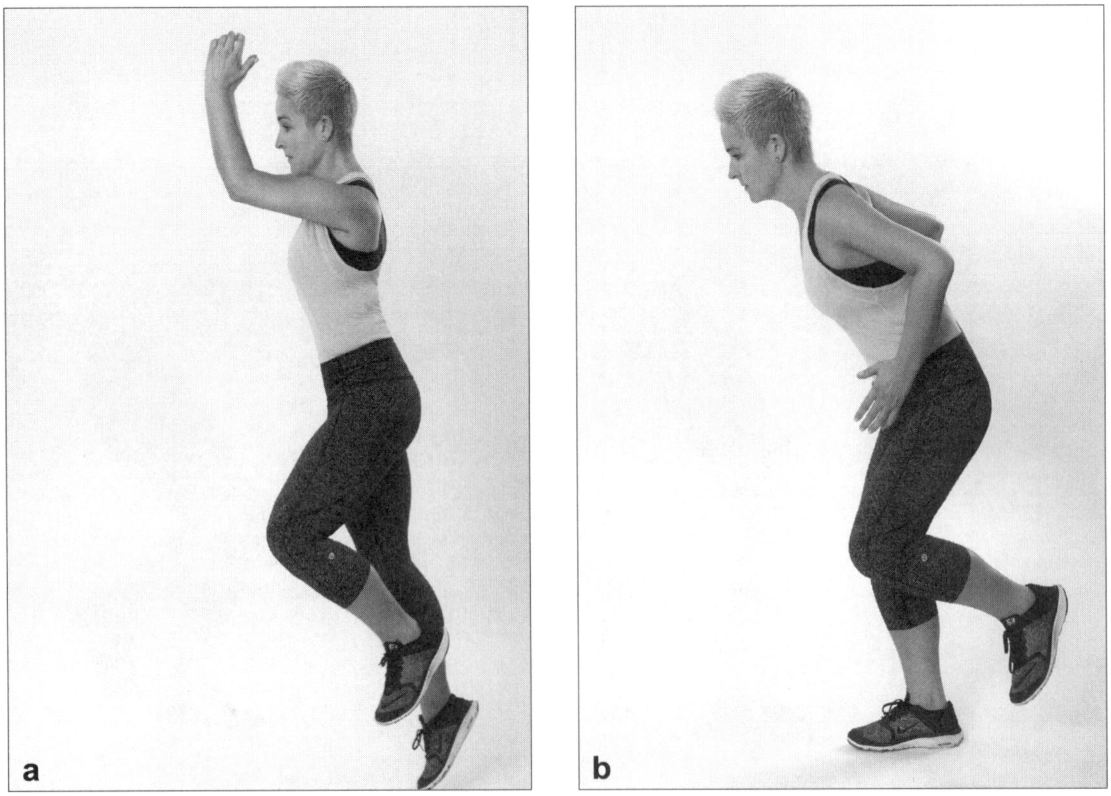

사진 10.39 수평 점프, 한 발 점프-한 발 착지

한 발로 출발 자세를 취한 후 멀리뛰기 점프를 한다. 이후 한 발로 착지한다.

임상 지침

이해하고 있어야 하는 기본적인 운동선수의 움직임 패턴

- 가속
- 절대 속도
- 감속
- 운동 수행 기본 자세
- 셔플
- 방향 전환
- 드롭 스텝
- 크로스 오버
- 오픈 스텝

는 위치, 자세, 그리고 가능한 움직임을 바탕으로 만든다.

원론적으로 복귀 과정의 선수는 특정한 시점에 앞에서 언급한 여러 자세나 동작 중 다른 자세로 옮겨가야 한다. 가속 진행 과정, 절대 속도 진행 과정, 감속 프로그램, 다방향 움직임 반복 연습, 점프 운동과 착지 교육 및 활동 등을 통하여 선수를 발전시켜야 한다.

이러한 움직임들이 일단 독립적으로 숙달되면 움직임들을 결합한다. 예를 들어 필드에서 뛰어 내려가는 선수는 가속에서 절대 속도로 이동한 다음 감속한다. 그리고 점프하고 착지한다.

선형 및 다방향 움직임과 점프와 착지를 결합하는 것은 선수가 스포츠 특이적 움직임으로 돌아가기 전에 완료해야 하는 최종적인 선수의 움직임 조합이다.

파워의 발달: 플라이오메트릭

플라이오메트릭 개념은 재활 분야에서 근무하는 직업을 가진 사람들에게는 두려운 기술 중 하나이다. 4피트 박스와 뎁스 점프가 시야에 들어오면 모든 재활 전문가들은 불안감을 느낀다. 그러나 브릿지 더 갭 연속체에서 우리는 유튜브에서 흔히 볼 수 있는 잘못된 개념의 운동법에서 벗어나 플라이오메트릭의 제대로 된 순수한 정의로 돌아가야 한다. 플라이오메트릭의 폭발적인 움직임을 생산하기 위해서는 신장-단축 주기를 사용한다.

신장-단축 주기는 편심성 수축 이후 즉시 동심성 수축이 일어난다. 신체는 편심성 수축 움직임으로부터 저장된 탄성 에너지를 이용하여 수축의 동심성 수축 구간에서 파워를 생산한다. 이로 인하여 짧은 시간 동안 생산되는 힘이 증가하게 된다.[257]

예를 들어 위로 도약하기 위해서 스쿼트 자세에서 자세를 낮추면 대퇴 사두근과 둔근이 신축성 있게 늘어나게 된다. 이 상태에서는 신체가 마치 고무밴드 같은 효과가 일어나 스프링과 같은 신축성으로 몸을 공중으로 튕겨 올라가게 한다.

신장-단축 주기의 정의를 이해하고 존중하여 받아들이게 되면 거의 모든 선수의 움직임이 플라이오메트릭으로 보일 것이다.

뎁스 점프는 단지 플라이오메트릭 훈련의 한 형태일 뿐이다. 따라서 훈련에 반드시 사용되어야 하는 것은 아니다. 특히 아킬레스건 손상과 같은 폭발적인 움직임으로 인한 부상에서 돌아온 선수에게는 굳이 사용하지 않아도 되는 형태이다.

플라이오메트릭 움직임 훈련의 도입과 점진적인 발달 과정은 재활에서부터 퍼포먼스까지의 브릿지 더 갭 연속체의 핵심이다. 선형 또는 다방향 움직임 구성 요소의 훈련을 진행할 때 플라이오메트릭 종류의 동작을 시작한다.

플라이오메트릭을 이해하려면 다음에 나오는 몇 가지를 포함한 기본 정의가 필요하다.

지면 반력 Ground reaction force: 뉴턴의 작용-반작용 법칙의 한 예이다. 발 또는 다른 신체 부위를 통해서 지면에 가하는 힘의 크기는 반대 방향인 지면에서 발생하는 힘의 크기와 같다.

필라 스트렝스Pillar strength: 엉덩이 및 코어 그리고 어깨의 정적 및 동적 스트렝스를 의미한다.

운동 연결(운동역학적 고리): 하나의 운동역학적 분절에서 다음 분절로 에너지를 전달하는 방법이다.

대항 움직임Counter movement: 점프 홉, 던지는 동작 또는 유사한 움직임의 동심성 수축 구간이다.

신체 질량 중심: 신체 전체의 질량이 밀집되는 것으로 여겨지는 중심점이다.

편심성Eccentric: 편심성 작용은 근육의 길이가 늘어나는 동안 증가하는 긴장을 의미하는 근육 수축 용어이다.

동심성Concentric: 동심성 작용은 편심성과 반대이다. 근육이 짧아지는 동안 긴장이 발생하는 근육 수축이다.

등척성Isometric: 등척성 수축은 근육이 일정한 길이를 유지하는 동안 긴장이 발생하는 작용이다.

아모티제이션Amortization: 편심성 수축의 시작부터 동심성 수축으로의 시작까지의 시간을 말한다.

커플링 타임Coupling time: 편심성 수축의 마지막 구간부터 동심섬 수축 시작 순간 사이의 시간이다.

점프Jump: 점프 연습은 두 발이 지면을 접촉하는 것을 포함한다.

홉핑Hop: 홉핑은 점핑 연습으로서 한 발로 지면을 접촉한다.

바운딩Bound: 바운딩은 발이 교대로 지면에 접촉하는 점프 훈련이다.

훈련에서 사용할 수 있는 플라이오메트릭의 진폭은 다음과 같이 다르다.

- 플라이오메트릭 훈련을 도입할 때 부상이 있는 선수에게는 안전하게 진행한다.
- 힘을 효율적으로 전달하여 파워를 향상시키기 위해서 움직임을 개선한다.
- 미래의 부상 가능성을 줄이기 위한 근육 활성화를 향상시킨다.

운동성 움직임 동안 반복적인 파워 생산을 위한 최적의 진폭이 무엇인지 지도하기 위해 작은 진폭이나 큰 진폭을 사용할 수 있다.[258]

이런 다양한 플라이오메트릭 진폭은 빠른 반응, 긴 반응, 매우 긴 반응 그리고 짧은 반응 등이 있다. 그림 10.1을 묘사된 그래픽을 참조한다.

빠른 반응

빠른 반응 움직임은 신체 관절에 최소한의 추가적인 스트레스를 유발하는 매우 낮은 진폭의 움직임이다. 사다리를 이용한 민첩성 연습이나 발을 빠르게 움직이는 훈련을 떠올려보면 될 것이다. 이러한 활동들을 통하여 탄성 vs 비탄성의 개념을 재도입할 수 있다.

재활 중인 대부분의 선수들은 브릿지 더 갭 연속체 내에서 플라이오메트릭 단계 전까지 느리고 통제된 움직임을 수행하였다. 따라서 플라이오메트릭 개념에서 가볍고 빠른 움직임들의 재도입이 필요하다.

빠른 반응의 훈련을 수행에서 우리는 진폭보다 빠른 스피드를 더 신경 쓴다. 낮은 진폭은 관절을 보호할 것이며 빠른 움직임의 근신경 작용의 재도입이 시작하는 곳이다.

긴 반응

다음으로 긴 반응 운동을 진행할 수 있다. 긴 반응 운동은 같은 세트 안에서 움직임을 반복하는 것이다. 진폭은 조금 더 크고 선수들 자신이 현재 자신이 무엇을 하고 있는지, 몸의 위치는 어디인지, 그리고 어떻게 움직이고 있는지 생각할 시간적 여유가 있다.

이러한 이유로 인하여 선수들이 운동장에서 보내는 시간이 많아진다. 스쿼트 점프는 긴 반응 플라이오메트릭 훈련의 좋은 예시이다.

매우 긴 반응

매우 긴 반응 플라이오메트릭은 선수가 반복적인 움직임 사이에 지면에서 더 많은 시간을 보내지만, 매번 반복에서 많은 양의 힘을 생산하는 것이다.

최대 수직 도약이나 멀리뛰기는 매우 긴 반응의 좋은 예이다. 편심성 부하를 증가시키기 위해 긴 반응과 매우 긴 반응이라는 변형을 사용하여 더 큰 동심성 힘을 생산한다. 가동성 밴드 또는 바벨 그리고 메디신볼 같은 기구를 이용하여 저항을 더할 수도 있다.[259]

매우 긴 반응 훈련 동안 움직임의 흡수와 편심성 부분을 제외하기 때문에 엄밀히 이야기하자면 매우 긴 반응 운동은 플라이오메트릭 운동이 아니다.

그러나 선수는 움직임의 등척성과 동심성 부분을 사용할 것이며 움직임을 더 낮추기 위하여 편심성 작용을 제거할 것이다. 따라서 운동선수가 플라이오메트릭 훈련을 진행하면서 주의해서 집중해야 할 것들이 줄어든다.

매우 긴 반응 연습은 플라이오메트릭 훈련을 보조하여 지원하는 데 사용될 수 있다.

짧은 반응

마지막으로 짧은 반응이나 실제 반복적인 움직임이 정형화된 플라이오메트릭 운동으로 간주될 것에 초점을 맞출 것이다.

선수가 궁극적으로 전형적인 플라이오메트릭 움직임인 짧은 반응으로 완전하게 복귀할 때까지 플라이오메트릭의 빠른 반응, 긴 반응, 매우 긴 반응의 구성 요소를 여러 단계로 나누어 탄탄한 진행 과정을 구축한다. 짧은 반응 운동의 중심은 단일 반복 움직임으로서 한 세트에 6~8의 반복을 이룬다.

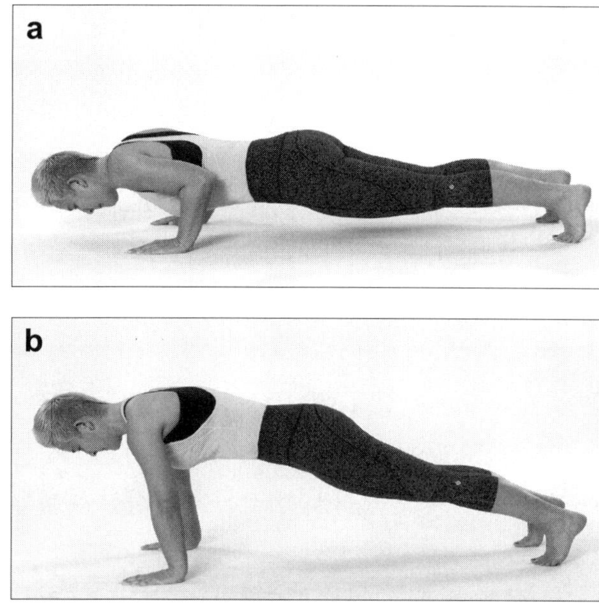

사진 10.40 상체 플라이오메트릭 진행 과정

어떠한 움직임이든지 상 · 하체에 관계없이 플라이오메트릭 활동으로 바꿀 수 있다. 손바닥을 바닥에 대고 플랭크 자세에서 팔꿈치를 구부렸다 펴면서 지면에서 몸을 밀어댄다. 이때 손바닥이 바닥에서 떨어진다. 이것은 신장-단축 주기를 이용하여 상체의 파워를 발생시키는 것이다.

몸통의 안정성을 강하게 유지하는 자세가 상체 플라이오메트릭의 핵심이다.

이것은 하나의 예시일 뿐이라는 것을 명심해라. 메디신볼을 이용한 활동 또한 상체 플라이오메트릭 운동이라고 할 수 있다.

빠른 반응의 운동을 시행하는 도중에 선수는 생각할 시간이 없다. 선수는 한 세트 운동에 몇 번의 움직임을 즉각적으로 수행한다. 이때 선수가 최선의 노력을 다해 수행하는 것을 믿어야 한다.

비대항, 대항 움직임과 이중 연속 접촉 그리고 연속적인 움직임

선수에게 여러 다른 기술을 이용하여 플라이오메트릭 수행 방법을 지도할 수 있다. 선수가 최종적으로 완벽하게 플라이오메트릭 운동을 수행할 수 있을 때까지 점진적으로 부문별 연습을 구성한다.

플라이오메트릭 훈련에서 사용하는 주된 변형 방법은 비대항 움직임, 대항 움직임, 이중 연속 접촉 및 연속적인 움직임이 있다.

비대항 움직임

비대항 움직임(NCMsNon-Counter Movement)은 우리가 원하는 플라이오메트릭 운동을 원하는 시기에 수행하지만 편심성 부분을 제거하는 것을 말한다. 이전에 설명했던 긴 반응이나 매우 긴 반응 활동에서 비대항 움직임을 사용한다.

이러한 훈련 방법이 이제는 플라이오메트릭 연습이 아니라는 논쟁의 여지는 있지만 비대항 움직임 원리를 지도하는 데 그만한 가치가 있다. 선수는 움직임의 등척성 부분에서 시작하여 동심성 부분을 수행한다.

스쿼트 점프를 예로 들어보자. 스쿼트 포지션의 아래 자세에서 시작 자세로 정지한다. 그리고 단순하게 위로 뛰어오른다. 다시 등척성 부분, 즉 스쿼트의 처음 아래 시작 자세로 돌아온다. 그리고 이 운동을 반복한다.

대항 움직임

다음으로 대항 움직임을 소개한다. 진행 과정은 활동에 편심성 부분을 재삽입하는 것이다. 다시 스쿼트 점프로 돌아가보자. 선수는 서 있는 상태에서 아래쪽으로 다리를 빠르게 구부린다. 그리고 다시 위로 점프를 실행한다. 선수는 다시 자세를 바로잡고 이 방법을 반복한다.

연구에 따르면 점프 그리고 착지 연속체에서 대항 움직임을 추가하면 더 많은 근육 수축이 발생

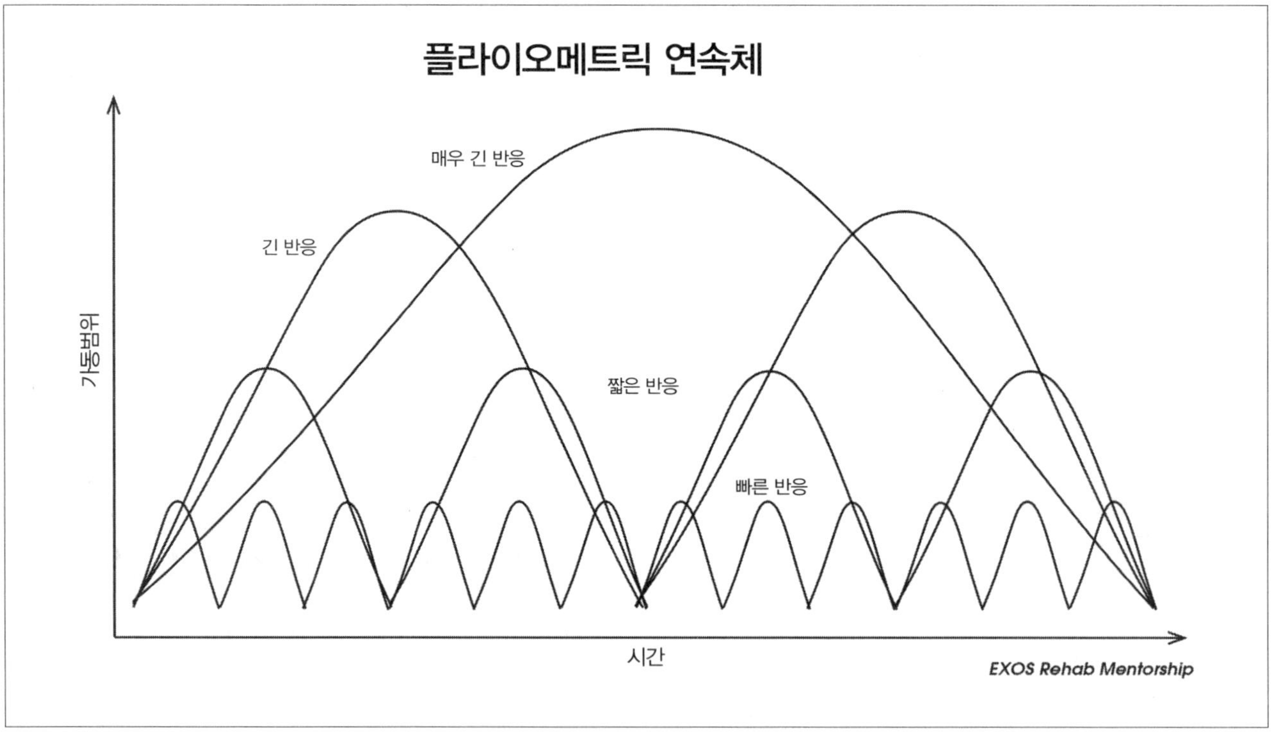

그림 10.1 플라이오메트릭 연속체

짧은 반응 활동은 대부분의 사람들이 플라이오메트릭이라고 간주하는 운동이다. 하지만 빠른 반응, 긴 반응, 매우 긴 반응은 플라이오메트릭 운동을 보조하고, 가르치며, 짧은 반응의 움직임 향상에 도움을 준다.

빠른 반응 움직임은 선수들에게 발을 빠르게 움직이는 방법을 알려준다. 이 연습은 낮은 진폭을 가지고 있으며 높은 빈도수를 가지고 있다.

매우 긴 반응 움직임은 높은 진폭을 가지고 있으며 단일 반복을 위해 수행된다. 긴 반응 움직임에서 편심성 부분이 제거되는 것이 의미하는 것은 이 연습이 플라이오메트릭 훈련이 아니라는 것이다. 하지만 플라이오메트릭 움직임의 등척성 및 동심성 부분을 지도하는 데 사용할 수 있다.

긴 반응 움직임은 높은 진폭을 가지고 있으며 낮은 빈도와 움직임의 편심성 부분을 사용한다. 결과적으로 선수는 파워 생산을 위한 최적의 빈도와 진폭을 몸으로 나타낼 수 있을 것이다.

되고 힘줄 탄성에 의해서 생성된 에너지의 이점을 얻을 수 있다.[260] 이것은 플라이오메트릭 활동이다.

이중 연속 접촉 움직임

이중 연속 접촉 움직임 훈련을 적용하기 위해서는 선수의 신체 활동에 반복적인 이중 접촉 움직임에 대해서 지도해야 한다. 이러한 연속적인 동작을 수행함으로써 움직임 패턴은 더 강화되기 시작한다. 운동선수는 플라이오메트릭 동작을 수행하는 동안 발생한 에너지를 한 번에 전부 사용할 필요가 없다. 올바른 자세로 신체를 정렬하고 자세를 재정비한 상태에서 이중 발 접촉 훈련을 수행한다.

이중 연속 접촉에 대한 예시로 스쿼트 점프를 사용해보자. 바로 선 자세에서 시작한다. 하체를 스쿼트 자세로 빠르게 다리를 구부려 아래로 내려가고 바로 다시 위로 튀어 오른다. 여기서 연속적으로 다시 스쿼트 자세로 돌아가 작고 빠른 진폭을 이용하여 짧게 좀 더 아래로 내려서 탄성을 만들어 다시 빠르게 튀어 올라간다.

움직임의 등척성 부분에서 이러한 부가적인 접촉은 운동 제어와 관련된 훈련 프로그램 발달에서 의식적인 부분 동안 추가적인 짧은 생각의 순간을 제공한다.

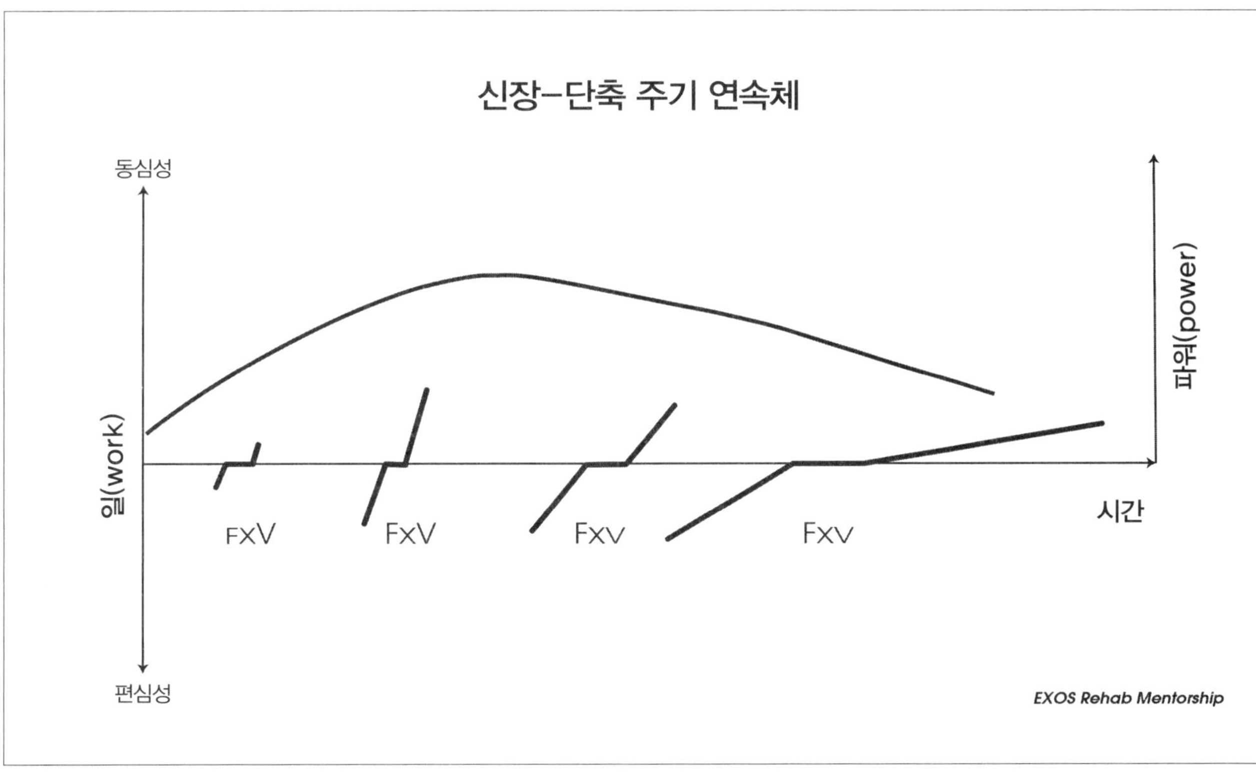

그림 10.2 신장-단축 주기 연속체

위의 그래프는 플라이오메트릭 훈련을 통하여 궁극적으로 성취하고자 하는 것을 보여준다. 빠른 반응(rapid-response) 움직임에서 진폭이 낮고 높은 빈도를 보이기 때문에 일의 양은 매우 적다.

이러한 상황에서는 동심성 및 편심성 수축에 대한 요구가 크지 않다. 그래프의 오른쪽은 매우 긴 반응(very linge response) 훈련이 수행되고 있으며 파워의 생산은 거의 일어나지 않는다.

그래프 두 번째 선은 짧은 반응(short response)을 나타내는 것으로 선수가 가장 적은 일을 하지만 가장 큰 힘이 만들어지는 이른바 스위트 스폿(Sweat spot)을 묘사하고 있다.

이런 종류의 움직임은 우리가 투자한 것에 대한 가장 큰 이득을 가져다준다. 이득은 파워 생산(power production)이고 투자는 일의 양(amount of work)이다.

연속적인 움직임 패턴

최종적으로 운동선수들에게 연속적인 움직임 패턴을 수행하도록 지도할 수 있다. 움직임의 편심성 부분에서 저장된 에너지를 사용하여 동심성 구간에서 파워를 생성한다. 이 같은 에너지의 사용은 위와 아래로 연속적으로 점프하는 동작에서 사용된다.

이것이 바로 플라이오메트릭의 참된 표현이다.

플라이오메트릭 훈련 도구

플라이오메트릭 훈련의 장점은 장소에 구애받지 않고 연습을 할 수 있다는 것이다. 최소한의 장비로 단순히 체중을 이용한 활동을 사용하고 신장-단축 주기를 적절하게 조정하는 것이 플라이오메트릭 프로그램에 필요한 전부이다.

물론 도구는 훈련 프로그램을 향상시킬 수 있다. 케틀벨, 메디신볼 그리고 올림픽 리프팅(역도)과 같은 도구와 훈련 형식들은 플라이오메트릭 훈련에 대한 우리의 표현을 향상시키고 더 풍부하게 할 수 있으며 여러분의 지도 능력과 선수들의 경험 수준에 기초하여 적절한 시기에 사용될 수 있다.

올림픽 리프팅은 믿기 어려울 정도로 훌륭한 파워 발달의 훈련 형식이지만 필요한 기본 운동 훈련을 줄이고 올림픽 리프팅 연습을 위한 시간을 가져야 한다.[261]

이와 같은 훈련을 전면적으로 들여다보는 것은 이 책의 범위에서 벗어난다. 하지만 여러분의 훈련 도구 상자에 이러한 훈련이 아직 없다면 추가적인 연구를 통해 정보를 얻기 바란다.

플라이오메트릭 훈련과 근막의 관계

플라이오메트릭 훈련은 흔히 앞서 설명한 것처럼 근육을 단련하는 것으로 생각하고 언급되어진다. 그러나 근막 훈련에 관한 새로운 연구는 새로운 시각에서 플라이오메트릭을 볼 수 있는 생각의 전환을 가져다주었다.

근육의 스트렝스와 신장-단축 주기는 근육과 연관되어 있지만 트레이닝의 전체적인 그림을 제공해주진 않는다. 이전에 논의한 바와 같이 힘의 전달체로서의 근막 강화에 관하여 생각해봐야 한다.

다방향과 다각도의 움직임은 근막 훈련의 핵심이다. 근육의 작은 움직임은 힘줄, 콜라겐, 그리고 근막에 저장되는 에너지를 발생시킬 수 있다. 결합조직의 에너지 저장 용량은 이 조직이 운동 에너지의 이점을 얻을 때 중요하다.

캥거루를 생각해보자. 첫 번째, 캥거루가 다른 동물들보다 더 강하고 강력하므로 다른 훨씬 더 많은 거리를 뛸 수 있을까? 두 번째, 캥거루의 결합조직이 캥거루의 예비 대항 움직임으로 인하여 에너지를 저장하고 방출하는 데 있어서 놀라운 능력을 갖추고 있는 것일까? 우리는 두 번째 이유 때문이라고 깨닫고 있다.[262]

이러한 발견들이 우리의 훈련 프로그램에서 플라이오메트릭을 반드시 사용해야 한다는 사실을 바꾸지 않는다. 하지만 추가적인 연구를 통해서 플라이오메트릭 훈련을 사용하는 이유와 작용 방식을 명확하게 알 수 있다.

요약

재활에서 퍼포먼스까지의 브릿지 더 갭 과정에서 기본적인 선형 및 다방향 움직임으로의 복귀는 필수적이다. 이와 같은 운동 패턴을 반드시 이해할 수 있어야 하며, 지금 이 공간에서 운동하는 선수의 필요에 따라 움직임 패턴을 세부적으로 나누어 훈련시킬 수 있어야 한다.

의료 전문가들은 앞에서 언급한 움직임 및 가속도와 절대 속도의 미묘한 차이 그리고 셔플과 크로스오버의 움직임 차이를 더 잘 이해할 수 있도록 스트렝스 코치의 조언을 구해야 한다.

스트렝스&컨디셔닝 코치는 부상을 입고 돌아온 선수를 위해서 훈련 변수들을 안전하게 실행하고 조작하기 위해서 의료 전문가의 조언을 구해야 한다. 이러한 네트워크는 필수적인 부분이다.

부상에서 회복 중인 선수들은 스트렝스의 기본적인 구성 요소를 사용해야 한다. 기초적인 운동 패턴을 다양한 부하와 속도로 훈련하여 특이적 움직임 패턴으로 돌아가기 위한 준비를 해야 한다.

11

마지막 단계: 향상된 운동 수행력

앞 장에서는 선수가 경기장으로 복귀하기 위한 준비에 도움을 줄 수 있는 몇 가지 기본 운동 수행력의 고려사항에 대해서 살펴보았다. 재활 연속체의 마지막 단계로 들어서면 좀 더 특이적인 훈련을 할 시점이다.

모든 선수는 그들의 스포츠에 따라 독특한 신체적 요구 사항을 가지고 있다. 심혈관계 및 구조적, 해부학적 그리고 에너지 기질을 포함한 여러 다양한 특성들이 각 종목에 따라 경기에서 다르게 요구된다.

스포츠 특이적 그리고 포지션 특이적 기술과 운동 제어 패턴은 선수들이 그들의 스포츠를 다시 시작하기 전에 연마해야 할 필수 항목이다.

33쪽의 통증 유발 요인 장에서 읽었듯이 선수는 부상 후 급성 통증이 사라졌음에도 불구하고, 손상이 없는 쪽으로 신체 부위를 사용하려고 할 뿐만 아니라 움직임을 담당하는 뇌 부위의 신경 경로 또한 바뀔 수 있다. 이 같은 사실은 부상 후 스포츠로 복귀하기 위하여 기술적 요소가 바탕이 된 추가적인 연습이 필요하다는 것을 의미한다.[263]

또한 취미로 운동을 즐기는 사람들의 신체적 요구사항에 대해서 다룰 필요가 있다. 만약 고객이 온종일 책상에 앉아 있고 주말에는 골프를 친다면 프로나 대학 운동선수와는 다른 신체적 요구사항이 있을 것이다. 프로스포츠 선수와 스포츠를 즐기는 일반인 모두 이전에 다루었던 신체적 요구에 초점을 맞춘 보편적이고 적용 가능한 신체적 기술을 필요로 하지만 이 단계에서는 향상된 운동 수행력 단계로 이동하기 때문에 고객(부상에서 복귀하는 선수) 특이성이 고려되어야 한다.

완전하게 스포츠 경기로 복귀하기 위한 여정의 마지막 단계에서 선수 개인의 상태에 따른 적합한 프로그램을 만들기 위해서는 어떠한 신체적 요구를 미세조정해야 하는가? 우리가 이 단계에서 논의할 내용이다.

기초에서 향상된 운동 수행으로의 전환

기초적인 선수의 운동 원칙은 공유하지만 각기 다른 스포츠와 같은 스포츠에서 서로 다른 포지션은 움직임 기술 관점에서 본다면 서로 다른 신체적 요구사항을 갖는다. 선수마다 그리고 포지션마다 조금씩 다른 지도를 해야 하며 재활 막바지에 이르러 선수가 완전하게 팀 훈련에 참여하기 전에 선수 개인에게 맞춘 프로그램의 개인화 과정이 필요하다.

가속에 관하여 생각해보자. 당신이 미식축구의 디펜시브 백이나 와이드 리시버의 포지션에서 경기를 진행 중이라면 오펜시브 라인맨이나 디펜시브 라인맨처럼 라인 오브 스크리미지(공격팀에서 센터가 쿼터백에게 몸 뒤로 공을 패스해줄 때 공이 놓여 있는 선상)에서 스플릿 스탠스 자세로 대기 하고 있을 것이다.

질량(무게) 중심은 낮지만 오펜시브 및 디펜시브 라인에 대기하는 선수만큼 낮지는 않다. 두 포지션 간의 가속을 위한 자세의 출발점이 출발 속도에 따라 다르다는 것을 의미한다.

미식축구 선수들의 자세와 1루 베이스에서 2루로 도루를 준비하고 있는 야구 선수(주자)를 비교해 보자. 1루 주자의 출발 자세는 미식축구 선수의 자세와 완전히 다를 것이다.

앞에서 언급한 3명의 선수는 각기 다른 포지션을 가지고 있으나 이들은 모두 속도를 발생시켜 가속을 준비해야 한다. 이들 세 명의 차이점은 가속을 준비하는 출발 자세이다.

와이드 리시버와 디펜시브 백은 다리를 좁게 앞뒤로 벌린 스플릿 스탠스를 사용하고 중력 중심 또한 낮다. 라인맨은 넓은 스플릿 스탠스와 더 낮은 중력 중심을 가진다. 야구에서 1루 주자는 운동 수행 준비 자세로 시작하여 낮은 중력 중심 상태로 측면에서 전면으로 움직임을 전환할 것이다.

감속 또는 방향을 변경해야 하는 지점인 엔드 포인트에서 역학적 요구사항은 매우 중요하고 다양하며 이 역학적 요구사항의 다양성은 가속에서도 동일하게 적용된다.

가속에 관한 운동적 요소는 겉으로 보기에는 간단하고 보편적으로 보이나 결코 그렇지 않다. 스포츠의 각 포지션별로 선수의 움직임 변수와 준비 자세 등을 복합적으로 따져보면 하나의 스포츠에 전념하는 스포츠 특이적 기술코치를 훈련에 참여시키는 것이 왜 중요한지 알 수 있다.

다양한 이력의 선수들을 지도할 때 그들의 팀 내 포지션에서 필요한 신체적 요소와 특이적 움직임에서의 신체 자세를 이해하는 것이 중요하다. 선수의 움직임은 정해져 있지 않으며 예측할 수 없다. 따라서 흔히 우리가 알고 있는 움직임의 전형(典型)에서 벗어난 상황(스포츠의 다른 모든 움직임)의 신체적 운동에 관해서도 준비해야 한다.

우리는 선수들이 참여하는 스포츠와 포지션에 관한 지식을 이용하여 그들이 경기로 복귀하는 시점에서 필요한 특이적 움직임과 전환을 더 잘 준비할 수 있다.

복귀를 위해서는 통증을 제거하고 분절 움직임을 회복하는 것으로는 충분하지 않다. 우리는 부상당한 선수들이 팀 훈련과 실제 게임 중 발생하는 맥락적인 움직임에서 부상당했던 신체 부위가 나머지 신체 부분들과 함께 효율적이고 효과적으로 함께 작용하여 움직일 수 있도록 반드시 도움을 주어야 한다.[264]

기술코치의 중요성

가능하다면 재활 과정 중에 언제든지 기술코치를 포함해야 하며, 최종 단계에서 기술코치의 역할은 중요하다. 선수가 복귀하는 스포츠의 특이적 요구들이 충족되었는지 반드시 확인해야 한다.

재활의 최종적 단계에서 복귀하는 스포츠의 특이적 움직임 훈련을 하는 것을 전환이라고 한다. 사람들은 재활 전문가로서 내가 전환을 어떻게 하는지 궁금해한다. 예를 들어 시즌 중에 야구와 축구의 전환은 쉽지 않다. 이 두 가지 스포츠의 전환 방법은 어떻게 다르고, 실제 전환은 얼마나 어려운가? 전환 과정에서 특정 단계는 어려울 수 있는 반면에 다른 단계는 쉬울 수 있다. 결국 이러한 전환 과정을 통해 재활의 마지막 단계에서는 야구의 2루 주자와 축구 선수 둘 다 될 수 있어야 한다. 나는 달리기를 이해하고, 가속도와 절대 속도의 차이점을 알고 있다.

야구 선수들과 함께 재활을 진행하다가 축구 선수를 지도하기 위해서는 미리 정해진 방법으로 반복적인 주루 베이스를 하는 야구의 러닝 방법과 축구 경기장에서 움직이는 장애물을 지그재그로 드리블을 하면서 러닝하는 것의 차이점을 배워야 했다.

이러한 차이점에 대한 완벽한 이해와 선수 재활의 최종 결과 확인을 위해 전문가의 도움이 필요하다. 특히나 선수들이 완전한 복귀를 위해 준비하는 연속체의 최종 단계에서는 더욱 중요한 사항이다.[265]

다른 스포츠 종목의 선수들과 함께 일했던 물리치료사와 같이 재활을 진행하는 것은 선수의 완벽한 복귀를 위해서 충분하지 않다. 내게 필요했던 것은 해당 종목을 다양한 각도에서 이해하고 있으며 각 종목의 미묘한 기술적 차이를 가르쳐줄 수 있는 기술코치의 도움이었다.

계획된 프로그램 VS 무작위적인 움직임

8장의 111쪽부터는 운동선수가 완전하게 기능을 회복하면 우리가 작업해야 할 몇 가지 기본 운동 수행 요소들에 관해서 탐구하였다.

학습 또는 재학습의 단계에서는 달리기, 백페달링, 가속, 감속 그리고 앞서 언급된 다른 기술들이 사전에 미리 계획되어 프로그램으로 준비되어 있다. 가속과 감속과 같은 각 매개의 훈련 규모를 조정하여 선수들에게 정해진 매개변수를 제공한다.

167쪽의 기초 감속의 예시에서는 전방 운동 방향, 최대 속도 노력 수준, 40야드(36.576m) 스프린트 그리고 20야드(18.288m)의 감속 거리 등의 연습을 위한 모든 조건을 효과적으로 미리 정해놓았다.

사전에 계획된 프로그램 연습은 전반적인 신체 준비 상태를 매우 효과적으로 향상시키고 모든 스포츠에서 공통적으로 쓰이는 기능적이고 지속가능한 기술과 포지션을 익히게 한다. 그렇지만 우리가 알고 있듯이 스포츠의 게임은 미리 정해놓은 기준 내에서 펼쳐지는 통제된 조절 가능한 환경이 아니다.

볼, 팀 동료, 상대 선수, 경기장 표면, 기상 조건, 기회 그리고 많은 다른 변수들 사이의 복잡한 상호 작용으로 인하여 발생하는 상황들을 예측할 수 없고 거의 무한대에 가까운 변수의 변동을 보이는 혼돈의 상태이다.

스포츠의 실제 게임은 보다 더 개방적인 기술의 수행을 요구한다. 실제 경쟁 상황에서 기술의 실행을 결정짓는 것은 게임 중 어떤 순간에 발생하는 특유의 자극에 의해서이다. 개방 기술은 연습장의 통제된 환경에서 수행된 닫힌 기술보다 신체적, 정신적 요구가 더 많다.[266]

실제 스포츠 게임을 완전히 반영할 수는 없다. 그러나 미식축구에서 경기장 전체를 사용하며 실전과 비슷한 강도의 몸싸움을 포함한 실전 훈련은 실제 스포츠 게임과 비슷할 가능성이 있다. 하지만 훈련이 실제와 비슷하더라도 우리가 생각하지 못하고 있는 것이 있다. 그것은 수천, 수만 명의 관중이 내뿜는 고함소리로 인한 선수들의 아들레날린 분비에 관한 것이다. 이것은 스크리미지 훈련의 잠재적 강도에 영향을 미칠 것이고 실제 게임의 진행 속도와 같지 않을 것이다.

그렇다면 우리가 할 수 있는 것은 무엇일까? 기본 운동 수행력 연습 구간을 마치고 게임의 무작위성과 혼란을 반영하는 훈련을 몇 가지 도입하는 것이다. 이와 같은 훈련은 신체와 뇌가 경쟁을 준비하는 데 있어서 도움을 줄 것이다.

중요한 건 무엇을 말하는가가 아니라 말하는 방식이다

경쟁 스포츠의 선수와 함께 일하는 것을 통해 단지 그들의 스포츠 기술과 움직임 패턴에 관한 큰 통찰력을 얻는 것만이 아니다.

우리는 새로운 언어에 대해서 배울 수 있다. 일하고 있는 새로운 스포츠에 적응하고 싶다면 '배팅 연습'을 '훈련'으로, '필드'를 '피치'로 용어를 바꾸어야 한다.

코치와 선수들과의 의사소통에서 발생하는 작은 차이는 우리가 팀에서 얻을 수 있는 좋은 점수에 영향을 미친다. 이것은 우리가 팀원들이 주는 의견을 얼마나 잘 받아들일 수 있는지에도 영향을 미치며 원활한 의사소통은 일반적인 운동 수행 훈련과 스포츠 특이적 훈련을 잘 구분할 수 있도록 해준다.

스포츠 용어를 이해하는 것은 선수와의 의사소통에 도움을 주며 선수들이 말하고자 하는 것을 더 잘 알아들을 수 있도록 도와준다.

야구팀에서 일하던 초기에 어떤 선수가 나에게 "접시에 끼었다"라고 말했다. 투수가 몸 쪽으로 볼을 던져 타자가 원하는 스윙을 하지 못했다는 뜻이다. 이런 동작은 어색한 움직임을 유발하고 결과적으로 손목이나 손에 약간의 통증을 발생시킬 수 있다.

나는 그때 그 선수가 손가락 염좌를 당했다고 생각했다. 그래서 그 선수의 손을 열심히 살펴보았고 그 선수는 나를 미친 사람 보듯 쳐다보았다. 선수들이 사용하는 언어를 이해하는 것은 당신을 더 명석해 보일 수 있도록 할 것이며, 선수들 스스로 표현하는 신체 상태를 정확히 파악하여 당신의 평가에 도움이 될 것이다.

전문가로서 당신이 오랫동안 특정한 용어를 사용해왔고 사람들이 당신을 이해하도록 만드는 데 능숙하다고 해도 감독, 코치, 그리고 선수들이 선호하는 단어와 구절로 당신의 내적 용어 사전을 업데이트할 필요가 있다.[267]

필드 용어를 사용하는 것은 내가 선수들에게 말하는 것과 코치가 선수에게 말하는 것 사이의 불협화음이나 충돌을 방지해주기 때문에 전달하고자 하는 메시지의 명확성에 도움을 준다.

시간은 전문 용어를 버리고 스포츠에서 사용되는 일상적인 용어를 사용해야 하는 또 다른 이유이다. 한 명의 선수와 보낼 수 있는 시간은 한정되어 있다. 따라서 팀원들이 사용하는 용어를 전문적인 용어로 전환하여 이해시키려 한다면 많은 시간을 소비해야 할 것이다. 따라서 당신의 생각을 실행으로 옮길 충분한 시간이 없을 것이다.

시각, 청각 및 촉각을 코칭 신호로 사용

스포츠 경기 동안 코칭 신호는 선수가 적절한 움직임 패턴으로 접근하도록 하는 촉매제 중 하나이다. 가장 일반적인 세 가지 코칭 신호는 다음과 같다.

시각: 이것은 스크리미지 라인의 수신호나 포인트 가드가 앨리웁 패스를 하기 위해서 림을 손가락으로 가르치는 동작에서 확인할 수 있다.

청각: 이것은 말을 이용한 코칭 신호이다. '좌측에 스크린'과 같은 신호는 농구 선수에게 수비수가 오는 방향을 알려준다.

또 다른 예시는 미식축구의 쿼터백의 즉흥적인 플레이 콜play call 또는 시비스킷(미국의 전설적인 경주말)이 경주용 트랙에서 그의 트레이너가 울리는 출발 종소리를 듣고 속도를 올리는 것과 같다.

촉각: 촉각적 코칭 신호는 선수가 느끼는 신체 터치를 기반으로 한다. 상대 선수가 축구 선수의 좌측으로 몸을 기대어 몸싸움을 시도하면 감각 느낌을 받고 상대 선수를 피해 우측으로 돌면서 드리블을 한다.

이미 살펴본 것처럼, 통증과 부상 이후 발생하는 후유증들이 운동선수의 뇌와 신체에 큰 혼란을 일으킬 수 있다. 이러한 문제로서 일부는 감각에 영향을 미칠 수 있으며 중추신경계에 의해서 처리될 말초신경계를 통해 유입되는 시각, 청각 및 촉각 피드백 사이의 연결을 방해한다.[268]

움직임에 관해서는 잘못된 입력은 잘못된 출력을 발생시키는 것과 같다. 부상당한 선수의 복귀를 준비하기 위해서는 양질의 입력을 증가시키고 감각 느낌과 동작 사이에 되먹임 회로가 강화되도록 도와야 한다.

코칭 신호에 관해서는 다양한 스포츠와 포지션에 대한 많은 예시가 있다. 아래의 목록에서 그에 관한 코칭 신호를 하나씩 찾을 수 있을 것이다.

시각적 코칭 신호 연습

다시 뒤로 돌아가서 2루로 도루를 시도하는 야구 선수를 생각해보자. 이 선수를 경기로 복귀시키기 위해 돕고 있다면 임시로 1루 베이스를 지정해놓고 준비 자세를 한 후 옆으로 셔플링 동작을 사용하여 출발 연습을 할 수 있다.

플레이어는 치료사의 다른 움직임은 신경 쓰지 않고 오직 팔을 들어 올릴 때만 미리 2루로 지정해놓은 물체를 향해서 몸을 돌려 전력 질주한다.

이러한 유형의 연습은 도루를 위한 주루를 성공적으로 달성하는 데 필요한 시각적 코칭 신호를 제공하며 도루를 위한 운동 학습 프로그램을 유발하는 시각적 코칭 신호이다.

청각적 코칭 신호 연습

미식축구에서 오펜시브 라인맨이 웅크린 자세로 플레이의 시작을 기다리고 있을 때 상대 수비라인 선수들의 손동작, 우리 팀원들과의 대화 및 관중의 소음에 정신이 팔리기 쉽다. 선수가 다치게 되는 이유 중 하나가 움직임을 실행하는 동안 청각적 코칭 신호 처리 능력이 저하되어 집중도가 떨어지기 때문이다.

여기서 오펜시브 라인맨이 다른 모든 종류의 자극을 무시하고 쿼터백이 주는 청각적 플레이 콜에 집중할 수 있는 능력을 개선해줄 필요가 있다.[269] 오펜시브 라인맨은 플레이 시작 준비 자세를 취한다. 다음으로 트레이너가 녹색, 빨간색, 노란색 등의 색깔을 부르기 시작한다. 선수는 '파란색'이라는 플레이 콜을 듣기 전까지 대기해야 한다. '파란색' 플레이 콜은 라인에서 대기 중에 상대편 디펜시브 라인맨을 향해 전방으로 돌진하라는 신호이다.

촉각적 코칭 신호 연습

실제 경기에서 촉각 코칭 신호를 사용하는 선수의 가장 알맞은 예시는 팀원으로부터 배턴$_{\text{baton}}$을 받기 위해서 기다리는 릴레이 달리기 주자이다. 흔하지 않지만 이따금 청각 코칭 신호로 "손"이라고 외치는 선수가 있다. 하지만 대부분의 경우 주자는 속도를 내면서 뛰기 시작하지만 배턴을 손에 쥔 것을 느끼기 전까지 폭발적으로 뛰어 나가지 않을 것이다.

우리는 이러한 주자의 배턴 기술을 정확하게 복제하여 연습을 만들거나 선수의 얼굴을 당신으로부터 돌려 멀리하고 팔이나 어깨에 배턴이 닿은 것을 느낄 때만 몸을 돌려 전력 질주하는 훈련 방법을 적용할 수 있다.

보조 vs 저항 vs 복합 운동

9장의 기본적인 움직임 및 기술과는 또 다른 비교와 대조 개념으로서 보조적 움직임과 저항 움직임을 다룰 필요가 있다. 143쪽에서 운동 면의 개념을 포함하여 움직임을 더 강하고 빠르게 할 수 있는 방향 및 가속 또는 감속과 관련되어 있는 변수들을 심도 있게 다루지 않았다.

하지만 실제 팀 스포츠 게임에서는 상대 선수가 존재하기 때문에 홀로 고립된 상태로 플레이하지 않는다. 다른 선수와의 접촉이나 몸싸움을 통해서 운동량의 변화를 경험하게 된다. 이것은 원하는 방향으로의 움직임을 방해하거나 가속시키며 다른 운동면에서 전달되는 힘에 저항하거나 굴복하게 된다.[270]

와이드 리시버는 패스를 받기 위해 전력 질주 도중에 공중으로 도약해야 한다. 그러나 상대 팀 코너백은 다른 생각을 하고 있으며 의도적으로 상체를 기울여 상대 팀 와이드 리시버가 패스를 받지 못하도록 방해한다. 와이드 리시버는 상대의 힘에 대한 저항 움직임으로서 러닝과 점핑 기술을 수행하고 있다.

운동선수들이 스포츠 상황에서 자신의 힘으로 움직이는 것보다 더 빠르게 추진력을 얻어 원하는 방향으로 이동하는 것을 종종 볼 수 있다.

럭비를 예로 들어보자. 럭비의 라인 아웃에서 스로워가 던진 볼을 잡기 위해 점프를 뛴 선수는 팀 동료들의 리프팅으로 인하여 수직으로 가하는 힘이 추가되어 더 높게 올라갈 수 있다.

세 번째 유형의 움직임은 동료나 상대 선수가 추가하는 보조와 저항의 물리적 힘의 조합이다. 또 다른 럭비의 상황을 예로 들어보자. 럭비의 몰maul은 공격하는 몇 명의 선수들이 서로 연합하여 전진하기 위한 상황이며 이때 수비수는 서로 몸을 밀착시켜 공격수들의 전진을 막으려는 럭비 플레이의 한 종류이다.

조합 움직임은 종종 다방향으로 이루어지며 운동선수들은 자신의 힘으로 발생시키는 움직임뿐만 아니라 다방향 운동면을 통하여 생성되는 보조적이며 저항적인 힘을 관리 조절해야 한다.

실제 게임과 같은 현장감 있는 훈련을 재현하기 위해서는 물리적 충돌이 수반될 수밖에 없으며 이것은 재활 중인 선수들에게는 최종적으로 부과되는 과제이다. 당신은 이러한 훈련을 선수들에게 제공하고 싶지 않을 수도 있다. 그렇지만 선수의 동작을 보조하거나 저항되는 힘 또는 동시에 두 가지 모두가 발생하는 외력을 훈련 요소로 도입하는 것은 가능하며 심지어 바람직한 방법이다.

재활 막바지의 선수가 복귀하기 전에 수행하는 '배틀 테스트'는 실제 스포츠 상황에서 발생하는 충돌과 비슷하지만, 어느 정도 통제된 환경에서 진행된다. 이 연습은 선수의 움직임 패턴을 완전하게 구현하기 위해서 한발 더 나아가는 도전이며 전면적인 몸싸움 연습과 동반하는 부상 위험을 어느 정도 완화시킨다.

재활의 최종적 단계에서 실제 상황과 비슷하게 훈련하기 위해서 사용하는 도구는 슬레드와 번지(밴드의 모든 종류) 등이 있다. 슬레드는 두 가지 다른 방향의 저항 옵션을 제공한다. 하니스라고 불리는, 몸에 고정하여 착용하는 장비를 이용하여 슬레드 뒤에서 끌어당기면서 움직이거나 슬레드를 직접 밀어 전진하는 방법 또는 스트랩이나 밧줄을 이용하여 슬레드를 잡아끌어 당기는 옵션이 주어진다. 또한 불균형을 이용할 수 있는데 한쪽 측면에 무게를 다른 쪽 측면보다 무겁게 하여 불균형된 부하로 훈련할 수 있다.[271]

번지를 이용한 훈련은 트레이너의 위치와 번지를 끌어당기는 방향에 따라서 보조 부하 또는 저항 부하로 나누어진다. 더 높은 수준의 제어를 위해서 번지에 하니스나 벨트를 부착하여 훈련을 진행할 수 있다.

보조 및 저항 부하의 이용은 전-후방으로 이동하는 동작에만 사용되는 것은 아니다. 번지와 저항 밴드 또한 저항을 이용한 점프 및 연속적으로 옆으로 이동하는 동작 그리고 선수의 중심이 무너진 축외off-axis 상태에서 저항을 주어 이에 대항하는 연습 등을 제공한다. 다방향에서 번지 또는 밴드를 연결하여 다방향의 저항과 보조를 조합하여 훈련을 진행할 수도 있다.

실전 도구를 사용한 훈련

고립된 기술과 움직임만을 사용하여 선수의 시합 복귀를 위해 준비하는 것은 가능하다. 그러나 스포츠 실전에서 사용되는 도구를 사용할 수 있다면 선수가 향상된 운동 수행력 단계에서 실제와 더 가까운 준비를 할 수 있다. 이러한 도구의 사용은 심지어 향상된 운동 수행력 단계보다 더 이른 재활 연속체 단계에서도 사용할 수 있다. 이와 같은 도구는 야구 선수에게는 배트가 될 수도 있고 테니스 선수에게는 라켓이 될 수 있으며, 재활 중인 선수의 복귀에 도움이 되는 도구는 어떤 것이라도 해당할 수 있다.[272]

물론, 재활 중인 운동선수가 브릿지 더 갭 모델의 초기 단계에서도 잘 움직이도록 하는 것은 중요하다. 필요한 만큼의 관절 가동범위가 회복되고 운동 제어 기능이 일정 수준 이상 회복하여 기본적인 운동 수행 구성 요소를 진행해왔다면 그때가 해당 종목에 대한 좀 더 실제적이고 특이적인 연습을 시작할 시점이다. 그 이전까지의 연속체에서는 현실적인 프로그램보다는 가정을 통한 접근으로 복귀를 준비하였다.[273]

이 원칙은 야구 배트와 테니스 라켓 및 골프 클럽을 사용하는 선수들에게만 국한되는 것은 아니다. 공을 사용하는 모든 선수와 연관되어 있다. 럭비, 농구 또는 축구 선수들과 함께한다면 공을 그 선수들의 손 또는 발로 다룰 수 있게 해주어야 한다.

이따금 운동선수가 손이나 발에 필요 도구를 다루고 있으면 그 선수의 움직임이 정상화된다. 부상에서 회복 중인 선수는 수년간 자신의 스포츠 기술을 수행해왔을 가능성이 크며 부상으로 야기된 운동 패턴의 혼란이 발생하더라도 본인의 스포츠에 필수적인 운동 프로그램이 신경계에 깊이 내재되어 있다. 이런 이유로 종종 스포츠에 필요한 고유의 움직임은 선수가 필요한 장비나 도구를 다루자마자 바로 회기하여 선수의 움직임의 질을 향상시킨다.

많은 지도자가 일반적인 선수들이 코트와 필드에서 단순히 러닝을 하거나 공을 던지는 대신 선수가 공을 옮기거나 멈춰야 하는 실제와 비슷한 미니게임과 같은 훈련에 참여하길 바란다. 결국, 공을 다루는 것이 그들이 게임이나 경기 동안 수행해야 하는 동작이다.

이것은 재활에서도 맥락을 같이한다. 부상에서 회복 중인 선수는 공이나 도구를 이용하여 본인의 스포츠 기술 훈련을 수행하기 전까지는 선수로서 자신감을 되찾기 어렵다.

재활을 끝마친 선수들은 드리블, 슈팅, 패스를 시작하면서 팀의 일원임을 느끼기 시작할 것이다.

이처럼 팀 훈련에 정상적으로 참여하기 전까지 재활 중인 선수 중 일부는 팀 동료들과 분리된 연습 및 본인의 스포츠 도구를 사용하지 못한다는 사실로 인하여 정신적인 측면에서 힘들어할 것이다. 하지만 선수들이 필요한 도구를 다루게 되면 그 즉시 완전한 연습이나 게임으로 복귀할 준비가 더 잘될 것이다.

이렇듯 재활 과정에서 선수의 스포츠 특이적 도구를 최대한 일찍 사용하는 것이 정신적 측면에서 유리하며 라켓 및 야구 배트 또는 도구를 선택하여 사용하는 것은 선수가 재활의 프레임에서 벗어나 복귀를 위한 마음을 다잡을 수 있도록 도와준다.

신체적, 정신적 그리고 감정적으로, 향상된 단계에서 스포츠 특이적 도구를 통합적으로 사용하는 것은 재활 과정 초기의 도구 사용 여부와 관계없이 필수적이다.

도구 그리고 움직임

농구 선수가 1대 1 또는 3대 3과 같은 연습 시나리오로 복귀하기 전에 게임 전체에서 요구되는 기술과 유사한 움직임 특이적 운동을 농구공 또는 특정 도구들과 조합하여 훈련으로 사용할 수 있다. 또한 실제 플레이하는 경기장에서 실제 게임에서 발생할 가능성이 있는 연습 시나리오를 만들어 적절한 훈련을 진행한다.

예를 들어 테니스 선수가 앞뒤로 뛸 수 있다면 그 공간은 테니스 코트의 베이스라인과 네트 사이 공간이다. 선수의 몸에 부정적인 영향 없이 옆으로 이동할 수 있다면 베이스라인을 따라서 셔플 동작으로 좌우로 왔다가 다시 가는 동작을 시도한다.

다음은 이 연습에 라켓을 추가시키는 것이다. 선수는 라켓을 손에 들고 네트로 달려간 후 베이스라인으로 백페달을 사용하여 뒤로 이동하는 것일 수 있다. 이후 여전히 라켓을 손에 쥔 채로 네트와 베이스라인 사이를 가로질러 셔플로 이동한다.

테니스공이나 훈련 파트너를 추가하지 않았더라도 전후방 그리고 측면 움직임 연습을 조합하면 운동 피질과 움직임을 담당하는 뇌의 다른 부분이 활성화하기 시작할 것이다.

선수가 도구를 다시 사용하는 것이 편하게 느껴지는 순간 머신을 이용해서 공을 보내줄 수 있고 이후 빠른 시일 내에 훈련 파트너를 포함시킬 수 있다.

움직임 분석의 사용

또 한 가지 고려해야 할 대상은 선수의 복잡한 움직임 패턴을 세분화하여 스포츠와 선수의 포지션에 따라 필요한 특이적 요구사항이 어떻게 관련되는지 알아보는 움직임 분석이다. 스포츠 특이적 동작을 재훈련하기 쉽게 하여 재활 연속체의 진행 과정을 따라서 선수의 재활 단계를 향상시키는 것이 목표이다.

움직임 분석이라는 용어에서 알 수 있듯이 스포츠의 일반적인 모든 동작을 식별하고 다음으로 시작 자세와 끝 자세 그리고 둘 사이의 움직임을 세분화하여 분석한다.

몇 가지 예를 들어 테니스를 다시 살펴보자. 상대 선수의 서브를 받기 위해 준비하는 선수는 일반적으로 베이스라인이나 바로 뒤에서 운동선수의 기본 자세로 움직임을 시작하고 서브를 받기 위해서 좌우로 이동하며 크로스오버 스텝을 사용하기도 한다.

좌우로 이동한 다음 두 발을 지면에 단단하게 고정하고 몸통을 회전하여 볼을 다시 상대편 코트로 돌려보낸다. 볼이 라켓을 떠나는 순간 상대 선수의 리턴에 더 잘 반응하기 위해서 사이드셔플을 이용하여 빠르게 베이스라인 중앙으로 이동한다.

베이스라인 중앙에 위치한 다음에는 옆으로 움직이거나 네트를 향해 달려나갈 수도 있으며 상대의 드롭 샷에 대응하기 위해서 골반을 경첩처럼 접어 앞으로 숙이거나 앞으로 달려가는 것을 멈추고 두 발을 지면에 고정시켜 라켓을 옆으로 뻗어 지나가는 샷에 대응할 수도 있다.

테니스 선수의 이와 같은 움직임의 시작 위치와 끝나는 위치 그리고 그 사이의 움직임에 각각 라벨을 붙여 순서대로 동작을 나열하여 향상된 움직인 단계에 특정한 훈련 연습을 배치한다.

이 과정이 끝날 무렵 우리는 테니스 선수의 이동, 신체 자세, 전환 동작과 부합되는 움직임 분석 리스트를 완성하고 재활 과정에서 움직임의 복잡성과 속도를 증가시켜주는 훈련 기구와 훈련 기술을 함께 만든다.

분석 리스트의 첫 번째는 가속과 감속의 가장 기본적인 운동 수행 요소를 분석하는 것이다. 가장 기본적인 움직임의 요소가 분석되면 테니스 서브의 리턴과 같은 특정 기술과 동작을 스포츠 특이적 맥락으로 전환하여 훈련으로 이용할 수 있다.

이런 방법으로 움직임 분석을 활용하면 전문가

인 우리에게 도움이 되며 당연히 선수에게도 유익하다. 선수가 재활로 복귀하는 과정을 단계별로 생각하지 않고 너무 크게 그리다 보면 스포츠 경쟁으로의 복귀가 극복할 수 없는 벅찬 도전으로 보일 수 있다.

재활 연속체의 마지막 단계를 작은 여러 단계로 나누고 실제로 나타나는 동작으로 나누어 세분화하게 되면 선수들이 각 단계에 집중하여 그 순간에 최선을 다하도록 독려할 수 있다.

이러한 독려는 선수들 자신이 설명할 수 있고 실행 가능하며 성취할 수 있는 목표를 신체적, 정신적으로 집중할 수 있게 돕기 위함이며, 그 단계에서 아직 수행할 수 없는 동작에 대해서 걱정하면서 "이것은 너무 어려워. 난 다시 부상 전으로 돌아가지 못할 거야"라는 부정적인 과정을 되뇌이는 태도를 위한 것이 아니다.

만약 선수가 너무 힘들어하여 그들을 돌려보내고 현재까지 달성한 작은 성과들에 대해서 자화자찬한다면 그들은 자신의 회복을 방해할 수 있는 두려움에서 벗어날 수 있지만, 복귀라는 궁극적인 목표의 달성은 지연될 것이다.

움직임 분석의 창작

움직임 분석을 만들기 위해서는 분석 대상이 되는 스포츠를 완벽하게 이해해야 한다. 대상이 되는 스포츠와 관련된 지식이 부족하면 선수를 포함한 누군가에게 배워야 한다.

내가 애슬레틱 퍼포먼스 센터에서 처음 일을 시작하였을 때 높은 수준의 야구 선수들과 일할 기회가 있었다. 나는 야구 게임의 복잡함이나 배팅 역학 또는 던지는 동작에 대한 기전을 잘 알지 못했기 때문에 내가 지금까지 선수들에게 적용해온 것을

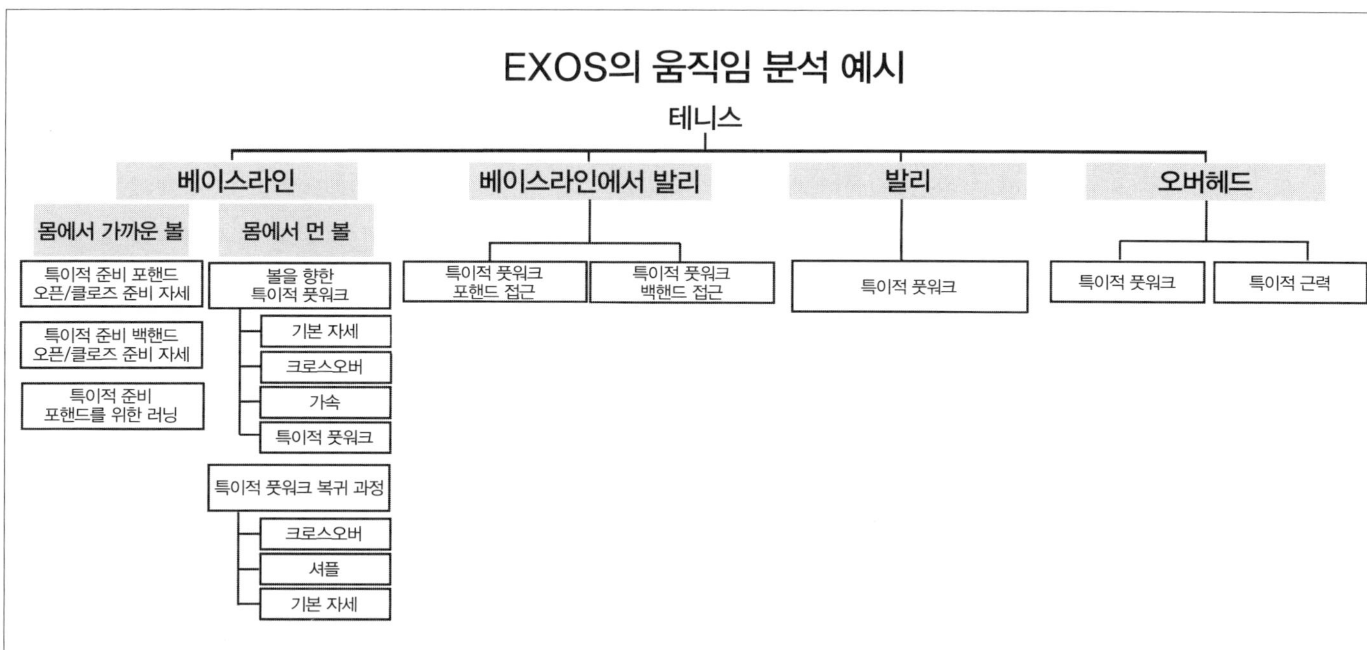

그림 11.1 EXOS 움직임 분석(예시)

움직임 분석을 시작하면 필수적으로 수행되어야 하는 주요 움직임들을 나열한 것이다.

각각의 일반적인 범주 아래에는 해당하는 큰 범주를 구성하는 모든 세부적인 사항이 나열되어 있다. 이와 같은 움직임은 선수가 수행해야 할 기본적인 선수의 움직임(fundamental athletic movement)에 도달할 때까지 계속 나누어진다.

스포츠에 필요한 움직임 수행에 필요한 각각의 주요 움직임 구성 요소(building block)를 파악하게 되면 10장에서 설명했던 기본적인 움직인 패턴을 실행할 수 있고 이것을 조합하여 더 큰 움직임을 수행할 수 있다.

그대로 하려고 하지도 않았다.

나는 선수가 겪고 있는 부상과 그의 신체를 이해한다. 선수들은 그들이 가지고 있는 스포츠에 대한 움직임 지식을 나에게 보여주었다. 나는 나의 지식을 그들과 함께 나누었으며 선수의 움직임과 스포츠의 특이적인 움직임 기술에 대한 영상을 함께 보고 분석하였다. 우리는 서로 타격, 던지기, 달리기, 야수의 수비 동작에 대해서 검토하고 오랜 시간 동안 토론하고 지식을 나누었다.

나는 선수들에게 본인들이 스포츠에서 취하는 기본 자세를 보여달라고 부탁했으며 부상 이전과 같은 패턴을 보이는지 확인하기 위해서 부상 이전의 영상을 보고 비교하였다. 우리는 선수들의 크로스오버 동작을 슬로우 모션으로 조작하여 시청하고 동작을 세분화하여 분석하였다. 결과적으로 이 부분에서부터 복귀 계획을 세우고 실행하였다.

나의 요점: 어떤 스포츠의 전문가가 아니라면 한 분야의 전문가처럼 행동하지 마라. 선수들은 당신이 모든 것을 아는 양 허세를 부리는 것을 알고 있으며 스포츠와 관련되지 않는 잘못된 언어를 사용하고 잘 알지도 못하면서 말하는 것을 금방 깨닫는다. 진짜 전문가들과 대화하고 책을 읽으며 선수들의 움직임 영상을 보면서 선수들과 이야기를 많이 나눠야 한다. 이러한 것들이 움직임을 분석하는 첫 번째 단계이다.

첫 번째 단계에서부터 책의 앞부분에서 알아보았던 움직임 범주를 이용하여 선수들이 수행해야 하는 작은 움직임들을 선택할 수 있다. 어떤 종류의 선형 및 다방향 움직임을 연습해야 하며 두 움직임을 어떻게 연계해야 하는가? 부분별 움직임을 선수가 독립적으로 수행할 수 없다면 이들을 조합하여 연속적으로 움직이는 동작을 훈련에 적용할 수 없다.

예를 들어 축구 선수에게 헤딩은 필수적이다. 헤딩은 가속을 이용하여 속도를 올리고 상체를 똑바로 세우고 뛰는 절대 속도로 전환한 다음 점프를 뛰어 헤딩을 시도하는 것으로 움직임이 구성된다. 축구 선수들이 달리고 헤딩하기 위해서는 가속과 절대 속도 및 점핑 그리고 착지의 움직임이 필요하다.

퍼포먼스 트레이닝으로 돌아가보자. 가속 기전, 절대 속도 기전, 점핑 그리고 착지 기술을 각각 다른 날에 훈련한다. 우선은 이렇게 다른 날 연습을 한 후 각 구성 요소를 조합한다.

가속에서 절대 속도로의 전환 연습을 위해서는 30m 달리기를 할 수도 있다. 또한 하나의 대상을 정해놓고 그것을 향하여 달려간 다음 대상을 헤딩으로 타격하도록 하는 과업을 줄 수 있다. 그런 다음 움직이는 볼을 도약하여 헤딩하는 가변성을 도입하는 등 프로그램을 조합하여 훈련을 디자인하는 것은 끝이 없다.

앞서 언급한 것은 축구 선수가 실제 게임에서 맞닥뜨릴 수 있는 하나의 움직임을 순서대로 묘사한 것이다. 이외에 다른 움직임은 어떤 것들이 있을까? 또한 다른 유형의 선수는 같은 상황에서 어떤 순서로 움직임을 활용할 것인가? 운동선수의 움직임 구성 요소를 이해하게 되면 각각의 요소들을 조합하여 부상에서 회복 중인 선수가 앞으로 마주할 실제 게임과 같은 상황들을 실현할 수 있다.

움직임 분석을 완료하기 위해서는 이전 내용의 테니스와 축구의 예시처럼, 선수들이 수행해야 하는 모든 움직임 패턴과 운동 수행 순서를 연구하고 분석해야 한다. 어떤 활동을 실행할지 결정하고 그것에 따라서 움직임 연습을 분류할 필요가 있다.

예를 들어 야구 선수들은 던지고, 타격하고, 베이스를 뛰고, 필드에서 수비 훈련을 해야 한다. 타격을 시작해보자. 그들은 타격 자세를 취하고 스윙을 한 다음 최대로 빠르게 1루로 달리고 경우에 따라 2루 또는 3루까지 달리기도 한다.

타자가 좌타 또는 우타인지에 따라 타자 박스에서 벗어나 가속을 하기 위한 스텝이 다르다. 타자는 1루 베이스를 통과하면서 가속을 할 것이며 원하는 방향으로 가고자 방향 전환을 하며 감속을 할 것이다. 1루 베이스를 돌고 2루 베이스로 향하면서 발과 머리 중 어느 쪽으로 슬라이딩을 할지 결정할 수 있다.

타자의 주루 움직임 분석에서 우리는 준비 자세, 가속으로의 전환 스텝 그리고 감속을 볼 수 있다. 준비 자세, 전환 스텝, 가속, 곡선-선형 달리기 그리고 슬라이딩의 움직임 들은 개별적으로 다루어져야 하며, 그다음에 전체적으로 조합하여 훈련되어야 한다.

주루, 필드 수비 훈련 위치 그리고 던지기 시나리오도 같은 방법으로 분석해야 한다.

움직임 분석을 실행하는 것은 매우 어렵고 힘들어 보일 수 있다. 하지만 일단 움직임 분석이 준비되면 재활에서 퍼포먼스까지의 브릿지 더 갭 과정에 속하는 모든 선수에게 청사진을 제시하게 될 것이다.

전문가와 함께하라

애슬레틱 퍼포먼스(EXOS 전신) 센터에서 나는 운이 좋게도 마크 베르스테겐Mark Verstegen, 대릴 에토Darryl Eto, 조 고메즈Joe Gomes, 루크 리체슨Luke Richesson, 크레이그 프리드먼Craig Friedman, 브랜든 마르첼로Brandon Marcello 그리고 수많은 다른 퍼포먼스 관련 최고의 사업가들과 함께 일하게 되었다.

그러나 이러한 풍부한 경험에도 불구하고, 움직임 분석을 통하여 효과적인 재활 계획과 도구를 만들고 인체가 어떻게 작용하는지 알기에는 우리의 지식이 충분하지 않다는 것을 인식하였다.

우리가 개발하는 다른 수준의 향상된 기술과 아이디어를 스포츠에 특이적으로 적용할 수 있는 능력도 필요했다. 오직 실제 필드에서 활동하는 코치들만이 제공할 수 있는 내적인 영리함이 필요했다.

예를 들어 축구 선수들과 함께할 때 우리는 최고 수준의 축구 선수들을 지도했던 코치들의 통찰력이 필요했다.

또한 이러한 필요성은 다양한 포지션의 다른 기술이 존재하는 몇몇 스포츠에서 더 깊이 들어갔다. 미식축구에서 쿼터백, 리시버, 러닝백, O-라인 그리고 D-라인 등 각각의 포지션에서 미식축구의 동작을 정말 잘 아는 코치들의 투입이 필요했다.

그들의 도움 덕분에 우리가 만들어낸 움직임 분석은 스포츠 과학의 관점과 연구 중심의 목소리를 모두 충족시켜주었을 뿐만 아니라 실증성까지 확보하게 되었다.

이것은 선수의 기본 운동 능력이 충족된 후 경기장에서 좋은 기술을 선보이도록 준비시키는 향상된 운동 수행력 단계에서 특히 중요하다.

이와 같은 포괄적 접근은 반드시 겸손을 바탕으로 해야 한다. 당신은 아마도 당신이 최고의 트레이너이자 치료사라고 생각할지도 모른다. 그렇다. 당신은 훌륭하지만 그렇다고 다 아는 것은 아니다.

우리의 가장 중요한 첫 번째 임무는 선수들의 건강을 회복시키는 것이다. 이런 사실을 끊임없이 상기할 필요가 있다. 우리의 자아와 자존심 그리고 외부와 담을 쌓고 자신의 업적에만 치중하는 사일로silos 문화가 우리의 목표 달성을 방해한다.

우리가 모든 것을 전부 알지 못한다는 것을 인정하고 커리어 내내 끊임없이 공부하고 정진함으로써 고객인 선수들에게 더 나은 서비스를 제공할 수 있을 것이다. 이러한 태도는 결국 우리가 지닌 개인적인 열망을 성취하는 데도 도움을 줄 것이다.

내가 프로 야구팀에 몸담고 있을 때였다. 그때 나는 팔꿈치 수술을 받고 돌아온 선수의 재활을 돕고 있었다. 그 선수와 함께 향상된 운동 수행 연습을 시작하기 전이었다. 나는 한 발짝 물러서서 그 선수가 노련한 투수 코치와 대화하는 것을 지켜보았다. 그 코치와 나는 배경과 교육 그리고 인생 경험 등 모든 것이 크게 달랐지만, 그와 내가 모두 선수의 미래를 최우선으로 삼고 있었다는 것은 같았다.

어느 한순간 우리는 선수에게 같은 말을 하려고 했다. 하지만 코치는 나보다 선수의 언어를 잘 알고 있었고 같은 언어를 사용하였다. 나는 코치가 어떠한 개념에 대해서 어떤 방법으로 언급했는지를 메모하기 시작했고 그것들을 나의 다음 훈련에 포함하기 위해서 열심히 노력했다.

비언어적 의사소통은 기술 발달에서 매우 중요하다. 나는 기술코치가 말을 사용하지 않고 시험을 통해서 선수에게 보여주려고 하는 동작을 주의 깊고 세심하게 관찰했다.[274] 그 결과 투수는 예정보다 이른 시기에 라인업에 복귀했으며 첫 실전 경기에서 기대했던 것보다 좋은 투구 내용을 보여주었다.

이러한 결과가 가능했던 이유는, 나의 뜻만 추구하지 않으려 했으며 뛰어난 기술코치가 알고 있는 만큼 내가 알 수 없다는 것을 인정하고, 코치가 투수와 소통하며 기술을 발달시키는 과정을 나 자신의 프로그램에 적용했기 때문이다.

나는 당시 미국 축구 대표팀 감독 위르겐 클린스만Jurgen Klinsmann을 보면서 비슷한 교훈을 얻었다. 이 사람은 월드컵과 클럽팀에서 여러 개의 트로피를 들어 올렸고, 국가대표팀 감독으로서 약체로 평가받던 팀을 예상보다 훨씬 좋은 기록으로 이끌었다.

나는 그가 어떻게 선수들과 이야기를 나누는지 그리고 그가 어떤 방식으로 훈련을 게임과 같은 방식으로 구성하는지 관찰했다. 이와 같은 학습 경험을 통하여 우리의 재활 과정을 훨씬 더 스포츠에 특이적 방식으로 맞춰나갈 수 있었다.

이와 같은 교훈이 단지 야구와 축구에만 적용되는 것은 아니다. 코치들은 기술 또는 포지션 코치 그리고 감독으로 스포츠팀에서 일한다. 그들에게 질문하고, 그들의 이론을 실제로 시험해보고, 그들의 스포츠에 특화된 언어를 파악하며 그들을 존중하고 선수를 위해서 그들의 지식을 공유하고 싶다는 것을 명확히 밝혀라. 코치 대부분은 그들이 알고 있는 것을 공유하며 재활의 막바지 단계에 함께 관여하는 것을 매우 기쁘게 생각할 것이다.

모든 코치는 또한 선수들이 재활 과정을 거쳐 선발진으로 복귀하는 동안 여전히 선수단의 일원임을 느끼도록 도움을 주고 싶을 것이다. 코치들은 다친 선수들의 흔한 심리적 반응인 고립된 느낌을 받지 않도록 하기 위한 당신의 노력을 돕고 싶어 한다.[275]

경쟁으로 복귀하기 위한 타임라인 작성 및 실행

선수가 부상으로 인한 통증과 급성으로 발생하는 여러 문제를 극복하고 신체적 기능을 완전하게 회복하면서 스포츠 특이적 훈련을 시작하면 복귀에 대한 기대감이 고취될 것이다. 선수는 복귀하여 팀 동료들과 함께 연습하기를 간절히 원하며 코치는 재활 중인 선수가 복귀하여 선택의 폭이 넓은 완전한 팀 스쿼드를 원한다. 팬들과 언론 또한 선수의 빠른 복귀를 바란다.[276]

하지만 이와 같은 열광적인 상황은 선수의 몸과 마음이 완벽하게 준비되기 전에 급하게 복귀시

임상 지침

1. **시합으로 복귀하기 위한 계획을 작성한다.**
   장기적인 목표를 달성하기 위하여 단기적인 목표를 세운다.

2. **선수의 재활 여정에 모두가 함께 탑승해야 한다.**
   사무실 직원들과 코칭스태프 및 에이전트 그리고 부상당한 선수와 기타 메디컬 스텝 등의 파트들이 서로 협력하고 소통해야 한다.

3. **계획은 철저하게 진행한다.**
   재활이 진행되는 진도에 따라 과정을 진전시키거나 퇴보시킨다. 훈련 외의 외부적 환경에 의한 외력과 빠른 복귀 압박으로 인하여 본래 계획을 변경하지 마라. 이것은 선수의 안전한 복귀를 위해서이다.

켜야 한다는 압박을 줄 수 있다. 당신은 재활의 복귀 결정권자로서 이러한 외부의 압력에 저항해야 한다. 당신은 사람들의 환심을 얻어야 하는 직업이 아니다. 당신의 일은 팬, 미디어, 코치 더 나아가 선수들까지 행복하게 하는 것이 아니다. 그 무엇보다도 선수의 건강을 최대한 돌보는 것이 중요하다.[277]

선수의 건강을 최우선으로 여긴다면 다음의 세 가지 단계를 따라야 한다.

경쟁으로의 복귀 계획 작성

대략적으로 계획한 선수의 경기 복귀 시점을 기준으로 역방향으로 계획을 작성한다. 예를 들어 '3월 22일 달리기 시작 또는 5월 12일 3대 3 연습' 등과 같은 중요한 단계를 지정한다.

복귀 계획을 수립하고 타임라인을 설정할 때는 선수의 치료 및 운동 수행 훈련에 관련된 모든 전문가가 포함되어야 하며 그들의 계획과 당신의 계획이 일치하는지 확실하게 확인해야 한다.

복귀 목표 날짜로부터 역방향으로 재활 계획을 실행하면 활동의 빈도, 강도, 지속 시간 등을 점진적으로 완만하게 증가시킬 수 있는 충분한 시간을 선수에게 줄 수 있다.

회복 중인 선수가 중요한 단계 중 하나를 달성하지 못했을 때 당신은 선수의 복귀 날짜가 뒤로 밀린다는 것을 알 것이다.

계획서 안에 중요한 단계를 표시해주면 당신은 가능한 한 빠르게 이 사실을 인지하게 될 것이다. 따라서 구성원 모두는 새로운 목표를 세우게 될 것이며 경쟁으로의 복귀는 늦춰지게 된다. 원래 복귀 날짜가 다가온다고 해서 놀랄 만한 회복이 일어나 '갑자기' 경기로 돌아오지는 않을 것이다.

재활에서 퍼포먼스까지의 연속체의 어느 한 단계에서 문제가 발생했다면 다음 단계로 이동하는 것에 대해서 열린 자세를 가지는 것이 중요하며 이런 경우에는 그 이전 단계에서 더 많은 시간을 보내야 한다.

이러한 복귀 지연은 때때로 선수가 정상적인 라인업으로 복귀하는 시점에 발생한다. 예를 들어 보면 야구 선수가 메이저리그에 다시 합류하기 전에 마이너리그 경기를 두 번 치를 수 있어야 한다. 만약 이 두 번의 테스트 경기 후에 통증이 발생하거나 움직임의 제한 또는 다른 문제가 발생한다면 해당 선수는 경기로 돌아가기 위한 마지막 단계를 밟을 준비가 되어 있지 않은 것이다.

이 상황을 어떻게 생각해야 할지를 보여주는 예시로서 선수의 복귀 날짜를 30일로 정하면 제약 없는 완전한 연습을 30일에 참여하는 것으로 이해할 수 있지만 실제로는 23일에 완전한 연습에 참여하여 30일에 복귀 여부를 결정한다는 의미이다.

23일부터 완전한 연습에 참여하기 위해서는 그 이전 며칠 동안 정해지지 않은 무작위적인 움직임 연습을 수행해야 할 필요가 있으며 23일을 기준으로 19일까지 완료해야 한다.

정해지지 않은 무작위적인 움직임 연습을 달성하기 위해서는 이전 일주일 동안 미리 정해진 다방향 움직임 연습을 수행할 수 있다. 따라서 이 연습은 12일까지 완료되어야 한다. 다시 미리 정해진 다방향 움직임 연습을 달성하기 위해서는 그 이전 일주일간 선형 이동 훈련을 해야 하며 5일까지는 전속력으로 달릴 수 있어야 한다.

스포츠로 다시 복귀하기 위한 프로그램을 계획할 때 위와 같이 목표를 기준으로 한 역방향 접근이 필요하다.

구성원 모두가 한배를 타야 한다

복귀 과정에서 선수와 코치진이 무엇을 기대하고 있는지 인지하고 있으면서 진행 상황과 발생하는 문제점으로 인한 일정의 차질을 지속해서 알려주고 설명해준다면 선수와 코치는 당신의 입장과 계획을 이해할 것이다.

막바지 단계인 이 지점에서 모든 이해 관계자, 특히 감독과 선수의 본래 일정에 영향을 미치는 결정을 내리는 이유를 설명하고 향후 일정을 자주 업데이트해주는 것이 중요하다.

모든 단계에서 구성원 모두가 결정의 일원임을 느끼게 해야 반대와 마찰이 적으며 순조롭게 복귀 과정을 진행할 수 있다.

외부의 압박에 상관없이 계획을 고수하라

선수의 건강과 복지가 최우선이며 계획을 서두르면 선수의 상태가 위태로워진다는 것을 분명히 해야 한다. 이 점은 매일 이야기해야 한다.

프로 선수들은 계약의 갱신 연도에 접어들면서 그들 자신의 가치를 증명하기 위해 빠른 복귀를 원한다. 하지만 이른 복귀가 선수로서의 경력을 끝낼 수도 있다는 것을 설명해야 한다. 당신은 때때로 선수 자신으로부터 그들을 구해야 한다.

시즌 중 특정한 단계에 다다르면 감독은 평소보다 더 큰 승리의 압박에 시달리게 될 것이다. 하지만 이것이 회복 중인 선수의 타임라인에 영향을 미치도록 허락하는, 즉 어떠한 대가를 치르더라도 승리만 하면 된다는 사고방식은 다친 선수를 위험에 빠뜨릴 뿐이다. 감정에 기대어 객관적인 판단을 흐리게 해서는 안 된다.

감독의 분노를 포함한 주변의 어떤 인위적인 힘이 작용하더라도 당신은 굳고 단단하게 서서 자신의 주장에 관한 당위성을 설명하고 선수를 보호해야 한다.

요약

향상된 운동 수행력 단계는 전적으로 선수 개인 그리고 해당 스포츠 및 포지션에 따른 특성에 따른다. 선수가 운동선수의 기본 움직임 단계로부터 스포츠 특이적 및 포지션별 움직임 단계로 전환되면 경기로 복귀라는 궁극적인 목표에 대비할 수 있게 된다.

스포츠의학 및 스포츠 퍼포먼스 전문가는 자존심을 버리고 선수의 건강을 최우선 관심 과제로 염두에 두고 재활 과정 내내 함께 지내야 한다. 선수가 단기적 및 장기적 목표와 일정 및 기한을 이해하고 있다면 복귀 날짜가 늦춰지더라도 놀라지 않을 것이다.

자세하고 신중한 움직임 분석과 필요한 모든 움직임을 구현하기 위한 체계적인 계획을 가지고 있다면 선수가 경기로 복귀하는 궁극적인 목표를 달성하는 데 도움을 줄 수 있을 것이다. 이러한 계획은 스포츠에서 요구되는 스포츠 특이적 기술에 대한 준비가 부족하여 재부상을 당하는 가능성을 줄여준다.

기술코치는 이러한 연속체 내에서의 전환 과정을 선수 개인의 회복 과정이 아닌 팀 전체의 과정으로 참여시키고 선수가 스포츠에 대한 지식을 향상하는 데 도움을 줄 수 있다.

마치며

운동선수를 스포츠에 복귀시키는 것보다 더 힘든 일은 거의 없다. 이것은 복잡한 과정으로, 많은 움직이는 부품들이 하나로 합쳐져야 한다. 즉, 치유된 운동선수가 부상 전 상태의 퍼포먼스만큼 회복되거나 더 나아가 그 수준보다 더욱더 잘하는 것이다.

이것이 내가 이 책을 쓰게 된 동기이다. 나는 모든 실무자, 학설, 훈련과 재활 철학이 특정한 접근 방법에 의존하지 않고, 선수의 퍼포먼스 향상이라는 하나의 목적을 위해 개념적 연속체계에 융화될 수 있는 가이드를 쓰고 싶었다.

목표는 선수들이 완전한 기능을 되찾을 뿐만 아니라 완전한 건강을 되찾을 수 있는 환자 중심 모델을 적용하는 것이다. 우리는 선수들에게 완전한 회복 및 건강 제공의 도덕적, 윤리적 의무가 있다.

종종 젊은 전문가들은 그들의 지속적인 교육 방향에 대해 내게 묻는다. 첫 코스는 무엇이어야 하는가? 그 다음엔 무엇에 초점을 맞춰야 하는가? 노련한 임상의와 체력코치들이 같은 질문을 던진다.

재활에서 퍼포먼스까지의 격차를 해소한다는 개념을 제공함으로써 이 질문에 답할 수 있기를 바란다.

만약 여러분이 연속성을 볼 때, 기본 운동 수행력에서부터 향상된 운동 수행력 단계에 속하는 다양한 교육은 받았지만, 체성감각 조절과 같은 분야의 경험은 많지 않은 것을 확인할 수 있을 것이다. 본인이 부족하다고 생각하는 단원으로 돌아가서, 거기에서 언급된 연구 영역의 일부를 보고, 그 분야에서 더 지속적인 교육을 추구할 수 있다.

당신은 한 분야에 약점이 있다는 것을 알아차릴 수 있지만, 현재 근무 상황은 다른 곳에 집중하는 것을 허락하지 않을 것이다. 그때, 당신은 당신이 필요한 때에 고객들을 외부에 소개할 수 있도록 그 분야의 누군가와 전문적인 관계를 맺어야 한다는 것을 알고 있다.

우리는 우리의 개인적 전문 분야, 즉 그것이 스트렝스 컨디셔닝이든, 선수 트레이닝이든, 물리치료이든, 아니면 다른 분야든, 한 가지 전문 분야가 고객 관리를 위한 모든 것이라는 생각을 멈춰야 한다. 아무리 실력이 좋고 당신 분야에서 잘 해내고 있더라도 혼자서는 도저히 할 수 없다.

이 책은 당신의 전문 분야, 당신의 도움이 더 많이 필요한 곳, 그리고 다른 전문가를 데려올 때 궁극적으로 당신의 선수가 어디에서 이익을 얻을 수 있는지를 보는 데 도움이 될 것이다. 나는 이 책이 다학제 팀의 필요성을 증명해주었기를 바란다. 이것은 운동선수들에게 이득이 되는 접근법이다.

특정 분야에 대한 지속적인 교육과 연구를 진행하면서, 모든 학설들이 같은 말을 하고 있다는 것을 깨달아라. FRC, FMS, DNS 또는 PRI와 같은 교육 프로그램의 웹사이트를 읽어보면, 그들의 기본적인 핵심 개념은 유사하다는 것을 알게 될 것이다. 예를 들면 다음과 같다.

- 고객을 평가하라.
- 적극적인 개입을 제공하라.
- 고객을 다시 평가하라.
- 이동성과 안정성이 중요하다.
- 신경계가 중요하다.
- 그 부위를 묘사할 때 사용하는 단어와 상관없이 가슴과 허벅지 사이의 부위는 중요하다.
- 호흡은 생존에서 이완, 이동성 또는 안정 보조에 이르기까지 모든 면에서 시스템에 놀라운 작용을 할 것이다.

거의 모든 훈련의 핵심 개념은 비슷하다. 그것들은 모두 연속선을 따라 어딘가에 잘 맞는다.

내가 이 책을 전면에 내세웠으면 하는 또 다른 희망은 다학제 안에서 일하는 것의 중요성이다. 그것은 많은 상황에서 어려워 보이지만, 마음가짐에 따라 상황은 달라질 것이다.

영양사를 직접 고용할 수는 없겠지만, 전화 또는 이메일에 응답하여 도움을 제공할 수 있는 동료가 있어야 한다. 우리는 선수들을 위한 재활에서 퍼포먼스까지의 격차를 더 잘 메울 수 있도록 돕기 위해 학제간 지원 네트워크를 만들고 내가 속한 직업의 테두리를 벗어나 서로 협력해야 한다.

이 책을 읽으면서 환자 중심의 브리징-갭 모델에서 자신의 강점이 어디에 맞는지 알 수 있었고, 또한 자신의 약점을 새로운 시각에서 볼 수 있을 만큼 겸손해졌으면 한다. 이렇게 하면 관리 전략의 차이를 더 잘 알 수 있고 현재 자신이 보유하지 않은 기술의 전문가를 포함하도록 네트워크를 확장하는데 도움이 될 수 있다.

이러한 많은 주제에 대한 자세한 내용은 다음 절의 참고 자료와 부록을 참조하라. 한 권의 책에서 다루기에는 이 연속체에 들어가는 것이 너무 많다.

그 대신, 나는 당신이 고객을 위해 재활에서 퍼포먼스까지의 격차를 해소할 수 있는 틀을 제공했기를 바라며, 당신이 다른 관련 주제에 대한 자세한 정보를 참조할 수 있도록 훨씬 더 많은 참고자료를 제공했기를 바란다.

이와 같은 책을 쓰는 것의 한 가지 문제는 정보가 빠르게 바뀔 것이라는 것이다. 나는 내가 할 수 있는 최선을 다하여 검토된 많은 선행 연구들을 제공하려고 노력하였다. 당신이 흥미롭다고 생각하는 주제에 관해서 스스로 연구 리뷰를 수행하기를 권한다.

우리가 가지고 있는 정보는 너무 많아 감당하기 어려울 수 있다. 수많은 연구 중 체계적인 문헌 고찰과 메타 분석 리뷰를 위해 노력하라. 이러한 종류의 연구가 없는 경우 무작위 대조 연구randomized control trial가 유용할 수 있다.

이러한 항목을 찾을 수 없는 경우, 비-무작위 대조 연구non-randomized control trial: cohort or case control 및 사례 시리즈 연구는 관심 주제에 대해 연구할 수 있는 충분한 정보를 제공할 수 있다.

그리고 마지막으로, 과학적 원리와 여러분 자신의 경험 그리고 여러분이 우러러보는 사람들로부터 여러분의 임상 치료 및 스트렝스 컨디셔닝 지도자들을 살펴보라.

재활에서 퍼포먼스로 격차를 좁히는 것은 복잡한 과정이다. 앞으로 수십 년간 도움이 될 조직 체계를 제시하며 공정 정의를 실천하기 시작했기를 바란다.

스포츠 재활과 스포츠 경기라는 영역은 흥미진진한 시간의 연속이다. 정보는 끊임없이 변화하고 따라잡기 어렵다. 이 조직체제는 운동선수의 재활에서 경기로 발전시키는 것과 관련되기 때문에 당신에게 오래된 그리고 새로운 모든 것에 대한 틀을 제공할 수 있다.

이 책의 목표는 여러분과 여러분의 동료들에게 운동선수들을 향상시키기 위한 어떤 구조를 제공하는 것이었다.

모든 전문가에게 존경의 마음을 담아

수 팔소니

부록 1

브릿지 더 갭

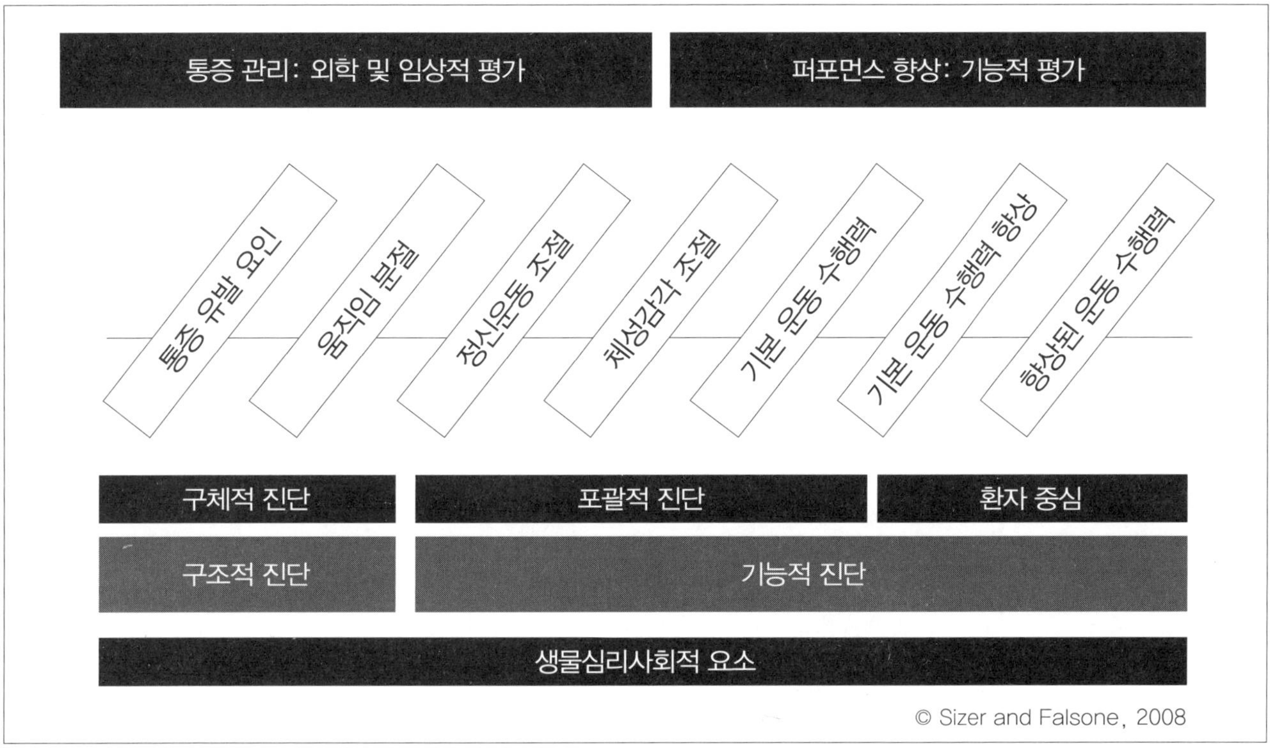

통증 유발 요인

문제가 있는 조직을 확인하는 것

움직임 분절

통증 유발자를 확인하는 것

정신운동 조절

정확한 타이밍에 의도한 근육이 발화하는 것

체성감각 조절

자세 반사, 고유수용기, 신경근 조절과 감각 운동 시스템 모두 고려하는 것

기본 운동 수행력

기본 스트렝스와 파워

기본 운동 수행력 향상

선수의 움직임 능력

향상된 운동 수행력

특정 스포츠 또는 과제에 선수의 움직임 적용

부록 2

브릿지 더 갭 평가

예시 1

객관적 기능부전	기능 영향	목표	계획
1. FMS 점수 21점 만점의 8점으로 주요 기능부전은 선형linear 문제와 몸통 회전의 안정성. 딥 스쿼트 동안 양쪽 무릎 통증, 오른 무릎을 앞으로 하는 인라인in-line 런지 동안 왼쪽 무릎 통증.	선형과 회전에서 몸통 안정성이 안 좋은 것은 힘이 하지에서 상지로 보내는 방법에 큰 영향을 미친다. 그리고 상지와 하지 문제의 주요 원인이 된다. 무릎의 통증은 피칭 동안 힘을 보낼 능력을 제한시킨다.	FMS에서 4주후 목표는 21점 만점의 12점.	점진적인 선형 회전 몸통 안정성 프로그램, 양쪽의 고관절 안정화.
2. 약한 장요근, 오른쪽 3+/5, 왼쪽 4+/5. 허리 움직임은 양측 보상작용 표시.	양쪽 고관절 굴곡에서 근력 약화와 보상적인 움직임은 다른 고관절 근육계에 추가적인 스트레스를 줄 수 있다. 움직임이 나타나는 동안 몸통의 불안정성은 또 고관절 굴곡근들에 추가적인 스트레스를 줄 수 있다. 이것은 힘을 전달하는 능력에 영향을 미친다.	4주후 통증과 보상작용이 없는 4/5 양쪽 장요근의 도수근력검사(MMT).	몸통과 고관절 안정화; 양쪽 특정 장요근 강화.
3. 오른쪽 고관절 끝 가동범위end-range에서 오른쪽 고관절 앞부분 찝힘pinching 양성. 오른쪽 고관절 내회전(IR)=16도.	오른쪽 고관절 내회전 제한으로 인한 대퇴골의 비정상적인 관절운동임은 통증을 유발하고 오른쪽 고관절에 힘을 전달하는 방식에 영향을 미쳐 오른쪽 서혜부 부근에 스트레스를 증가시킬 수 있다.	고관절 음성: 4~6주 후 오른쪽 고관절 관절운동의 정상화.	오른쪽 고관절의 관절움직임 정상화를 위한 오른쪽 고관절가동술.
4. 고관절 신전 역학: 오른쪽 둔근의 피로도는 햄스트링 우세와 함께 기록. 왼쪽 고관절 신전을 하는 동안, 양측 척추 주변에서 고관절 신전을 시작하려고 함.	협력근 우세는 상지를 통해 하지로 힘이 전달되는 방식으로 역학적인 부분이 바뀔 것이다. 추가로 햄스트링이나 허리에 스트레스를 받을 것이다.	4~6주 이내에 근육 발화muscle firing 패턴의 정상화.	양쪽 고관절 정상화와 몸통의 점진적인 둔근 강화.
5. 측와위Side-lying 고관절 외전(벌림): 왼쪽은 요방형근(QL)에서 움직임 시작. 오른쪽은 대퇴근막장근(TFL)에서 움직임 시작.	협력근 우세는 상지를 통해 하지로 힘이 전달되는 방식으로 역학적인 부분이 바뀔 것이다.	4~6주 이내에 근육 발화 패턴의 정상화.	오른쪽 고관절 안정화와 점진적인 둔근 강화.

예시 2

객관적 기능부전	기능 영향	목표	계획
1. 관찰: 운동선수 L 무릎관절에 경미한 삼출액 나타남.	1. 경미한 삼출액(부종)은 빗안쪽넓은근(VMO)의 활성화를 억제할 수 있음.	1. 4주 동안 삼출을 줄인다.	1. 필요에 따라 사두근 활성화, 근력, 관절가동술, 아이스, 압박.
2. ROM: L 무릎 굴곡 126도, R 무릎 굴곡 135도, L 무릎 신전 −5도, R 무릎 신전 0도.	2. 무릎의 ROM 감소는 환자의 수직 하중 활동을 제한함.	2. 통증 없는 ROM을 4~6주 안에 정상화한다.	2. 전체 가동범위에 적절한 관절 운동학을 고려한 관절가동술.
3. 힘: L 하퇴부 4/5 근력 감소.	3. 약해진 근력은 근육의 충격 흡수 능력을 억제하여 무릎관절에 무리가 갈 수 있음.	3. 4~6주 안에 통증 없이 근력을 정상화한다.	3. 점진적인 근육 활성화와 근력 운동.

부록 3

통증에 기여하는 기전

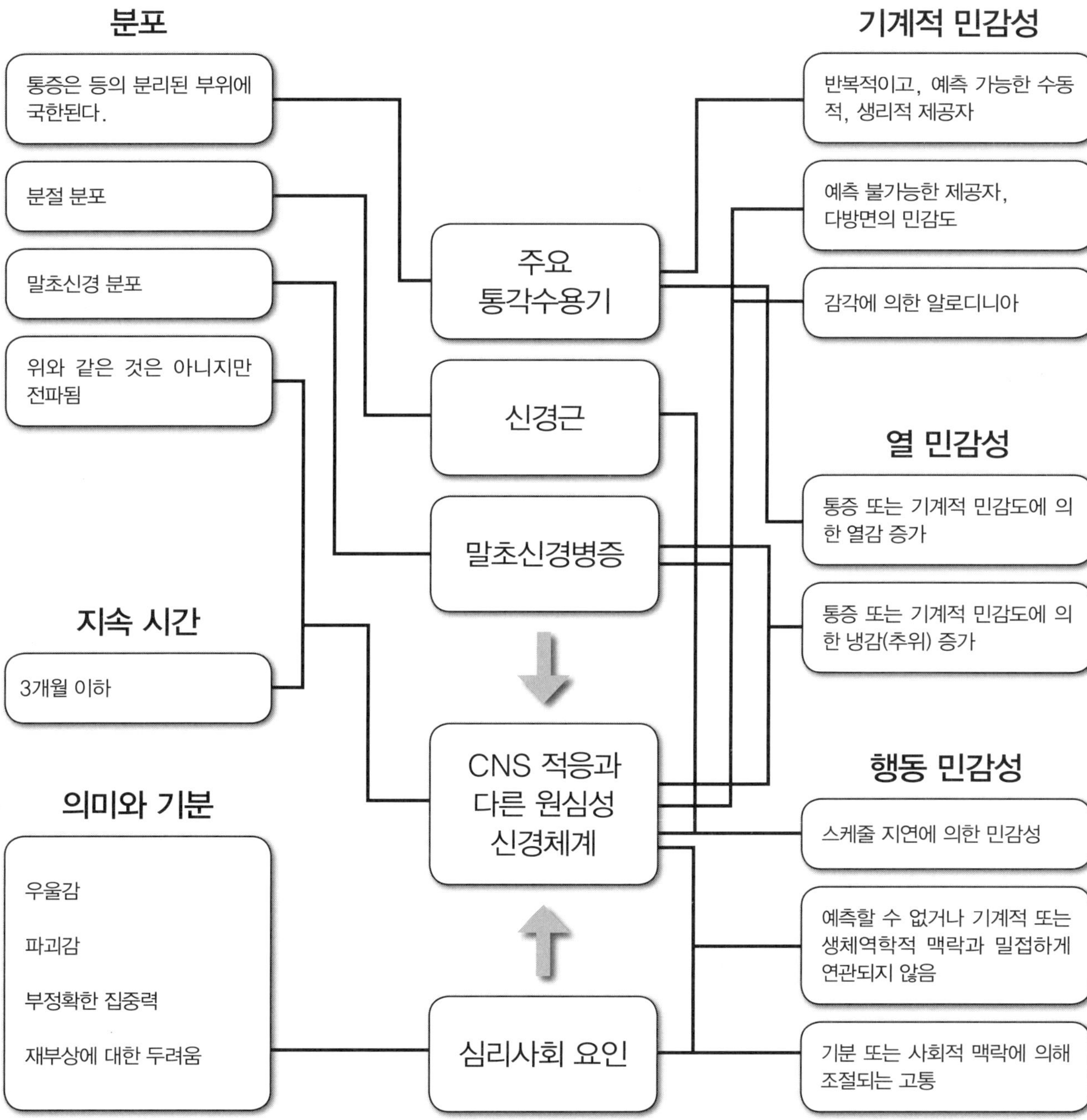

분포
통증은 등의 분리된 부위에 국한된다.
분절 분포
말초신경 분포
위와 같은 것은 아니지만 전파됨
지속 시간
3개월 이하
의미와 기분
우울감
파괴감
부정확한 집중력
재부상에 대한 두려움
주요 통각수용기
신경근
말초신경병증
CNS 적응과 다른 원심성 신경체계
심리사회 요인
기계적 민감성
반복적이고, 예측 가능한 수동적, 생리적 제공자
예측 불가능한 제공자, 다방면의 민감도
감각에 의한 알로디니아
열 민감성
통증 또는 기계적 민감도에 의한 열감 증가
통증 또는 기계적 민감도에 의한 냉감(추위) 증가
행동 민감성
스케줄 지연에 의한 민감성
예측할 수 없거나 기계적 또는 생체역학적 맥락과 밀접하게 연관되지 않음
기분 또는 사회적 맥락에 의해 조절되는 고통

© G Lorimer Moseley, used with permission
An expanded version of this is presented in Moseley, GL & Butler, DS 2017 Explain Pain Supercharged
NOIgroup publications, Adelaide, Australia

통각수용기 및 비통각수용기 영역으로부터 통증 상태에 대한 기여도를 식별하는 것과 관련한 종합 평가 해석 방법에 대한 일반 지침. 통증의 경로와 같은 통증 패턴은 생물학적 기전의 작용과 일치한다(주로 통각수용기, 신경근[통각수용기 유발 배측근 신경절], 말초신경계와 중추신경계, 면역계, 자율신경계, 내분비계 기여도). 심리사회적 기여는 CNS에 영향을 미치지만 생물학적 기전의 작용은 아니다. PCS=pain catastrophising scale(통증 파국 정도); PKQr = Revised pain knowledge questionnaire(수정된 통증 지식 설문지); FABQ=Fear avoidance beliefs questionnaire(공포 회피 반응 설문지).

부록 4

얀다 기능 평가

부상 이력과 주관적 불편함	
자세: 기록할 것들 근육 긴장도 비대칭 신체 해부학적 주요 위치	**관찰**
균형: 고려할 것들 한 발 자세 뒤꿈치 반대 발 앞코 붙이기 눈 뜨기 vs 눈 감기 머리 회전	**관찰**
걸음걸이(gait) 비대칭 정형화된 패턴	**관찰**
운동 기능: 움직임 (6장에 나오는 얀다 접근법, 근육 불균형 평가와 치료) 어깨 외전 푸시업 경추 굴곡 복부 컬 고관절 외전 고관절 신전 호흡 패턴 가로면 기능	**관찰**

근육 길이 (7장에서 얀다의 근육 불균형 접근법의 평가와 치료를 보라.) 상지 하지	**관찰**
트리거포인트 사슬 (8장에서 얀다의 근육 불균형 접근법의 평가와 치료를 보아라.)	**관찰**
근육 운동 수행력 도수 근력 검사	**검사 결과**
가동범위: 관절 전체 상태	**결과**
이학적 검진	**시행된 검사와 결과 기록**
기록	**위의 기록하지 않은 객관적 관찰**

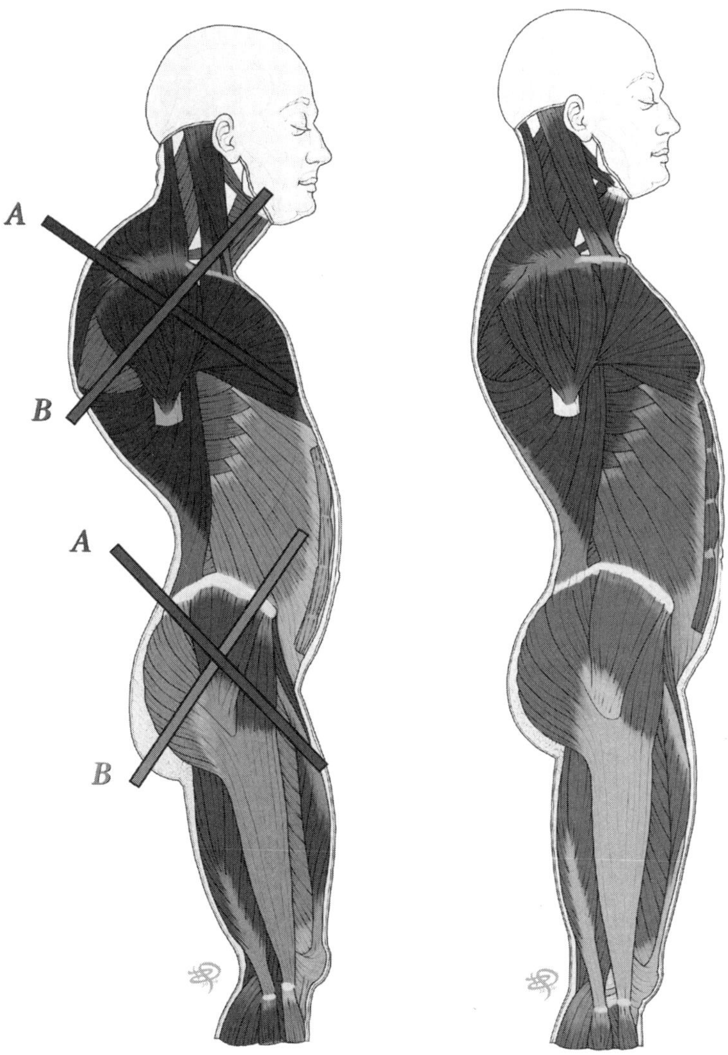

상지 교차증후군과 관련된 근육 불균형

A 경직/활성화
- 흉근(pectoralis)
- 승모근(upper trapezius)
- 견갑거근(leveator scapula)
- 흉쇄유돌근(sternocleidomastoid)
- 후두하근(suboccipitals)
- 견갑하근(subscapularis)
- 광배근(latissimus dorsi)
- 팔 굴곡근(arm flexors)

B 약함/억제
- 두장근(longus capitis)
- 경장근(longus coli)
- 설골(hyoids)
- 전거근(serratus anterior)
- 능형근(rhomboids)
- 하부승모근(lower trapezius)
- 후방 회전근개(posterior rotator cuff)
- 팔 신전근(arm extensors)

하지 교차증후군과 관련된 근육 불균형

A 경직/활성화
- 장요근(iliopsoas)
- 대퇴직근(rectus femoris)
- 슬와근(hamstrins)
- 척추기립근(erector spinae)
- 대퇴근막장근(tensor fascia lata)
- 이상근(piriformis)
- 요방형근(quadratus lumborum)
- 비복근/가자미근(gastroc/soleus)

B 약함/억제
- 복직근(rectus abdominis)
- 복횡근(transverse abdominis)
- 복사근(obliques)
- 대둔근/중둔근/소둔근(glutes maximus/medius/minimus)
- 외측광근(vastus lateralis)
- 내측광근(vastus medialis)
- 경골근(tilbialis)

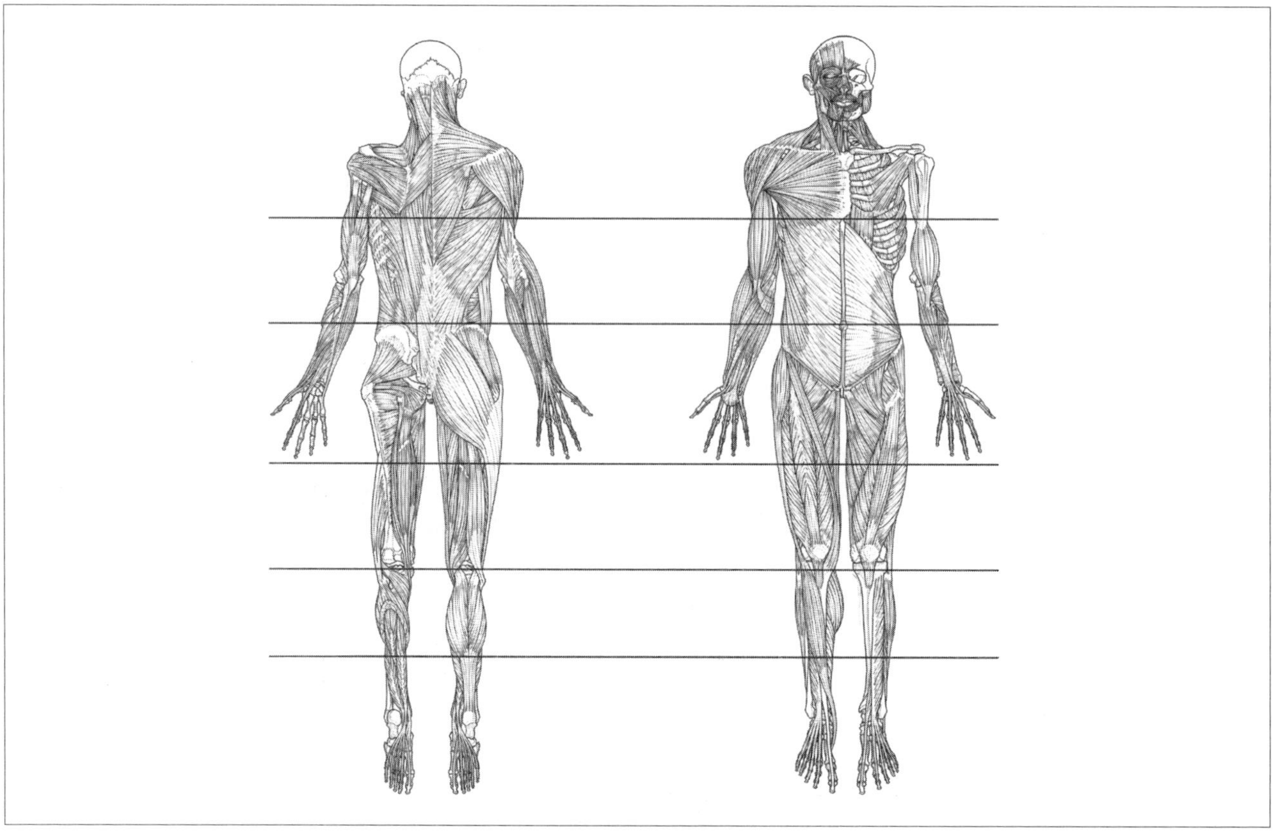

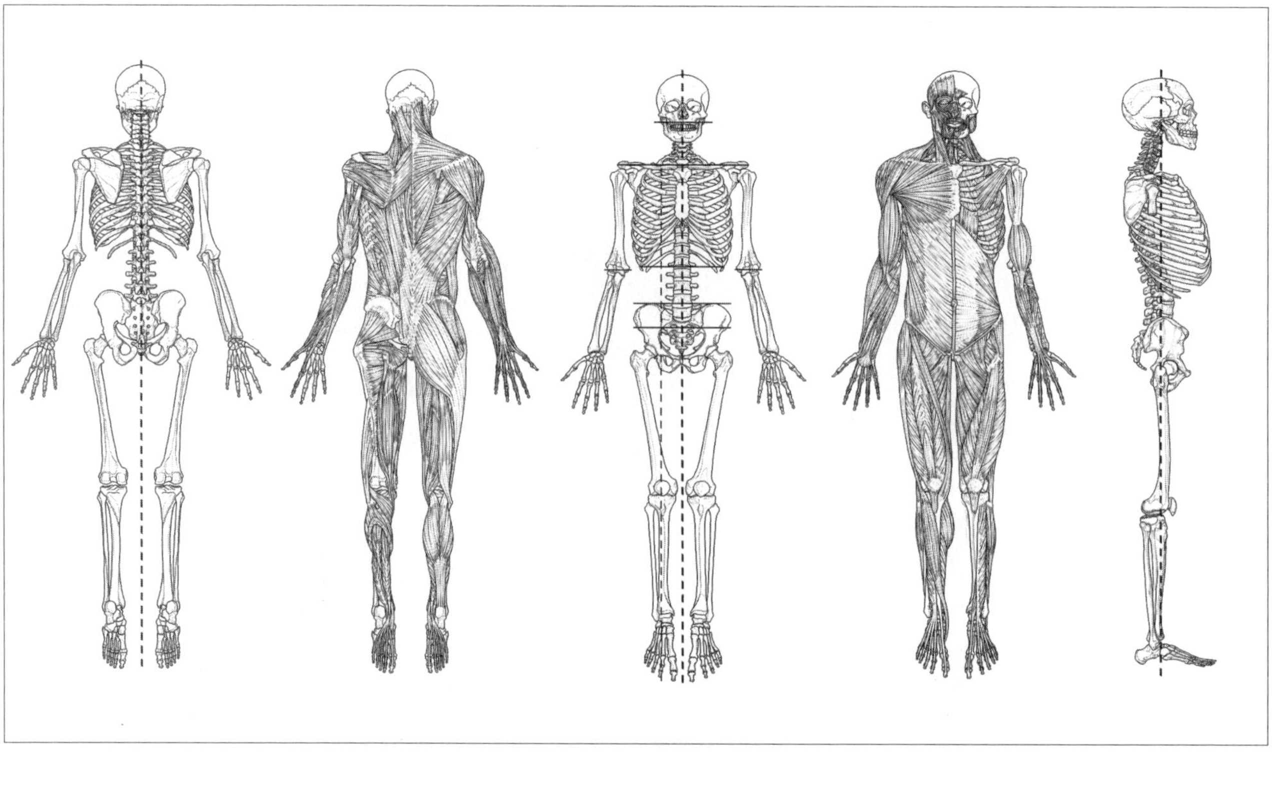

부록 5

FMS 평가표

FMS 기능적 움직임 검사 채점표

이름: 일시: 생년월일:

주소, 우편번호: 전화번호:

학교/소속:

주민번호: 신장: 체중: 나이: 성별:

주된 운동: 주된 포지션:

우세한 손/다리: 이전 테스트 점수:

테스트		원점수	최종 점수	의견
딥 스쿼트				
허들 스텝	좌			
	우			
인라인 런지	좌			
	우			
어깨 가동성	좌			
	우			
충돌 확인 테스트	좌			
	우			
능동적인 스트레이트 레그 레이즈	좌			
	우			
몸통 안정성 푸시업				
밀어 올리기 확인 테스트	+/−			
회전 안정성	좌			
	우			
어린이 자세 확인 테스트	+/−			
총점				

원점수(Raw Score): 오른쪽과 왼쪽의 점수를 보여주는 데 사용된다. 일곱 가지 테스트 중에 다섯 가지에서 오른쪽, 왼쪽 점수를 매기고 둘 다 원점수 칸에 기록한다.

최종 점수(Final Score): 테스트의 종합적인 점수를 보여주는 데 사용된다. 오른쪽과 왼쪽의 원점수 중 가장 낮은 점수가 테스트의 최종 점수이다. 오른쪽 3점, 왼쪽 2점을 받았다면 최종 점수는 2점이다. 최종 점수는 나중에 합산해서 총점이 된다.

FMS move well. move often

SFMS 평가표

선택적인 기능적 움직임 평가

SFMA 채점			FN	FP	DP	DN
능동적인 경추 굴곡	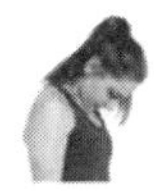					
능동적인 경추 신전	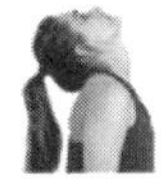					
경추 회전-측굴	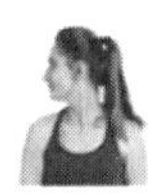	좌 우				
상지 패턴 1(내회전, 신전, 내전)	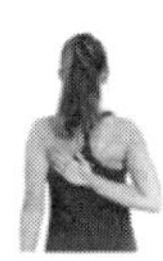	좌 우				
상지 패턴 2(외회전, 굴곡, 외전)	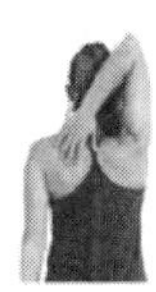	좌 우				
다중 분절 굴곡	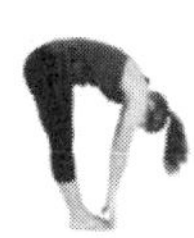					
다중 분절 신전	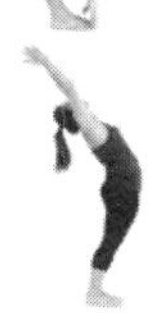					
다중 분절 회전	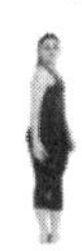	좌 우				
한 다리로 선 자세	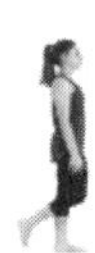	좌 우				
팔을 머리 위로 든 딥 스쿼트	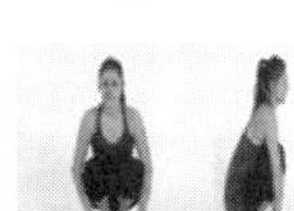					

참고 문헌

Note: Ibid means "same as previous."

1. Athletic Trainers, Regulation and Credentials, *www.nata.org/about/athletic-training*
2. William Kuchera and Michael Kuchera, *Osteopathic Principles in Practice.*
3. Andrew J. Teichtahl et al, "Wolff's Law in Action: a Mechanism for Early Knee Otearthritis," Arthritis Research and Therapy, September 2015.
4. Paul W. Hodges, Kylie Tucker, "Moving Differently in Pain: A New Theory to Explain the Adaptation to Pain," *Pain,* 2011.
5. Leeuw M, Goossens MEJB, Linton SJ, Crombez G, Boersma K, Vlaeyen JWS, "The Fear-Avoidance Model of Musculoskeletal Pain: Current State of Scientific Evidence," *Journal of Behavioral Medicine,* 2007;30(1):77-94. doi:10.1007/s10865-006-9085-0.
6. Hug F, Hodges PW, Tucker K, "Task dependency of motor adaptations to an acute noxious stimulation," *Journal of Neurophysiology,* 2014;111(11):2298-2306.doi:10.1152/jn.00911.2013.
7. Hug F, Hodges PW, Carroll TJ, De Martino E, Magnard J, Tucker K, "Motor Adaptations to Pain during a Bilateral Plantarflexion Task: Does the Cost of Using the Non-Painful Limb Matter?" *PLOS ONE,* 2016;11(4):e0154524.
8. Hug F, Hodges PW, Carroll TJ, De Martino E, Magnard J, Tucker K,(2016) Motor Adaptations to Pain during Biateral Plantarflexion Task: Does the Cost of Using the Non-Painful Limb Matter? *PLOS ONE,* 11(4):e0154524. doi:10.1371/journal.pone.0154524.
9. Covassin T, Beidler E, Ostrowski J, Wallace J, "Psychosocial Aspects of Rehabilitation in Sports," *Clinics in Sports Medicine,* 2015;34(2):199-212.doi:10.1016/j.csm.2014.12.004.
10. Page P, Frank C, Lardner R, *Assessment And Treatment Of Muscle Imbalance, 1st edition, Champaign,* IL, Human Kinetics, 2010.
11. Mark D. Thelen et al, "The Clinical Efficacy of Kinesio Tape for Shoulder Pain," *Journal of Orthopedic and Sports Physical Therapy,* 2008.
12. Hug F, Hodges PW, Carroll TJ, De Martino E, Magnard J, Tucker K, "Motor Adaptations to Pain during a Bilateral Plantarflexion Task: Does the Cost of Using the Non-Painful Limb Matter?" *PLOS ONE,* 2016;11(4):e0154524.
13. TL Chmielewski, "The Association of Pain and Fear of Movement/Re-injury with Function During Anterior Cruciate Ligament Reconstruction Rehabilitation," *Journal of Orthopedic Sports Physical Therapy,* December 2008.
14. Leeuw M, Goossens MEJB, Linton SJ, Crombez G, Boersma K, Vlaeyen JWS, "The Fear-Avoidance Model of Musculoskeletal Pain: Current State of Scientific Evidence," *Journal of Behavioral Medicine,* 2007;30(1):77-94. doi:10.1007/s10865-006-9085-0.
15. Stecco L, *Fascial Manipulation For Muscuskeletal Pain, 1st edition,* Padova, Italy, Piccin Nuova Libraria S. P. A, 2004.
16. Swanson RL, "Biotensegrity: a unifying theory of biological architecture with applications to osteopathic practice, education, and research—a review and analysis," *Journal of the American Osteopathic Association,* 2013;113(1):34-52.
17. Paul W. Hodges and Carolyn A. Richardson, "Insufficient Muscular Stabilization of the Lumbar Spine Associated with Low Back Pain," *SPINE,* 1996.
18. Papadimitriou G, "The 'Biopsychosocial Model': 40 years of application in Psychiatry," *Psychiatrki,* 2017;28(2):107-

110.doi:10.22365/jpsych.2017.282.107.

19. Dario Riva et al, "Proprioceptive Training and Injury Prevention in a Professional Men's Basketball Team: A Six-Year Prospective Study," *Journal of Strength and Conditioning Research,* February 2016.

20. Ibid.

21. Gray Cook, "The Art of Screening, Part 2: Failure, Feedback and Success," *graycook.com.*

22. K. E. Wilk et al, "Rehabilitation of the Overhead Athlete's Elbow," *Sports Health,* September 2012.

23. Kendall F, McCreary, E. *Muscles, 5th edition,* Baltimore, MD, Lippincott Williams & Wilkins, 2005.

24. Robert C. Manske, *Postsurgical Orthopedic Sports Rehabilitation: Knee and Shoulder,* 171-173.

25. Thomas Haugen et al, "Effects of Core-Stability Training on Performance and Injuries in Competitive Athletes," *Sport Science,* 2016.

26. Gregory D, Myer et al, "Rehabilitation After Anterior Cruciate Ligament Reconstruction: Criteria-Based Progression Through the Return-to-Sport Phase," *Journal of Orthopedic and Sports Physical Therapy,* 2006.

27. Sheri Walters, "When to Progress, When to Regress," *Perform Better,* available online at http://www.performbetter.com/webapp/wcs/stores/servlet/PBOnePieceView?storeId=10151andcatalogId=10751 andpagename=550.

28. R Nahin, "Estimates of Pain Prevalence and Severity in Adults: United States 2012," *The Journal of Pain,* Vol 16, No 8(August), 2015.

29. Ibid.

30. M. Moayedi and K. D. Davis, "Theories of Pain: From Specificity to Gate Control," *Journal of Neurophysiology,* 2013;109(1):5-12. doi:10.1152/jn.00457.2012.

31. Ibid.

32. Cagnie B, Dewitte V, Barbe T, Timmermans F, Delrue N, Meeus M, "Physiologic Effects of Dry Needling," *Current Pain Headache Reports,* 2013;17(8). doi:10.1007/s11916-013-0348-5.

33. R. Melzack, "Pain and the Neuromatrix in the Brain," *Journal of Dental Education,* 2001.

34. Moseley, Lorimer, *Pain,* 978-193104657, On Target Publications, March 2015.

35. International Association for the Study of Pain definition of Pain http://www.iasp-pain.org/Taxonomy?navItemNumber=576#Pain, Accessed 2/19/2018

36. G. DelForge, *Musculoskeletal Trauma: Implications for Sports Injury Management.*

37. Adam Gopnik, "Feel Me: What The Science of Touch Says About Ourselves," *The New Yorker,* May 2016.

38. Hug F, Hodges PW, Carroll TJ, De Martino E, Magnard J, Tucker K, "Motor Adaptations to Pain during a Bilateral Plantarflexion Task: Does the Cost of Using the Non-Painful Limb Matter?" *PLOS ONE,* 2016;11(4):e0154524.

39. Francois Hug et al, "Motor Adaptations to Pain during a Bilateral Plantarflexion Task: Does the Cost of Using the Non-Painful Limb Matter?" *PLOS ONE,* April 2016.

40. Qaseem A, Wilt TJ, McLean RM, Forciea MA, for the Clinical Guidelines Committee of the American College of Physicians, "Noninvasive Treatments for Acute, Subacute, and Chronic Low Back Pain: A Clinical Practice Guideline From the American College of Physicians," *Annals of Internal Medicine,* 2017;166(7):514.doi:10.7326/M16-2367.

41. Gabe Mirkin, "Why Ice Delays Recovery," April 2013, available online at http://www.drmirkin. com/fitness/why-ice-delays-recovery. html.

42. Van den Bekerom MP, Struijs PA, Blankevoort L, Welling L, Van Dijk CN, Kerkhoffs GM, "What is the evidence for rest, ice, compression, and elevation therapy in the treatment of ankle sprains in adults?" *Journal of Athletic Training,* 2012;47(4):435-443.

43. F. R. Noyes, "Functional Properties of Knee Ligaments and Alterations Induced by Immobilization: A Correlative Biomechanical and Histological Study in Primates," *Clinical Orthopedics and Related Research,* 1977; S. L. Woo et al, "The Biomechanical and Morphological Changes in the Medial Collateral Ligament of the Rabbit after Immobilization and Remobilization," *The Journal of Bone and Joint Surgery,* 1987.

44. TAH Jarvinen, "Muscle Injuries: Biology and Treatment," *American Journal of Sports Medicine,* 2005.

45. Bahram Jam, "Paradigm Shifts: Use of Ice and NSAIDs Post-Acute Soft Tissue Injuries," Advanced Physical Therapy Institute.

46. Nicolas J Pillon et al, "Cross-talk Between Skeletal Muscle and Immune Cells: Muscle-Derived Mediators and Metabolic Implications," *American Journal of Physiology—Endocrinology and Metabolism,* March 2013.

47. Melzack R, Wall P, "Pain Mechanisms: A New Theory," 1965;150(3699):971-979.

48. M. A. Merrick, "Secondary Injury After Musculoskeletal Trauma: A Review and Update," *Journal of Athletic Training,* 2002; M. A. Merrick MA and N. M. McBrier, "Progression of Secondary Injury after Musculoskeletal Trauma: A Window of Opportunity?" *Journal of Sports Rehabilitation,* 2010.

49. Bleakley CM, Glasgow P, Webb MJ, "Cooling an acute muscle injury: can basic scientific theory translate into the clinical setting?" *British Journal of Sports Medicine,* 2012;46(4):296-298.

50. Merrick MA, "Secondary injury after musculoskeletal trauma: a review and update." *Journal of Athletic Training,* 2002;37(2):209.

51. Merrick MA, Rankin JM, Andres FA, et al, "A preliminary examination of cryotherapy and secondary injury in skeletal muscle," *Medicine & Science in Sports & Exercise,* 1999;31:1516-21.

52. Myrer WJ, Myrer KA, Measom GJ, et al, "Muscle Temperature Is Affected by Overlying Adipose When Cryotherapy Is Administered," *Journal of Athletic Training,* 2001;36:32-6.

53. TJ Hubbard and Craig R. Denegar, "Does Cryotherapy Improve Outcomes with Soft Tissue Injury," *American Journal of Sports Medicine,* 2004.

54. KKW Tsang et al, "Volume Decreases After Elevation and Intermittent Compression of Post-acute Ankle Sprains Are Negated by Gravity-Dependent Positioning," *Journal of Athletic Training,* 2003.

55. Zhou, K, Ma, Y, and Brogan, MS, "Dry needling versus acupuncture: the ongoing debate," *Acupuncture in Medicine Journal of the British Medical Acupuncture Society,* 2015.

56. Karl Lewit, "The Needle Effect in the Relief of Myofascial Pain," Pain, 1979.

57. R. Butts et al, "Peripheral and Spinal Mechanisms of Pain and Dry Needling Mediated Analgesia: A Clinical Resource Guide for Health Care Professionals," *International Journal of Physical Medicine Rehabilitation,* 2016; B. Cagnie et al, "Physiologic Effects of Dry Needling," *Current Pain and Headache Reports,* 2013.

58. B. Cagnie et al, "Physiologic Effects of Dry Needling," *Current Pain and Headache Reports,* 2013.

59. Melzack R, Wall P, "Pain Mechanisms: A New Theory," 1965;150(3699):971-979.

60. Cagnie B, Dewitte V, Barbe T, Timmermans F, Delrue N, Meeus M, "Physiologic Effects of Dry Needling," *Current Pain and Headache Reports,* 2013;17(8).doi:10.1007/s11916-013-0348-5.

61. Moayedi M, Davis KD, "Theories of pain: from specificity to gate control," *Journal of Neurophysiology,* 2013;109(1):5-12.doi:10.1152/jn.00457.2012.

62. Ibid.

63. DM Kietrys, "Effectiveness of Dry Needling for Upper-Quarter Myofascial Pain: A Systematic Review and Meta-Analysis," *Journal of Orthopedic Sports Physical Therapy,* Sept 2013.

64. Jan Dommerholt, "Dry Needling—Peripheral and Central Considerations," *The Journal of Manual and Manipulative Therapy,* Nov 2011.

65. Bandy W, Nelson R, Beamer L, "Comparison of Dry Needling vs. Sham on The Performance of Vertical Jump," *International Journal of Sports Physical Therapy,* 2017;12(5):747-751.

66. Haser C, StöoGgl T, Kriner M, et al, "Effect of Dry Needling on Thigh Muscle Strength and Hip Flexion in Elite Soccer Players," *Medicine & Science in Sports & Exercise,* 2017;49(2):378-383.doi:10.1249/MSS.0000000000001111.

67. Caramagno J, Adrian L, Mueller L, Purl J, "Analysis of Competencies for Dry Needling by Physical Therapists," https://www.fsbpt.org/Portals/0/documents/free-resources/DryNeedlingFinalReport_20150812.pdf, accessed July 30, 2016.

68. B. Cagnie et al, "Physiologic Effects of Dry Needling," *Current Pain and Headache Reports,* 2013; R. Butts et al, "Peripheral and Spinal Mechanisms of Pain and Dry Needling Mediated Analgesia: A Clinical Resource Guide for Health Care Professionals," *International Journal of Physical Medicine Rehabilitation,* 2016; L. W. Chou et al, "Probable Mechanisms of Needling Therapies for Myofascial Pain Control," *Evidence-Based Complementary Alternative Medicine,* 2012; J. Dunning et al, "Dry needling: a Literature Review with Implications for Clinical Practice Guidelines," *Physical Therapy Review,* 2014.

69. Barbara Cagnie et al, "Physiologic Effects of Dry Needling," *Current Pain and Headache Reports,* 2013.

70. Melzack R, Wall P, "Pain Mechanisms: A New Theory," 1965;150(3699):971-979.

71. Bilgili A, ÇCakır T, Doğn Ş, Erçlık T, Filiz MB, Toraman F, "The effectiveness of transcutaneous electrical nerve stimulation in the management of patients with complex regional pain syndrome: A randomized, double-blinded, placebo-controlled prospective study," *Journal of Back Musculoskeletal Rehabilitation,* 2016;29(4):661-671. doi:10.3233/BMR-160667.

72. Draper D, Prentice W, "Chapter 4. Therapeutic Ultrasound," *Therapeutic Modalities in Rehabilitation, Fourth Edition,* Access Physiotherapy, McGraw-Hill Medical, http://accessphysiotherapy.mhmedical.com.p.atsu.edu/content/aspx?bookid=465&sectionid=40195349. Accessed June 8, 2017.

73. Kalron 2003, Lim 2015, Montalvo 2014, Morris 2013, Taylor 2014, Williams 2012.

74. DH Craighead et al, "Kinesiology Tape Increases Cutaneous Microvascular Blood Flow Independent of Tape Tension," *17th Annual TRAC Conference,* 2015.

75. Edwin Lim and Matthew Tay, "Kinesio Taping in Musculoskeletal Pain and Disability that Lasts for More Than 4 Weeks: It is Time to Peel Off the Tape and Throw It Out With The Sweat?" *British Journal of Sports Medicine,* 2015.

76. Craighead et al, "Topical Menthol Application Augments Cutaneous Microvascular Blood Flow," *International Journal of Exercise Science,* 2016.

77. Pramod Johar et al, "A Comparison of Topical Menthol to Ice on Pain, Evoked Tetanic and Voluntary Force During Delayed Onset Muscle Soreness," *Journal of Sports Physical Therapy,* 2012.

78. Susanna Stea et al, "Essential Oils for Complementary Treatment of Surgical Patients: State of the Art," *Evidence-Based Complementary and Alternative Medicine,* 2014.

79. Yang Suk Yun et al, "Effect of Eucalyptus Oil Inhalation on Pain and Inflammatory Responses after Total Knee Replacement: A Randomized Clinical Trial," *Evidence-Based Complementary and Alternative Medicine,* 2013.

80. Hug F, Hodges PW, Carroll TJ, De Martino E, Magnard J, Tucker K, "Motor Adaptations to Pain during a Bilateral Plantarflexion Task: Does the Cost of Using the Non-Painful Limb Matter?" *PLOS ONE,* 2016;11(4):e0154524.

81. Beardsley C, Contreras B, "The functional movement screen: A review," *Strength & Conditioning Journal,* 2014;36(5):72-80.

82. Ibid.

83. Frost DM, Beach TA, Callaghan JP, McGill SM, "FMS Scores Change With Performers' Knowledge of the Grading Criteria—Are General Whole-Body Movement Screens Capturing 'Dysfunction'?" *Journal of Strength & Conditioning Research,* 2015;29(11):3037-3044.

84. Glaws K, Juneau C, Becker L, Di Stasi S, Hewett TE, "Intra- and Inter- Rater Reliability of the Selective Functional

Movement Assessment(SFMA)," *International Journal of Sports Physical Therapy,* 2014;9(2):195-207.

85 Page P, Frank C, Lardner R, *Assessment and Treatment of Muscle Imbalance: The Janda Approach,* Human Kinetics, Champaign, IL, 2010.

86. Hoogenboom BJ, Voight ML, "Clinical commentary rolling revisited: using rolling to assess and treat neuromuscular control and coordination of the core and extremities of athletes," *International Journal of Sports Physical Therapy,* 2015;10(6):787-802.

87. Rosáio JL, "Biomechanical assessment of human posture: a literature review," *Journal of Bodywork Movement Therapies,* 2014;18(3):368-373.doi:10.1016/j.jbmt.2013.11.018.

88. Page P, Frank C, Lardner R, *Assessment and Treatment of Muscle Imbalance: The Janda Approach,* Human Kinetics, Champaign, IL, 2010.

89. Kendall, Florence Peterson, Muscles: *Testing And Function With Posture And Pain,* Baltimore, MD, Lippincott Williams & Wilkins, 2005.

90. Brian Mulligan, www.brian-mulligan.com.

91. Stanley Paris, www.spine-health.com/doctor/physical-therapist/stanley-paris-st-augustine-fl.

92. Ola Grimsby, www.olagrimsby.com.

93. Carla Stecco, *Functional Atlas of the Human Fascial System,* 2015

94. Ibid.

95. Ibid.

96. Ibid.

97. Findley T, Chaudhry H, Dhar S, "Transmission of muscle force to fascia during exercise," *Journal of Bodywork Movement Therapies,* 2015;19(1):119-123. doi:10.1016/j.jbmt.2014.08.010.

98. Seunghun Lee, MD, Kyung Bin Joo, MD, Soon-Young Song, MD, "Accurate Definition of Superficial and Deep Fascia," *Radiology,* December 2011.

99. Michael Seffinger, "Abdominal Visceral Manipulation Prevents and Reduces Peritoneal Adhesions," *Journal of the American Osteopathic Association,* January 2013.

100. Findley T, Chaudhry H, Dhar S, "Transmission of muscle force to fascia during exercise," *Journal of Bodywork Movement Therapies,* 2015;19(1):119-123.doi:10.1016/j.jbmt.2014.08.010.

101. Fascial manipulation, www.fascialmanipulation.com/en/about-fascial-manipulation. aspx?lang=en

102. Stecco L, *Fascial Manipulation for Musculoskeletal Pain,* Piccin-Nuova Libraria, 2012.

103. Mike Reinold, "Fascial Manipulation," www.mikereinold.com

104. Stecco C, Stern R, Porzionato A, et al, "Hyaluronan within fascia in the etiology of myofascial pain," *Surgical and Radiologic Anatomy,* 2011;33(10):891-896.doi:10.1007/s00276-011-0876-9.

105. Stecco C, Stern R, Porzionato A, et al, "Hyaluronan within fascia in the etiology of myofascial pain," *Surgical and Radiologic Anatomy,* 2011;33(10):891-896.doi:10.1007/s00276-011-0876-9.

106. C. Stecco et al, "Hyaluronan within fascia in the etiology of myofascial pain," *Surgical and Radiologic Anatomy,* 2011.

107. Delforge, G, *Musculskeletal Trauma: Implications for Sports Injury Management,* Champaign, IL, Human Kinetics, 2002.

108. C. Stecco et al, "Hyaluronan within fascia in the etiology of myofascial pain," *Surgical and Radiologic Anatomy,* 2011.

109. Matteini P, Dei L, Carretti E, Volpi N, Goti A, Pini R, "Structural Behavior of Highly Concentrated Hyaluronan," *Biomacromolecules,* 2009;10(6):1516-1522. doi:10.1021/bm900108z.

110. Carla and Antonio Stecco et al, "Analysis of the Presence of the Hyaluronic Acid Inside the Deep Fasciae and in the Muscles," *Italian Journal of Anatomy and Embryology, North America,* November 2011.

111. Thomas Myers, "A Brief History of Anatomy Trains," www.anatomytrains.com/about-us/history/

112. Krause F, Wilke J, Vogt L, Banzer W, "Intermuscular force transmission along myofascial chains: a systematic review," *Journal of Anatomy,* 2016;228(6):910-918.doi:10.1111/joa.12464.

113. Robert Schleip, "Fascial Plasticity—A New Neurobiological Explanation, Part II," *Journal of Bodywork and Movement Therapies,* April 2003.

114. Tozzi P, "A unifying neuro-fasciagenic model of somatic dysfunction—Underlying mechanisms and treatment, Part II," *Journal of Bodywork and Movement Therapies,* 2015;19(3):526-543.doi:10.1016/j.jbmt.2015.03.002.

115. Stecco C, Porzionato A, Macchi V et al, "A histological study of the deep fascia of the upper limb," *Italian Journal of Anatomy and Embryology,* 2006;111:105-10.

116. Robert Schleip, *Fascia in Sport and Movement.*

117. Thomas Myers, "Fascial Fitness Resources," www.fascialfitnesstoday.com.

118. Vagus nerve anatomy: http://emedicine.medscape.com/article/1875813-overview

119. Jill Miller, *The Roll Model,* 159-161.

120. Mark Butler, "Deep Impact," provided courtesy of HawkGrips.

121. Warren Hammer, "New Research Regarding Instrument-Assisted Soft-Tissue Mobilization," *Dynamic Chiropractic,* May 2008.

122. Khan KM, "Mechanotherapy: how physical therapists' prescription of exercise promotes tissue repair," *British Journal of Sports Medicine,* 2009;43(4):247-252.

123. MT Loghmani et al, "Instrument-Assisted Cross-Fiber Massage Accelerates Knee Ligament Healing," *Journal of Orthopedic Sports Physical Therapy,* 2006.

124. Janet McMurray et al, "A Comparison and Review of Indirect Myofascial Release Therapy, Instrument-Assisted Soft Tissue Mobilization, and Active Release Techniques to Inform Clinical Decision Making," *International Journal of Athletic Therapy and Training,* November 2015.

125. Andrea Portillo-Soto et al, "Comparison of Blood Flow Changes with Soft Tissue Mobilization and Massage Therapy," *The Journal of Alternative and Complementary Medicine,* 2014.

126. Robert Schleip et al, "Strain Hardening of Fascia: Static Stretching of Dense Fibrous Connective Tissues can Induce a Temporary Stiffness Increase Accompanied by Enhanced Matrix Hydration," *Journal of Bodywork and Movement Therapies,* 2011.

127. Anthony Carey, "Myofascial Mobility Through Strategic Movement," *PT on the Net,* June 2012.

128. Veli-PekkaSipila, "The Rationale for Joint Mobilization as a Manual Technique," http://www.orthosportonline.com

129. Huber R, Emerich M, Braeunig M, "Cupping— Is it reproducible? Experiments about factors determining the vacuum," *Complementary Therapies in Medicine,* 2011;19(2):78-83.

130. El Sayed et al, "Medical and Scientific Bases of Wet Cupping Therapy(Al-hijamah): in Light of Modern Medicine and Prophetic Medicine," *Alternative Integrated Medicine,* 2013.

131. Lauche R, Cramer H, Hohmann C, et al. The Effect of Traditional Cupping on Pain and Mechanical Thresholds in Patients with Chronic Nonspecific Neck Pain: A Randomised Controlled Pilot Study, *Evidence Based Complementary Alternative Medicine,* 2012;2012:1-10.doi:10.1155/2012/429718.

132. Rozenfeld E, Kalichman L, "New is the well-forgotten old: The use of dry cupping in musculoskeletal medicine," *Journal of Bodywork and Movement Therapies,* 2016;20(1):173-178.

133. Huber R, Emerich M, Braeunig M, "Cupping—It is reproducible? Experiments about factors determining the vacuum," *Complementary Therapies in Medicine,* 2011;19(2):78-83.doi:10.1016/j.ctim.2010.12.006.

134. Tham LM, Lee HP, Lu C, "Cupping: From a biomechanical perspective," *Journal of Biomechanics,* 2006;39(12):2183-2193.doi:10.1016/j.jbiomech.2005.06.027.

135. Kim J-I, Lee MS, Lee D-H, Boddy K, Ernst E, "Cupping for Treating Pain: A Systematic Review," *Evidence Based Complementary Alternative Medicine,* 2011;2011:1-7.doi:10.1093/ecam/nep035.

136. Cao H, Han M, Li X et al, "Clinical research evidence of cupping therapy in China: a systematic literature review," *BMC Complementary and Alternative Medicine,* 2010;10(1):70.

137. Tham LM, Lee HP, Lu C, "Cupping: From a biomechanical perspective," *Journal of Biomechanics,* 2006;39(12):2183-2193

138. Istrăoaie O, Pirici I, Ofiţru A-M et al, "Evaluation of cardiac microvasculature in patients with diffuse myocardial fibrosis," *Romanian Journal of Morphology and Embryology,* 2016;57(4):1351.

139. Coderre TJ, Bennett GJ, "A hypothesis for the cause of complex regional pain syndrome-type I(reflex sympathetic dystrophy): pain due to deep-tissue microvascular pathology," *Pain Medicine Malden Mass,* 2010;11(8):1224-1238.

140. Ibid.

141. Gary Delforge, *Musculoskeletal Trauma: Implications for Sports Injury Management.*

142. E. H. Shin et al, "Quality of Healing: Defining, Quantifying, and Enhancing Skeletal Muscle Healing: Muscle Injury Repair and Regeneration," *Wound Repair Regeneration,* 2014.

143. MS Lee, "Cupping for Hypertension: A Systematic Review," *Clinical and Experimental Hypertension,* 2010.

144. Walker SC, Trotter PD, Swaney WT, Marshall A, Mcglone FP, "C-tactile afferents: Cutaneous mediators of oxytocin release during affiliative tactile interactions?" *Neuropeptides,* January 2017.

145. Marzieh Akbarzade, "Comparison of the Effect of Dry Cupping Therapy and Acupressure at BL23 Point on Intensity of Postpartum Perineal Pain Based on the Short Form of McGill Pain Questionnaire," *Journal of Reproductive and Infertility,* Jan-March 2016.

146. Huijuan Caoa et al, "An Overview of Systematic Reviews of Clinical Evidence for Cupping Therapy," *Journal of Traditional Chinese Medical Sciences,* 2015.

147. Robert Schleip, Fascia in Sport and Movement Thomas W. Myers, *Anatomy Trains: Myofascial Meridians for Manual and Movement Therapists;* Carla Stecco, *Functional Atlas of the Human Fascial System;* Luigi Stecco and John V. Basmajan, *Fasical Maninpulation for Musculoskeletal Pain.*

148. LM Tham et al, "Cupping: From a Biomechanical Perspective," *Journal of Biomechanics,* 2006.

149. Nowicki A, Dobruch-Sobczak K, "Introduction to ultrasound elastography," *Journal of Ultrasonography,* 2016;16(65):113-124.doi:10.15557/JoU.2016.0013.

150. Michael J. Alter, *Science of Flexibility,* 82.

151. Elham Ettari et al, "Proprioceptive Neuromuscular Facilitation," California State University—Sacramento, available online at http://www. csus.edu/indiv/m/mckeoughd/pt224/litreviewtopics/pnfpresentation.pps

152. Lee Burton and Heidi Brigham, "Proprioceptive Neuromuscular Facilitation: The Foundation of Functional Training," July 7, 2013, available online at http://www. functionalmovement.com/articles/Screening/ 2013-07-04_ proprioceptive_neuromuscular_facilitation_the_foundation_of_functional_training

153. Kayla Hindle, "Proprioceptive Neuromuscular Facilitation(PNF): Its Mechanisms and Effects on Range of Motion and Muscular Function," *Journal of Human Kinetics,* March 2012.

154. Greg Roskopf, "What is MAT?" *Muscle Activation. com,* available online at https://muscleactivation. com/about-us/what-is-mat/

155. Jason Masek, "Femoroacetabular Impingement: Mechanisms, Diagnosis and Treatment Options Using Postural Restoration. Part 2," *SportEx,* June 2015.

156. Claire Frank et al, "Dynamic Neuromuscular Stabilization and Sports Rehabilitation," *International Journal of Sports Physical Therapy,* February 2013.

157. Pavel Kolar, "Dynamic Neuromuscular Stabilization(DNS) According to Kolar: A Developmental Kinesiology Approach," Rehabilitation Prague School, www.rehabps.com.

158. Dr. Shirley Sahrmann, "Diagnosis and Treatment of Movement System Impairment Syndromes, parts B and C," Washington University in St. Louis School of Medicine.

159. Shirley Sahrmann, "Diagnosis and Treatment of Movement System Impairment Syndromes, part B."

160. Shirley Sahrmann, "Diagnosis and Treatment of Movement System Impairment Syndromes, part A."

161. Mark Comerford and Sarah Mottram, *Kinetic Control: The Management of Uncontrolled Movement,* 3-5.

162. Shirley Sahrmann, *Diagnosis and Treatment of Movement System Impairment Syndromes,* 219-221.

163. Gray Cook, "It is All About Motor Control," www.graycook.com.

164. Warrick McNeill, "Neurodynamics for Pilates Teachers," *Journal of Bodywork and Movement,* 2012.

165. Allan Menezes, *The Complete Guide to Joseph H. Pilates' Techniques of Physical Conditioning,* 33.

166. Sureeporn Phrompaet et al, "Effects of Pilates Training on Lumbo-Pelvic Stability and Flexibility," *Asian Journal of Sports Medicine,* March 2011.

167. Karina M. Cancelliero-Gaiad et al, "Respiratory Pattern of Diaphragmatic Breathing and Pilates Breathing in COPD Subjects," *Brazilian Journal of Physical Therapy,* July 2014.

168. Engel GL. "The need for a new medical model: a challenge for biomedicine," *Psychodynamic Psychiatry,* 2012;40(3):377-396

169. Covassin T, Beidler E, Ostrowski J, Wallace J, "Psychosocial Aspects of Rehabilitation in Sports," *Clinics in Sports Medicine,* 2015;34(2):199-212.doi:10.1016/j.csm.2014.12.004.

170. Clement D, Granquist MD, Arvinen-Barrow MM, "Psychosocial Aspects of Athletic Injuries as Perceived by Athletic Trainers," *Journal of Athletic Training,* 2013;48(4):512-521.doi:10.4085/1062-6050-48.3.21.

171. Ibid.

172. Hamson-Utley JJ, Martin S, Walters J, "Athletic trainers' and physical therapists' perceptions of the effectiveness of psychological skills within sport injury rehabilitation programs," *Journal of Athletic Training,* 2008;43(3):258.

173. Podlog L, Dionigi R, "Coach strategies for addressing psychosocial challenges during the return to sport from injury," *Journal of Sports Sciences,* 2010;28(11):1197-1208.doi:10.1080/02640414.2010.487873.

174. Arvinen-Barrow M, Massey WV, Hemmings B, "Role of Sport Medicine Professionals in Addressing Psychosocial Aspects of Sport-Injury Rehabilitation: Professional Athletes' Views," *Journal of Athletic Training,* 2014;49(6):764-772.

175. Ibid.

176. L. Judge et al, "Perceived Social Support from Strength and Conditioning Coaches among Injured Student Athletes," *Journal of Strength and Conditioning Research,* 2012.

177. Laura Simon, Igor Elman and David Borsook, "Psychological Processing in Chronic Pain: A Neural Systems Approach," *Neuroscience Behavior Review,* December 2013.

178. Ibid.

179. Gordon Waddell, Mary Newton, Iain Henderson, Douglas Somerville and Chris J. Main, "A Fear-Avoidance Beliefs Questionnaire(FABQ) and the role of fear-avoidance beliefs in chronic low back pain and disability," *Pain,* 52(1993)

157-168,166.

180. D. Clement et al, "Psychosocial Aspects of Athletic Injuries as Perceived by Athletic Trainers," *Journal of Athletic Training,* 2013.

181. Bond K, Ospina MB, Hooton N et al, "Defining a complex intervention: The development of demarcation criteria for 'meditation,'" *Psychology of Religion and Spirituality,* 2009;1(2):129-137.doi:10.1037/a0015736.

182. Carter KS, Iii RC, "Breath-based meditation: A mechanism to restore the physiological and cognitive reserves for optimal human performance," *World Journal of Clinical Cases,* 2016;4(4):99.doi:10.12998/wjcc.v4.i4.99.

183. Brown RP, Gerbarg PL, "Sudarshan Kriya yogic breathing in the treatment of stress, anxiety, and depression: part I-neurophysiologic model," *Journal of Alternative Complementary Medicine,* 2005;11(1):189-201.

184. KS Carter, "Breath-Based Meditation: A Mechanism to Restore the Physiological and Cognitive Reserves for Optimal Human Performance," *World Journal of Clinical Cases,* 2016.

185. RP Brown and PL Gerbarg, "Sudarshan Kriya Yogic Breathing in the Treatment of Stress, Anxiety, and Depression: Part I-Neurophysiologic Model," *Journal of Alternative Complementary Medicine,* 2005.

186. Jim Afremow, *The Champion's Comeback,* 175.

187. Sandler S, "The physiology of soft tissue massage," *Journal of Bodywork and Movement Therapies,* 1999;3(2):118-122.

188. Smith LL, Keating MN, Holbert D et al, "The effects of athletic massage on delayed onset muscle soreness, creatine kinase, and neutrophil count: a preliminary report," *Journal of Orthopaedic and Sports Physical Therapy,* 1994;19(2):93-99.

189. Ogai R, Yamane M, Matsumoto T, Kosaka M, "Effects of petrissage massage on fatigue and exercise performance following intensive cycle pedalling," *British Journal of Sports Medicine,* 2008;42(10):534-538.doi:10.1136/bjsm.2007 044396.

190. Breger Stanton DE, Lazaro R, MacDermid JC, "A Systematic Review of the Effectiveness of Contrast Baths," *Journal of Hand Therapy,* 2009;22(1):57-70.doi:10.1016/j.jht.2008.08.001.

191. Higgins T, Cameron M, Climstein M, "Evaluation of passive recovery, cold water immersion, and contrast baths for recovery, as measured by game performances markers, between two simulated games of rugby union," *Journal of Strength and Conditioning Research,* June 2012:1.doi:10.1519/JSC.0b013e31825c32b9.

192. Duffield R, Edge J, Merrells R et al, "The effects of compression garments on intermittent exercise performance and recovery on consecutive days," *International Journal of Sports Physiology and Performance,* 2008;3(4):454-468.

193. Duffield R, Cannon J, King M, "The effects of compression garments on recovery of muscle performance following high-intensity sprint and plyometric exercise," *Journal of Science and Medicine in Sport,* 2010;13(1):136-140. doi:10.1016/j.jsams.2008.10.006.

194. Duffield R, Portus M, "Comparison of three types of full-body compression garments on throwing and repeat-sprint performance in cricket players," *British Journal of Sports Medicine,* 2007;41(7):409-414; discussion414.doi:10.1136/bjsm.2006.033753.

195. Lombardi G, Ziemann E, Banfi G, "Whole-Body Cryotherapy in Athletes: From Therapy to Stimulation. An Updated Review of the Literature," *Frontiers in Physiology,* 2017;8.doi:10.3389/fphys.2017.00258.

196. Dr. Patrick Dougherty, "Somatosensory Systems," available online at http://neuroscience.uth.tmc.edu/s2/chapter02.html

197. Riemann BL, Lephart SM, "The sensorimotor system, part I: the physiologic basis of functional joint stability," *Journal of Athletic Training,* 2002;37(1):71.

198. "Facts About Perception," *National Geographic,* September 2011.

199. "The Human Balance System," Vestibular Disorders Association, available online at http://vestibular.org/understanding-vestibular-disorder/human-balance-system

200. Lenore Herget, "Concussion: Visuo-Vestibular Rehab," Massachusetts General Hospital, available online at https://www.childrenshospital.org/~/media/landing-pages/alt-tests/concussion-conference/new-concussion-pdfs/hergetconcussionvisuovestibular-rehab.ashx?la=en

201. Ibid.

202. Michael Higgins, *Therapeutic Exercise: From Theory to Practice,* 274.

203. Gill Connell and Cheryl McCarthy, *A Moving Child Is a Learning Child: How the Body Teaches the Brain to Think,* 48.

204. Pamela Jeter et al, "Ashtanga-Based Yoga Therapy Increases the Sensory Contribution to Postural Stability in Visually-Impaired Persons at Risk for Falls as Measured by the Wii Balance Board," *PLOS One,* June 2015.

205. Catherine Kerr et al, "Mindfulness Starts with the Body: Somatosensory Attention and Top-Down Modulation of Cortical Alpha Rhythms in Mindfulness Meditation," *Frontiers in Human Neuroscience,* February 2013.

206. Bernie Clark, "An Introduction to Yin Yoga," www.yinyoga.com.

207. Shrier I, "Does stretching improve performance?: a systematic and critical review of the literature," *Clinical Journal of Sports Medicine,* 2004;14(5):267.

208. Ibid.

209. Ikuo Homma and Yuri Masaoka, "Breathing Rhythms and Emotions," *Experimental Physiology,* September 2008.

210. Rachel Vickery, "The Effect of Breathing Pattern Retraining on Performance in Competitive Cyclists," Auckland University of Technology thesis, 2007.

211. Scott Lucett, "Dysfunctional Breathing and Its Effects on the Kinetic Chain," *National Academy of Sports Medicine,* March 2013.

212. Pavel Kolar et al, "Postural Function of the Diaphragm in Persons With and Without Chronic Low Back Pain," *Journal of Orthopedic and Sports Physical Therapy,* April 2012.

213. Tania Clifton-Smith and Janet Rowley, "Breathing Pattern Disorders and Physiotherapy: Inspiration for Our Profession," *Physical Therapy Reviews,* 2011.

214. Brown R, Gerbarg P, "Sudarshan Kriya Yogic Breathing in the Treatment of Stress, Anxiety, and Depression: Part I—Neurophysiologic Model," *The Journal of Alternative and Complementary Medicine,* 2005;11(1):189-201. doi:10.1089/acm.2005.11.189.

215. Carter KIII R, "Breath-based meditation: A mechanism to restore the physiological and cognitive reserves for optimal human performance," *World Journal of Clinical Cases,* 2016;4(4):99.doi:10.12998/wjcc.v4.i4.99.

216. Sarah Jamieson, "Dysfunctional Breathing Patterns: Breath Changes Movement," *Vancouver YogaReview.com,* February 2014.

217. Obayashi H, Urabe Y, Yamanaka Y, Okuma R, "Effects of respiratory-muscle exercise on spinal curvature," *Journal of Sport Rehabilitation,* 2012;21(1):63-68.

218. Alison McConnel, "Anatomy and Physiology of Muscles Involved in Breathing," *Human Kinetics,* available online at http://www.humankinetics. com/excerpts/excerpts/learn-the-anatomy-and-physiology-of-the-muscles-involved-in-breathing.

219. Jason Masek, "Breathing's Influence On Upper Quarter Dysfunction," NATA Annual Meeting and Clinical Symposia, June 27, 2013.

220. Nicole Nelson, "Diaphragmatic Breathing: The Foundation of Core Stability, *Strength and Conditioning Journal,* 2012.

221. Sir Charles Sherrington, *The Integrative Action of the Nervous System,* 1906.

222. Clare Frank, "Dynamic Neuromuscular Stabilization and Sports Rehabilitation," *International Journal of Sports Physical Therapy,* February 2013.

223. Karl Lewit, "Lessons for the Future," Internal Musculoskeletal Medicine, 30(3), 2008, 133-140.

224. Karl Lewit, "Chain Reactions in the Locomotor System," *The Journal of Orthopedic Medicine,* 21(1), 1999, 52-57.

225. Ferrante MA, Ferrante ND, "The Thoracic Outlet Syndromes: Part 1. Overview of the Thoracic Outlet Syndromes and Review of True Neurogenic Outlet Syndrome," *Muscle Nerve,* 2017, 55:782-793.

226. SJ Mulholland et al, "Activities of Daily Living in Non-Western Cultures: Range of Motion Requirements for Hip and Knee Joint Implants," *International Journal of Rehabilitation Research,* 2001.

227. A Hemmerich et al, "Hip, Knee, and Ankle Kinematics of High Range of Motion Activities of Daily Living," *Journal of Orthopedic Research,* April 2006.

228. Saeed Rad, "Impact of Ethnic Habits on Defecographic Measurements," *Archive of Iranian Medicine,* 2002.

229. Page P, Frank C, Lardner R, *Assessment And Treatment Of Muscle Imbalance, 1st edition,* Champaign, IL, Human Kinetics, 2010.

230. Phil Hoffman, "Conclusions Drawn From a Comparative Study of the Feet of Barefooted and Shoe-Wearing Peoples, *American Journal of Orthopedic Surgery,* 1905, 105-136.

231. SK Lynn, "Differences in Static and Dynamic Balance Task Performance after Four Weeks of Intrinsic Foot Muscle Training," *Journal of Sports Rehabilitation,* November 2012.

232. Doug Richie, "How To Treat Hallux Rigidus in Runners," *Podiatry Today,* March 2009.

233. Paul Scherer, "Understanding The Biomechanical Effects of Hallux Limitus," *Podiatry Today,* August 2007.

234. Beach P, *Muscles And Meridians, 1st ed,* Edinburgh, Churchill Livingstone, 2010.

235. Craig Payne, "The Windlass Mechanism of the Foot," *Running Research Junkie,* April 2013, available online at http://www.runresearchjunkie.com/the-windlass-mechanism-foot/.

236. Michael Sullivan et al, "Catastrophizing and Pain Perception in Sports Participants," *Journal of Applied Sport Psychology,* 2000.

237. Kendall F, *Muscles: Testing and Function, with Posture and Pain, 5th edition,* Wolters Kluwer, 2005.

238. Francis G. O'Connor, *ACSM's Sports Medicine: A Comprehensive Review,* 741.

239. JM Wilson et al, "The Effects of Endurance, Strength, and Power Training on Muscle Fiber Type Shifting." *Journal of Strength and Conditioning Research,* June 2012.

240. An Bogaerts, "Power Plate Training Increases Strength and Muscle Mass in Older Men," *Journal of Gerontology,* 2007.

241. Jordan MJ, Norris SR, Smith DJ, Herzog W, others, "Vibration training: an overview of the area, training consequences, and future considerations," *Journal of Strength and Conditioning Research,* 2005;19(2):459-466.

242. Nicholas A. Burd et al, "Muscle time under tension during resistance exercise stimulates differential muscle protein sub-fractional synthetic responses in men," *Journal of Physiology,* 2010.

243. QT Tran et al, "The Effects of Varying Time Under Tension and Volume Load on Acute Neuromuscular Response," *European Journal of Applied Physiology,* November 2006.

244. VS Husby et al, "Early Postoperative Maximal Strength Training Improves Work Efficiency 6-12 Months after Osteoarthritis-Induced Total Hip Arthroplasty in Patients Younger Than 60 Years," *American Journal of Physical Medicine and Rehabilitation,* April 2010.

245. LJ Distefano, "Comparison of Integrated and Isolated Training on Performance Measures and Neuromuscular Control," *Journal of Strength and Conditioning Research,* April 2013.

246. Josh McHugh, "Get Your Body Back to Age 20," *Men's Journal.*

247. Benjamin Rosenblatt, "Planning a Performance Programme," *High Performance Training for Sports,* Dan Lewindon and David Joyce, editors, 248-249.

248. DL Hoover, "Periodization and Physical Therapy: Bridging the Gap Between Training and Rehabilitation," *Physical Therapy in Sport,* March 2016.

249. Glenn Stewart, "Minimizing the Interference Effect," *High Performance Training for Sports,* Dan Lewindon and David Joyce, editors, 246-247.

250. J Mikkola et al, "Neuromuscular and Cardiovascular Adaptations During Concurrent Strength and Endurance Training in Untrained Men," *International Journal of Sports Medicine,* September 2012.

251. JM Wilson et al, "Concurrent Training: a Meta-Analysis Examining Interference of Aerobic and Resistance Exercises," *Journal of Strength and Conditioning Research,* August 2012.

252. Nick Winkelman, "The TEC Model: Deceleration," *EXOS,* available online at http://education.athletesperformance.com/articles-2/EXOS-tec-model/the-tec-model-deceleration/.

253. Cory Toth, "Injuries to the Nervous System Occurring in Sport and Recreation: A Systematic Review," *Critical Reviews in Physical and Rehabilitation Medicine,* 2012.

254. MA Britto, "Analysis of Jumping-Landing Manoeuvers after Different Speed Performances in Soccer Players," *Journal of Kinanthropometry and Human Performance,* November 2015.

255. Abdolhamid Daneshjoo et al, "Analysis of Jumping-Landing Manoeuvers after Different Speed Performances in Soccer Players," *PLOS One,* November 2015.

256. Timothy Hewett, "Why Women Have an Increased Risk of an ACL Injury," AAOS.

257. Thomas Baechle and Roger Earle, *Essentials of Strength Training and Conditioning, 3rd edition,* 414.

258. Nicole Chimera et al, "Effects of Plyometric Training on Muscle-Activation Strategies and Performance in Female Athletes," *Journal of Athletic Training,* January 2004.

259. Bill Horan, *High Performance Sports Conditioning,* 152-153.

260. Y Kawakami et al, "In Vivo Muscle Fibre Behaviour During Counter-Movement Exercise in Humans Reveals a Significant Role for Tendon Elasticity," *Journal of Physiology,* 2002.

261. Bruce Reider et al, *Orthopaedic Rehabilitation of the Athlete: Getting Back in the Game,* 57.

262. Kawakami, Y., Muraoka, T., Ito, S., Kanehisa, H. and Fukunaga, T.(2002), In vivo muscle fibre behaviour during counter-movement exercise in humans reveals a significant role for tendon elasticity, *The Journal of Physiology,* 540: 635-646.

263. Giulio Sergio Roi, "Return to Competition Following Athletic Injury: Sports Rehabilitation as a Whole," *Medicina de l'Esport,* 2010.

264. Mario Bizzini et al, "Suggestions From the Field for Return to Sports Participation Following Anterior Cruciate Ligament Reconstruction: Soccer," *Journal of Orthopedic and Sports Physical Therapy,* April 2012.

265. Raphael Brandon, "Rehabilitation Process—So What Exactly is the Coach Meant to Do During The Rehabilitation Period? Here are a Few Pointers," http://www.sportsinjurybulletin.com/.

266. Damien Farrow et al, "Skill and Physiological Demands of Open and Closed Training Drills in Australian Football," *International journal of Sports Science and Coaching,* December 2008.

267. Tyler Kepner, "Perry Hill Delivers a Simple Message for a Complex Task," *New York Times,* February 26, 2016.

268. Joseph B. Myers et al, "The Role of the Sensorimotor System in the Athletic Shoulder," *Journal of Athletic Training,* 2000.

269. BJ Kissel, "Breaking Down the Art of the QB Audible," *Bleacher Report,* July 2013, available online at http://bleacherreport.com/articles/1716979-breaking-down-the-art-of-the-qb-audible.

270. "Training Modes for Speed," *World Rugby,* available online at http://www.irbsandc.com/.

271. Michael Lawrence et al, "The Effect of Load on Movement Coordination During Sled Towing," American Society of Biomechanics National Conference, 2012.

272. Bruce Reider et al, *Orthopaedic Rehabilitation of the Athlete: Getting Back in the Game,* 347-348.

273. James Rheuben Andrews et al, *Physical Rehabilitation of the Injured Athlete,* 62-63.

274. Tatiana Dobrescu, "The Role of Non-verbal Communication in the Coach-Athlete Relationship," *Procedia—Social and Behavioral Sciences,* September 2014.

275. Allison Belger, "Coping with Injury: The Psychology of Being Sidelined," *CrossFit Invictus,* available online at https://www.crossfitinvictus.com/blog/coping-with-injury-the-psychology-of-being-sidelined/.

276. Ty Shalter, "Are NFL Athletes Playing a Dangerous Game with Too-Fast ACL Returns?" *Bleacher Report,* February 2015.

277. William Kraemer et al, "Recovery From Injury in Sport: Considerations in the Transition From Medical Care to Performance Care," *Sports Health,* 2009.

저자에 대하여

수 팔소니는 Structure & Function Education and Falsone Consulting의 창시자이며, A.T. Still 대학의 선수 트레이닝 프로그램의 부교수로 재직 중이다.

뉴욕 주 버팔로에서 자란 수 팔소니는, Daemen 대학에서 물리치료학 석사를 취득하였다. 노스캐롤라이나로 옮긴 후 정형외과 외래 환자들과 함께 일을 하였고, 그곳의 University of North Carolina Chapel Hill에서 인간 운동 과학 스포츠의학 집중과정 석사학위Mater's degree in Human Movement Science with a Concentration in Sports Medicine를 취득하였다.

대학원 졸업 후 애리조나 주로 옮겨 '애슬레틱 퍼포먼스Athlete's Performance'에서 일하기 시작하였으며, 퍼포먼스 프로그램을 위한 물리치료 프로그램을 개발하였다. 여기에서 수 팔소니는 처음 '재활에서 퍼포먼스까지 브릿지 더 갭'의 개념에 초점을 맞추어 퍼포먼스 전문가, 영양팀과 밀접하게 협력하여 선수들에게 통합적인 프로그램을 제공하기 시작했다. 또한 13년 동안 애슬레틱 퍼포먼스에서 브릿지 더 갭의 개념을 가꾸며 개발시켰다.

애슬레틱 퍼포먼스에서 일하는 동안 LA다저스에서 일하기 시작하였다. 처음에는 스포츠의학 컨설턴트의 역할을 하였으며, 결국 메이저리그 야구팀의 수석 선수 트레이너로 직위를 옮겼다. 6년 동안 LA다저스에서 일했으며, 그 후 미국 남자축구 국가대표팀의 수석 트레이너가 되었다.

미국 축구 국가대표팀을 떠난 뒤 교육 및 컨설팅 사업을 시작하였고 동시에 A.T Still 대학의 스포츠의학팀 스텝으로 일을 하였다.

20년 넘게 선수 트레이닝, 스트렝스 컨디셔닝, 물리치료의 교육 및 발전에 몰두하였다. 그녀는 모든 종류의 의료 전문가에게 최고 수준의 교육을 제공하는 것을 목표로 한다.

수 팔소니는 애리조나 주의 피닉스에서 사랑스러운 검정색, 황갈색 닥스훈트 리차드와 함께 거주한다.

역자에 대하여

장은욱

경희대학교: 스포츠의학과 학사

버지니아대학교: 선수트레이닝 석사

오레곤 주립대학교: 운동학 박사(신경역학전공)

(전) 삼성전자 프로농구단 선수 트레이너

(현) 인하대학교 스포츠과학과 조교수

Email: change@inha.ac.kr

정연창

부산외국어대학교: 스포츠재활학과 석사

(전) NC 다이노스 프로야구단 수석 트레이닝 코치

(현) 현대 글로비스 럭비단 스트렝스&컨디셔닝 코치

Email: hubapg@naver.com

이상일

미네소타 주립대학교: 선수트레이닝 전공

부산외국어대학교: 스포츠재활학과 석사

NATA ATC

(현) 삼성라이온즈 트레이닝 코치

Email: lsl5@naver.com

브릿지 더 갭: 재활에서 퍼포먼스까지
Bridging The Gap from rehab to performance

1판 1쇄 펴냄: 2021년 3월 8일

지은이: 수 팔소니
옮긴이: 장은욱, 정연창, 이상일
펴낸이: 권오현
펴낸곳: 대성의학사

출판등록 2009년 6월 22일(제301-2013-095호)
서울특별시 중구 을지로 126-1 (을지로3가, 3층)
전화 02)2279-3444 / 팩스 02)2285-0108
Homepage www.medibook.co.kr

값 30,000원

ISBN 979-11-90868-11-2(13690)